全国医药类高职高专规划教材·药品类专业

供药学、药物制剂、制药工程、药品营销、化学制药等专业用

天然药物化学

主　编　张须学

副主编　陈晓北　吕华瑛

编　者（以姓氏笔画为序）

冯　欣　南阳医学高等专科学校

吕华瑛　山东中医药高等专科学校

宋　磊　山东中医药高等专科学校

宋玉霞　张掖医学高等专科学校

张须学　南阳医学高等专科学校

陈晓北　赤峰学院

黄小蕾　漯河医学高等专科学校

程晓卫　南阳医学高等专科学校

西安交通大学出版社
XI'AN JIAOTONG UNIVERSITY PRESS

内容简介

本教材主要介绍天然药物化学成分的结构、性质、有效成分的提取分离和鉴定的基本理论、基本技术。全书分为理论(十二章)和实验两大模块,上篇内容为基本操作技术与应用,中篇是天然药物各类化学成分,下篇是天然药物化学实验指导。本教材可供高职高专药学、药物制剂、制药工程、药品营销、化学制药等专业教学使用,也可作为相关专业成人教育的教材,以及生产、科研人员的参考书。

图书在版编目(CIP)数据

天然药物化学/张须学主编. —西安:西安交通大学出版社,2012.9(2021.3 重印)
ISBN 978-7-5605-4462-5

Ⅰ.①天… Ⅱ.①张… Ⅲ.①生物药-药物化学 Ⅳ.①R284

中国版本图书馆 CIP 数据核字(2012)第 178939 号

书　　名 天然药物化学
主　　编 张须学
责任编辑 问媛媛　王银存

出版发行 西安交通大学出版社
(西安市兴庆南路 1 号　邮政编码 710048)
网　　址 http://www.xjtupress.com
电　　话 (029)82668357　82667874(发行中心)
(029)82668315(总编办)
传　　真 (029)82668280
印　　刷 西安日报社印务中心

开　　本 787mm×1092mm　1/16　**印张** 22　**字数** 530 千字
版次印次 2012 年 9 月第 1 版　2021 年 3 月第 8 次印刷
书　　号 ISBN 978-7-5605-4462-5
定　　价 43.00 元

读者购书、书店添货,如发现印装质量问题,请与本社发行中心联系、调换。
订购热线:(029)82665248　(029)82665249
投稿热线:(029)82668803　(029)82668804
读者信箱:xjtumpress@163.com

前　言

　　本教材根据高职高专教育的培养目标和对应用型、技能型人才的培养要求编写而成。教材内容体现了高职高专的教学特色,遵循"三基、五性、三特定"的原则,为培养应用型人才服务,适应我国高职高专教育改革和发展的需要。

　　本教材主要介绍天然药物化学成分的结构、性质、有效成分的提取分离和鉴定的基本理论、基本技术。介绍各类型化合物时,以实例中的活性成分为主,强化天然药物化学基本操作技能的具体应用。全书分为理论(十二章)和实验两大模块,上篇内容为基本操作技术与应用,中篇是天然药物各类化学成分,下篇是天然药物化学实验指导。每章设有学习目标、学习小结、目标检测三个模块,可使学生尽快掌握学习重点,引发学习兴趣,加深对学习内容的理解。正文中穿插了知识链接栏目,体裁新颖,生动实用。在内容编写上注重以学生为主体,加强互动学习;反映学科前沿研究,启发学生创新思维;介绍相关知识,拓展学生知识面。实验指导的项目选择结合天然药物化学研究进展,囊括主要化学类型成分提取、分离和鉴定的基本操作技术。书后附有常用鉴定试剂的配制、常用有机溶剂的性能及参考文献,以备读者查阅。

　　参加本教材编写的教师有:张须学(绪论),吕华瑛(第四章),陈晓北(第七、九章),程晓卫(第三、十二章),宋玉霞(第二、五章),黄小蕾(第十章及附录),宋磊(第六章及实验指导),冯欣(第八、十一章)。张须学教授担任主编并统稿,吕华瑛副教授及陈晓北主任以药师担任副主编。为体现高职高专职业教育的特色,保证本教材的编写质量,编委会先后召开多次工作会议,不断提炼文字,使教材更加易教、易学、易懂,更能体现当今先进的教学理念。教材编写过程中参考了大量以往本、专科教材和文献,对原作者谨致谢意。教材的出版也得到了西安交通大学出版社、各位编者所在单位的大力支持,在此一并表示诚挚的感谢。

　　本教材可供高职高专药学、药物制剂、制药工程、药品营销、化学制药等专业教学使用,也可作为相关专业成人教育的教材,以及生产、科研人员的参考书。

　　由于编者对高等职业教育的理解及学术水平和能力有限,书中错误或不当之处在所难免,敬请读者指正。

编　者

2012 年 9 月

目 录

上篇 总 论

中 篇 各 论

下篇　实验指导

上 篇

总 论

第一章　绪　论

学习目标

【知识要求】

- 掌握天然药物化学的基本概念、研究内容及研究目的和意义。
- 熟悉天然药物化学成分的类型。
- 了解天然药物化学的发展概况和研究进展。

【能力要求】

- 能够熟练阐述天然药物化学中的主要化学成分类型。

天然药物化学(chemistry of natural medicine,medicinal chemistry of natural products)是一门运用现代化学及其他学科的理论和方法,来研究天然药物化学成分和有效成分的学科。

天然药物(natural medicines)是药物的一个重要组成部分,是指自然界生长、繁养、分布、存在着的植物、动物、矿物等保持自然物理、化学特性的药物,主要来源于植物。天然药物中的活性成分是其发挥药效的物质基础。在我国,天然药物一般指中药,由于绝大部分中药都是植物类药物,且古代的称谓是"本草",所以又称"中草药"。我们的先人在与疾病做斗争的过程中,通过以身试药,对天然药物的应用积累了丰富的经验,并与中医用药理论共同构成了中华民族文化的瑰宝,是中华民族五千年来繁衍昌盛的一个重要因素,也是全人类的宝贵遗产。

第一节　天然药物化学研究的内容和目的

天然药物化学研究的内容包括各类天然药物化学成分的结构特点、物理化学性质、提取分离方法以及主要类型化学成分的结构鉴定方法等。此外,还涉及天然药物活性成分研究的技术路线和中药制剂分析等内容。

天然药物中往往含有多种乃至上百种化学成分,其中某些化学成分经药理实验证明具有生物活性,并且在临床上可用以防治疾病,通常称为有效成分或活性成分,无生物活性的则称为无效成分。有效成分是能用分子式或结构式表示,且具有一定物理常数的单体化合物。

一种天然药物中往往含有许多结构和性质不相同的成分。有些是一般植物中普遍存在的,如糖类、脂肪、蛋白质、色素、树脂、无机盐等;有些是存在于某些植物的某些器官中的特殊化合物,而且大多数具有显著的生理活性,如生物碱、黄酮、蒽醌、强心苷、香豆素、挥发油、萜类等。

天然药物一直是人类防病治病的主要来源。天然产物是自然界的生物历经千百万年的进化过程通过自然选择保留下来的代谢产物,具有化学多样性、生物多样性和类药性。临床上应用的许多药物都直接或间接来源于天然产物,天然产物可作为药物半合成的前物、药物化学合成的模板以及为药物设计提供新的思路。天然产物已成为发现、治疗重大疾病的药物或重要先导化合物的主要源泉之一。

近年来,我国对一些天然药物进行化学研究,明确了很多天然药物中所含化学成分的结构和性质。天然药物化学研究的目的主要有以下几个方面。

 知识链接

我国的天然药源极为丰富。在药物中,植物药所占的比例最大,全世界有高等植物 25～50 万种,迄今经药理筛选的仅 2 万种左右。就药用植物而言,我国有 11 800 余种,只产于中国的特有植物有 92 种,主产于我国的特有植物有 63 属 500 余种。丰富的植物资源为植物药的研究和开发提供了十分优越的条件。

一、天然药物的药效基础及防病原理

数千年来,中医药以其独特的理论体系和浩瀚的文献资料,为中华民族的繁衍昌盛做出了巨大的贡献。多种药用植物用于防病治病,从这些药用植物中研制和开发出的新药,具有十分乐观的前景和优势。同时,由于历史条件的限制,中药在发展过程中也存在许多不足:基础理论中许多概念和内容不清,药效评价系统不规范,总体有效性和具体疾病的疗效界限不清,致使中药在现代化研究及新药开发过程中困难重重。

中药通过提取、分离得到有效成分后,经过药理、临床实验及药物在体内的吸收、分布、代谢等研究,进而推知药效成分的构效关系,从而阐明中药防治疾病的机制。如中医认为中药黄芪、灵芝等具有扶正固本之功效。如何用现代药理观点来理解"扶正固本"呢?经过对此类药材提取分离得知,其中含有多糖类成分,现代药理实验表明该类成分具有增强人体免疫功能的作用,因此可以认为"扶正固本"与增强人体免疫功能有关。麻黄有发汗平喘利水等作用,现代研究证明,麻黄中的挥发油成分 α-松油醇是其发汗散寒的有效成分,其平喘的有效成分是麻黄碱和去甲麻黄碱,而利水的有效成分则是伪麻黄碱。

临床上,中药除个别单用外,多为复方用药,中药复方是在中医理论指导下配伍组合而成的,对中药复方进行化学和药理学的研究,使之更接近于中医用药的实际和特点,有助于中药药性、配伍规律、中医中药理论的阐明。中药复方的活性成分和作用机制是非常复杂的,其药效必然是各种成分相互间综合作用的结果,阐明中药复方的药效原理,是药学工作者面临的一项重要课题。

二、天然药物的合理炮制及质量控制

我国药用植物资源丰富,由于各地区的用药习惯和药用来源复杂,药材的同名异物、同物异名现象仍然存在。通过对药材中有效成分的定性、定量鉴别,可以鉴定药材的真伪优劣,保证用药安全。

药材的生长(或栽培)、采收、炮制加工、贮藏、制剂等过程中,许多因素会对天然药物的品质产生极大影响。如对于黄芩炮制的研究。黄芩有浸、烫、煮、蒸等炮制方法。过去南方认为黄芩有小毒,必须用冷水浸泡至色变绿去毒后,再切成饮片,叫淡"黄芩"。而北方则认为"黄芩"遇冷水变绿影响质量,必须用热水煮后切成饮片,以色黄为佳。天然药物化学研究表明:黄芩在冷水浸泡过程中,其有效成分黄芩苷可被药材中的酶水解成黄芩素,后者不稳定易氧化成醌类化合物而显绿色。可见用冷水浸泡的方法炮制,使有效成分损失导致黄芩抑菌活性降低。而用烫、煮、蒸等方法炮制时,由于高温破坏了酶的活性,使黄芩苷免遭水解,故抑菌活性较强,且药材软化易切片。因此,黄芩应以北方的蒸或用沸水略煮的方法进行炮制为佳。

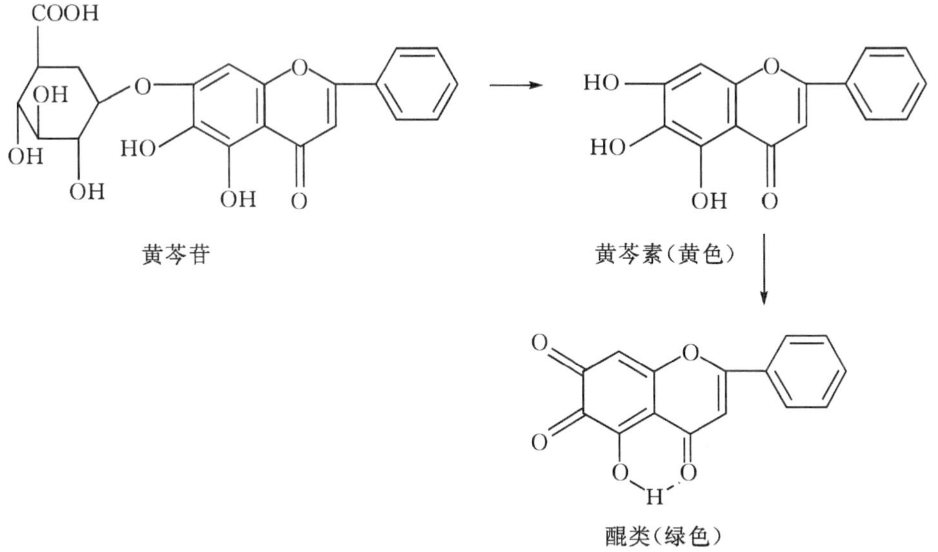

黄芩苷 → 黄芩素(黄色)

醌类(绿色)

天然药物的质量控制是药品生产企业及政府药品监管部门的重要任务之一。而天然药物质量控制的首选方法是检查药品中主要有效成分的含量,这也是《中国药典》中广泛采用的化学检测方法。

中药一般多经过加工炮制,才可应用于临床。中药炮制是我国历代医家长期实践的制药经验总结,是中药学中的重要组成部分。生药必须经过特定的加工处理,才能符合治疗的需要,充分发挥疗效;某些生药经过炮制后,并降低或消除药物的毒副作用,保证用药安全。研究中药炮制前后化学成分的变化,有助于阐明炮制原理。

三、促进天然药物的开发和应用

1. 开辟和扩大天然药物资源

天然药物之所以能够治病,其物质基础在于所含的化学成分。一种天然药物中往往含有结构和性质完全不同的多种成分。有效成分或生理活性成分与无效成分的概念不能简单、机械地加以理解。当某天然药物的疗效肯定,但药源缺乏时,我们就可以根据天然药物中有效成分的化学结构和理化性质,分析和寻找其他动植物中或同一植物的不同部位是否含有此种成分,从而开辟和扩大药源。

抗菌消炎的药物小檗碱(berberine),最初是从毛茛科植物黄连中提得,又称黄连素。后来发现在小檗属的三颗针、防己科的古山龙、芸香科的黄柏等植物中也含有此成分。目前三颗针、古山龙均已成为提取小檗碱的主要原料。

天然药物是化学药物的重要来源。首先,最初的化学药物来源于天然药物。目前《中国药典》中收载的很多化学药物依然源自于天然药物,如去乙酰毛花苷 C(西地兰)、异羟基洋地黄毒苷(地高辛)、毒毛花苷 K、羟甲香豆素、葛根素、莪术油、青蒿素、紫杉醇、甘草酸单铵、甘草酸二铵(甘利欣)、吗啡、小檗碱、石杉碱甲、盐酸麻黄碱、硫酸长春新碱等。其次,从天然药物中发现的一些活性非常好的化合物还是某些化学药物产生的重要基础,如联苯双酯是我国研究五味子素类木脂素的过程中合成开发的一个肝炎治疗新药,青蒿素琥珀酯、蒿甲醚等均源于对黄花蒿中青蒿素的研究。

2. 降低毒性和提高疗效

天然药物制剂的疗效取决于其所含的有效成分,传统剂型比较粗糙,显效慢。通过对有效成分的提取分离,无效成分剔除,可制成"三小"(剂量小、毒性小、副作用小)、三效(高效、速效、长效)、五方便(服用方便、携带方便、生产方便、运输方便、储存方便)的现代药物剂型。天然药物也可以进行结构改造,进而起到降低毒性,提高疗效的目的。如香菇中的香菇嘌呤具有降低胆固醇的生物活性,若将香菇嘌呤进行结构改造转为酯的结构,其降低胆固醇的活性可以提高10倍。从秋水仙碱结构改造所得的秋水仙胺抗癌效果不变,而毒性降为原药的 $1/20 \sim 1/10$。

四、创制新药及实现中药现代化

天然产物特有的化学结构复杂性和生物活性多样性,奠定了从天然产物中发现活性先导物的重要基础,进而也大大提高了研发创制新药物的成功几率。据统计,1982～2002 年间全球上市的 1000 多种小分子药物中,55％来自于天然产物或其衍生物,其中 6％直接为天然产物。另有报告称,世界畅销的 25 种药品中,12 种为天然产物或其衍生物。我国 50 年来研究成功的新药 90％以上与天然产物有关。由此可见,创制新药物与天然产物的关系密不可分,从天然产物中研发创新药物的潜能十分巨大。

国内外研究经验表明,来自于天然的先导化合物很有希望成为治疗疑难病症的新药,而且天然产物药理筛选的命中率比合成化合物高。天然先导化合物的发现为新药的目标化合物提供了结构模式,从天然结构活性成分出发,经结构修饰、类似物的合成及系统的活性研究,总结结构与活性(毒性)的相关性,作为设计新药目标化合物的基础,是国际上研究天然活性成分的主要思路和方法。新药研究周期长、风险大、投入高,我国天然药物资源丰富、经济基础相对比较薄弱,从天然产物中寻找创新药物适合现阶段的国情。

目前我国天然药物化学研究的思路大多是跟踪国际热点,缺乏原始的创新思路,探索性不强。如紫杉醇、三尖杉酯碱、长春新碱等抗癌药物,都是在国外有一定研究基础后移植过来的,我国自行发现的类似这样疗效好、作用机制明确、得到国际公认的新药极少。

我国天然药物资源丰富,并且天然药物的应用有着悠久的历史。加强天然药物的研制是缩小与国际先进水平的差距、减少入世给我国制药产业带来不利影响的重要选择。从天然药物中筛选并开发出具有我国自主知识产权的新药有着巨大的潜力。天然药物的化学成分是天然药物研究及天然药物发挥疗效的基础,其大多数空间构象较复杂,且分子中往往具有数个甚至数十个手性中心,很难采用常规化学法进行合成或结构改造得到具有新颖活性的化合物,且提取纯化方法费时、费力。在我国,中药及民族药属于天然药物的范畴,运用范围广泛,但某些药材由于其植物资源的过度发掘和不合理应用,以及药物工业化生产的需要,传统的种植方法已经不能满足人们对天然药物的需求。在天然药物开发局限于从寻找有效成分进而筛选具有药理活性物质的情况下,药学工作者将生物转化技术引入到天然药物的研究中,以期能够充分利用生物体对外源底物进行生物转化而获得活性成分,以天然药物为研究对象寻找高活性的先导化合物,从而开发新药。研发创新药物,关键的一步是生物活性先导化合物的发现,活性筛选技术、高效筛选体系的建立和有效发挥功能将起到决定性作用。国内建立起的高效快速活性筛选系统,将会对发现生物活性先导化合物起到巨大作用,并必将加快创新药物的研发速度。近年来,天然产物研究引起国际药物科学研究人员的极大重视,包括分离、分析、检测等仪器设备发展很快,为天然产物的研究提供了更为有利的条件。

天然药物化学研究的领域是多方面的,许多问题还需要我们探索和研究。只有充分利用各个学科的新成就,建立各种新方法,才能加速前进的步伐,使天然药物化学更好地为人类健康服务。

第二节 天然药物化学研究概况

远古时代,人类就从自然界寻找被称为"药"的一类物质。这种来自天然的"物质"被称之为"天然药物",并流传下来,至今还有不少仍在使用。这些天然药物包括来自植物的,如阿片、人参、大黄等;来自动物的,如牛黄、鹿茸、蟾酥、海马等;来自人类的,如紫河车等;来自矿物的,如石膏、朱砂、雄黄等。诞生在古代埃及文化中的生药利用,传入希腊、阿拉伯文化中,此后纳入欧洲的近代医药学;诞生在中国和印度的自成体系的传统医药学发展到今天,其药物都属天然药物领域,生命体的内源性活性物质也属于天然药物领域。

一、天然药物化学的发展历史

中华民族历史源远流长,积累了非常丰富、独特的医药科学知识,诸家《本草》中都总结了历代的医药科学成就,有植物、动物和矿物类的天然药物记载,也有很多化学药物及药物化学的实践发现和发明。中国古代著名的《本草》有《神农本草经》(公元前 221 年~公元 265 年)、《神农本草经集注》和《名医别录》(公元 502~536 年)、《新修本草》(唐本草,公元 659 年)、《开宝本草》(公元 968~975 年)、《经史证类备急本草》(证类本草,公元 1108 年)、《本草纲目》(1596 年)等。特别是李时珍所著的《本草纲目》,它记载了 1892 种天然药物,其中 57.8% 来自植物,23.6% 属于动物,14.5% 则为矿物。在清代赵学敏编著的《本草纲目拾遗》,又补充了1021 种。公元 281 年~341 年,晋代葛洪总结了"炼丹术",实为天然药物化学的奠基人。但我国真正运用现代方法研究和开发天然药物却是在 20 世纪 20 年代由研究麻黄碱(ephedrine)开始的,这比西方要晚 100 年左右。1929 年我国现代药理学的鼻祖陈克恢通过研究阐明了麻黄(Ephedra sinica Stapf)中有效成分麻黄碱的药理作用和临床药效后,麻黄碱开始在世界范围内广泛用于治疗支气管哮喘。而最初得到麻黄碱单体并鉴定了其结构的是 1887 年日本生药学创始人长井长义博士。20 世纪 30 年代起,赵承嘏、庄长恭等先辈们也开始运用现代科学方法研究延胡索、防己、贝母等中药的有效化学成分。

19 世纪末,天然药物化学学科开始真正形成。当化学家从神话世界向现代科学飞跃之时,获得的天然提取物的真正特性唤起科学家们的好奇心,他们开始分离、纯化和分析动植物细胞中产生的化合物。天然化合物的分离极大地促进了纯化技术。1805 年 21 岁的德国药剂师 Friedrich Sertürner 从罂粟中首次分离出单体化合物吗啡(morphine),开创了从天然产物中寻找活性成分的先河。紧接着又陆续从植物中分离出吐根碱(emetine)、马钱子碱(strychnine)、弱金鸡纳碱(cinchonine)、奎宁(quinine)、咖啡因(caffeine)、尼古丁(nicotine)、可待因(codeine)、阿托品(atropine)、可卡因(cocaine)及地高辛(digoxin)等具有活性的单体化合物。但是,由于受到当时分离技术和结构鉴定技术的限制,天然药物化学方面的研究进展相当缓慢,主要集中在酸性或碱性等易于处理的成分研究上。第二次世界大战期间,20世纪伟大成就之一青霉素的偶然发现及广泛应用,不但扩大了天然药物的研究范围,同时也加速了其发展速度。到20世纪90年代,约80%的药物都与天然产物有关,有的直接来源于天然产物,有的通过对天然产物的结构修饰得到,有的受天然产物结构的启发而设计,然后经人工合成得到。意义重大、具有标志性的天然药物主要包括:20世纪50年代Wall博士从中国特有的植物喜树 Camptotheca acuminata Decne 中分离出抗癌活性成分喜树碱(camptothecin),后经结构修饰诞生了抗癌药物 Irinotecan 和 Topotecan;60年代从植物中发现的抗癌药物长春碱(vinblastine)和长春新碱(vincristine)以及1989年美国批准上市的长春瑞滨(vinorelbine);美国 Merck 公司筛选开发,并于1987年被批准上市的用于治疗高胆固醇血症和混合型血脂异常症的药物洛伐他汀(lovastatin)也是来源于自然的、里程碑式的天然药物之一,此药物的发现开辟了一条全新的治疗血脂异常症的途径;90年代从红豆杉中发现的抗癌药物紫杉醇(taxol)及其衍生物多烯紫杉醇(docetaxel)等,这些都是天然药物研究开发的成功例证。在商业方面,美国施贵宝(Bristol Myers Squibb)公司在2000年仅紫杉醇单一品种的销售额就达16亿美元,2002年加上多烯紫杉醇的销售额更是高达30亿美元,占当年全球抗癌药物销售总额的三分之一。

二、天然药物化学的国内外研究现状

(一)我国天然药物化学的研究现状

几十年来,我国天然药物工作者进行了大量研究。在1978~2005年的国内基础研究中,研究的各种植物共有1000余种,从中分离纯化和鉴定了一大批天然化合物,其中发现新化合物2000多种,鉴定已知化合物10000余种,发表论文近万篇。近十几年来,我国发现了一批新的结构化合物在心脑血管疾病、抗肿瘤、抗炎、免疫等方面具有一定活性。在研究紫杉醇和辣椒碱的过程中分别发现了作用于微管的抗癌新靶点和镇痛新靶点。近些年来,我国在创新药物研究方面取得的重要成果主要来自于天然药物的研究,如我国首创的抗疟天然药物青蒿素及其衍生物在国际上产生了巨大的影响;新型抗衰老性痴呆药物石杉碱甲,成为该研究领域国际关注和追踪研究的一个热点。

目前,我国对天然药物的研究主要有三个方向:①生物活性成分的研究;②构效关系的研究;③分离方法的研究。

我国国家自然基金资助的天然药物化学研究项目大多是以寻找新的活性物质或资源为目的,开展创新药物的基础研究,研究方向主要是针对癌症、艾滋病、溃疡、老年痴呆症、动脉粥样硬化、脂质过氧化等目前国内外尚无特效药物的疾病,寻找具有治疗作用的活性物质。此外,还包括寻找和发现具有抗血小板活化因子、抗内毒素、抗乙型肝炎、抗癫痫、抗真菌等作用的有效成分,以及蛋白激酶C特异性抑制剂、降血糖及促进骨折部位快速愈合的有效成分等。

(二)国际天然药物研究现状

国际天然药物市场是一个正在发展并拥有巨大增长潜力的市场,天然药物已成为新药研究的源泉。目前,在全世界25万种高等植物中开发利用和研究制成的植物药已超过4000种,总产值达上百亿美元,预计到2050年全球常用植物药将达6000种,这显示了国际市场上天然药物发展的广阔空间。

美国、英国、德国、法国是发达国家中开发天然药物的"领头羊"。据统计,目前进入美国市场销售的天然植物制剂(包括药品与保健品及食品添加剂)已达上百种之多,其中包括越橘(酸果蔓)、松果菊、葛芭菜、菊芭、贯叶连翘、白毛茛、松针、当归、白桦叶、西芹、麻黄、生姜、山楂、甘草、穿心莲、葡萄、绿茶、银杏及人参等植物的提取物。据统计,世界市场上年销售额超过1亿美元的天然药物有:银杏叶制剂20亿美元,阿片类镇痛药(来自罂粟花)15亿美元,紫杉醇(来自太平洋紫杉)9亿～10亿美元,地高辛及其衍生物(来自洋地黄)2亿美元,麦角碱类1.5亿美元,长春花提取物制剂1.2亿美元,麻黄碱1.1亿美元。近几年,人参提取物、七叶皂苷、葡萄籽黄酮、白藜芦醇等也成为国际市场的宠儿。欧洲民间素有服用贯叶连翘花治疗抑郁症的悠久传统,德国一些公司在20世纪90年代,将贯叶连翘花、叶提取物制成口服片剂,迄今已有数百万人服用,未见有不良反应的报道。

1. 欧盟

欧盟天然药物市场是世界最大的天然药物市场之一,近几年欧盟天然药物市场发展要快于化学药品,天然药物销售市场年均增长速度达10%。德国的天然药物市场规模居欧洲首位,人均年草药消费额为14.4英镑,约占欧洲天然药物市场的50%,德国应用的药用植物达900余种,生产天然药物在2万种以上,占市售药品14万种的1/7。天然药物在德国主要用于神经系统疾患、妇科疾病、免疫促进剂、关节炎风湿病、改善大脑功能、增强记忆力、强身健体、抗疲劳及心脑血管疾病等。其销售额较高的天然药物制剂有银杏叶(治心脑血管病),年销售额7.5亿美元;欧洲七叶树(治静脉曲张),年销售额1亿美元;山楂(抗血管动脉粥样硬化),年销售额0.5亿美元;荨麻(治前列腺肥大、头痛和关节炎),年销售额0.3亿美元;贯叶金丝桃(抗抑郁症),年销售额0.3亿美元;紫锥菊(免疫促进剂),年销售额1.0亿美元;缬草(镇静剂),年销售额0.5亿美元。

2. 美国

由于美国民众对天然药物的需求不断增加,近几年美国的草药和天然药物销售额大幅攀升。天然药物产品在美国已被广泛用于医疗与保健的各个方面。美国植物协会统计的数据表明,最常用天然药物有26种,主要应用于增强免疫系统、改善人体血液循环特别是大脑的供血、降低胆固醇、减肥、提高机体耐力、促进妇女生理平衡、延缓衰老、减缓情绪紧张与精神抑郁等。最畅销者为银杏、贯叶连翘、狭叶紫锥花、人参、大蒜、锯叶棕、卡瓦胡椒等。

近年来,由于含有天然药物在内的产品在美国销售市场反应良好,刺激食品补充剂生产公司大量涌现。据不完全统计,在美国有超过1500个企业生产食品补充剂,美国一些传统大型化学制药公司也相继进入这个高速发展的高利润领域。不过,与化学合成药物公司不同,美国生产天然药物的公司80%属于小型公司,95%销售额均在2000万美元以下,996家公司的销售总和仅占全部天然药物销售额的20%。

3. 日本、韩国

日本40%的医师开汉方药和天然药物,35%的患者接受天然药物的治疗,特别是许多天然药物制成的保健品,如花粉、小麦胚芽制品及杜仲叶红茶等已成为许多家庭的必备之品。1993年日本政府为特殊保健品用食品(FOSHU)制定了一系列规定之后,保健品天然药物市场走上正轨,每年销售额稳定在60～80亿美元。日本政府批准适用"国民健康保险制度"的天然药物有大约140种。据《日经》杂志调查结果表明,已取得医师资格的临床医师中,有69%

使用汉方制剂。使用频率较高的 15 种汉方制剂是小柴胡汤、六味地黄丸、葛根汤、小青龙汤、加味逍遥散、当归芍药散、桂枝茯苓丸、大柴胡汤、肾气丸、补中益气汤、五苓散、柴朴汤、柴胡桂枝汤、柴苓汤、麦门冬汤。

日本各汉方制剂企业都把建立销售网、占领市场作为首要任务，一般从事经营活动的人数要大于从事生产的人数。医疗用汉方制剂基本由制药厂家直接或通过中介批发商间接卖给医院。此外，还有由制药厂直接或中介服务机构以药箱形式分发给各家庭，定期由专业人员检查使用情况。目前，日本 6 万家药店中，经营汉方制剂的达 80% 以上。

韩国从制度上同样重视传统医学和现代医学，并重视天然药物的开发。韩国的天然药物开发主要在天然物科学研究所、药学大学、企业研究所里进行。20 世纪 90 年代以后，韩国政府在天然药物研究方面给予了大量的经费支持，最主要的有科学技术部的"G7 项目（先导技术开发事业）"和保健福社部的"保健医疗技术研究开发事业"。韩国政府发表了"天然物新药研究开发促进法"（2000 年）和相关实施令（2000 年），并制定了第一个五年计划"天然物新药研究开发促进计划（2000～2005 年）"。该计划的主要内容是至 2010 年开发五种以上的天然物新药，实现天然药物国家战略层次上的产业化。该计划确定了第一阶段（2001～2005 年）、第二阶段（2006～2007 年）、第三阶段（2008～2010 年）、最终（2010 年以后）等四个阶段性目标。

韩国自 20 世纪 70 年代建立起自己的成药工业，共建成天然药物厂 80 个，占全部中西药厂总数的 22.2%。自 1992 年以来，已逐步实施了天然药物制剂生产的 GMP 标准。中成药进口较少，出口很大，主要以牛黄清心丸、高丽参制剂为主。最著名的制药企业有：Dong-A，Dong-wha，Green Gross Korea，You-nyjin，Yuhan Corp 以及钟根堂公司等。韩国 1985～1989 年对中国 80 余个古方、验方进行研究，经研究开发的"牛黄清心丸"及同类产品每年产值达 0.7 亿美元。中成药产值达 4.8 亿美元，加上中成药保健食品，韩国天然药物市场在 10 亿美元以上。

4. 印度

印度也是世界传统医药学大国之一。印度传统医学主要包括 Ayurveda，Unani 和 Siddhao。为了提高传统印药的质量和研究水平以及公众对这些产品的信心，印度目前正在推出一套管理传统药物的措施，包括 Ayurvedic medicines（印度药草疗法用药），称之为 ISM（印度医药体系）。政府管理部门正努力建立一套管理所有生产 ISM 药物的注册制度，要求制造商提供有关其产品的定性、定量研究资料，ISM 药物的质量控制将由经资格认定的私人化验室担任。药用植物委员会将负责监管这些新法规的实施。印度卫生行政部门对天然药物的使用早已有明文规定，有专门的药典《传统印度医药药典》。印度医药和顺势疗法的市场规模每年约 10 亿美元，国内几家大型天然药物生产厂家年产值约 3 亿美元。目前占世界草药市场份额的 1.5%。

5. 澳大利亚

19 世纪 50 年代到澳大利亚淘金的华人把中医药带到了澳大利亚，至 70 年代在澳大利亚发展成一新兴行业。进入 80 年代，在澳大利亚的中医协会、行会、联合会已发展至 23 个，所使用的草药基本上都是通过不同形式从中国进口。澳大利亚是西方国家中第一个正式对中医立法的国家，1995 年该国政府首次准许正规医院试用天然药物。其天然药物主要从中国香港进口，很少有本地生产的。中国已有 20 家天然药物厂的 450 多种天然药物产品获准进入澳大利亚销售。澳大利亚每年至少有 280 万人次看中医，由于中医药的广泛应用，中草药的进口量自

1992年以来已增长了4倍,并逐渐成为澳大利亚医药市场的重要组成部分。

从国际天然药物的研究发展情况来看,天然药物正受到世界各国民众的接受和认可,世界天然药物市场正在迅速扩大,增长速度明显超过化学药物。

三、我国天然药物化学研究的发展方向

天然药物化学的基础研究对我国药物研究从仿制向创制的战略转移具有重要和独特的作用。丰富的自然资源和几千年利用天然药物防病治病的经验,是我国研究创新药物的有利条件。

目前,我国天然药物化学基础研究依其目的不同可分为三个方面:第一,以阐明药用生物有效成分,获得具有新结构的化合物或具有生物活性的单体为目的,进行提取分离、结构鉴定、一般活性研究;第二,以解决自然资源有限的活性化合物或其前体的来源为目的,进行半合成及生物转化研究;第三,以获得高效低毒的创新药为目的,以天然活性化合物为先导物,合成一系列结构类似物进行构效关系研究。由此可见,天然药物化学基础研究已经从最初对天然来源活性化合物被动地全盘接受转变为积极主动地改进,研究工作在不断地深入。

1. 加强基础研究创制新药

如果没有扎实的基础研究工作积累,就不会有创新药物的发展,新药的来源也很快就会枯竭。我国新药研究与国际先进水平有很大差距。多年来创制的新药品种少,有特色的药物更少,其根本原因是基础研究薄弱,不能满足创新药发展的需要。新药研究艰难,短期内难以取得明显成效。因此,一部分科研人员不愿从事探索性强、需要长期进行的基础研究,而选择一些短线课题和研究项目。很多天然药物化学研究停留在新结构化合物的发现、跟踪性研究或缺乏创新的开发阶段。

加强基础研究、储备技术和人才、发展具有我国自主知识产权的新药才是天然药物化学研究的根本目标。基础研究地深入应以定量构效关系和三维构效关系理论为指导,在先导化合物分子结构的优化方面下工夫,即根据疾病的病因、发病机制、细胞生物学特点、受体的结构等寻找活性分子,尤其对有特殊作用机制的先导化合物,利用适当的药理模型,研究分子的活性和毒性作用机制,在此基础上进行分子的结构改造,研究分析不同活性分子的结构和构象的差异,总结其活性所必需的结构及其与某种药理(毒理)作用之间的规律。据此进行结构优化,为设计合成高效低毒的新药奠定基础。在此过程中,不仅要充分地应用构效关系理论,还要不断地总结和发展构效关系理论。

2. 与其他学科紧密联系

天然药物化学与药物分析、药物化学、生药学、分子生物学、生物工程、微生物学、药理学、毒理学均有密切的关系,其发展必须充分利用相关学科的理论、方法和技术进行综合研究。在成分的分离方面,有各种色谱方法、超滤、凝胶过滤、电泳、超速离心等技术的应用,不仅使非极性的、小分子的化合物分离速度和分离质量有了大幅度提高,而且使那些长期以来分离纯化难度较大的水溶性化合物也得到较好地分离。结构鉴定方面,UV、IR、MS、NMR、GS-MS、HPLC-MS、X线晶体衍射及SDS-PAGE技术等的应用,为结构和纯度鉴定提供了有力的技术手段。利用细胞和组织培养技术,将植物的分生组织进行离体培养和无性繁殖,在生物反应器中培养植物,生产某类化合物;利用代谢产物的发酵和转化器官的扩增研究生产活性成分;利用基因工程技术找出形成植物活性成分的"关键酶",再选择合适的载体、受体的适当部位和适

当发育时期予以表达,以提高某类成分含量;利用转基因生物(如转基因大肠杆菌、酵母菌等)作为反应器以生产外源基因编码的产物;利用生物转化技术对一些天然先导化合物的结构进行修饰,得到不依赖自然资源的目标或前体化合物。

天然活性产物构效关系的研究,需要药理学和毒理学的配合,以了解化合物的活性、毒性及作用机制,为活性分子的设计提供依据。在活性分子的设计方面,利用分子图形学及各种软件包、图形工作站系统等寻找分子活性部位、优化结构、优势构象、活性强弱不同的化合物间立体结构的统一性与差异,及活性结构的拓扑特性、药效基团和活性规律;利用计算机辅助设计高活性分子,研究分子的三维结构和活性的关系,并提出相应的活性分子的结构模型,使得结构改造、化合物的合成更具有方向性。

第三节 天然药物中各类化学成分

一、生物碱

生物碱(alkaloids)是一类十分重要的天然有机化合物,也是一类研究得最早的有生物活性的天然化合物。

生物碱一般指植物中含氮的有机化合物(蛋白质、肽类、氨基酸等除外)。生物碱主要分布于植物界,在动物中发现得很少。在高等植物尤其是双子叶植物中分布较广:①在双子叶植物的小檗科(Berberidaceae),毛茛科(Ranunculaceae),木兰科(Magnoliaceae),防己科(Menispermaceae),罂粟科(Papaveraceae),芸香科(Rutaceae)等植物中广为分布;②裸子植物中,在红豆杉科红豆杉属(*Taxus*),松柏科松属(*Pinus*),云杉属(*Picea*),三尖杉科三尖杉属(*Cephalotaxus*),麻黄科麻黄属(*Ephedra*)等属植物中有分布;③少数单子叶植物如石蒜科(amaryllidaceae)、百部科(Stemonaceae)、百合科(Liliaceae)等植物中有分布。在低等植物中,生物碱分布少,而且结构一般较为简单。生物碱在生物体中的存在部位和含量往往差别很大,一般来说,含量在千分之一以上即为高含量。

二、苷类

苷类又称配糖体(glycosides),是由糖或糖的衍生物与另一非糖物质通过其端基碳原子连接而成的化合物。苷类种类繁多,结构不一,其生理活性也多种多样,在心血管系统、呼吸系统、消化系统、神经系统以及抗菌消炎、增强机体免疫功能、抗肿瘤等方面都具有不同的活性,苷类已成为当今研究天然药物中不可忽视的一类成分。许多常见的天然药物例如人参、甘草、柴胡、黄芪、黄芩、桔梗、芍药等都含有苷类。

按照不同的分类标准,苷类有不同的名称。如按苷键原子可分为氧苷、硫苷、氮苷、碳苷;按苷元类型可分为黄酮苷、蒽醌苷、香豆素苷;按植物体内的存在状态可分为原生苷、次生苷;按单糖基的数目可分为单糖苷、双糖苷等;按糖链数目可分为单糖链苷、双糖链苷、三糖链苷等。

苷类化合物多数是固体,其中糖基少的可以成结晶,糖基多的如皂苷,则多呈具有吸湿性的无定形粉末。苷类一般是无味的,但也有苦味和甜味的,如甜菊苷(stevioside)是从甜叶菊的叶子中提取得到的,结构上属于贝壳杉烷型四环二萜的多糖苷,其甜度比蔗糖高 300 倍,临床上用于糖尿病患者的甜味剂,无不良反应。

苷类的亲水性与糖基的数目有密切的关系,往往随着糖基的增多而增大,大分子(如甾醇等)的单糖苷常可溶解于低极性的有机溶剂,如果糖基增多,则苷元占的比例相应变小,亲水性增加,在水中的溶解度也就增加。大分子苷元常可溶于低极性的有机溶剂,一般情况下,苷类在甲醇、乙醇、含水的丁醇中溶解度较大。

三、糖类

糖又称作碳水化合物(carbohydrates),是自然界存在的一类重要的天然产物,与核酸、蛋白质、脂质一起称为生命活动所必需的四大类化合物。糖类按照其聚合程度可分为单糖、低聚糖(寡糖)和多糖等。糖是植物光合作用的初生产物,通过它进而合成了植物中的绝大部分成分。所以,糖类除了作为植物的贮藏养料和骨架之外,还是其他有机物质的前体。一些具有营养、强壮作用的药物,如山药、何首乌、大枣等均含有大量糖类。

四、黄酮类

黄酮类化合物(flavonoids)多具有颜色,在植物体内大部分与糖结合成苷,一部分以游离形式存在。绝大多数植物体内都含有黄酮类化合物,它在植物的生长、发育、开花、结果以及抗菌防病等方面起着重要的作用。该类化合物有很多药理活性,如心血管系统活性、抗菌及抗病毒活性、抗肿瘤活性、抗氧化自由基活性、抗炎、镇痛活性、保肝活性等。天然黄酮类化合物母核上常含有羟基、甲氧基、异戊烯氧基等取代基。由于这些助色团的存在,使该类化合物多显黄色。又由于分子中 γ-吡喃酮环上的氧原子能与强酸成盐而表现为弱碱性,曾称为黄碱素类化合物。

因为国内外的广泛重视,黄酮类化合物研究进展很快。仅截止到 1974 年,国内外报道发现的黄酮类化合物共 1674 个(主要是天然黄酮类,也有少部分为合成品,其中苷元 902 个,苷 722 个),并以黄酮醇类最多;约占总数的三分之一,其次为黄酮类,占总数的四分之一以上,其余则较少。至于双黄酮类多局限分布于裸子植物,尤其松柏纲、银杏纲和凤尾纲等植物中。截至 1993 年,黄酮类化合物总数已超过 4000 个。

五、醌类

醌类化合物(quinones)是一类在自然界分布广泛的化合物,它包括醌类及容易转变为具有醌类性质的化合物。醌类化合物主要存在于高等植物的蓼科、茜草科、鼠李科、百合科、豆科等科属以及低等植物地衣类和菌类的代谢产物中。是许多天然药物如大黄、何首乌、虎杖、决明子、芦荟、丹参等药材的有效成分。

六、香豆素类

香豆素(coumarins)最早是从豆科植物香豆中提取得到,且具有芳香气味,因而得名。香豆素类化合物也广泛分布于植物界,只有少数来自动物和微生物,在伞形科、豆科、芸香科、茄科及菊科等植物中分布更广泛。其中被《中国药典》收载的有秦皮、白芷、独活、前胡、茵陈、补骨脂等。在植物体内,香豆素类化合物常常以游离状态或与糖结合成苷的形式存在,大多存在于植物的花、叶、茎和果中,通常以幼嫩的叶芽中含量较高。

香豆素类化合物是一种具有很强的生理活性、药理活性及生物活性的天然产物。具有抗凝血、抗肿瘤、抗病毒、增强自身免疫能力、抗细胞增生、抗菌、抗艾滋病、抗疲劳及钙拮抗性等功效。

七、萜类

萜类化合物(terpenoids)是一类骨架多样、数量庞大、生物活性广泛的重要天然药物化学成分。从化学结构看，它是异戊二烯的聚合体及其衍生物，其骨架一般以五个碳为基本单位，少数也有例外。但是，大量的实验研究证明，甲戊二羟酸(mevalonic acid, MVA)(而不是异戊二烯)是萜类化合物生源途径中最关键的前体物。因此，一般认为，凡由甲戊二羟酸衍生、且分子式符合$(C_5H_8)n$通式的衍生物均称为萜类化合物。

八、挥发油

挥发油(volatile oils)又称精油(essential oils)，是一类具有芳香气味的油状液体的总称。在常温下能挥发，可随水蒸气蒸馏。挥发油类成分主要存在种子植物，尤其是芳香植物中。挥发油多具有祛痰、止咳、平喘、祛风、健胃、解热、镇痛、抗菌消炎等作用。

九、有机酸

有机酸类(organic acids)是分子结构中含有羧基(—COOH)的化合物。在天然药物的叶、根，特别是果实中广泛分布，如乌梅、五味子、覆盆子等。常见植物中的有机酸有脂肪族的一元、二元、多元羧酸，如酒石酸、草酸、苹果酸、枸橼酸、抗坏血酸(即维生素 C)等，亦有芳香族有机酸如苯甲酸、水杨酸、咖啡酸(caffeic acid)等。除少数以游离状态存在外，一般都与钾、钠、钙等结合成盐，有些与生物碱类结合成盐。脂肪酸多与甘油结合成酯或与高级醇结合成蜡。有的有机酸是挥发油与树脂的组成成分。

十、鞣质

鞣质(tannins)又称单宁，是存在于植物体内的一类结构比较复杂的多元酚类化合物。鞣质能与蛋白质结合形成不溶于水的沉淀，故可用来鞣皮，即与兽皮中的蛋白质相结合，使皮革变得致密、柔韧、难于透水且不易腐败，因此称为鞣质。鞣质存在于多种树木(如橡树和漆树)的树皮和果实中，也是这些树木受昆虫侵袭而生成虫瘿中的主要成分，含量达 50%～70%。鞣质为黄色或棕黄色无定形松散粉末；在空气中颜色逐渐变深；有强吸湿性；不溶于乙醚、苯、氯仿，易溶于水、乙醇、丙酮；水溶液味涩。

十一、植物色素

植物色素类在天然药物中分布很广，主要有脂溶性色素与水溶性色素两类。

脂溶性色素主要为叶绿素、叶黄素和胡萝卜素，三者常共存。此外尚有藏红花素、辣椒红素等。除叶绿素外，多为四萜衍生物。这类色素不溶于水，难溶于甲醇，易溶于高浓度乙醇、乙醚、氯仿、苯等有机溶剂。胡萝卜素在乙醇中也不溶。叶绿素本身有抑菌作用，可制备成消炎的药物。但叶绿素等脂溶性色素在制备中草药制剂或提取其他有效成分时常须作为杂质去除，以使药物纯化，如天然药物(特别是叶类、全草类)的乙醇提取液中含有大量叶绿素，可在浓缩液中加水使之沉出,也可通过氧化铝、碳酸钙等吸附剂而除去。

水溶性色素主要为花色苷类,又称花青素,普遍存在于花中。溶于水及乙醇,不溶于乙醚、氯仿等有机溶剂,遇醋酸铅试剂会沉淀,并能被药用炭吸附,其颜色能随 pH 的不同而改变。花色苷在制备中草药制剂或提取有效成分时,常作为杂质去除。

十二、树脂和蜡

1. 树脂

树脂(resin)一般认为是植物组织的正常代谢产物或分泌物,常与挥发油并存于植物的分泌细胞、树脂道或导管中,尤其是多年生木本植物心材部位的导管中,如松香、琥珀、虫胶等。树脂是由多种成分组成的混合物,通常为无定型固体,表面微有光泽,质硬而脆,少数为半固体。不溶于水,也不吸水膨胀,易溶于醇、乙醚、氯仿等大多数有机溶剂。加热软化,最后熔融,燃烧时有浓烟,并有特殊的气味。

2. 蜡

蜡(wax)是不溶于水的固体,温度稍高时变软,温度下降时变硬,加热后容易液化或者气化,容易燃烧,具有一定润滑作用的物质。其生物功能是作为生物体对外界环境的保护层,存在于皮肤、羽毛、植物叶片、果实以及许多昆虫外骨骼的表面。

十三、氨基酸、蛋白质和酶

蛋白质(proteins)是高分子化合物,由 α-氨基酸(α-amino acids)组成,这些氨基酸有 20 余种,具有 R—CH(NH_2)—COOH 的通式。有的蛋白质分子中氮原子在环中。酶(enzyme)是生物有机体内具有特殊催化能力的蛋白质,它们大多能溶于水,不溶于乙醇等有机溶剂。蛋白质的性质不稳定,遇酸、碱、热或某些试剂作用都可沉淀,例如将含蛋白质的水溶液加热至沸或在含蛋白质的溶液中加入乙醇等溶剂,或加入中性盐类(如氯化钠)或醋酸铅等试剂,都可使蛋白质沉淀,天然药物中蛋白质可据此性质提取或去除。

蛋白质与酶等在制备中草药制剂时,一般都被视为杂质而除去。因糖浆中有大量蛋白质时就易霉坏,注射剂中有蛋白质时易产生浑浊且注射后产生疼痛或更强烈的副作用。但后来也发现有些蛋白质、氨基酸与酶具有一定生物活性作用,如从栝楼根(天花粉)中提的天花粉蛋白质可用于人工引产与治疗绒毛膜上皮癌(即恶性葡萄胎),蕨萝蛋白酶用于抗水肿与抗炎,南瓜子中提得的南瓜子氨酸(cucurbitine)可用于抑制血吸虫、绦虫、蛲虫的生长,使君子中的使君子氨酸(quisqualic acid)可驱蛔虫等。

1. 氨基酸

氨基酸是广泛存在于动植物中的一类含氮有机物质,可分为组成蛋白质的氨基酸和非组成蛋白质的氨基酸两大类,至今已发现了 300 余种。氨基酸为无色结晶。易溶于水,可溶于醇,难溶于有机溶剂。除甘氨酸外,均具旋光性,它们的旋光度决定于溶剂的性质、pH、温度和盐的存在。许多氨基酸可与金属盐类生成络合物或分子化合物,如有些氨基酸的铜盐为蓝色的结晶,难溶于水,可利用此性质提纯与精制该氨基酸。一般氨基酸与茚三酮(ninhydrin)试剂反应生成蓝紫色、红紫色或紫色,而与吲哚醌(indolinedione)反应生成不同的颜色。此两种反应可用于氨基酸的鉴别。

2.蛋白质

蛋白质是一类由 20 个以上的氨基酸通过肽键结合而成的大分子化合物。蛋白质广泛分布于生物界,是一切生命活动的物质基础。根据组成可将蛋白质分为简单蛋白质与结合蛋白质两类。简单蛋白质可完全水解成 α-氨基酸,它们可进一步分为清蛋白类、球蛋白类、醇溶谷蛋白类、谷蛋白类、精蛋白类、组蛋白类及硬蛋白类七类。其中只有清蛋白类与精蛋白类可溶于水。结合蛋白由蛋白质与非蛋白质结合而成,如脂蛋白、糖蛋白、色蛋白与核蛋白等,其中核蛋白在遗传中起重要作用。

大多数蛋白质可溶于水,其水溶液中加入乙醇、硫酸铵或氯化钠的浓溶液可产生可逆的沉淀反应。蛋白质具有酸碱两性,能与重金属盐类生成沉淀。这些沉淀反应可用于蛋白质的提取分离或从溶液中除去。蛋白质除能与茚三酮、吲哚醌试剂显色外,因有两个相邻的肽键(—CO—NH—)而能在碱性溶液中与 $CuSO_4$ 溶液作用生成紫红色、红色或紫色,即双缩脲反应(biuret reaction),蛋白质与浓硫酸产生黄色反应,并与多种酸类,如鞣酸、三氯醋酸、苦味酸、硅钨酸等,形成不溶性盐类。

3.酶

酶是一类具有高度催化活性和专一性的特殊蛋白质。生物体中蛋白质、脂肪和糖类等的合成与降解,以及生命活动中许多复杂的化学变化均与酶有密切关系。已发现约 700 种酶,按功用可分为转移酶(transferase)、水解酶(hydrolase)、氧化还原酶(oxidoreductase)、裂解酶(lyase)、异构酶(isomerase)及连接酶(ligase)或合成酶(synthase)六类。有的酶已在临床上应用,如淀粉酶与胃蛋白酶能助消化,链激酶能溶解血凝瘀块和脓肿,无花果蛋白质酶能杀死寄生虫,菠萝蛋白酶能抗炎等。

十四、脂肪油和甾醇

1.脂肪油

食物中的油脂主要是油和脂肪,一般把常温下是液体的称作油,而把常温下是固体的称作脂肪。脂肪所含的化学元素主要是 C、H、O 三种。

2.甾醇

甾醇(sterols)又称固醇,是类固醇的一种,广泛存在于生物体内。按其原料来源分为动物性甾醇、植物性甾醇和菌类甾醇三大类。动物性甾醇以胆固醇为主,植物性甾醇主要为谷甾醇、豆甾醇和菜油甾醇等,而麦角甾醇则属于菌类甾醇。

动物性食品摄入过多或人体调节功能出现障碍,会导致血清中胆固醇浓度过高,容易引发高血压及冠心病。植物甾醇可促进胆固醇的异化,抑制胆固醇在肝脏内的生物合成,并抑制胆固醇在肠道内的吸收,从而具有预防心血管疾病的作用。

植物甾醇具有阻断致癌物诱发癌细胞形成的功能,β-谷甾醇等植物甾醇对大肠癌、皮肤癌、宫颈癌的发生具有一定程度的抑制作用。

 学习小结

本章主要介绍了天然药物化学的基本概念、发展、研究内容、目的意义以及简单介绍了天然药物中主要的化学成分。

天然药物化学是研究天然药物中化学成分的学科。本章为此课程的提要、概述,主要介绍了该学科的发展、研究内容、天然药物中化学成分的主要类型以及学习本课程的目的意义等。学习中力求提纲挈领,理解课程特点。首先,要明确天然药物化学的研究对象是天然药物中的化学成分,而化学成分中的有效成分是天然药物发挥临床药效的物质基础;其次,通过了解天然药物化学发展历程,进一步理解学习本课程的目的意义。

 ## 目标检测

一、名词解释

天然药物化学　　有效成分　　无效成分

二、简答题

1.天然药物化学研究的内容是什么? 我们能否从研究内容中找出天然药物研究的方向,请举例说明。

2.近年来国内外研究天然药物有效成分的同时,有何新的动向?

3.天然药物中所含的化学成分主要有哪些?

4.学习和研究天然药物中的有效成分有何意义?

5.国内外天然药物化学的研究概况是什么?

第二章 天然药物化学成分提取分离和鉴定的方法与技术

学习目标

【知识要求】

· 掌握各种提取、分离和鉴定的操作技术、适用范围和操作要点。

· 熟悉各种提取、分离和鉴定方法的基本原理和影响因素。

· 了解溶剂的极性和选用原则以及提取液的浓缩方法。

【能力要求】

· 能熟练应用浸渍法、渗漉法、煎煮法、回流法、连续回流、超声提取法等操作技术对天然药物进行提取。

· 能熟练应用两相溶剂萃取法、沉淀法、结晶和重结晶法、吸附柱色谱法、分配柱色谱法。

· 能熟练应用离子交换柱色谱法、薄层色谱法、纸色谱法等操作技术对天然药物提取液进行分离。

天然药物中含有的化学成分较为复杂,既有有效成分,也有无效成分。要应用和研究其中的有效成分,必须首先经历"提取—分离—鉴定"三个程序。天然药物中各种成分的结构和性质各不相同,因此选择正确的提取、分离和鉴定的方法与技术,从而获得活性成分,将对天然药物资源的进一步研究开发和利用具有重要意义。

一般对天然药物中有效成分的提取分离存在两种情况:第一,是被提取成分为已知成分或已知化学结构类型的成分,如从黄柏中提取分离小檗碱、甘草中提取分离甘草酸,这种情况比较简单,一般宜先查阅有关资料,搜集相关的结构性质及提取分离方法,比较各种提取方案,再根据具体条件加以选用;第二,是从天然药物中寻找未知的有效成分或有效部位,情况比较复杂,一般应根据预先确定的目标,在适当的活性测试体系指引下,通过分段提取、分离并以相应的动物模型筛选、临床验证、反复实践来确定有效部位或有效成分。近年来,随着现代科学技术的发展,一些新技术、新方法不断应用于提取分离,不仅缩短了天然药物研究的周期,同时进一步促进了天然药物成分的提取分离技术和结构研究地深入。不管是何种目的的提取分离都要了解各种提取分离方法的基本原理,根据需要灵活选择和应用。本章介绍天然药物有效成分提取分离的一般原理及常用的方法和技术。

第一节　天然药物化学成分的提取方法与技术

一、溶剂提取法

(一)基本知识

1.概念

溶剂提取法是指根据天然药物中各种化学成分的溶解性能,选择适宜溶剂,用适当的方法将所需化学成分尽可能完全地从药材组织中溶解而被提取出来的过程。

2.基本原理

溶剂提取法是当所选溶剂与天然药物原料表面接触时,在渗透、扩散作用下,溶剂渗入药材组织细胞内部,溶解可溶性成分,造成细胞内外溶质的浓度差,从而带动溶质做不断地往返运动,直至细胞内外溶液浓度达到动态平衡为止,将此溶液滤出,再加入新鲜溶剂,反复提取,直至所需成分全部或多数被提出。

3.提取前的预处理

(1)通常将药材原料粉碎成粗粉,一般以能通过二号筛为宜。

(2)种子类药材常先脱脂后粉碎,可选用压榨法或石油醚先抽提,脱去大量油脂。

(3)水提取含纤维素、淀粉等丰富的根茎类药材时,为避免遇水膨胀难滤过,宜将药材切成小段、薄片或粉碎成粗颗粒。

(4)苷类成分的提取,为防止酶的水解,可用乙醇或沸水处理,抑制或杀灭酶的活性。但苷元或次生苷的提取,则要保留酶的活性,通常先用温水拌匀,长时间放置,促进酶解,如穿山龙中薯蓣皂苷元的提取。

4.影响因素

溶剂提取法的影响因素有很多,包括溶剂的选择、提取的方式、药材的粉碎度、提取温度、时间、浓度差等。其中关键因素是选择合适的提取溶剂。溶剂的选择应遵循“相似相溶”的原则,根据溶剂的极性、被提取成分和其他共存成分的性质来决定,同时兼顾溶剂使用的安全、易得、价廉、浓缩方便等相关问题。

5.溶剂的极性

根据溶剂的极性可分为水、亲水性有机溶剂和亲脂性有机溶剂三类。溶剂的极性与介电常数 ε 有关,介电常数越大,极性越大。常用溶剂的介电常数见表 2－1。

表 2－1　常用溶剂的相对介电常数

溶剂名称	介电常数 ε	溶剂名称	介电常数 ε
石油醚	1.8	正丁醇($n-BuOH$)	17.5
苯(C_6H_6)	2.3	丙酮(Me_2CO)	21.5
乙醚(Et_2O)	4.3	乙醇($EtOH$)	26.0
氯仿($CHCl_3$)	5.2	甲醇($MeOH$)	31.2
乙酸乙酯($EtOAC$)	6.1	水(H_2O)	80.0

常用溶剂的极性大小顺序排列如下:

极性增大,亲水性增强
———————————————————————————————→

石油醚＜苯＜无水乙醚＜三氯甲烷＜乙酸乙酯＜丙酮＜乙醇＜甲醇＜水

←———————————————————————————————
亲脂性增强

（1）水 是一种价廉、易得、使用安全、穿透性极强的强极性溶剂。天然药物中的水溶性成分都可用水提取,如糖类、鞣质、无机盐、有机酸盐、氨基酸、蛋白质、生物碱盐及多数苷类成分等。有时还用酸水或碱水为溶剂,用碱水增大酸性成分在水中的溶解度,用酸水增大碱性成分在水中的溶解度。当药材用水加热煎煮时,由于加热可提高一些成分的溶解度,同时由于天然药物中多种成分之间的相互助溶作用,某些亲脂性成分也可被部分提出。用水提取的缺点是可能会使某些苷类成分酶解,水提取液易发霉、变质,热水煎煮含淀粉、果胶、黏液质多的天然药物时水提液多较黏稠,过滤困难,并且水溶性杂质多,如糖、蛋白质等。此外水的沸点高,不适宜用于对热不稳定化合物的提取,同时浓缩、蒸发、分离精制时较困难。

（2）亲水性有机溶剂 是一类极性较大能与水混溶的有机溶剂,常用的有甲醇、乙醇、丙酮等。此类溶剂能与水以任意比例混溶,溶解极性成分,同时具有较强的穿透能力,对一些亲脂性成分也有很好的溶解性能,因此提取范围较广,效率较高,且提取液黏度小,沸点低,不易霉变,易于保存、滤过和回收。乙醇是最常用的亲水性有机溶剂,可以通过调整其浓度,既能用于提取极性成分,也可以用于提取某些亲脂性成分,在提取分离中应用十分广泛。但此类溶剂易燃,价格较贵,有些溶剂毒性较强。

（3）亲脂性有机溶剂 是一类与水不相混溶的有机溶剂,常用的如乙酸乙酯、乙醚、氯仿、苯、石油醚等。此类溶剂选择性高,可用来提取脂溶性成分,如游离生物碱、苷元、挥发油、油脂、叶绿素、树脂等。亲脂性溶剂一般挥发性大,提取液易于浓缩回收,但穿透力较弱,需长时间反复提取,使用有一定的局限性。此类溶剂价格较贵、设备要求高,且毒性大、易燃,使用时应注意安全。

依据"相似相溶"原理,天然药物中的亲水性成分易溶于极性溶剂,亲脂性成分则易溶于非极性溶剂。因此,在实际工作中可针对某药材中已知成分或某类成分的性质,选择适宜的溶剂进行提取。天然药物中化学成分十分复杂,各成分间相互影响,存在增溶现象或发生化学反应,使溶解性能有所改变,故选择溶剂时尚需结合其他共存成分的性质及提取技术的要求加以选择。常用溶剂的主要物理参数如表2-2。

表 2-2 常用溶剂的主要物理参数

溶剂名称	相对密度	沸点℃	每 100g 水中的溶剂量(g)
石油醚		30～60	不溶
		60～90	
		90～120	
苯(C_6H_6)	0.879	80.1	0.08
乙醚(Et_2O)	0.713	34.6	7.5
氯仿($CHCl_3$)	1.484	61.2	1.0
乙酸乙酯(EtOAc)	0.902	77.1	8.6
正丁醇(n-BuOH)	0.810	117.7	9.0
丙酮(Me_2CO)	0.792	56.3	混溶
乙醇(EtOH)	0.789	78.4	混溶
甲醇(MeOH)	0.792	64.6	混溶

(二)提取技术

1.浸渍法

浸渍法是用适当的溶剂在常温或温热的条件下将药材浸泡一定时间,浸出有效成分的一种方法。

(1)操作技术 根据浸泡温度不同,可分为冷浸法与温浸法两种。冷浸法:将药材粗粉装入适宜容器中,加入一定量的溶剂如水、酸水、碱水或稀醇等,密闭,在室温条件下浸渍1～2天或规定时间,使有效成分浸出,滤过,同法多次操作,合并滤液即得。温浸法:具体操作与冷浸法基本相同,但温浸法的浸渍温度较室温高,一般在40～60℃之间,浸渍时间较短,浸出效率比冷浸法高。由于温度较高,浸出液冷却后放置贮存常析出沉淀,为保证质量,常需滤除沉淀。

(2)适用范围 适用于有效成分遇热易被破坏,含挥发性成分及含淀粉、果胶、黏液质、树胶等多糖物质较多的天然药物的提取。

(3)特点 此法操作方便,简单易行;但提取时间长,为使药材中有效成分充分浸出,需重复浸提2～3次;水浸提液容易霉变,必要时需加适当的防腐剂。

2.渗漉法

渗漉法是将药材粉末用适当的溶剂润湿膨胀后,装入渗漉筒中,连续添加新溶剂,使其渗透到药材粉末中,溶解可溶性成分,自上而下从渗漉筒下口流出的一种动态浸提方法。

(1)操作技术 将药材粉碎成粗粉,再加入适量溶剂密闭放置使药粉充分润湿膨胀,将润湿膨胀后的药材均匀装入渗漉筒内(以筒高的2/3为度),药材粉末上盖一层纱布或滤纸,再均匀覆盖一层清洁的细石块,然后加入溶剂,使药材粉末全部浸没,浸24h左右,打开下口,使渗漉液流出(每分钟3～5滴),收集渗漉液,同时不断添加新溶剂,保持溶剂液面不低于药材表面(图2-1)。一般收集渗漉液体积为药材重量的10倍左右。将渗漉液浓缩即得提取物。

(2)适用范围 遇热易破坏的成分及含淀粉、树胶、黏液质、多糖较多的药材提取。

(3)特点 因能保持较大的浓度差,故提取效率高于浸渍法,不足之处为溶剂消耗多,提取时间长。

(4)提示 本法在常温下进行,选用溶剂多为水、酸液、碱液及不同浓度的乙醇等。渗漉法条件温和,药材细胞壁不易破裂,大分子难以透过细胞壁进入提取液。

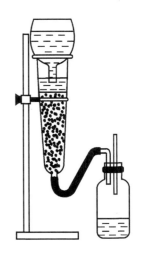

图2-1 连续渗漉装置

3.煎煮法

煎煮法是将药材加水加热煮沸,使有效成分溶解出来,滤过,去渣后取煎煮液的一种传统提取方法。

(1)操作技术 取药材饮片或粗粉,置适当煎煮器(忌用铁器)中,加水浸没药材,充分浸泡后加热煮沸,保持微沸煎煮一定时间后,分离煎煮液,药渣可继续煎煮数次,合并各次煎煮液,浓缩即得。一般以煎煮2～3次为宜。小量提取,第一次煮沸20～30min;大量生产,一般第一次煎煮1～2h,第二、三次煎煮时间可酌减。

（2）适用范围　此法适用于有效成分能溶于水且加热不易被破坏的天然药物成分的提取。

（3）特点　操作简便，提取效率高于冷浸法，可以溶出大部分有效成分。

（4）提示　本法不适用于提取含挥发油及遇热易破坏成分的天然药物；其次含多糖类丰富的药材，因煎提液黏稠，过滤较困难，也不宜使用此法。该类水煎液易霉变、腐败、不宜长时间存放。

4.回流提取法

如需用低沸点有机溶剂如乙醇、三氯甲烷等加热提取天然药物中的有效成分时，为减少溶剂的挥发损失而使用的一种提取方法。在提取中通过加热浸提液，使溶剂受热蒸发，经冷凝后变为液体流回浸提器，如此反复至提取完全。

（1）操作技术　实验室少量提取时将药材粗粉置于大小适宜的圆底烧瓶中，添加溶剂至浸过药面（一般不易超过烧瓶容积的1/2～2/3），接上冷凝管，通入冷水，在水浴中加热回流1h左右，滤出提取液，药渣再加新溶剂回流提取2～3次，合并滤液，回收有机溶剂后得浓缩提取液。回流提取装置见图2-2。

（2）适用范围　适用于脂溶性相对较强的天然药物化学成分的加热提取，如甾体、萜类、蒽醌苷元等，也用于虽能溶于水，但为了使杂质尽量少提出的某些化合物的提取。

（3）特点　本法加热且能保持溶剂与药材持久的接触，因此提取效率较冷浸法高，但部分溶剂仍可挥发损失，消耗量较大；其次操作较麻烦。

（4）提示　由于受热时间长，故受热易被破坏成分的提取不宜采用此法。

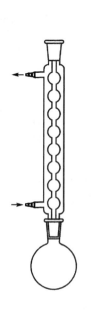

图2-2　回流提取装置

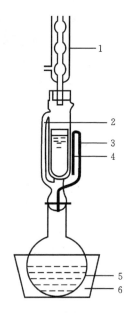

1.冷凝管　2.溶剂蒸气上升管　3.虹吸管
4.装有药粉的滤纸袋　5.溶剂　6.水浴锅

图2-3　索氏提取器

5.连续回流提取法

连续回流提取法是回流提取法的改进，用少量溶剂进行连续循环回流提取，能将有效成分充分浸出的方法。

（1）操作技术　实验室中常用索氏提取器（图 2-3）提取，装置由三部分构成：冷凝器、带有虹吸管的提取器、烧瓶。操作时先在圆底烧瓶内放入几粒沸石，然后将装好药材粉末的滤纸袋放入提取器中，药粉高度不得超过虹吸管顶部；自冷凝管将提取溶剂加入烧瓶内，水浴加热使烧瓶内溶剂气化，上升至冷凝管冷却成液体，回滴到提取器内，接触药材开始进行浸提；待提取器内溶剂液面高于虹吸管上端时，在虹吸作用下，浸出液流入烧瓶，完成对药材的一次浸泡提取。烧瓶内溶剂因受热继续气化、冷凝、浸泡药材，再虹吸回烧瓶内，而溶解出的成分仍留在烧瓶中，如此反复循环 4～10h，至有效成分充分被浸出，提取液回收有机溶剂即得。

（2）适用范围　适用于脂溶性化合物且药量少的成分提取。

（3）特点　此法药材不断接触新溶剂，能始终保持较高的浓度差，所以提取效率高，溶剂用量小。但提取时间较长，溶出成分在烧瓶内受热时间长，遇热不稳定的成分不宜用此法提取。

（4）提示　为了防止长时间受热，成分易被破坏，也可在提取 1～2h 后更换新溶剂继续提取。大生产所用及其他各种连续回流提取器的原理与索氏提取器相同（图 2-4）。

6.超声提取法

超声提取法是利用超声波的空化作用，破坏植物药材的细胞，使溶剂渗入细胞内，同时超声波的强烈振动传递巨大能量给浸提的药材和溶剂，使它们作高速运动，加强了细胞内物质的释放、扩散和溶解，加速有效成分浸出的一种高效提取方法。

1.出水口　2.进水口　3.冷凝管　4.进料口
5.提取罐　6.出渣口　7.浓缩罐

图 2-4　连续提取装置示意图

（1）操作技术　将药材粉末置于适宜容器内，加入定量提取溶剂，密闭后放入超声提取器内，选择适当超声频率，根据需要提取一段时间后即得。

（2）适用范围　既适用于遇热不稳定成分的提取，也适用于各种溶剂的提取。

（3）特点　超声提取法与常规提取方法相比，具有提取温度低、提取率高、提取时间短等优点，能避免高温高压对目标提取成分的破坏。是实现高效、节能、环保提取的现代高新技术手段。

（4）提示　超声提取法对容器壁的厚薄及放置位置要求较高，目前尚为实验室小规模使用，大规模生产还有待于解决设备问题。

 知识链接

超声波是一种高频率的机械振动波。我们人类耳朵能听到的声波频率为 20Hz～20kHz。当声波的振动频率大于 20kHz 或小于 20Hz 时，我们便听不见了。把频率高于 20kHz 的声波称为"超声波"，通常由能将机械能或电磁能与声能相互转换的超声换能器产生。小功率超声常用于医学中 A 超、B 超、C 超等仪器显像诊断或工业中的金属测距、测厚、探伤等仪器检测。在 16～60kHz 频率范围的超声常被用于过程强化和引发化学反应，由于在媒质中传播产生的热学、力学、光学、电学及化学等系列效应具有机械、空化和热作用，使植物细胞破碎速度加快，化学成分加速扩散释放,极大提高提取率,故应用于天然药物有效成分的提取中。

二、水蒸气蒸馏法

水蒸气蒸馏法是将含有挥发性成分的药材与水共蒸馏,使挥发性成分随水蒸气一并馏出,经冷凝分取挥发性成分的提取方法。其基本原理是当水和与水互不相溶的液体成分共存时,根据道尔顿分压定律,整个体系的总蒸气压等于两组分蒸气压之和,虽然各组分自身的沸点高于混合液的沸点,但当总蒸气压等于外界大气压时,液体开始沸腾并被蒸馏出来。即当挥发性成分与水在一起加热时,其蒸气压和水的蒸气压总和为一个大气压时,液体就开始沸腾,水蒸气将挥发性物质一并带出。水蒸气蒸馏法可分为共水蒸馏法、通水蒸气蒸馏法。为提高馏出液的浓度,一般需将馏出液进行重蒸馏或加盐重蒸馏。常用设备为多能提取罐、挥发油提取罐,它在生产活动中被广泛使用。实验室水蒸气蒸馏装置由水蒸气发生器、蒸馏瓶、冷凝管和接收器四部分组成(图 2 - 5)。

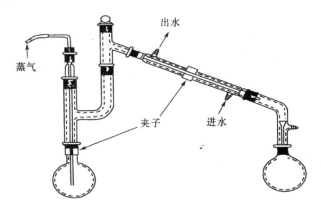

图 2 - 5 水蒸气蒸馏装置

1. 操作技术

将药材粗粉装蒸馏瓶内,加入水使药材充分浸润,体积不超过蒸馏瓶容积的 1/3,然后加热水蒸气发生器使水沸腾,产生水蒸气通入蒸馏瓶,药材中的挥发性成分随水蒸气蒸馏被带出,经冷凝后,收集于接受瓶中,若馏出液由浑浊变为澄清透明,表示蒸馏基本完成,馏出物与水的分离可根据具体情况来决定。

2. 适用范围

本法适用于具有挥发性、能随水蒸气蒸馏而不被破坏、在水中稳定且难溶或不溶于水的药材成分的提取。

3. 特点

工艺简单,操作方便,实用性强,不需复杂的设备,易于推广。

4. 提示

蒸馏过程中需对蒸馏瓶采取保温措施,以免部分水蒸气冷凝增加蒸馏瓶内体积。蒸馏需中断或完成时,应先打开三通管的螺旋夹,使与大气压相通后,再关热源,以防液体倒吸。对于某些在水中溶解度稍大的挥发性成分,馏出液可再蒸馏一次,以提高纯度。

知识链接

工业生产中提取的常用设备是多功能提取罐,适用于天然药物的常压、减压、加压水煎、温浸、渗滤、回流,芳香油提取及有机溶剂回收等操作。多功能提取罐有正锥式、斜锥式、直筒式、蘑菇式四种类型。现代化生产线多应用提取、浓缩、醇沉和分离连续进行的动态提取。

三、超临界流体萃取法

超临界流体萃取(supercritical fluid extraction,SFE)是一种利用某种物质在超临界区域会形成介于液体和气体之间的流体,该流体对天然药物中有效成分有特殊溶解能力而进行的集提取和分离于一体的新技术。

(一)基本知识

1.超临界流体

超临界流体(supercritical fluid,SF)是指当物质处于其临界温度(T_c)和临界压力(P_c)以上时,形成一种既非液体又非气体的特殊相态。此状态下,流体兼有气液两相的双重特点,既具有与气体相近的黏度,又具有与液体相近的密度,扩散和渗透力均强于液体,且介电常数随压力增大而增大,因此对许多物质有很强的溶解能力,可作为溶剂进行萃取。常用作超临界流体的物质有二氧化碳、氧化亚氮、乙烷、乙烯及甲苯等,由于二氧化碳具有无毒、不易燃易爆、安全、价廉、有较低的临界压力($P_c=7.37MPa$)和临界温度($T_c=31.4℃$)、与大部分物质不发生化学反应、可循环使用等优点,因此最常用于天然产物的提取。

2.基本原理

利用超临界流体具有随超临界条件中温度和压力的变化而选择性溶解物质的能力,调节温度和压力,使超临界流体在程序升压过程中分步提取不同极性的化学成分,然后再通过升温、减压或吸附的方法将超临界流体恢复普通气体状态,使被萃取的成分分离析出,获得分离。

(二)操作技术

1.操作步骤

超临界流体萃取工艺程序(图2-6):将药材原料投入萃取器6中,对萃取器6和分离器7分别进行加热或冷却,当达到所选定的温度时,开启 CO_2 气瓶阀门及阀门12进气,启动高压阀4对系统加压,当达到预定压力时,调节减压阀9,使分离器7内压力达到设定值,打开放空

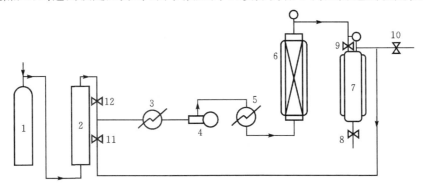

图2-6　超临界流体萃取工艺程序

阀10调节流量。通过各阀门的调节,使萃取过程中通过的流量及萃取器内压力、分离器内压力都稳定在设定的操作条件后,关闭阀门10,打开阀门11,开始进行循环萃取,萃取过程中达到一定时间后,从阀门8取出萃取物。

2.适用范围

此法适用于提取分离挥发性成分、脂溶性成分、高热敏性成分及易氧化分解的成分;对极性大或分子量大的成分的萃取较难,需加入与溶质亲和力较强的夹带剂(水、甲烷、乙醇、戊醇等)来提高溶解度,或在很高的压力下进行。

3.特点

易于操作,可调节范围广,选择性和溶解性能好,通过调节压力和温度,可改变流体的极性和密度,使萃取的有效成分富集,无溶剂残留,产品纯度高,萃取速度快,从萃取到分离一步完成,与 GC、IR、MS 等联用可快速有效地对天然物质进行提取、分离、测定,实现提取与质量分析一体化。但由于萃取过程在高压下进行,对设备以及整个管路系统的耐压性能要求较高,投资较大,运行成本高,给工业化和普及带来一定的难度和限制,如果在生产过程中实现微机自动监控,可以大大提高系统的安全可靠性,并降低运行成本。

利用超临界二氧化碳萃取技术从天然药物中分离生物活性成分,具有广阔的市场前景及强大的生命力。此项技术在月见草、桂花、柠檬、生姜等药物挥发油的提取应用上均获得了良好的效果,也开始应用于生物碱类、香豆素类、黄酮类、醌类等化合物的提取。

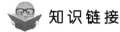 **知识链接**

天然药物提取的新方法新技术

(1)微波辅助萃取　又称微波萃取,是微波和传统的溶剂萃取法结合后形成的一种新的萃取方法。利用磁控管所产生的超高频率快速振动的微波,使某些组分被选择性的加热,从而使得被萃取成分溶出和释放的提取技术。此法具有选择性高、操作时间短、溶剂消耗少、萃取效率高的优点,已被应用于天然药物活性成分的提取。

(2)仿生提取法　简称 SBE 法,是从生物药剂学的角度提出将整体药物研究法与分子药物研究法相结合,模仿口服药物经胃肠道的转运过程,采用选定 pH 的酸性水和碱性水,依次连续提取获得含指标成分高的活性混合物的一种提取新技术。此法以一种或几种有效成分、总浸出物等作为指标或主要药理作用作为指标来选择提取工艺,有效成分损失少、成本低、生产周期短,易应用于工业生产,具有较高的实用价值和推广前景。

(3)酶提取法　是一种通过较温和的酶反应将植物组织分解,最大限度地从植物体内提取有效成分的新方法。适合含量低且不稳定有效成分的提取。近年来应用于天然药物有效成分的提取、分离和纯化的研究开发取得很大进展。

第二节　天然药物化学成分分离基本方法与技术

天然药物经过提取所得的提取液中常常包含多种化学成分,还需利用各种分离技术经过反复的分离精制和纯化处理,才能得到所需成分或单体化合物。

由于所得的提取液一般体积较大,所含成分浓度较低,在分离精制之前常进行浓缩处理提高浓度。浓缩可通过蒸发、常压蒸馏、减压蒸馏、薄膜蒸发、反渗透法、超滤法等来完成。目前,实验室常用的较高效的减压蒸馏装置是旋转蒸发仪(图 2-7)，尤其当提取液减压浓缩产生大量泡沫时，常采用旋转蒸发仪。

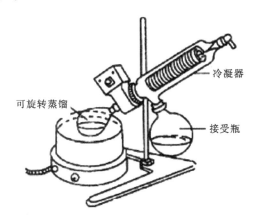

图 2-7　旋转蒸发仪

 知识链接

　　旋转蒸发仪可连接真空泵在减压条件下使用，装待蒸馏液的圆底烧瓶能不断旋转，加大了蒸发面积，使蒸发速度加快且无需加入沸石防止暴沸。操作时，圆底烧瓶内加入待蒸馏液，用特制的夹子固定易滑脱位置，利用升降调节开关调整蒸馏瓶的高度，保证其充分受热；通入冷凝水，然后打开真空泵，关闭系统与水泵间的安全瓶活塞；当确认系统处于减压状态时，打开电源使蒸馏瓶旋转。热源温度由待蒸溶剂在系统真空度下的沸点确定。控制蒸馏速度，不能过快，避免蒸馏液冲溅。

一、系统溶剂分离法

1.概念

　　系统溶剂分离法是一种选择两种以上极性不同的溶剂组成溶剂系统，按照极性由小到大的顺序依次萃取分离提取液，使溶解度有差异的各个成分得到分离的方法。

2.操作技术

　　适当浓缩总提取液，或拌入适量惰性吸附剂，如粗硅胶、纤维粉及硅藻土等，低温或自然干燥后粉碎，然后依次用石油醚(或苯)、乙醚、三氯甲烷、乙酸乙酯、丙酮、乙醇及水分步进行抽提，使溶解度不同的各种成分得到分段分离。也可以选择其中 3～4 种不同极性的溶剂组成溶剂系统，如石油醚-苯-乙醚-三氯甲烷-乙酸乙酯-正丁醇或戊醇，按照极性由高到低分步进行抽提，分成若干有效部位。

3.适用范围

　　适用于有效成分尚不明确的天然药物提取液的分离及提取液的初步分离，是早年研究天然药物有效成分的一种最主要的方法。通过分离不同极性部分，有利于进一步结合临床或药理试验，确定有效部位，最后分离获得单体。

4.特点

　　此法操作繁琐，相同成分可能会分散在不同的抽提部位，不易于浓集，一些微量成分及结构性质相似的成分不易被分离纯化。

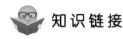 知识链接

在系统溶剂分离法中，选择极性不同的溶剂可提取分离天然药物不同极性的化学成分。

化学成分的极性		天然药物化学成分的类型	适用的溶剂
强亲脂性（极性小）		挥发油、脂肪油、蜡、脂溶性色素、甾醇类、某些苷元	石油醚、己烷
亲脂性		苷元、生物碱、树脂、醛、酮、醇、酯、有机酸、某些苷类	乙醚、氯仿
中等极性	小	某些苷类（如强心苷等）	氯仿-乙醇（2∶1）
	中	某些苷类（如黄酮苷类）	乙酸乙酯
	大	某些苷类（如皂苷、蒽醌苷等）	正丁醇
亲水性		极性较大的苷、糖类、氨基酸、某些生物碱盐	丙酮、乙醇、甲醇
强亲水性		蛋白质、黏液质、果胶、糖类、氨基酸、无机盐类	水

二、两相溶剂萃取法

（一）基本知识

1.概念

两相溶剂萃取法是指在提取液中加入一种与其互不相混溶的溶剂组成两相溶剂系统，利用混合物中各种成分在溶剂系统中的分配系数差异而将所需成分萃取出来的分离方法。

2.基本原理

其主要理论依据是利用混合物中各种成分在两相互不相混溶的溶剂中分配系数不同而达到分离的目的。在一定条件下，混合物中各种成分在同一溶剂系统中的分配系数是一个常数，若各种成分的分配系数差异越大，则分离效果越好。分配系数是指在一定的温度和压力下，某物质溶解在两相互不相混溶的溶剂中，当达到动态平衡时，根据分配定律，该物质在两相溶剂中的浓度之比为常数，称分配系数（K），可用下式表示

$$K = C_U/C_L$$

K 表示分配系数；C_U 表示溶质在上相溶剂中的浓度；C_L 表示溶质在下相溶剂中的浓度。

萃取分离的难易可用分离因子 β 值来表示，分离因子是两种溶质在同一溶剂系统中分配系数的比值，可用下式表示

$$\beta = K_A/K_B \quad （注：K_A > K_B）$$

假设某混合物含有 A、B 两种成分，现用三氯甲烷和水等体积配成萃取溶剂系统进行萃取分离，其中 $K_A=10$，$K_B=0.1$，则 $\beta=K_A/K_B=10/0.1=100$。此时仅作一次萃取分离，成分 A 有 90％以上分配在水中，不到 10％则分配在三氯甲烷中，而成分 B 正好相反，使混合物达到了90％以上程度的分离。一般当 $\beta \geq 100$，若想达到基本分离只需作一次简单萃取；当 $100 \geq \beta > 10$，则需萃取 $10 \sim 12$ 次才能达到分离；当 $\beta \approx 1$ 时，即表示 $K_A \approx K_B$，两种成分极性非常相近，无法利用此法达到分离目的。

3.萃取溶剂的选择

一般根据被萃取化合物的性质选用萃取溶剂。如果从水提液中萃取亲脂性成分，一般选用苯、三氯甲烷或乙醚等；萃取偏亲水性成分，需改用乙酸乙酯、正丁醇等。应注意的是，有机

溶剂的亲水性越大,与水作萃取分离的效果就越差。对于碱性、酸性、两性成分的萃取分离,常选用 pH 梯度萃取法。即利用混合物中各成分的酸(或碱)性强弱不同,相应改变溶剂系统的 pH 使之相继成盐或游离,改变成分在溶剂系统中的分配系数而与其他成分分离的一种方法。

(二)萃取技术

1. 简单萃取法

简单萃取法是一种实验室常用的简便萃取技术,小量萃取一般在分液漏斗中进行。

(1)操作技术　操作时先选择一个大小适宜的分液漏斗,在活塞上涂好润滑脂,安装上活塞后,旋转数圈,关好活塞,检查无漏水,然后装入待萃取物和溶剂,装入量约占分液漏斗体积的 1/3,盖好塞子,倒转漏斗,开启活塞,排气后关紧,开始振摇;每振摇几次后,注意打开活塞排气,如此重复数次,静置使两相溶液分层;开启活塞使下层液放出,而上层液则从分液漏斗的上口倒出,以免污染。若要反复萃取数次,则根据实际情况决定保留上层或下层液。

若分离水提取液中的成分,水提液的浓度最好控制在相对密度 1.1～1.2 之间;选用的萃取溶剂第一次用量一般为水提液的 1/3～1/2,以后的用量可适当减少为水提液的 1/6～1/4;若分配系数差异较大,一般萃取 3～4 次即可,若亲水性成分不易转溶入有机溶剂层时,萃取次数需增加或更换萃取溶剂;若选用三氯甲烷萃取,易产生乳化现象,特别是在碱性情况下,乳化现象更为严重,在操作过程中,可采用旋转混合或改用三氯甲烷-乙醚混合溶剂萃取或加大有机溶剂量等措施尽量避免乳化现象的发生,若乳化现象已形成,可采用破乳措施。中量萃取可在较大的下口瓶中进行,工业生产中的大量萃取多在密闭萃取缸内进行。

(2)适用范围　适用于分配系数差异较大成分的分离。

(3)特点　本法操作简便,设备简单。

2. 逆流连续萃取法

逆流连续萃取法是一种连续的两相溶剂萃取法。利用两相互不相溶的溶剂相对密度不同,使相对密度小的一相溶剂作为移动相(或分散相),逆流连续穿过相对密度大的固定相(或连续相),在移动过程中达到分离的一种连续萃取技术。逆流连续萃取装置如图 2-8 所示。

(1)操作技术　操作时将密度小的液相置高位贮存器中,而密度大的作为固定相置一根或多根填充小瓷环或小不锈钢丝圈的萃取管,开启活塞,高位贮存器中的流动相相液在高位压力下流入萃取管,遇瓷圈撞击分散成细滴,增大萃取接触面积,两相溶剂在萃取管内可自然分层。最后用色谱、显色反应或沉淀反应等进行检查,判断萃取是否完全。

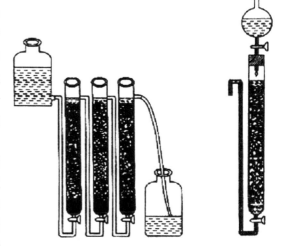

图 2-8　逆流连续萃取装置

(2)适用范围　适用于不同密度的溶剂萃取。

(3)特点　本法操作简便,萃取较完全,可避免简单萃取法时发生的乳化现象。

3. 逆流分溶法

逆流分溶法(counter current distribution method,CCD法)又称为逆流分配法、逆流分布法或反流分布法,是一种高效、多次、连续的两相溶剂萃取分离纯化方法。

(1)操作技术 逆流分溶法的分离过程(图2-9)为在多个分液漏斗中装入密度小的固定相,然后在0号漏斗中加入密度大的流动相,振摇使充分混合,静置分层后,分出流动相移入1号漏斗,再在0号漏斗中重新补加新鲜的流动相,分别充分振摇混合。如此连续不断地操作,混合物中各成分在两相溶剂相对作逆流移动的过程中,不断进行分配而最终达到分离目的,最后每管中的两相溶剂进行色谱检查,将所含成分相同的溶剂合并。

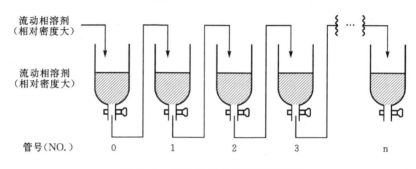

图2-9 CCD法的分离过程示意图

(2)适用范围 适用于分离中等极性、分离因子较小及不稳定的物质。但本法操作较繁,消耗溶剂较多,微量成分易损失在大体积的溶剂中,而且反复多次地振动溶剂系统易产生乳化现象,故试样极性过大或过小、分配系数受温度或浓度影响过大及易于乳化的溶剂系统均不宜采用此法。

(3)特点 本法分离效率高,操作条件温和,试样容易回收。当混合物各成分的分配系数很接近时,一般方法不易分离,可选用此法。

4. 液滴逆流色谱法

液滴逆流分配法又称液滴逆流色谱法(droplet counter current chromatography,DCCC法),是在逆流分溶法基础上改进的新方法。利用混合物中各成分在两液相间分配系数的差异,使移动相形成液滴,通过作为固定相的液柱实现逆流分配,使各成分获得分离。

(1)操作技术 目前应用的装置(图2-10)分为三个组成部分。首先由微型泵、移动相溶剂贮槽和试样液注入器组成输液部分,第二部分由300～500根内径约2mm、长度为20～40cm的萃取管连接而成,组成第三部分的是检出器及分步自动收集仪。操作时,先将选择好的两相溶剂中的固定相加进全部萃取管内,然后从加样口注入已溶于(1:1)两相溶剂中的待分离试样,再由微型泵注入移动相,移动相在萃取管中形成液滴,不断地与固定相有效地接触、摩擦形成新表面,促使溶质在两相溶剂中实现充分的分配,获得很高的分离效果,且不易乳化或产生泡沫,若用氮气驱动流动相,可避免被分离物质的氧化。从萃取管中流出的移动相通过检测器进行分部收集,完成液滴逆流分配的全过程。

(2)适用范围 适用于皂苷类化学成分的分离。

(3)特点 使用溶剂较少,可定量回收试样,分离效果较CCD法好。目前已广泛用于分离纯化多种天然药物化学成分,如皂苷、生物碱、蛋白质、多肽、酸性成分及糖类等,分离效果良好。

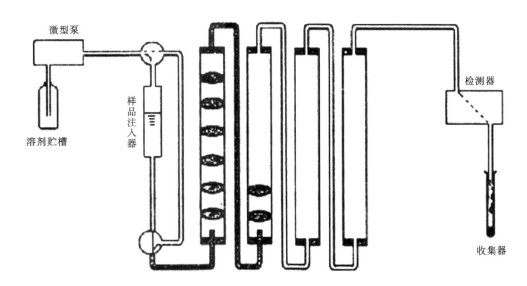

图 2 - 10　液滴逆流分配装置

三、沉淀法

沉淀法是指在天然药物的提取液中加入某些试剂使产生沉淀或降低溶解性而从溶液中析出,从而分离获得有效成分或去除杂质的方法。常用的沉淀法有下列两种。

(一)酸碱沉淀法

酸碱沉淀法是一种利用某些成分具有碱性(或酸性),在酸(或碱)中成盐溶解,继而又在碱(或酸)中游离生成沉淀的性质达到分离的方法。

1.操作技术

在提取液中加入适量碱水(或酸水),使欲分离成分生成盐而溶解于酸水(或碱水)中,分离提取液,然后再加入适量碱水(或酸水),使欲分离成分生成游离分子形成沉淀而析出,过滤即得。

2.适用范围

适用于酸性、碱性或两性化合物的分离。如难溶于水的脂溶性生物碱遇酸生成生物碱盐而溶于水,再加碱碱化,又能重新游离使水溶性降低而形成沉淀析出;一些不溶于水的具内酯结构的化合物遇碱可开环生成羧酸盐而溶于水,再加酸酸化,内酯环重新环合后从溶液中沉淀析出,与其他成分分离;一些含有酚羟基、羧基等酸性基团又难溶于水的黄酮类化合物、蒽醌类化合物等,加碱水液可成盐溶解,加酸酸化后又可游离析出沉淀,借以提纯,去除杂质。

3.特点

应用酸碱沉淀法分离杂质时,一般生成的沉淀为有效成分,因此,要求反应必须可逆。

(二)试剂沉淀法

试剂沉淀法是一种利用一些成分能与某些试剂发生化学反应产生沉淀的性质,或利用某些成分在不同极性的溶剂中溶解度的差异,通过加入特定试剂或溶剂,溶剂极性改变而使某些成分生成沉淀与其他成分分离的方法。

1.操作技术

在提取液中加入某些特定试剂或溶剂,使欲分离成分生成沉淀或溶解度降低而析出沉淀,待沉淀完全后,滤过即得。

2.适用范围

适用于能与某些试剂产生沉淀或在不同极性溶剂中溶解度有差异的化学成分的分离。

3.特点

若沉淀反应可逆,可用来沉淀有效成分;若不可逆,则用来沉淀除去杂质。

4.提示

生物碱沉淀试剂能使生物碱类生成沉淀自酸性溶液中析出。雷氏铵盐可与水溶性季铵碱生成难溶于水的生物碱雷氏铵盐沉淀析出;胆固醇能与甾体皂苷生成沉淀;蛋白质溶液能沉淀鞣质等。又如在含糖或蛋白质的水提液中分次加入乙醇,使含醇量逐步达到80%以上则难溶于乙醇的成分如蛋白质、淀粉、树胶、黏液质等被逐级沉淀析出;同样的,在乙醇提取液中加入一定量的水,也会使树脂、叶绿素等水溶性较低的混合物沉淀出来。

四、结晶与重结晶法

结晶与重结晶法是利用混合物中各种成分在溶剂中溶解度的差别,使所需成分以结晶状态析出,再进一步纯化处理,以达到分离精制目的的分离方法。适用于分离纯化溶解度随温度变化而变化较大的化学成分,可获得较纯的单体。

(一)结晶溶剂的选择

选择合适的结晶溶剂是此法的关键,理想的溶剂必须具备以下条件:①不与被结晶物质发生化学反应;②对结晶物质的溶解度随温度不同有显著差异,热时溶解度大,冷时溶解度小;③对可能存在的杂质溶解度非常大或非常小(即冷热均溶或均不溶);④沸点适中,不宜过高或过低,可在60℃左右,沸点过低溶剂损耗大,结晶不易控制,过高则不易浓缩,同时不易除去;⑤能给出较好的结晶。常用的溶剂有水、乙酸、甲醇、乙醇、丙酮、乙酸乙酯、三氯甲烷等,当不能选择到一种合适的溶剂时,通常选用两种或两种以上溶剂组成的混合溶剂。选用混合溶剂时要求低沸点溶剂对结晶物质的溶解度大,高沸点溶剂对结晶物质的溶解度小。

(二)结晶的条件

结晶的关键条件是选择合适的结晶溶剂,同时也应注意其他的条件,如杂质的去除、有效成分的含量、溶液的浓度及合适的温度、时间等。在加热溶解过程中,为了避免欲结晶物质出现油珠状或液化现象,常选择沸点低于欲结晶物质熔点的溶剂,并适当加大溶剂的用量。

(三)操作技术

1.制备结晶溶液(热溶解)

将已经过适当分离得到的较纯的混合物置锥形瓶中,加入较需要量略少的适宜溶剂,接上冷凝管(以防溶剂挥发及可燃溶剂着火或有毒溶剂中毒),水浴加热至微沸,若未完全溶解,可分次逐渐自冷凝管上端加入溶剂,直至待结晶物质刚好完全溶解,制成近饱和溶液。注意在补加溶剂后发现不溶解物质的量不减少,应考虑是不溶性杂质,此时就不再补加溶剂,以免溶剂过量。

2. 趁热滤过

制备好的热溶液趁热过滤,除去不溶性杂质,注意避免在过滤过程中温度降低而结晶析出,操作应迅速。若热溶液含有色杂质,可加药用炭煮沸脱色后趁热过滤。

3. 冷却析出结晶

将上述热滤液放置,逐渐降低温度,使结晶缓慢析出。放置过程中,要塞紧瓶塞,若久置后尚无结晶析出,可打开瓶塞,使溶剂自然挥发后析出结晶;也可用玻璃棒摩擦容器内壁或加入晶种以诱导结晶析出;某些化合物含量和纯度较高却不易结晶时,可将其制备成易于结晶的衍生物。

4. 减压过滤

减压抽滤使结晶与结晶溶液分离后,滤纸上的结晶需用少量溶剂洗涤,除去结晶表面吸附的母液。洗涤时,暂停减压,用玻璃棒或刮刀小心拨动挑松,使晶体润湿,静置片刻后再减压过滤。母液适当浓缩,放置一段时间后又可析出一部分结晶。

5. 结晶干燥

用红外灯烘干或用真空恒温干燥器干燥,除去晶体表面吸附的少量溶剂。

(四) 结晶纯度判断

1. 性状

一般纯的化合物结晶都具有一定的晶形,色泽均匀。

2. 熔点

纯的化合物结晶有一定的熔点和较小的熔距。通过测定结晶的熔点或熔距可判断结晶的纯度。并结合纸色谱或薄层色谱来判断结晶的纯度。

3. 色谱法

将结晶制备成色谱溶液,在纸层或薄层色谱上选择合适的展开剂展开显色后,若只有一个不拖尾的圆点,或在 HPLC 上有一个对称峰,说明结晶为单一化合物。

五、透析法

透析法是利用小分子物质在溶液中可通过半透膜,而大分子物质不能通过半透膜的性质,达到分离目的的一种方法。透析膜的膜孔有大有小,操作时要根据被分离物质的分子量大小加以选择。常见的透析膜有动物性膜、火棉胶膜、羊皮纸膜(硫酸纸膜)、蛋白质胶膜、玻璃纸膜等。选择合适的透析膜,外面用尼龙网袋加以保护,小心加入欲透析的样品溶液,悬挂在清水容器中(图 2-11)。经常更换清水使透析膜内外溶液的浓度差加大,必要时适当加热,并加以搅拌,使透析速度加快。为了加快透析速度,还可应用电透析法,即在半透膜旁边纯溶剂两端放置两个电极,接通电源,则透析膜中的带有正电荷的成分如无机阳离子、生物碱等向阴极移动,而带负电

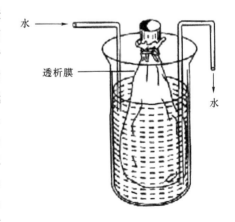

图 2-11 透析法示意图

荷的成分如无机阴离子、有机酸等则向阳极移动,中性化合物及高分子化合物则留在透析膜中。透析是否完全,须取透析膜内溶液进行定性反应检查。

本法操作简单,分离较完全,适用于分离纯化天然药物化学成分中分子量大小不同的物质或大分子物质的分离纯化,如皂苷、蛋白质、多肽、多糖等。通过透析可除去无机盐、单糖、双糖等小分子杂质。

六、升华法

升华法是利用某些固体物质具有在低于其熔点的温度下受热后,不经熔融就直接转化为蒸气,遇冷后又凝固为原来的固体的性质,使之从天然药物中提出的方法。

操作时预先粉碎待升华的天然药物,将粉末置于升华器皿中,铺均匀,上面放一冷凝器,水浴或油浴加热升华器皿到一定温度,使被提取物质升华,升华物质冷凝于冷凝器表面即得。如茶叶中咖啡因即可用升华法提取。实验室常压升华提取装置见图 2 - 12。

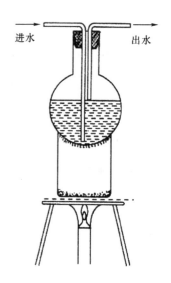
进水　出水

此法适用于含升华性成分天然药物的提取,如天然药物中某些生物碱类、香豆素类、有机酸类等的提取。但由于操作时间长,有效成分损失大,易使天然药物炭化,伴随产生的挥发性焦油状物常黏附在升华物上,难以去除,有时还伴随有物质的分解现象等缺点,在天然药物的实际提取时很少采用。在实验室里一般只用于少量天然药物的提取。

图 2 - 12　常压升华装置

七、分馏法

分馏法是利用混合物中各种成分的沸点不同,在分馏过程中产生高低不同的蒸气压,从而收集到不同沸点温度的馏分,达到分离目的的方法。实验室常用的简单分馏装置如图 2 - 13 所示,操作时将待分馏的试样放入圆底烧瓶中,加入沸石,安装好装置后,分馏柱的外围尽量用石棉绳包住,选择合适的热浴加热。当瓶内液体一开始沸腾时就要注意调节温度,使蒸气缓慢升入分馏柱。当蒸气进入分流柱时,由于柱外空气的冷却,部分蒸气凝成液体,显然高沸点的组分较易被冷凝,随着分馏柱管的升高,愈向上混合蒸气中所含高沸点的组分愈少,到了一定高度时可获得某一纯的组分。待低沸点组分蒸完后,再逐渐升温,如此进行操作,使不同沸点的组分逐一分馏出来。但因加热可能会破坏热不稳定成分,因此对热不稳定成分不宜采用此法分离。

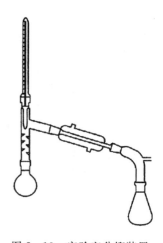

图 2 - 13　实验室分馏装置

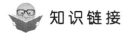 **知识链接**

分离新技术

（1）絮凝澄清技术　是一种应用高分子絮凝剂澄清天然药物水提取液，富集有效成分并部分去除杂质的新型固液分离技术。此法目前常用作天然药物水提醇沉工艺的补充。

（2）分子蒸馏技术　是一种特殊的液-液分离技术，靠不同物质分子运动平均自由程的差别实现分离。当液体混合物沿加热板流动并被加热，轻、重分子会逸出液面而进入气相，由于轻、重分子的自由程不同，因此，不同物质的分子从液面逸出后移动距离不同，若能恰当地设置一块冷凝板，则轻分子达到冷凝板被冷凝排出，而重分子达不到冷凝板沿混合液排出。这样，达到物质分离的目的。

第三节　天然药物化学成分色谱分离法

天然药物中一些结构相似、性质相近的化学成分，用一般方法无法分离时，用色谱法往往得到很好地分离。目前，色谱法被广泛应用于化合物的分离纯化和鉴定。该法具有试样用量少，分离效率高的特点。随着色谱理论的逐步发展，结合电子学、光学、计算机等技术，色谱技术也日趋仪器化、自动化和高速化，在化学、医药、化工等领域现已逐渐成为一种重要的分离分析方法。

色谱法（chromatography）又称为色谱分离法、层析法，是一种分离、纯化和鉴定化合物的现代物理化学分离分析方法。其利用混合物中各成分在固定相和移动相中吸附、分配及其亲和力不同，当两相做相对运动时，这些成分在两相间进行反复多次地吸附或分配，从而达到分离。色谱法的种类很多，不同的分类依据，有不同的色谱方法。如按色谱的分离原理不同可分为吸附色谱、分配色谱、离子交换色谱、凝胶色谱、大孔吸附树脂色谱等；按操作方式不同可分为柱色谱、纸色谱、薄层色谱等；按固定相或支持剂种类不同可分为氧化铝色谱、硅胶色谱、聚酰胺色谱、凝胶色谱等；按移动相种类不同可分为气相色谱、液相色谱、超临界流体色谱等。

 知识链接

色谱法起源于 20 世纪初，1906 年俄国植物学家米哈伊尔·茨维特用碳酸钙填充竖立的玻璃管，以石油醚洗脱植物色素的提取液，经过一段时间洗脱之后，植物色素在碳酸钙柱中实现分离，由一条色带分散为数条平行的色带。由于这一实验将混合的植物色素分离为不同的色带，因此茨维特将这种方法命名为 Хроматография，这个单词最终被英语等拼音语言接受，成为色谱法的名称。汉语中的色谱也是对这个单词的意译。1950 年以后，色谱法得到飞速发展，并最终发展成一个独立的三级学科——色谱学。

天然药物化学成分种类繁多，各有其特定的性质，具体应用时可根据被分离化合物的性质和各种色谱法的特点，选择合适的色谱方法（表 2-3）。

表 2-3 被分离化合物与相应选择的色谱方法

被分离化合物		可选用色谱
生物碱	一般生物碱	硅胶、氧化铝色谱
	极性较大的生物碱	分配色谱
	季胺型生物碱	分配色谱、离子交换色谱
皂苷类、强心苷类		分配色谱、硅胶吸附色谱
挥发油、甾体、萜类		硅胶、氧化铝色谱
黄酮类、鞣质		聚酰胺吸附色谱
有机酸、氨基酸		离子交换色谱、分配色谱、药用炭吸附色谱
蛋白质、多肽、多糖类		凝胶色谱

根据色谱分离原理的不同,下面介绍几种常用的色谱分离方法:

一、吸附色谱法

吸附色谱法是一种利用固定相吸附剂对混合物中各种成分吸附能力的不同,使成分得以分离的方法。

(一)基本原理

当溶液中的溶质碰到吸附剂时,由于吸附剂表面与溶质分子的吸附作用,溶质就会停留在吸附剂表面,当吸附剂表面溶质的浓度大于溶液中溶质的浓度时,这种现象被称为吸附。当移动相连续通过吸附剂表面时,由于移动相与混合物成分争夺吸附剂活性表面,成分分子溶解于移动相,即解吸附;随着移动相的移动,混合物在不断进行着"吸附—解吸附"的可逆过程,利用各成分在两相中迁移速度的不同而达到分离。

吸附剂对化学成分的吸附作用可分为化学吸附、半化学吸附和物理吸附。化学吸附具有选择性,吸附剂与化合物间吸附力强,常为不可逆吸附,如酸性硅胶吸附生物碱或氧化铝吸附黄酮等酚酸性物质等,故在应用吸附色谱分离时应尽量避免;半化学吸附介于化学吸附与物理吸附之间,有一定的选择性,如聚酰胺与黄酮化合物之间的氢键吸附,结合力较弱,过程可逆,可以应用;物理吸附是一种表面吸附,无选择性,吸附过程可逆,吸附的强弱及物质迁移的快慢大体遵循"相似者易于吸附"的经验规律。

(二)吸附剂

吸附色谱常用的吸附剂有氧化铝、硅胶、硅藻土、氧化镁、碳酸钙、聚酰胺及药用炭等,常用的有以下几种:

1.硅胶

硅胶是一种呈微酸性的多孔性物质。常用 $Si_2O \cdot nH_2O$ 表示,硅氧烷交联结构如下

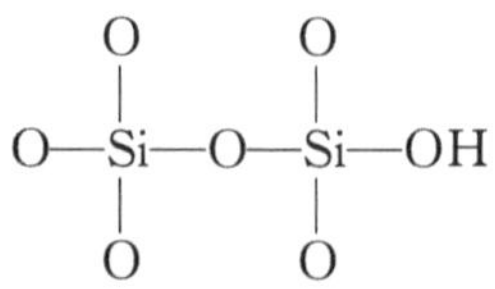

$$O-Si-O-Si-OH$$

其骨架表面具有很多硅醇基,能与许多化合物形成氢键而产生吸附作用。游离硅醇基数

目的多少决定了硅胶吸附作用的强弱。硅醇基也容易通过氢键与水结合,随着含水量的增加,硅胶表面的游离硅醇基数目减少,硅胶吸附其他化合物的能力便随之减弱,活性降低,这一过程为去活化。当含水量达 17% 以上时,硅胶的吸附能力极弱,不能用作吸附剂。若一定温度下加热除去大部分硅醇基吸附的水,使硅胶吸附能力增强,活性增高,这一过程为活化。硅胶的吸附能力大小可根据含水量,用不同的活度级别来表示(表 2-4)。值得注意的是,活化的温度不能无限地升高,当温度升至 500℃ 时,硅胶失去吸附能力,再用水处理亦不能恢复其吸附活性,因此硅胶的活化不宜在较高温度下进行,常在 100～110℃ 温度下加热 30min 即可。

硅胶是一种酸性、亲水性的吸附剂,具有吸附容量高,机械强度好,分离范围广等优点,应用最为广泛,适用于中性或酸性成分的分离(包括非极性化合物和极性较小的化合物),如挥发油、黄酮、蒽醌、强心苷、皂苷、有机酸及酚性化合物、氨基酸等,但对碱性成分的分离不宜采用。

2. 氧化铝

氧化铝是一种吸附力很强的亲水性吸附剂,有酸性、碱性、中性三种规格。其吸附活性也与含水量有关,随着含水量的增加,吸附能力减弱。氧化铝的吸附能力大小亦可根据含水量用不同的活度级别来表示(表 2-4),通过活化或去活化的操作得到不同活度级别的氧化铝,一般在 400℃ 左右加热 6h,即可得 Ⅰ～Ⅱ 级的氧化铝。

表 2-4 硅胶、氧化铝活度与含水量关系

活度等级	含水量(%)	
	硅胶	氧化铝
Ⅰ	0	0
Ⅱ	5	3
Ⅲ	15	6
Ⅳ	25	10
Ⅴ	38	15

氧化铝适用于碱性或中性亲脂性成分的分离,如生物碱、甾体化合物、强心苷等,尤其是对生物碱的分离应用最多。具有分离效果好,再生容易,对杂质的吸附能力及分离试样的用量均优于硅胶等优点。但由于与某些酸性、酚性物质及色素等可发生异构化、氧化和消除反应等次级反应,故对醛、酮、酯、内酯等类型的化合物不宜采用氧化铝分离。

3. 药用炭

药用炭是一种非极性吸附剂,具有较强的吸附能力,特别适合于水溶性物质的分离。其吸附能力受溶剂极性的影响,在水溶液中的吸附力最强,在极性小的有机溶剂中吸附力较弱。在一定条件下,对不同物质的吸附力也有差别:一般对极性基团少的化合物的吸附力大于极性基团多的化合物;对芳香族化合物的吸附力大于脂肪族化合物;对分子量大的化合物的吸附力大于分子量小的化合物。实际应用时,应根据所分离物质的特性,选择吸附力适宜的药用炭。药用炭适用于分离水溶性成分如氨基酸、糖类及某些苷类等,且药用炭价廉易得,试样上柱量大,分离效果好,适用于大量制备性分离。但目前尚无测定药用炭吸附力级别的理想方法,其吸附力不易控制,故药用炭的具体应用受到一定的限制。

4. 聚酰胺

聚酰胺是一类由酰胺聚合而成的高分子化合物。商品名又称为绵纶、尼龙。目前在天然

药物有效成分的分离中有十分广泛的用途。其对黄酮类、酚类、醌类、有机酸及鞣质的分离效果极佳。常用的聚酰胺有聚己内酰胺(绵纶6)和聚己二酰己二胺(绵纶66),其中聚己内酰胺可用结构式表示为

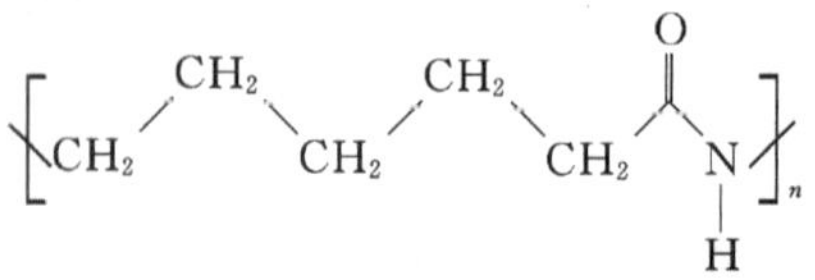

一般认为,聚酰胺分子内的酰胺基能与酚类的羟基、酸类的羧基及醌类的酮基形成氢键而产生吸附。

聚酰胺对化合物吸附力的强弱取决于形成氢键的能力,形成氢键的能力与洗脱溶剂的种类及被分离物质的分子结构有关。一般聚酰胺在水中形成氢键的能力最强,在有机溶剂中较弱,在碱性溶剂中最弱。因此若应用各种溶剂在聚酰胺柱色谱中作为洗脱剂,则洗脱能力刚好相反,顺序如下:水<甲醇或乙醇<丙酮<稀氢氧化钠溶液或稀氨溶液<甲酰胺或二甲基甲酰胺<尿素水溶液。其次,化合物的分子结构是关键因素,在含水溶剂中,化合物分子结构对氢键缔合的影响有以下几点规律。

(1)化合物分子中能形成氢键的基团数目越多,聚酰胺对其吸附力越强,如:

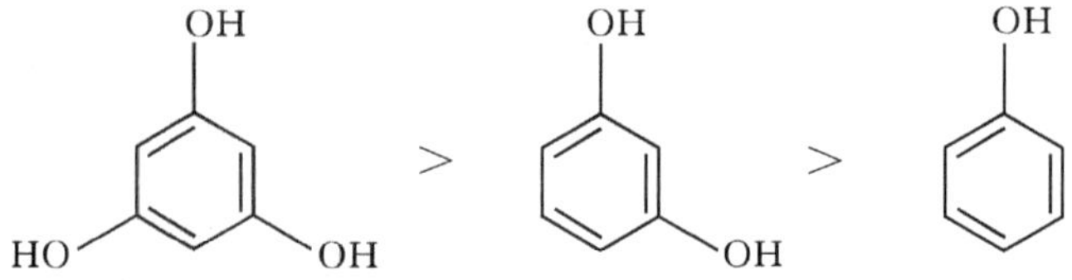

(2)成键基团所处的位置不同,聚酰胺对其的吸附力不同,如:

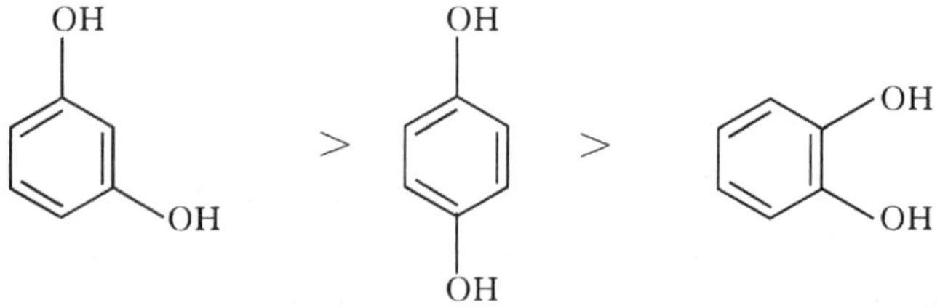

(3)分子中芳香核、共轭双键多者,聚酰胺对其吸附力增大,少者则吸附力减小,如:

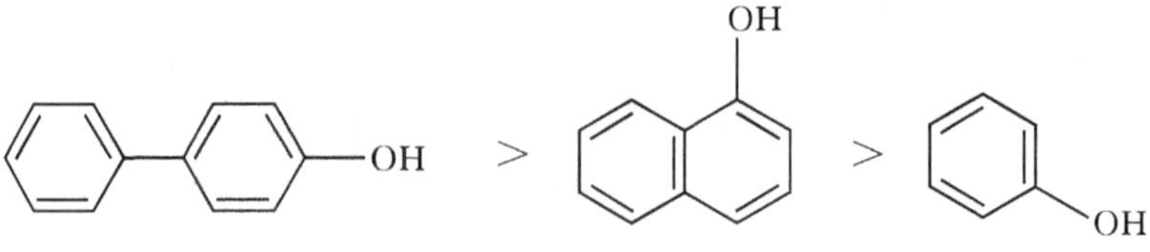

(4)能形成分子内氢键者,吸附力减小,如:

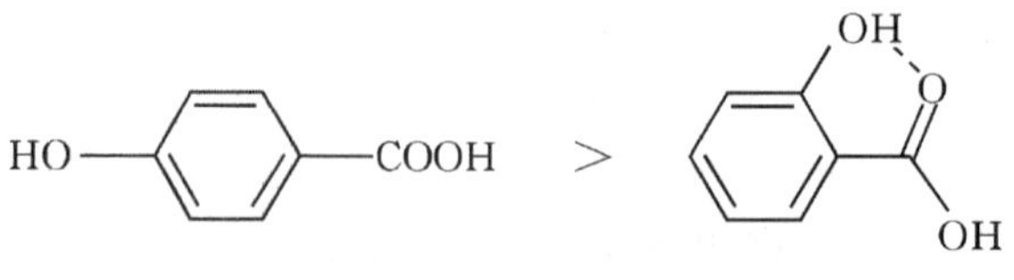

聚酰胺在分子表面及其内部均可形成氢键吸附,具有吸附容量大,分离效果好等特点,特别适合于化合物的制备性分离,常用于分离黄酮类、酚类、醌类等化合物,或粗提物中鞣质的除去,对生物碱、萜类、甾体、糖类、氨基酸等成分的分离也有广泛地应用。

(三)移动相

用吸附色谱法分离混合物,选择何种溶剂为移动相对分离效果有极大地影响。所选移动相溶剂应具备纯度高,不含水分;与试样、吸附剂不发生化学反应;对被分离成分有适当的溶解度;黏度小;易挥散等特点。对于极性吸附剂,选择的移动相溶剂极性越大,则其展开或洗脱能力就越强;对于非极性吸附剂,则刚好相反,选择的移动相溶剂极性越小,其展开或洗脱能力就越强。具体选择时,尚需结合被分离物质的极性来综合考虑。

(四)被分离物质

被分离成分、吸附剂、移动相三者为组成吸附柱色谱必不可少的要素,被分离成分的结构和极性大小决定了其与吸附剂、移动相之间的相互作用。对于极性吸附剂,被分离物质的极性越大,被吸附越强,移动相进行洗脱就越困难。化合物的极性与其官能团的种类、数目及位置有关,同时也应注意考虑分子中电子效应、立体效应等因素的影响。常见一些官能团的极性大小顺序如下:

RH(烷烃<烯烃<芳烃)<RX(卤烃)<—OMe<—COOR< >=O <—CHO<—SH<—NH$_2$—OH<Ar—OH<—COOH

一般而言,极性吸附剂如硅胶、氧化铝等适用于分离亲脂性成分,非极性吸附剂如药用炭适用于分离亲水性成分。若被分离物质的极性较大,可选用活度较低的吸附剂,而移动相的极性较大;若被分离物质的极性较小,可选用活度较高的吸附剂,而移动相的极性较小。具体应用时,需全面考虑吸附剂、移动相及被分离成分三者间相互联系又相互制约的关系,选择合适的条件以达到分离目的。

(五)操作技术

1.柱色谱

吸附柱色谱法是将样品加在装有吸附剂(氧化铝、硅胶等)的长圆柱容器(玻璃、不锈钢、塑料等)顶,再用适当的溶剂洗脱。由于吸附剂对各组分的吸附能力不同而在柱中向下移动的速度也不同,吸附力最弱的组分随溶剂首先流出,通过分段定量收集洗脱液而使各组分得以分离。具体操作分装柱、上样、洗脱三个步骤。

(1)装柱　实验室常用内径与柱长之比在1:15～1:20之间的色谱柱。对于难以分离的试样,可适当延长柱长。吸附柱色谱装置如图2-14所示。吸附剂用前常以100目左右大小的筛处理,使粒度均匀。分离试样与吸附剂的用量比约为1:30～1:60,对于难以分离的试样,可将吸附

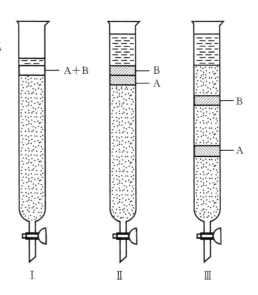

图2-14　吸附柱色谱分离示意图

剂的用量增加至 1:100～1:200。

装柱的方法分为干法和湿法两种。装柱前先将空色谱柱清洗干净,干燥后,在色谱柱管底部铺一层脱脂棉,然后选择具体的装柱方法。湿法装柱时先往柱内加入少量的洗脱剂,然后将吸附剂加适量的洗脱剂混合均匀,不断搅拌排除气泡后,连续缓慢地倒入色谱柱内,打开色谱柱下端活塞,低速放出洗脱剂,使吸附剂缓慢沉降,继续补充洗脱剂保持流速,确保液面高于吸附剂的表面,同时轻轻敲打柱壁,至吸附剂沉降完全后,再使洗脱剂流动一段时间,算出柱内所含洗脱剂的体积,以便掌握收集流分的时间。始终保持洗脱剂液面高出吸附剂表面一段距离,以防柱床干涸。装柱后,一般吸附剂的高度为色谱柱高度的 3/4,要求柱内吸附剂充填均匀,柱体内不能出现空气泡、疏密不均或裂缝。

(2)上样 对易溶于洗脱剂的试样,采用湿法上样,用洗脱剂溶解试样制成高浓度的试样溶液,放出色谱柱内的洗脱液至液面略高于吸附剂表面,然后沿柱壁轻轻注入试样液,注意不要使吸附剂表面受搅动,打开活塞,使试样液缓缓渗入吸附剂柱内。对难溶于洗脱剂的试样,采用干法上样,先将试样溶于适量甲醇、丙酮等低沸点的极性有机溶剂中,再用少量吸附剂拌匀,在旋转蒸发器上小心蒸干溶剂或水浴挥干溶剂,置干燥器中吸除残留的溶剂和水分,然后将此吸着试样的吸附剂均匀地加在色谱柱中吸附剂的上面。加样后,要求试样层能够尽量窄且平整。最后,在上样后的吸附柱上面盖上一层约 0.5cm 厚的石英砂(或一层滤纸和玻璃珠层),使洗脱过程中柱体顶端保持平整。

(3)洗脱 用薄层色谱帮助确定色谱条件,同时注意用梯度洗脱的方法,逐渐提高洗脱能力,使成分得到分离。洗脱的过程中应注意保持液面的高度,勿使柱面洗脱剂流干;控制洗脱剂的流速,一般不宜太快,若色谱柱长 40cm,可控制流速为 3～4ml/min,且保持匀速。洗脱液的收集根据具体分离情况而定,如果试样中各成分有色,分离过程中在柱上可观察到,则分别收集各色带;如果试样中各成分无色,常采用等份收集。根据所用吸附剂的量及试样分离的具体情况决定收集每份洗脱剂的体积。如所用吸附剂的量为 50g,则每份收集的洗脱液为 50ml;若试样各组分的结构相似或洗脱剂极性很大,则每份洗脱液收集量小。

洗脱后所得的各份洗脱液分别进行适当的浓缩,经薄层色谱检测后,合并相同流分,回收溶剂,获得单体。若为混合物,可进一步分离纯化。

2.薄层色谱

薄层色谱法(thin layer chromatography,TLC)是在平面载板上均匀涂布适宜的固定相形成一薄层,将欲分离的试样于薄层板上点样,随着移动相溶剂的移动展开,混合物中各成分获得分离。

根据被分离物质的溶解性、酸碱性、极性等选择合适的吸附剂和展开剂是薄层色谱分离的关键。吸附薄层色谱常用的吸附剂有氧化铝、硅胶、硅藻土、聚酰胺、纤维素等。因硅胶、氧化铝的吸附性能好,适用于多种化合物的分离,故最为常用。根据具体情况的需要,可在吸附剂中加入稀酸或稀碱,或加入缓冲液,以改变吸附性能而达到分离的目的;还可制成特殊薄层,以提高分离效率,如分离糖类、醇类化合物或分离不饱和程度不同的化合物时,用硅胶-氧化铝(1:1)为吸附剂或加入 10% 硝酸银溶液制板。若硅胶、氧化铝均不适合时,可选用其他吸附剂或改用分配色谱、离子交换色谱等。分配薄层色谱常用的支持剂为含水硅胶、硅藻土、硅酸镁型吸附剂及纤维粉等。

展开剂的选择可根据被分离物质的溶解性、酸碱性、极性等性质及溶剂的极性,结合考虑所选吸附剂的吸附性能,选择单一溶剂或混合溶剂。若分离某些酸性或碱性成分,可在所选溶剂中加入少量的酸(如甲酸、乙酸)或碱(如氨水、二乙胺),或将一小杯挥发性酸或碱放置在色谱缸内,以提高分离效率。分配薄层色谱展开剂的选择无固定规律,主要考虑被分离物质的溶解性。

薄层色谱的具体操作包括制板、点样、展开、显色、测定比移值五个步骤。

(1)制板　用于制备薄层的载板可以选择玻璃板、塑料膜或铝箔,使用前先用适当的方法进行必要的处理,使载板表面光滑、清洁平整。

制备的薄层板有软板和硬板两种:软板由吸附剂直接涂铺于载板上制成,因板上吸附剂易被吹散,现甚少使用;硬板则将吸附剂加黏合剂或溶剂调成糊状后涂铺载板制成,现使用较为普遍。如硅胶 G 板是由 1g 硅胶 G-水 1:(2~3)调成糊状涂铺载板制成,较脆,易脱落,但能耐受腐蚀性试剂;硅胶 G-CMC-Na 板是用 1g 硅胶 G-0.5%~1% 的 CMC-Na 水溶液以 1:2 的比例调成糊状涂铺载板制成,硬度较大,不易脱落,但若存在强腐蚀性试剂时则不宜加热。

铺板的方法有倾注法、平铺法和机械涂铺法等。其中机械涂浦法是用涂铺器制板的方法,目前最为常用,可一次涂铺多块薄层板,所得薄层板分离效果好,适用于定量分析。

将涂铺完成后的薄层板放置水平台面上自然干燥后,放置烘箱内加热活化。硅胶板一般在 100~105℃活化 30~60min,保存备用。也有一些薄层板不必加热活化,铺好阴干后即可使用。氧化铝板在 150~160℃活化 4h 获得Ⅲ~Ⅳ级活性的薄板,在 200℃活化 4h 获得Ⅱ级活化的薄板。

(2)点样　用合适的溶剂溶解试样,先配成浓度略高(约为 5%)的试样溶液,使用时再稀释到 1%~0.01% 的浓度。一般选择的溶剂应与展开剂极性相近或易于挥发,但需尽量避免选用水或甲醇。点样前在距离底边 1.0~1.5cm 处画一基线,用毛细管(定性分析)或微量注射器(定量分析)吸取试样溶液,于基线上点加试样,试样点直径应在 2~3mm。如果在一个薄层板上点几个样品时,样品的间隔在 0.5~1.0cm 为宜,而且各斑点要在同一水平线上。除试样有特殊要求外,可用红外灯或吹风机在点样后加热除去原点残留的溶剂,以免残留溶剂对展开造成不良影响。

(3)展开　薄层色谱展开需在密闭的色谱缸内进行,可根据薄层板的大小选择不同式样的色谱缸。展开的方式有上行、下行、近水平、环形、单向二次展开、双向或多次展开等,常用上行法。具体操作时,预先用展开剂将密闭的色谱缸饱和片刻,然后将点样后的薄层板置于缸内支架上,勿与展开剂接触,预饱和一定时间,使与缸内饱和的展开剂气体达到平衡。饱和后,将薄层板点有试样的一端浸入展开剂中约 0.5cm 深处(注意勿使展开剂浸泡点样斑点),开始展开,随着展开剂的上行,试样中不同成分因迁移速度不同而得到分离。待展开剂上行迁移到规定高度时取出,放置通风处使展开剂自然挥干,或用热风吹干,亦或是用红外线快速干燥箱烘干即可。

(4)显色　薄层色谱展开结束后,显色对于物质的鉴定十分重要。天然药物所含各种成分的显色条件各不相同,通常可先在自然光下观察,标出色斑并确定其位置,然后在紫外光灯 254nm 或 365nm 波长下观察和标记,必要时再选择显色剂显色观察。若薄层板为硬板,则采用喷雾法将显色剂直接喷洒于板上,立即可显色或稍加热后显色;若为软板,如果不能采用喷雾法,则可选用碘蒸气法、压板法或侧沉法。

(5)计算比移值　试样经色谱分离并显色后,分离所得物质在薄层色谱上的斑点位置可用比移值来表示。比移值 R_f 的计算公式如下:

R_f 值＝原点至色谱斑点中心的距离/原点至溶剂前沿的距离

薄层色谱具有价廉、设备简单、操作容易、展开迅速、所得斑点扩散小、分离过程受温度影响小、可使用腐蚀性显色剂、试样负荷量较大、分辨率高等优点。其广泛应用于天然药物化学成分的分离鉴定、定量分析、微量制备等;还可配合柱色谱作跟踪分离,了解分离的效果,指导选择溶剂系统,在薄层色谱分离中能使各组分 R_f 值达到 0.2~0.8 的溶剂系统,可选为柱色谱的洗脱条件。

当需要用薄层色谱分离微量混合物或天然化合物的降解产物时要根据试样量决定所选薄层板的宽度和数目,薄层板的厚度要求增加至 2~3mm;配制的试样溶液浓度增大,常为 5%~10%;一般分离试样量在 10~50mg,随着试样量的增大可增加薄层板的块数;为提高薄层板的载样量,常将试样点成条状;色带的定位以采用紫外灯检视为最好,如果必须采用显色剂显色,可先留出一条色带,薄层板其余部分用另一玻璃板遮盖,显色并做好标记。试样需经洗脱操作,若为硬板可直接刮取不同色带,分别洗脱;若为软板,则将色带分别吸入小色谱管中,再用适当的溶剂洗脱。经制备性薄层分离,可获得毫克量的纯品。

二、分配色谱法

分配色谱法是一种利用混合物中各成分在互不相溶的两相溶剂中分配系数的不同,来达到分离的柱色谱分离方法。

(一)基本原理

分配柱色谱的基本原理与两相逆流分溶法相同。两相溶剂中的一相作为固定相,常以某种惰性固体吸着该相溶剂,使之固定,这种吸着了固定相溶剂的固体物质称为支持剂(也称载体或担体);另一相溶剂则作为移动相。进行分离时,将被分离的混合物配成试样溶液加到固定相上,通过移动相的流动,使试样中各成分在两相之间的分配不同而获得分离。

分配柱色谱根据固定相与移动相的极性不同又可分为正相分配色谱和反相分配色谱。正相分配色谱是以极性大或亲水性溶剂为固定相,极性小的亲脂性有机溶剂为移动相的分配色谱,固定相常用水或缓冲液,移动相则采用三氯甲烷、乙酸乙酯、丁醇等弱极性有机溶剂;反相分配色谱是以极性小的亲脂性有机溶剂如三氯甲烷、石油醚等为固定相,以极性大或亲水性溶剂为移动相的分配色谱。

(二)支持剂

在分配柱色谱中,作为支持剂的固体物质要求其本身无吸附作用,不溶于两相溶剂中,不与被分离物质发生化学反应,但能吸着一定量的固定相,且移动相能自由通过却不改变其组成。常用的有吸水硅胶、硅藻土、纤维素粉及滤纸等。

反相分配色谱多采用碳十八烷基($—C_{18}H_{37}$)、辛基($—C_8H_{17}$)或乙基($—C_2H_5$)键合硅胶作为固定相。其原理是利用化学反应,将普通的硅胶经化学修饰,键合长度不同的烷烃键,使形成具有亲油性表面的稳定固定相。键合固定相也可通过键合不同极性的基团而改变其极性,如硅胶表面键合的基团若为氨基或腈基时,则用于正相分配色谱。

(三)溶剂系统

分配色谱中的固定相和移动相是由二元或三元甚至三元以上溶剂按一定比例组成的复合两相溶剂系统。选择适合的溶剂系统,可提高分离的效率。常用纸色谱或薄层色谱探索具体的分离条件,寻找合适的溶剂系统。

（四）被分离物质

一般在正相分配色谱中，因移动相极性较固定相极性小，故被分离物质中极性较小的成分随移动相迁移速度较快；反之，在反相分配色谱中，被分离物质中极性较大的成分随移动相迁移速度较快。

（五）操作技术

1. 柱色谱

分配柱色谱的装置与吸附柱色谱相同，将吸着固定相的支持剂装入柱内，用适量固定相溶解试样后上样，然后以固定相饱和后的移动相进行洗脱，使试样中各组分因分配系数的不同而达到分离。其具体操作如下：

（1）装柱　将所选的固定相与支持剂以 0.5:1～1:1 的用量置一定容器内，充分搅拌均匀使支持剂吸着固定相，多余的固定相则抽滤除去，然后倒入所用的移动相溶剂中，剧烈搅拌使移动相与固定相互相饱和。装柱时先将用固定相饱和后的移动相溶剂加入色谱柱内，再按湿法装柱操作装入吸着固定相的支持剂。

（2）加样　在分配柱色谱中，一般支持剂的用量为试样量的 100～1000 倍，其载样量较吸附柱色谱少。根据试样溶解性能的不同，有三种加样方法：易溶于固定相的试样，将试样溶于少量固定相后，加入少量支持剂拌匀，装入柱顶；易溶于移动相的试样，则直接溶于移动相溶剂后加入柱顶；对于在两相溶剂中均难溶的，则用低沸点溶剂溶解后，加入干燥的支持剂拌匀，挥去溶剂，再用一定量的固定相拌匀，装入柱顶。

（3）洗脱　洗脱所用的移动相需先用固定相饱和。洗脱的方法与吸附柱色谱法相同。

（4）特点　应用广泛，分离效果好。

（5）适用范围　正相分配色谱常用于分离极性较大的成分，如生物碱、糖类、苷类、有机酸等；反相分配色谱常用于分离极性小的脂溶性化合物，如油脂、高级脂肪酸、游离甾体等。

（6）提示　操作前必须使固定相与移动相预饱和；实验过程中保持温度恒定；合理控制上样量。

2. 纸色谱

纸色谱是以滤纸为支持剂，滤纸上吸着的水（或根据实际分离的需要，经适当处理后滤纸上吸附的溶液）为固定相，用一定的溶剂系统为移动相进行展开，利用混合物中各成分分配系数的差异而达到分离的一种分配色谱法。此法操作简单、展开迅速，但载样量低。适用于亲水性化合物的分离，如氨基酸、苷类、糖类、有机酸等。可用于定性、定量分析，也可用于微量物质的制备性分离，但实际工作中常用于定性鉴别及提取分离过程中有效成分的跟踪检侧。

在实际工作中，根据实际需要选择合适的色谱纸和溶剂系统，通过点样、展开、显色等步骤分离鉴定化合物。

（1）点样　纸色谱的点样方法与薄层色谱法基本相似。点样量一般是几毫克至几十毫克。

（2）展开　一般纸色谱展开的器具有纸色谱管、市售的色谱圆缸或具盖的标本瓶等。常用上行法展开。

（3）显色　展开结束后，先在自然光或紫外灯光下观察有无颜色或荧光斑点，标记其位置，然后再根据所需检查成分喷相应的显色剂，显色后再定位。

（4）计算比移值　方法与薄层色谱法基本相似。

三、离子交换色谱法

离子交换色谱法是一种利用离子交换的性质,以离子交换树脂作为固定相,使混合成分中离子型与非离子型物质,或具有不同解离度的离子化合物与树脂上的功能基进行可逆性交换而得到分离的一种色谱方法。

(一)基本原理

离子交换树脂是一类含有解离性功能基团的特殊高分子化合物,一般呈球状或无定形粒状。根据其所含解离性功能基团的不同,可分为阳离子交换树脂和阴离子交换树脂两类。在水溶液中,前者能通过—SO_3H、—$COOH$ 或酚羟基中解离的 H^+ 与溶液中的阳离子进行可逆性交换,后者能通过伯胺、仲胺、叔胺、季铵基中解离的 OH^- 与溶液中的阴离子进行可逆性交换,而其本身却不溶于水、酸、碱及有机溶剂。若以 R 代表离子交换树脂的母体,则其色谱分离的基本原理可表示为:

阳离子交换树脂　　$RSO_3^-H^+ + Na^+Cl^- \rightleftharpoons RSO_3^-Na^+ + H^+Cl^-$

阴离子交换树脂　　$RN^+OH^- + Na^+Cl^- \rightleftharpoons RN^+Cl^- + Na^+OH^-$

(二)离子交换树脂的选择

具体选择离子交换树脂时,应综合考虑被分离物质所带电荷的种类及其解离能力的强弱、分子的大小与数量。若被分离物质带正电荷(如生物碱盐或无机阳离子),选择阳离子交换树脂;若带负电荷(如有机酸或无机阴离子),则选择阴离子交换树脂。若被分离物质的解离能力强,酸碱性强,易与离子交换树脂进行可逆性交换,易被吸附,则选用弱酸型或弱碱型离子交换树脂,以免洗脱和再生困难;反之则选择强酸型或强碱型离子交换树脂。若被分离物质的分子量大,选择交联度小的树脂;若分子量小,则选择交联度大的树脂,以使离子易于扩散与交换。

此外,还需注意树脂的交换容量及颗粒的大小。通常均选用交换容量大的树脂。如果用于一般的色谱分离,树脂粒度应在 200～400 目之间;若用于提取离子性成分,则树脂粒度应在100 目左右;若用于制备去离子水,则粒度在 16～60 目之间。

(三)操作技术

离子交换色谱法常用柱色谱进行分离,具体操作方法包括装柱、上样、洗脱等步骤。

1. 树脂的预处理

所有离子交换树脂在使用前,均需经过预处理,将所含的可溶性小分子有机物和铁、钙等杂质除去。根据分离试样中离子的性质,按酸—碱—酸的步骤用适当试剂处理阳离子交换树脂,按碱—酸—碱的步骤用适当试剂处理阴离子交换树脂,使树脂达到分离的要求。

2. 装柱

装柱前先将树脂用蒸馏水充分溶胀,赶尽气泡,清洗至上层液透明,然后将溶胀后的树脂加少量水搅拌,连续倒入色谱柱(色谱柱要求耐酸、碱的腐蚀,柱长约为直径的 10～20 倍)中,打开活塞,缓缓放出水液,使树脂均匀下沉。注意液面保持在树脂层上方。

3. 上样

将试样溶于适当溶液中配成浓度较稀的试样液(对离子交换剂的选择性大,利于分离),将试样液加入柱内,打开活塞,当试样溶液流经离子交换树脂时,溶液中的离子与树脂上的解离性基团进行交换,被吸附于树脂上,至试样溶液流出后,用蒸馏水冲洗树脂柱,将残液洗净。试样的用量由所选择树脂的交换容量来决定,若使用阳离子交换树脂,样品量可加至全交换容量的 1/2,若使用阴离子交换树脂,样品量可加至全交换容量的 1/4～1/3。

4.洗脱

常用的洗脱剂有酸、碱、盐的水溶液或各种不同离子浓度的缓冲液等。对于不同类型的树脂,宜适当控制所选洗脱剂的 pH,并选择一种能解离出比被吸着的成分更活泼的离子或基团的洗脱剂,将吸着成分通过洗脱剂的洗脱而被替换下来。洗脱速度通常为 1～2ml/min。

5.再生

由于离子交换树脂上的交换是可逆的,故对使用过的树脂可用与预处理相同的方法使其再生而恢复原状,重复用于交换同一样品。将盐型转化为游离型即可,不用时加水存放于广口瓶中。再生后的树脂能反复使用。

(四)应用

离子交换反应过程可逆,树脂可反复使用,常用于分离具有解离能力的酸性、碱性及两性化合物,如生物碱、氨基酸、有机酸、酚类、肽类等天然药物化学成分。

如从使君子中提取分离使君子氨酸,使君子氨酸是一种氨基酸。首先将使君子仁粉用苯反复浸泡,溶解除去使君子仁中的脂肪油,然后将脱去脂肪油的粉末用1%醋酸水溶液温浸数次,充分提出使君子氨酸。提取液通过 Zeroha 225(H 型)强酸型阳离子交换树脂,直至流出液对茚三酮试剂呈阴性反应为止,即表示氨基酸成分已交换到树脂上,再将树脂用水洗至近中性,用 0.15mol/L 氨水洗脱,收集洗脱液,减压浓缩,加适量乙醇,放置,析出使君子氨酸结晶。

四、大孔吸附树脂色谱法

大孔吸附树脂色谱是利用大孔树脂表面的吸附力和多孔性网状结构的筛选性,使不同的物质在吸附力不同和网孔筛选力不同的双重分离作用下,使欲分离的成分依其分子体积的大小和吸附力的强弱,被洗脱剂依次洗脱而得以分离。大孔吸附树脂一方面通过范德华引力或形成氢键等分子间力吸附有机化合物;另一方面,其本身的多孔性网状结构决定了其有筛选性分离的特点。故欲分离的各天然药物化学成分根据其分子量的大小及吸附力的强弱,在选定的大孔吸附树脂上经适宜的溶剂洗脱而获得分离。大孔吸附树脂具有方便、快速、高效、灵敏、选择性强、低成本及树脂可反复利用、不吸潮等优点,适用于皂苷、黄酮、内酯、生物碱等大分子化合物的提取分离。

(一)分离原理

大孔吸附树脂是一种不含交换基团,具有大孔网状结构的高分子吸附剂。一般为白色颗粒状,不溶于酸、碱及有机溶剂,在溶剂中体积发生膨胀,且溶剂不同溶胀系数不同。根据其孔径、比表面积及构成类型可分为非极性、弱极性及中等极性多种型号。在应用时,可依据被分离成分的极性和分子的大小选择适当的型号。

(二)影响分离的因素

1.被分离物的极性

一般来说,在极性树脂上被分离成分的极性大则吸附强,极性小则吸附弱;在弱极性树脂中被分离成分的极性小吸附强,极性大则吸附弱;在非极性树脂上非极性成分吸附能力强,极性成分吸附能力弱。

2. 被分离物质的分子量

一般情况下对非极性大孔吸附树脂来说,化合物分子量越大,被吸附能力强,这与大分子量物质的疏水性增强有关。

3. 溶剂的 pH

溶液的 pH 直接影响化合物被吸附的能力。一般情况下,酸性成分在酸性溶液中被吸附的能力强;碱性成分在碱性溶液中被吸附力强。

4. 洗脱液的极性

常用的洗脱液有甲醇、乙醇、丙酮、乙酸乙酯等。对非极性大孔吸附树脂,洗脱剂极性越小,洗脱能力越强;对中等极性和弱极性大孔吸附树脂,洗脱剂的极性越大,洗脱能力越强。

(三)大孔吸附树脂的应用

大孔吸附树脂具有吸附容量大,选择性好,易于洗脱等特点,所以在医药化工方面得到广泛地应用。在天然药物化学成分方面主要用于水溶性大分子的分离和纯化,如皂苷、黄酮苷、多糖等。

五、凝胶色谱法

凝胶滤过色谱法又称为凝胶渗透色谱法、分子筛滤过色谱法及排阻色谱法等,是以凝胶作为固定相,选择适当的溶剂进行洗脱,使混合物中分子量大小不同的化合物得到分离的方法。

(一)基本原理

凝胶是具有多孔性网状结构的高分子化合物,在水中不溶,但可吸水膨胀成具有三维空间的网状结构。由于受凝胶颗粒中网孔半径的限制,被分离试样中比网孔小的化合物可自由进入凝胶颗粒内部;而比网孔大的化合物不能进入凝胶颗粒内部被排阻。只能通过凝胶颗粒的间隙,随着移动相的流动,被分离试样中各成分的移动速率不同,大分子化合物阻力较小,流速较快,先被洗脱;而小分子化合物阻力较大,滞留在凝胶颗粒内部时间长,流速较慢,则后被洗脱,使试样中大小分子化合物获得分离(图 2-15)。

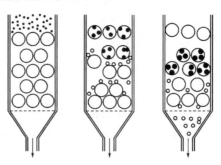

图 2-15　凝胶色谱分离机制示意图

(二)凝胶的种类及性能

选择合适的凝胶,是凝胶色谱法分离的关键。商品凝胶的种类很多,常用的有以下几种。

1. 葡聚糖凝胶

葡聚糖凝胶又称为交联葡聚糖,是由葡聚糖和甘油通过醚桥(—$OCH_2CHOHCH_2O$—)相交联而成的多孔性网状结构物质,其部分结构见图 2-16。其具有亲水性,但不溶于水、稀酸、碱和盐溶液,能在水中溶胀成胶粒,在 pH 3～10 的溶液中稳定,适用于分离水溶性成分如蛋白质、肽、氨基酸、糖及苷类等,应用最为广泛。

葡聚糖凝胶颗粒的网孔大小取决于制备时所添加交联剂的比例。若交联剂量多,则交联度大,网孔紧密,孔径小,吸水少;反之交联剂量少,则交联度小,网孔稀疏,孔径大,吸水多。商品型号按交联度大小分类,并以每克干凝胶吸水量 10 倍的数值来表示,如凝胶 G-25 型表示吸水量为 2.5ml/g 的葡聚糖凝胶。不同规格的葡聚糖凝胶适用于分离不同分子量的化合物。

2. 葡聚糖凝胶 LH-20

葡聚糖凝胶(Sephadex)LH-20 分子中引入了亲脂性基团,除了能在水中溶胀外,也能在许多有机溶剂如甲醇、甲酰胺、丙酮、三氯甲烷等溶剂中溶胀(在乙酸乙酯、甲苯中溶胀不多),并在 pH>2 的无氧化剂溶液中呈稳定状态。这样,增大了应用范围,不仅可用于分离水溶性化合物,还可用于分离一些难溶于水或具有一定程度亲脂性的化合物,如黄酮、蒽醌、香豆素等。

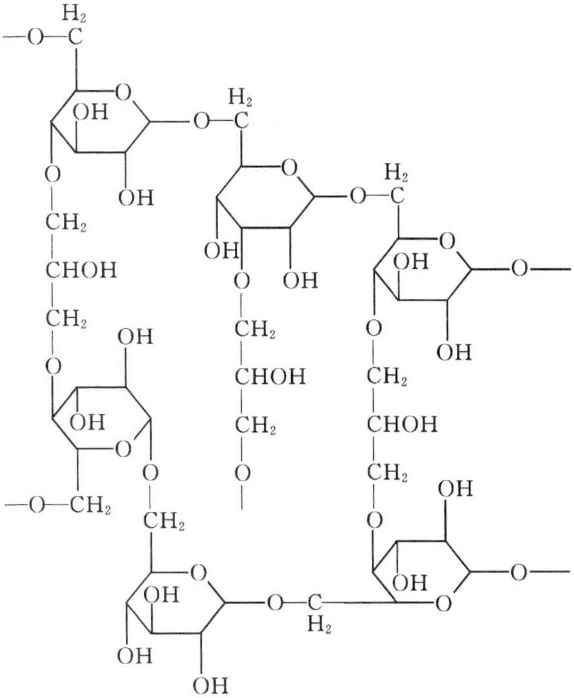

图 2-16　葡聚糖凝胶结构

此外,商品凝胶还有聚丙烯酰胺凝胶(Bio-gel P)在 pH 2～10 内稳定,使用情况与葡聚糖凝胶相似,琼脂糖凝胶(Sepharose Bio-gel A)适合于分离分子量在百万以上的特大分子化合物,以及结合了不同离子交换基团的葡聚糖凝胶衍生物,如羧甲基交联葡聚糖凝胶、二乙氨乙基交联葡聚糖凝胶、磺丙基交联葡聚糖凝胶等,分别具有不同的特色及应用范围。

(三)操作技术

1.凝胶的选择

根据实际工作需要选用合适的凝胶种类、规格、粒度及型号。一般情况下,若试样中各成分分子量悬殊较大,可使用100～150目粒度较粗的颗粒;若试样为肽类和低分子量的物质进行脱盐处理,可采用G-10、G-15、G-25等凝胶,以G-25较常用;若试样中各成分分子量较接近,可选用200目左右的粒度,且需适当处理以除去凝胶中的单体、粉末及碎片。若从大分子物质中除去小分子物质,宜选择交联度较大的型号;反之则选择关联度较小的型号。

2.装柱

装柱前先将选定的凝胶加入相当于其吸水量10倍的洗脱剂中,缓缓搅拌,充分溶胀,需要时可加热。采用湿法装柱。

3.上样

配制浓度适宜的试样溶液(体积要小),滤过或离心后用滴管沿柱壁缓缓注入柱中,加完后将活塞打开,使试样完全渗入柱内,再关闭活塞。在柱床上方覆盖一层脱脂棉,以保护柱床表面。

4.洗脱

常选用水、酸、碱、盐和缓冲溶液等作为洗脱剂。对于固定相为羟丙基葡聚糖凝胶(LH-20)的凝胶色谱,洗脱剂也可选用各种有机溶剂。适当控制洗脱的速度,若固定相颗粒细或交联度大,则流速可稍快。洗脱液分部收集,每一流分经检测后,合并相同组分。

5.再生

当凝胶经多次使用后,通常在50℃左右用含2%氢氧化钠和4%氯化钠的混合液浸泡,再用水洗净,使其再生。

(四)凝胶色谱法的应用

凝胶色谱法操作简便,分离效果好,但分离速度较慢。主要用于天然药物化学成分中大分子化合物的分离,如蛋白质、酶、多肽、氨基酸、多糖、甾体、苷类及某些黄酮、生物碱等。

六、高效液相色谱法

高效液相色谱法(high performance liquid chromatography,HPLC)也称高压液相色谱法、高速液相色谱法,是在经典液相色谱(柱色谱)的基础上发展而成的一种高效、快速、高灵敏度的色谱分离方法。随着计算机技术地不断发展,使HPLC与质谱、核磁、红外等波谱技术的联用进展很快,色谱信息越来越得到充分的利用。在天然药物化学成分研究领域中,HPLC发挥着越来越重要的作用,常用于定性定量分析。

1.基本原理

根据被分离物质中各组分在固定相及流动相中的吸附能力、分配系数、离子交换作用或分子量大小的差异而获得分离。可分为吸附色谱、分配色谱、离子交换色谱及凝胶滤过色谱四类。

2.操作技术

高效液相色谱仪由高压输液泵、进样器、色谱柱、高灵敏检测器、自动记录装置及自动收集装置组成(图2-17),具体操作如下:

　　首先选择适当的色谱柱和流动相,打开 HPLC 工作站,连接好流动相管道,连接检测系统;其次打开高压输液泵,冲洗色谱柱,冲洗时速度不要超过 10ml/min,等色谱柱达到平衡且基线平直后,设计走样方法,用微量注射器将试样从进样口注入,或自动进样;流动相将试样带入色谱柱内进行分离,分离后的组分依次流入检测器的流通池,当有试样组分流过流通池时,检测器把组分浓度转变成电信号,经放大和记录器的记录,得到色谱图;最后,被分离的物质和洗脱液一起排入流出物收集器。试样测试结束后,要进行色谱仪及色谱柱的清洗和维护。

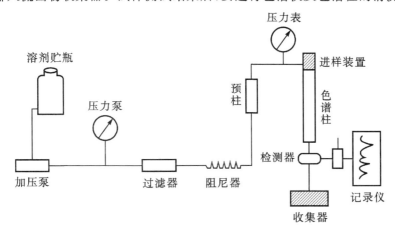

图 2-17　高效液相色谱装置的模式图

　　3. 高效液相色谱的应用

　　高效液相色谱法具有高压、高速、高分离效能、高灵敏度、操作自动化、检测范围广等特点。在天然药物化学成分研究、有机化工、环境化学及石油工业等许多领域内都得到了广泛地应用。用气相色谱法难以分离的物质如挥发性低、热稳定性差、分子量大的聚合物或高分子化合物及离子型化合物等,用 HPLC 均能获得分离。制备型的 HPLC 能大量分离制备较纯的试样。

七、气相色谱法

　　气相色谱法(gas chromatography,GC)是一种以气体作为流动相的色谱分离方法。根据固定相的不同,可分为气-固吸附色谱及气-液分配色谱两类。其中,以气-液分配色谱的应用最为普遍。其基本原理是利用混合物中各组分在气体流动相与固定相之间吸附能力的不同或分配系数的差异而获得分离。

　　常用的气相色谱仪由载气系统、进样系统、色谱柱和柱箱、检测系统和记录系统五部分组成。操作时,试样随移动相气体载入色谱柱进行展开,分离后各成分先后进入检测器,并用记录仪记录色谱图,根据色谱图中分析成分的色谱峰位置(以滞留时间和滞留容量表示),与适当的对照品对比可以定性,根据色谱图中分析成分的色谱峰的峰面积或峰高可以定量。

　　气相色谱法具有分离效率高、分析速度快、试样用量少(气体试样可为 1ml,液体试样为 0.1μl,固体试样可为几微克)、选择性好、应用范围广等优点,适用于具有沸点低、易挥发特性的挥发油成分的分离、鉴定和定量分析。目前已广泛应用于石油化工、食品卫生及药物分析等领域。但气相色谱法也存在一些不足之处,如不适宜分离高沸点、热稳定性差、高极性的化合物,柱的载样量较小,无法进行大规模制备性分离等,在一定程度上限制了该法的应用。

 知识链接

(1)高速逆流色谱(high-speed counter-current chromatography,HSCCC) 是一种在液-液多级逆流萃取基础上建立的色谱体系,没有固相载体,避免了待分离试样与固定相载体表面发生化学反应而改变和不可逆吸附。可直接纯化粗制品,尤其适用于分离极性较大的化学成分;且仪器及试剂成本明显低于高效液相色谱,适用于制备高纯度、高附加值的化合物。

(2)手性色谱技术 手性药物的两个对映异构体分子进入人体后分别产生不同的疗效或毒副作用,或某些药物进入人体后在体内发生手性转化。为了建立对映体的选择性分析方法,以用于研究手性药物对映异构体的药动学、药效学及手性药物的质量控制,手性色谱技术应运而生。目前用于手性分离的方法以高效液相色谱法研究进展最快,成为分离药物对映体的有效手段。

第四节 天然药物化学成分结构测定波谱法简介

天然药物化学成分经过提取、分离、精制纯化后成为单体化合物,必须作进一步的鉴定,确定其化学结构,才有可能为深入研究有效成分的药理活性、构效关系、体内代谢以及进行结构改造、人工合成等研究提供必要的依据。因此,天然药物有效成分的鉴定工作是本学科讨论的内容之一。

目前,自天然药物中提取分离和鉴定的化学成分已有几万种,所提取获得的单体化合物,往往是前人已研究过的成分,其化学结构多已清楚。故在提取过程中,通过对化合物理化性质的认识,联系文献中有关原植物或近缘植物成分的记载,进行综合分析,逐步缩小探索范围,就可有针对性地查找文献,并得出一定结论。近年来,由于新技术、新仪器的发展和应用,特别是色谱和波谱技术的应用,为我们研究结构提供了更多的手段。

一般在推断是否为已知化合物时,如果有标准品,可先用样品与标准品同时进行熔点、混合熔点、色谱和红外光谱对照。如果样品与标准品的熔点相同,混合熔点不降低,色谱中斑点的 R_f 值相同,红外光谱也完全相同,则可断定样品与标准品为同一化合物。如果无标准品,则应多做些数据,或制备衍生物等与文献数据核对。如果要鉴定的化合物为文献未记载的物质,一般情况可以按下列步骤进行。

一、鉴定天然药物化学成分的一般步骤

1.化合物的纯度检查

在结构研究前必须首先确定化合物的纯度,若纯度不合格,会给结构测定工作带来很大的难度,甚至导致失败。纯度检查的方法很多,对固体物质可检查有无均匀一致的晶形,有无明确、敏锐的熔点,熔距是否过大;液体物质可通过测定沸点、沸程、折光率等判断其纯度。无论是固体还是液体物质,只要有光学活性,比旋度也可作为纯度判断的一个指标。

在纯度检查工作中最常应用的还是各种色谱方法,如薄层色谱(TLC)、气相色谱(GC)或高效液相色谱(HPLC)等。一般用 TLC 时,只有当样品经过几种不同展开系统检定,均呈现单一斑点时,方可断定为单一化合物。GC 法只适用于在一定的加热条件下能够气化却不被

分解的物质,而 HPLC 法则不受此限制。GC 法与 HPLC 法均具有样品用量少、分析速度快、灵敏度高及准确等优点。

2. 分子式的测定确定

经典的方法是先进行元素的定性分析,检查含有哪几种元素,再测定各元素在化合物中的百分含量,从而求出化合物的实验式,然后依据测出的分子量,计算出该化合物的分子式。目前测定分子式最常用也最精确的方法是质谱法(MS)。高分辨质谱法(HR-MS)不仅可给出化合物的精确分子量,还可直接给出化合物的分子式,是一种值得优先选用的方法。

3. 化合物功能团和分子骨架的推定

化合物的分子式被确定之后,就需要进行功能团和分子结构骨架的确定。一般首先求算化合物的不饱和度,准确计算出结构中可能含有的双键数或环数,再结合所测得的物理常数、化学定性试验、化学降解等反应,以及紫外光谱、红外光谱、质谱、核磁共振等波谱数据,综合分析,以确定化合物所含的功能团,具有何种母核,属于哪类化合物。

4. 化合物结构式的确定

获得四大波谱数据后,可与已知化合物的波谱对照,推定分子结构式。由于天然产物大多具有旋光性,还可通过测定旋光谱以确定立体化学结构。X 射线衍射法可测定键长、键角和绝对构型等数据。

总之,确定一个天然化合物的分子结构,是一项系统而复杂的工作,涉及面广,很难有一个严格的研究程序,往往是化学工作、仪器分析、植物化学分类学及文献工作的互相配合、综合分析而获得的结果。

二、结构测定中的常用波谱简介

波谱分析属于仪器分析范畴,是近代测定化合物结构的常用工具。波谱法的优点是所需样品少、分析速度快、结果准确。目前常用的波谱法有红外光谱、紫外光谱、核磁共振谱和质谱法。除上述四种波谱法外,还有拉曼光谱、荧光光谱、旋光光谱和圆二色谱等都属于波谱法的范畴。

1. 紫外-可见吸收光谱(UV)

紫外-可见吸收光谱(ultraviolet absorption spectrum,UV)是用不同波长的紫外光为光源(波长范围 200~400nm),依次照射一定浓度的样品溶液,化合物分子因紫外线照射吸收能量而产生电子跃迁,在不同波长下测定物质的吸收度,并用波长对吸收度或摩尔吸收系数作图而得的吸收光谱图,又称吸收曲线。吸收曲线的峰称为吸收峰,它所对应的波长称为最大吸收波长(λ_{max}),吸收曲线的谷所对应的波长称为最小吸收波长(λ_{min})。在吸收峰的旁边若出现小的曲折,则称为肩峰(λ_{sh})。若在吸收曲线的最短波长(200nm)处有一相当强度的吸收但不成峰形的部分,称为末端吸收。由于吸收峰的峰位是化合物分子电子能级跃迁时所吸收的特征频率,故化合物分子的性质及其结构决定了吸收曲线上的 λ_{max}、λ_{min}、λ_{sh} 及整个曲线的形状。

一般来说,UV 光谱主要用于推测化合物的功能团,判断结构中的共轭体系和估计共轭系统中取代基的位置、种类和数目等,是测定含有共轭双键、α、β-不饱和羰基(醛、酮、酸、酯)结构的化合物及芳香化合物结构的一种重要手段。

在天然药物化学成分的结构鉴定中,常利用 UV 光谱确定样品是否为某已知化合物。当有标准品时,可将样品与标准品的 UV 光谱进行对照,若两个化合物相同,其 UV 光谱应完全相同。但由于 UV 光谱只能反映出分子中部分结构的信息，并不能显示整个分子的细微结构，因此，若两个化合物的 UV 光谱相同，却不一定代表两者为同一物质。仅依据 UV 光谱往往无法独立判断一个化合物的结构，必须配合其他光谱测定及成分的常规化学和物理鉴别，最终才能得出可靠的结论。

2. 红外吸收光谱(IR)

用不同波长的红外线照射下，分子吸收红外线后引起化学键的振动或转动能级跃迁而形成的光谱，称为红外吸收光谱(infrared absorption spectrum，IR)。红外谱图由测定仪自动记录下来，一般横坐标用波数 $v(cm^{-1})$ 表示，纵坐标常用百分透光率 $T\%$ 表示。由于纵坐标用的是百分透光率而不是吸收度，所以红外光谱中的吸收峰与紫外光谱中的吸收峰是相反的，即红外光谱中的吸收峰，实际上是向下的"谷"。

红外吸收光谱是化合物分子结构的客观反映，图谱中的吸收峰都对应着分子中化学键或基团的各种振动形式。用红外光谱测定结构时，测定范围一般在波数 $4000\sim500cm^{-1}$ 之间，其中 $1600cm^{-1}$ 以上的区域，峰数少，图谱较简单，为化合物的特征吸收峰区，代表了分子中某些基团的特征吸收，如—OH($3600cm^{-1}$)、C＝O($1800\sim1600cm^{-1}$)等基团，均在特征区内有强吸收，很容易确认，而在 $1000\sim500cm^{-1}$ 的指纹区，可以作为确定化合物类型和所具有官能团的另一信息，由于分子结构的微小差异都会引起这个区域吸收峰的改变，故还可用来确定化合物的细微结构，如芳环的取代图式及分子的几何构型、立体构象等，对物质的结构鉴定起到重要作用。

在实际结构鉴定工作中，红外光谱常用于确定某被测物是否为已知成分，因每种化合物都有其特定的红外光谱，所以用已知标准品与被测样品在同样条件下测定红外吸收谱图进行核对，若两者的谱图完全一致，则可断定是同一物质。如无标准品作对照，也可检索有关红外光谱文献进行核对。用红外光谱鉴定未知化合物结构时，若未知成分结构简单，可单独依靠红外光谱提供的信息，结合其他数据推测其结构；若未知成分结构比较复杂，尚需配合紫外光谱、核磁共振谱、质谱、经典的降解与合成反应以及其他理化数据综合判断，才能初步确定其结构。

3. 核磁共振谱(NMR)

核磁共振谱(nuclear magnetic resonance，NMR)是具有磁矩的原子核(如 ^1H、^{13}C 等)，在磁场作用下，产生能级跃迁而获得的共振信号图谱。一般将照射频率(60MHz)固定而调节外加磁场，磁感应强度由左向右递增。以吸收能量的强度(吸收信号)为纵坐标，吸收频率(磁感应强度)为横坐标，用记录仪扫描下来。分子中各类型原子核(如氢核)在核磁共振谱上将出现不同的吸收峰。

核磁共振谱中最常用的氢谱(^1H-NMR)，又称质子核磁共振谱，此谱可提供化合物分子中各个氢所处的位置以及在官能团和碳骨架上氢原子的数目等信息。^1H-NMR 所提供的数据是化学位移、耦合常数和峰面积。由于化合物中环境相近的氢在氢谱中分不开，即各类氢出现的范围较窄，导致不容易检出，也很难加以分析。因此，近年来碳核磁共振谱(^{13}C-NMR)得到迅速发展，碳谱的主要特点是化学位移分布范围宽(约为 400)，对分子中碳上无氢的化合物，也可直接提供有关分子骨架结构的信息。碳谱和氢谱的相互补充，已成为研究天然产物化学成分结构不可缺少的工具。

4. 质谱(MS)

质谱(mass spectrometry，MS)是化合物分子受高能量电子流的冲击，失去电子，生成阳离子,而后在稳定的磁场中按质荷比(m/z)顺序进行分离,通过检测器记录而得的图谱。质谱法是确定化合物的分子量、分子式及结构信息的重要方法。其特点是高灵敏度,高精密度,样品用量少,分析范围广,所以在天然药物化学、环境保护及石油化工等许多方面得到广泛应用。

用质谱法测定化合物的分子量和分子式是目前最快速而准确的方法。首先根据谱图正确地判断出分子离子峰 M^+,得到分子量,再结合元素分析,求算出化合物的分子式。某些分子量差别小的化合物,还可用高分辨质谱仪测得其精确质量,从而推定其分子式。质谱的另一个主要用途就是解析分子结构。化合物在质谱仪中电离形成的分子离子,可遵循一定规律:发生键的断裂,形成各种碎片离子,而碎片离子还可以继续再裂解,生成质荷比更小的碎片离子,这些离子经检测记录形成质谱图。在谱图中,各个峰与最强峰的高度比(相对丰度)与分子结构关系密切,高丰度的质谱峰代表一个稳定的碎片离子,是分子中易于裂解的部分。通过对主要碎片离子峰的解析,可了解分子裂解产物的结构,然后再根据有机化合物裂解规律,将这些分子碎片合理地拼凑起来,即可推测出化合物完整的结构式,最后再配合紫外光谱、红外光谱、核磁共振谱及经典的化学方法验证其结构式的正确性。

 ## 学习小结

学习天然药物化学成分提取的方法和技术时,要掌握各种提取方法的原理,重点掌握溶剂提取法和水蒸气蒸馏法。学习中注意对比区别溶剂提取法的各种操作技术所用仪器、溶剂种类、特点及适用范围等,有助于加深理解。在实际应用时,根据欲提取化合物的性质、要求及具体情况选用适宜的提取方法及技术。

天然药物化学成分的分离方法和技术包括系统溶剂分离法、两相溶剂萃取法、沉淀法、结晶法、透析法、分馏法及色谱法等。这些方法往往能除去杂质,但很难获得单体化合物,如果能结合结晶、重结晶法和色谱法,可获得良好的分离效果。

学习色谱法应注意明确区分各种色谱法的分离原理及分离规律、适用范围等。根据被分离化合物的结构和性质可以选择不同分离原理的色谱法,同时注意选择合适的固定相和流动相,以得到理想的分离效果。根据不同的分离目的可以选择不同的色谱操作技术,如制备性分离可选择柱色谱,鉴定性分离及色谱条件探索可选择薄层色谱或纸色谱,高精度分离及结构测定性分离可选择高效液相色谱或气相色谱。在学习时注意在不同色谱条件下各种成分 R_f 值的大小比较。

 ## 目标检测

一、名词解释

pH 梯度萃取法　有效成分　盐析法　有效部位　渗漉法　酸碱沉淀法

二、简答题

1.天然药物有效成分的提取方法有哪几种? 比较其特点。

2.常用溶剂亲水性或亲脂性的强弱顺序如何排列? 比较各类溶剂的特点。

3.简述溶剂提取法的原理,并比较几种溶剂提取法的优缺点。

4.两相溶剂萃取法是根据什么原理进行? 在实际工作中如何选择溶剂? 在萃取操作中为什么有时会产生乳化现象,怎样预防和处理?

5.何谓沉淀法,具体分为哪几种? 各种方法的依据是什么?

6.影响结晶的因素有哪些? 结晶纯度如何判断?

7.色谱法的基本原理是什么?

8.简述聚酰胺的吸附有何特点,原理是什么? 适用于哪些化合物的分离? 用水及极性大小不同的有机溶剂洗脱有何特点? 简述分配色谱的原理。如何区别正相分配色谱和反相分配色谱?

中　篇

各　论

第三章 生物碱

⟶ 学习目标

【知识要求】

• 掌握生物碱的含义、性质,特别是生物碱的酸碱性、溶解性及其应用;常用生物碱的沉淀反应;生物碱的提取方法;麻黄、黄连、洋金花中所含主要生物碱的结构类型和生物活性。

• 熟悉生物碱的存在形式和分类;生物碱的纯化及初步分离的原理和方法;生物碱的色谱鉴定方法;麻黄、黄连、洋金花的理化性质、提取分离及鉴定方法。

• 了解生物碱的显色反应。

【能力要求】

• 学会利用生物碱的溶解性和碱性进行提取分离。

• 学会利用沉淀反应、薄层色谱和纸色谱鉴定生物碱类化合物。

第一节 概　述

生物碱是一类含氮的天然有机化合物,大多数具有较复杂的氮杂环结构,多呈碱性,可与酸成盐,多具有显著的生物活性。但随着现代科学,特别是有机化学、药物化学以及生物碱本身研究地发展,科学家发现有少数生物碱不具有这个特点,如麻黄碱的氮原子在侧链,槟榔碱的环比较简单;而相当数量的生物碱如胡椒碱、秋水仙碱等酰胺类生物碱近中性,不能与酸成盐;成千上万的氨基酸、肽类、维生素等化合物,虽然来源于生物界、含氮、具有生物活性,但它们不属于生物碱。

生物碱是种类较多、分布较广的一类化学成分,目前已分得的各类生物碱有 1 万多种,已确定结构的达 3000 多种,分布在 100 多个科的植物中。通常,生物碱类成分在高等植物中分布较多,尤其是双子叶植物,如夹竹桃科、毛茛科、罂粟科、防己科、茄科、豆科等科属中更为多见;单子叶植物中分布较少,主要分布在百合科、石蒜科等;裸子植物中更少,如麻黄科等。极少数分布在低等植物中,如麦角生物碱存在于菌类植物中。生物碱在植物界的分布,其结构类型与植物系统分类还存在一定的规律性,多数情况下同科、同属的植物往往含有结构母核相同或类似的生物碱,如茄科的天仙子属、曼陀罗属、颠茄属所含生物碱都含有莨菪烷母核。许多新生物碱的发现都与此有密切联系。

生物碱在植物体内的分布,则往往集中在某一部位或某一器官。如黄柏和金鸡纳树的生物碱集中在皮部;麻黄碱以髓部含量较高,其根部则不含麻黄碱。另外,植物在生长过程中,不同的自然环境与生长季节,对生物碱的含量也有影响。例如产于山西大同附近的麻黄含麻黄碱最高,可达 1.6%;同时,在秋末冬初时采收的麻黄中生物碱的含量高。因此,采集药材时应注意产地和季节的选择。

　　不同的植物中生物碱的含量差别很大,如黄连根茎中生物碱含量达 7% 以上,而长春花中长春新碱的含量仅为百万分之一。

　　在植物体内,绝大多数生物碱与共存的有机酸如苹果酸、酒石酸、柠檬酸、草酸结合成盐的形式存在,有少数生物碱以无机酸盐的形式存在,如盐酸小檗碱、硫酸吗啡;也有少数生物碱呈游离状态存在,如秋水仙碱、咖啡碱;极少数以苷、酯、氮氧化合物的形式存在,如贝母中的贝母碱苷、平贝碱苷、原藜芦碱等。

　　生物碱种类很多,并具有多方面的药理活性,并以单体或复方广泛应用于临床,如解痉镇痛、解有机磷中毒和扩瞳作用的阿托品,止咳平喘的麻黄碱,抗疟的奎宁,降血压的利血平,抗菌的小檗碱,抗癌的长春新碱,目前仅临床应用的生物碱就有 80 多种。在天然药物化学的研究和应用中,生物碱具有举足轻重的地位。

 知识链接

　　1805 年,德国的药剂师塞尔杜纳从鸦片中分离出一种物质,它能与酸作用形成盐。1816 年他提纯获得这一物质的结晶体,在动物和自己身上进行实验,结果证明有很好的催眠效果。所以,他用希腊神话中睡梦之神 mouphius 的名字命名它为 morphine(吗啡)。这一发现引起化学家们的重视,纷纷研究那些来自植物、动物、菌类及微生物中的碱性物质,从而又发现了奎宁、马钱子碱、吐根碱、咖啡碱等多种植物碱,也发现它们大多具有显著的生物活性。因而人们就把这种物质称为生物碱(alkaloids)。

第二节　结构与分类

　　生物碱种类多、化学结构类型复杂。其结构类型有不同的分类方法,常见的有:按生源途径结合化学结构分类,如来源于色氨酸的吲哚类生物碱、来源于萜类的单萜类生物碱等;按植物来源分类,如颠茄生物碱、麦角生物碱、麻黄生物碱;按氮原子状态可分为伯胺、仲胺、叔胺、季铵生物碱;按特殊功能基分类,如酚类生物碱、酯类生物碱、酰胺类生物碱;按氮原子是否在环状结构内,可分为杂环生物碱和有机胺类生物碱。目前按母核结构分类的居多,本教材介绍此种分类方法。

一、吡咯烷类生物碱

　　这类生物碱由吡咯或四氢吡咯衍生而成,包括简单吡咯类和吡咯里西啶类。

　　1. 简单吡咯类

　　此类生物碱结构简单,如存在于益母草中的水苏碱(stachydrine)。

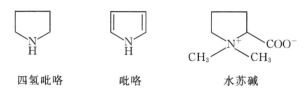

四氢吡咯　　　　吡咯　　　　　水苏碱

　　2. 吡咯里西啶类

　　此类生物碱由两个吡咯共用一个氮原子的稠环衍生物。如存在于农吉利中具有抗癌活性的野百合碱（monocrotaline）。

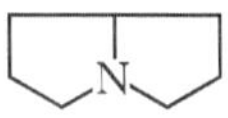

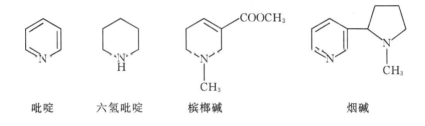

吡咯里西啶 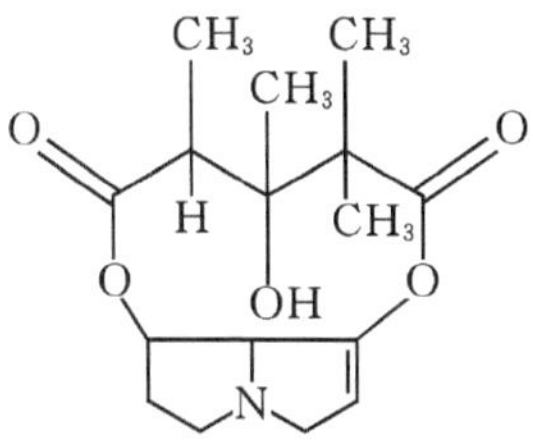　　　　　　　　　野百合碱

二、吡啶类生物碱

此类生物碱由哌啶或吡啶衍生而成，主要分为以下三种类型。

1. 简单吡啶类

此类生物碱结构简单，有些呈液态。如存在于槟榔中，具有驱绦虫作用的槟榔碱（arecoline）；存在于烟草及同属植物叶中的烟碱（nicotine）。

吡啶　　　　六氢吡啶　　　　槟榔碱　　　　　　　烟碱

 知识链接

烟碱即尼古丁，可明显增加汗腺及唾液腺的分泌，毒性强，内服或吸入 40mg 即能致人死亡。

香烟对人体的危害已经引起人们的重视，吸烟上瘾是因为香烟中有多种对人体有害的物质。尼古丁是主要瘾源，它能溶解于人体的血液中，当人体内尼古丁含量下降，就会表现为急躁不安、精神不振、心神不宁等。通过再吸烟来补充体内的尼古丁含量，以上症状就消失了，这就是吸烟上瘾的现象。

2. 吲哚里西啶类

为六氢吡啶和吡咯共用一个氮原子的稠环衍生物。如存在于一叶萩中能兴奋中枢神经的一叶萩碱（securinine）。

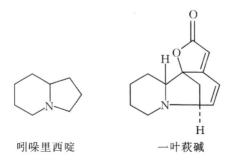

吲哚里西啶　　　　　一叶萩碱

3.喹诺里西啶类

它是两个六氢吡啶共用一个氮原子的稠环衍生物。如存在于豆科植物苦参中的苦参碱，具有抗癌作用。

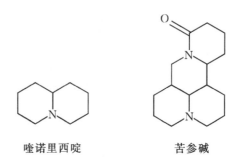

喹诺里西啶　　　　　　　　　苦参碱

三、莨菪烷类生物碱

此类生物碱大多数是由莨菪烷的衍生物莨菪醇与有机酸结合而成的一元酯。如存在于曼陀罗中莨菪碱的消旋体阿托品，具有解痉、镇痛和解毒作用。

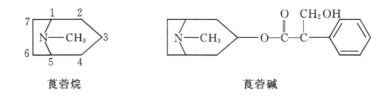

莨菪烷　　　　　　　　　　　莨菪碱

四、异喹啉类生物碱

此类生物碱以异喹啉或四氢异喹啉为基本母核，可分成二十多类，常见的主要有以下五种类型。

1.简单异喹啉类

如存在于鹿尾草中具有降压作用的萨苏林（salsoline）。

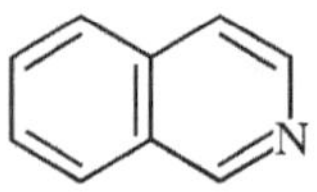

异喹啉 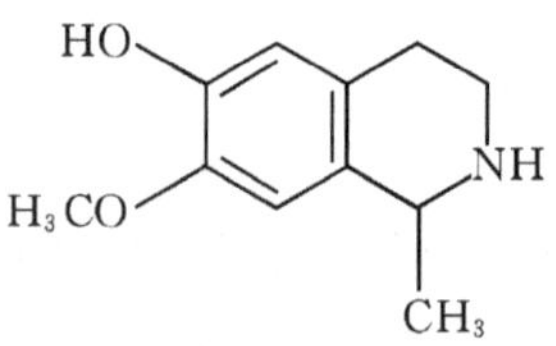　　　　　　　　　　萨苏林

2.苄基异喹啉类

罂粟科植物罂粟中具有解痉作用的罂粟碱（papaverine）和毛茛科植物乌头中强心成分去甲乌药碱（higenamine）。

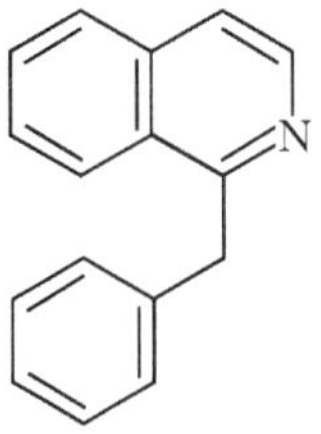

苄基异喹啉 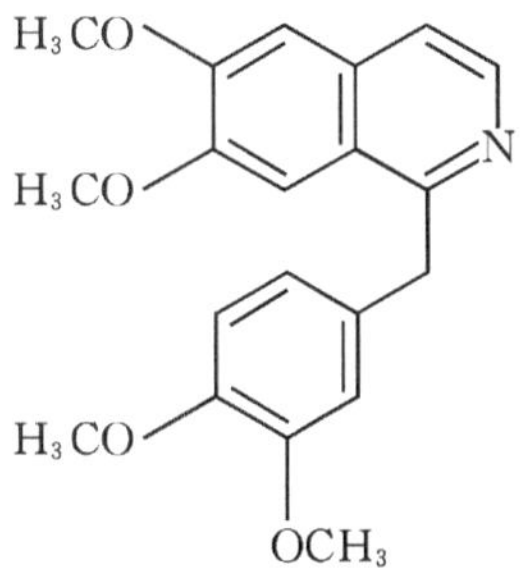　　　　　　　　罂粟碱 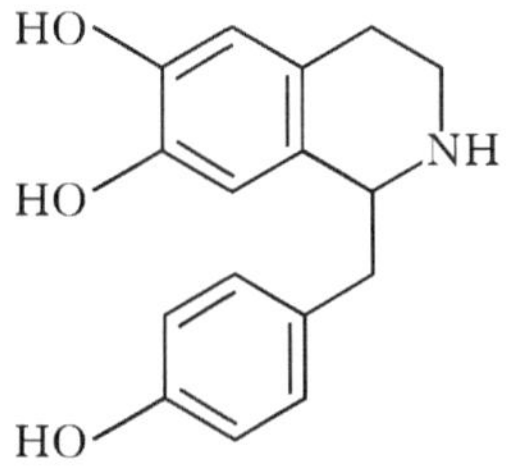　　　　　　　　去甲乌药碱

3. 双苄基异喹啉类

由两分子的苄基异喹啉衍生物通过醚键结合而成。如存在于山豆根中具有降压作用的蝙蝠葛碱(dauricine)。

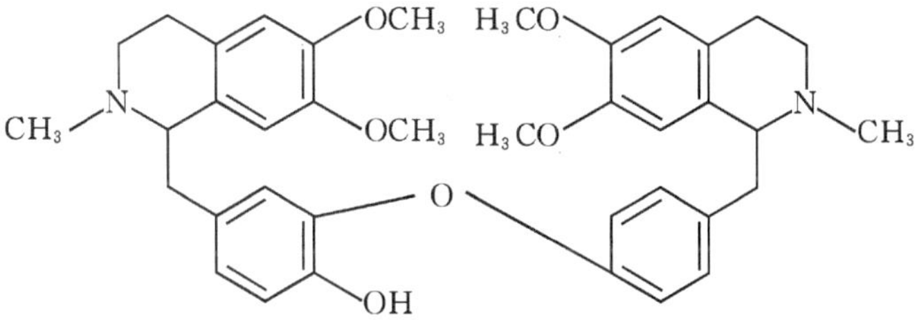

蝙蝠葛碱

4. 原小檗碱类

这类生物碱可视为两个异喹啉稠合而成。如存在于延胡索中的延胡索乙素(tetrahydropalmatine),具有镇静止痛作用,而黄连、黄柏、三颗针中的小檗碱具有抗菌消炎等作用。

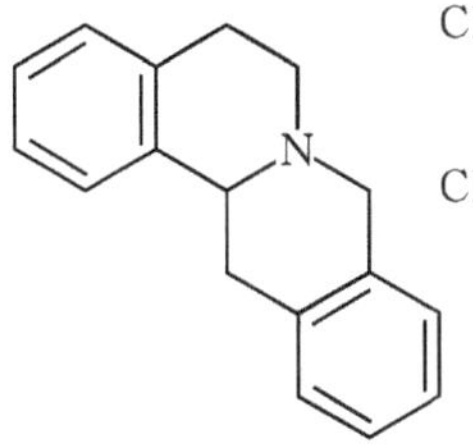

原小檗碱 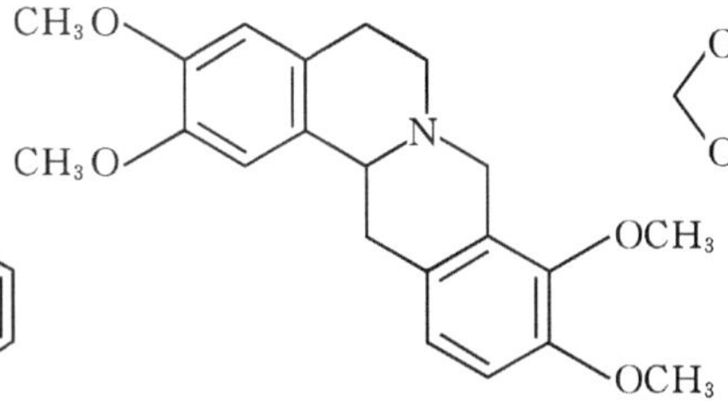　　　　　　　　延胡索乙素 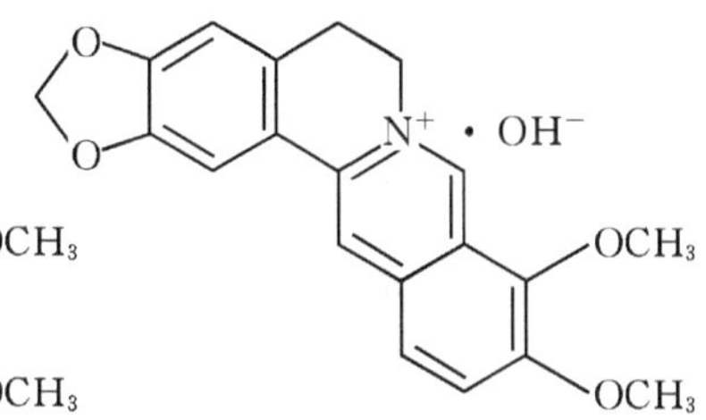　　　　　　　　小檗碱

5. 吗啡烷类

这类生物碱具有部分饱和的菲核。如罂粟中具有镇痛作用的吗啡。

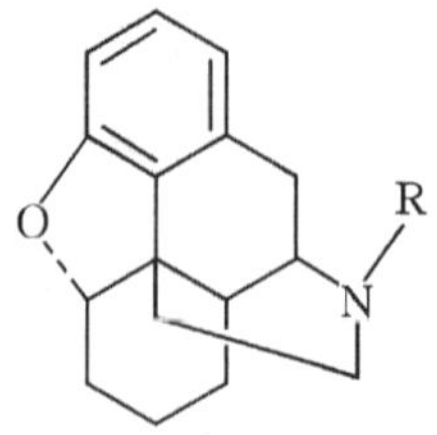

吗啡烷 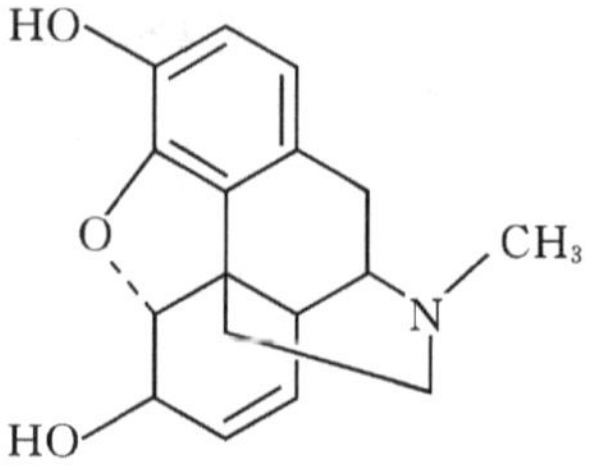   吗啡

五、吲哚类生物碱

这类生物碱由色氨酸衍生而成。如存在于蓼蓝中的靛青苷(indican)；存在于萝芙木中具有降压作用的利血平(reserpine)。

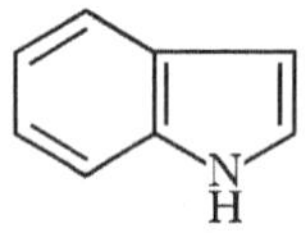

吲哚 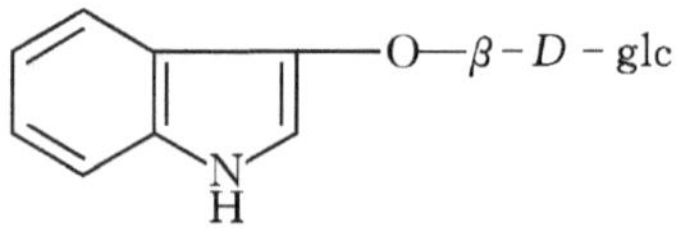   靛青苷

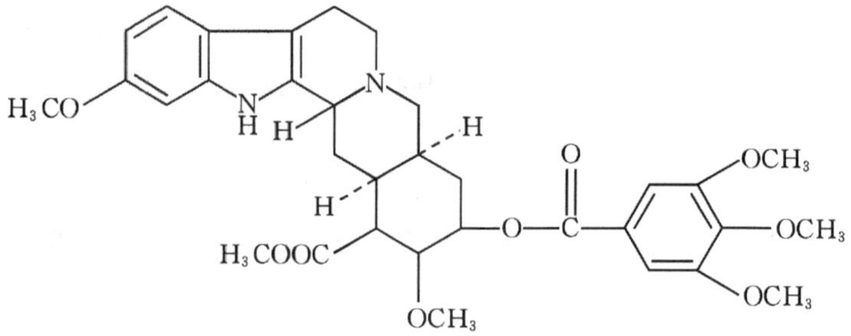

利血平

六、喹啉类生物碱

金鸡纳树皮中具有抗疟作用的奎宁(quinine)是研究最早的生物碱之一。

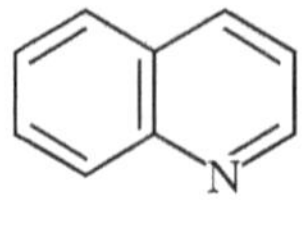

喹啉 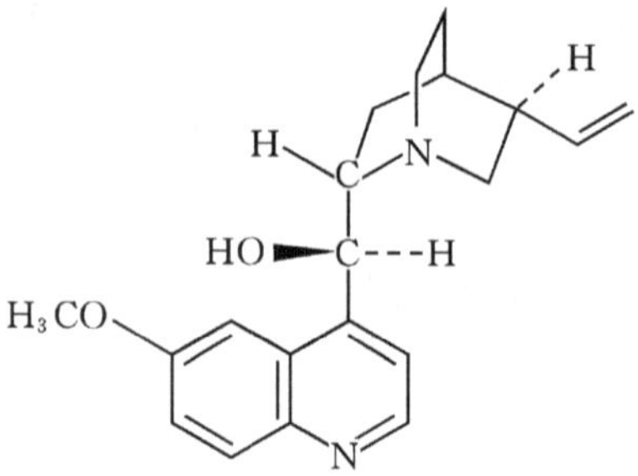   奎宁

七、有机胺类生物碱

此类生物碱的结构特点是氮原子不结合在环状结构内。如存在于益母草中具有收缩子宫、镇静及利尿等作用的益母草碱(leonurine)。存在于山慈菇中具有抗癌作用的秋水仙碱(colchicine)。

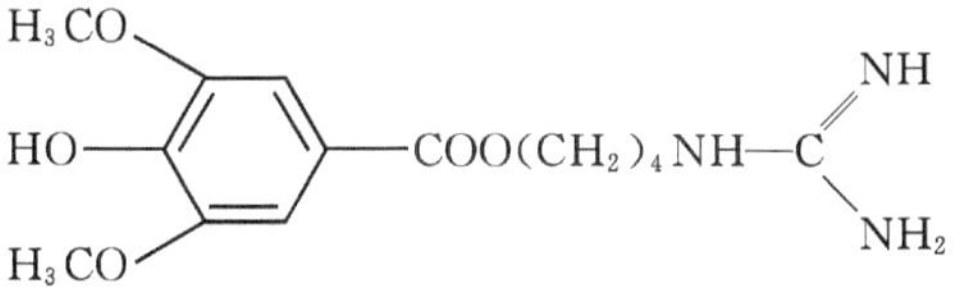

益母草碱

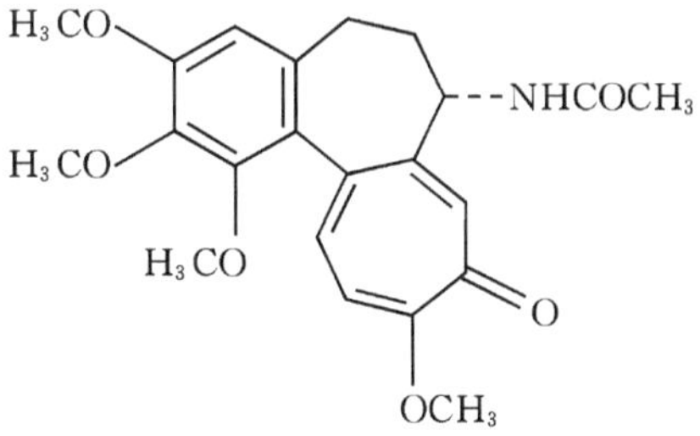

秋水仙碱

八、其他类生物碱

具有嘌呤或黄嘌呤结构的生物碱,如从香菇中获得的具有降血脂作用的香菇嘌呤(eritadenine);从茶叶中得到的具有兴奋中枢神经作用的咖啡因(caffeinc)。

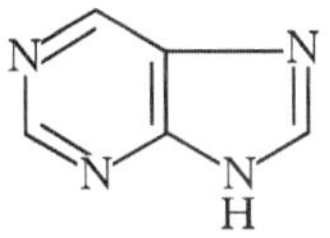

嘌呤

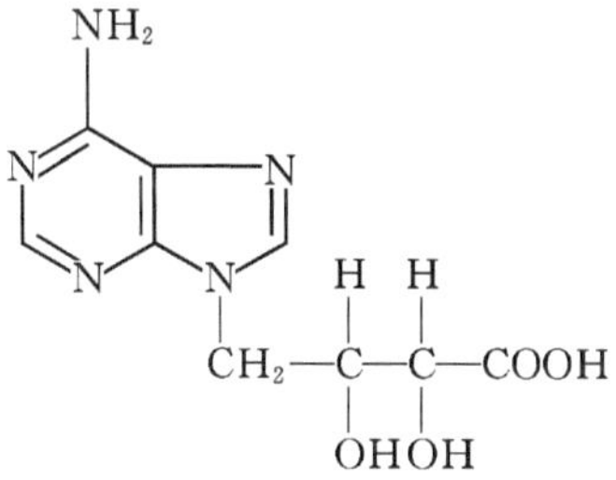

香茹嘌呤

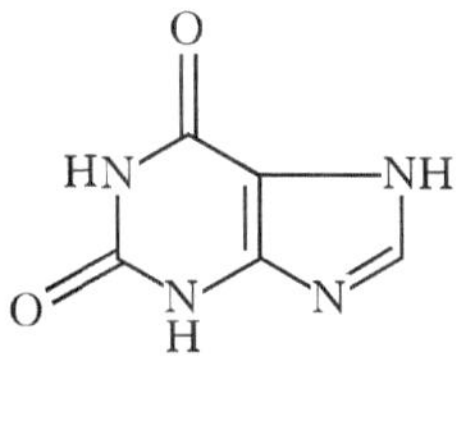

黄嘌呤

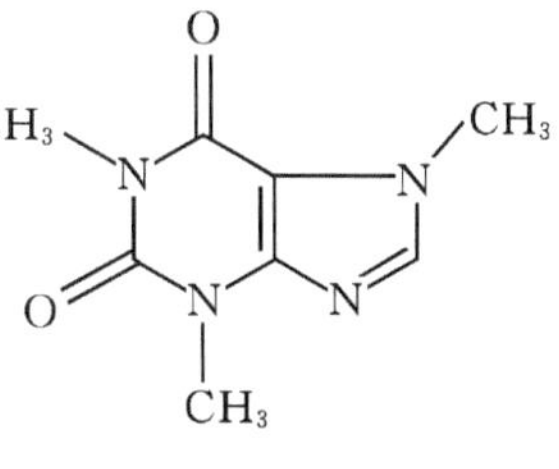

咖啡因

属于萜类结构的生物碱,如具有镇痛作用的乌头碱(aconitine)。具有甾体母核的生物碱,如贝母碱(peimine)。

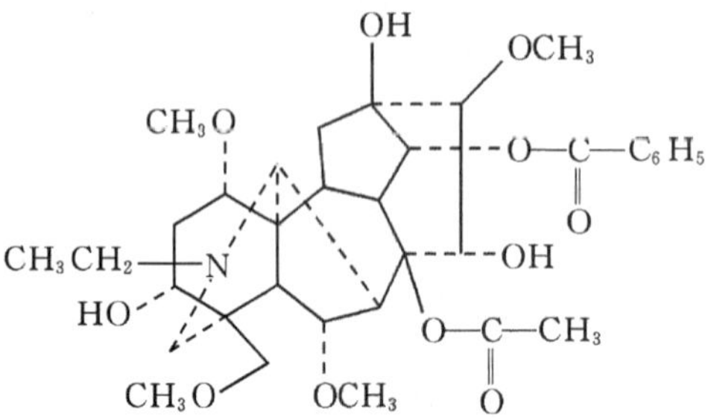

乌头碱 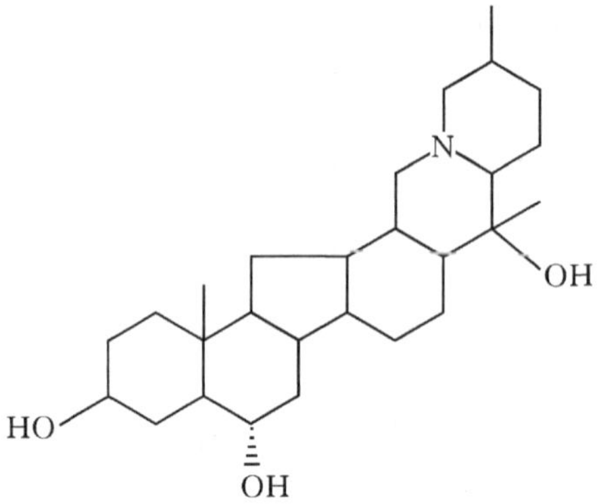   贝母碱

第三节　理化性质

一、性状

多数生物碱呈结晶形固体,少数为无定形粉末;个别生物碱在常温下为液体,如烟碱、毒芹碱(coniine)、槟榔碱等。液体生物碱多具有挥发性;个别固体生物碱也具有挥发性,如麻黄碱。少数生物碱具有升华性,如咖啡因。

大多数生物碱为无色或白色,少数有颜色,如血根碱(sanguinarine)呈红色、小檗碱呈黄色。呈色的原因与生物碱分子中的共轭体系有关,当生物碱有较长的共轭体系(—C＝C—C＝C—)时,在可见光下可呈现一定的颜色。

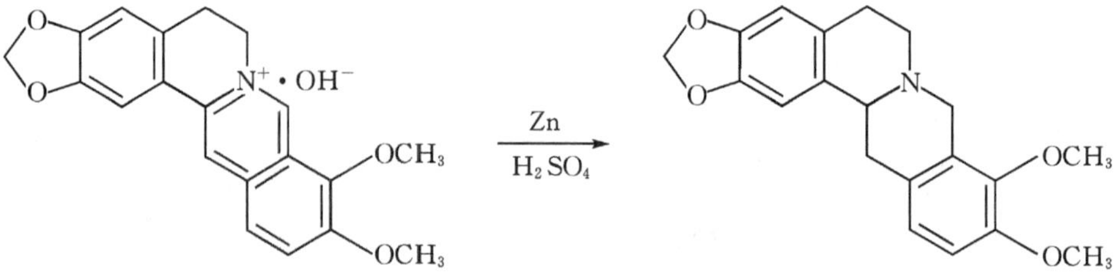

小檗碱(黄色)   四氢小檗碱(无色)

大多数生物碱具有苦味,成盐后更甚;少数具有辛辣或其他味道,如甜菜碱具有甜味。

大多数生物碱有手性碳原子,有旋光性,且多为左旋光。一般左旋体具有较强的生物活性,右旋体生物活性较弱或无活性。如莨菪碱具有散瞳作用,其左旋体活性是右旋体的100倍;去甲乌药碱仅左旋体具有强心作用。生物碱的旋光性受溶剂、pH等因素的影响,如麻黄碱在氯仿中呈左旋光性,而在水中呈右旋光性;烟碱在中性溶液中呈左旋光性,而在酸性溶液中呈右旋光性。

二、碱性

生物碱都含有氮原子,通常显碱性,少数具有酸碱两性,个别不显碱性甚至显微弱的酸性。

碱性是生物碱的重要性质之一,是生物碱提取分离、鉴定的理论基础。

（一）生物碱碱性产生的原因

生物碱分子中含有的氮原子,其最外层有 5 个电子,形成化合物时,3 个电子以共价键的形式与其他原子相结合,另外 2 个电子为未共用电子对(孤对电子)。未共用电子对和具有空轨道的质子具有一定的亲和力,所以根据路易斯(Lewis)和布朗斯特(Bronsted)酸碱理论,生物碱可提供未共用电子获得质子,因而显示碱性。

$$\overset{|}{\underset{|}{-}}N: \; + \; H^+ \longrightarrow [\; \overset{|}{\underset{|}{-}}N:H\;]^+$$

生物碱　　　　　　　　　　　生物碱盐

（二）碱性强度表示及分类

虽然生物碱的氮原子带有未共用电子对,但因获得质子的能力不同,碱性强度有差异。生物碱的碱性强度一般用其共轭酸的酸式离解指数 pKa 表示,pKa 值越大,碱性越强。

$$B \; + \; H_2O \; \rightleftharpoons \; BH^+ \; + \; OH^-$$

碱　　　酸　　　　　共轭酸　　　共轭碱

根据生物碱的 pKa 值大小,可将生物碱按碱性大小来分类(表 3-1)。

表 3-1　pKa 与生物碱碱性强弱分类

pKa 范围	碱度级别	生物碱类型	实例(pKa)
>11	强碱	季铵碱、胍基碱	小檗碱(11.50),益母草碱(12.60)
7~11	中强碱	有机胺类、脂氮杂环类	麻黄碱(9.58),莨菪碱(9.65)
2~7	弱碱	芳胺类	苯胺(4.58)
		芳氮杂环吡啶类化合物	罂粟碱(5.93)
0~2	中性碱	酰胺类	秋水仙碱(1.84)
<0	弱酸性碱	芳氮杂环吡咯类化合物	吡咯(-0.27)

上表显示:生物碱的碱性差异很大,如小檗碱的 pKa 为 11.50,而秋水仙碱 pKa 为 1.84;生物碱碱性由强到弱的顺序一般是:

季铵碱、胍基碱＞有机胺类、脂氮杂环类＞芳胺类、芳氮杂环类＞酰胺类、吡咯类。

（三）碱性强弱与分子结构的关系

生物碱的碱性强弱与氮原子在分子中成键时的结合状态及其成键后所处的化学环境有关。

1.氮原子的结合状态(杂化方式)对碱性强度的影响

在有机化合物中,氮原子成键时,杂化的方式有三种:sp^3、sp^2、sp,其中多为 sp^3、sp^2 两种。在杂化轨道中,p 成分越大,电子能量越高,越容易供出电子,与质子结合的能力也越强,即碱性越强。碱性由强到弱的顺序为

sp^3 杂化＞sp^2 杂化＞sp 杂化

成键后氮原子杂化轨道如图 3-1。由图可看出 sp^3 杂化成键后的立体形态也有利于与质子结合。

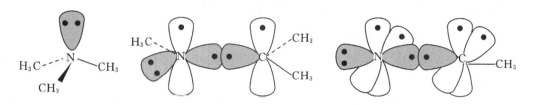

图 3-1 N-sp³、N-sp²、N-sp 杂化轨道

通常,氮原子杂化的方式可根据与相邻碳原子连接的情况来判断。如果氮原子与碳原子通过单键相连,一般为 sp³ 杂化,包括脂肪烃胺类与脂环烃胺类,伯、仲、叔胺生物碱大多属于此类,如莨菪烷类、喹诺里西啶类等,该类生物碱的碱性较强;如果与碳原子通过双键(—N=C 或 N—C=C)相连,一般为 sp² 杂化,包括简单的吡啶类、吡啶与苯的稠合物如喹啉、异喹啉等;如果氮原子与碳原子通过三键(N≡C—)相连,则为 sp 杂化。

如吡啶(pKa 5.17)和异喹啉(pKa 5.40)的氮原子均为 sp² 杂化,碱性较弱;而六氢吡啶(pKa 11.20)和四氢异喹啉(pKa 9.50)的氮原子均为 sp³ 杂化,碱性较强。

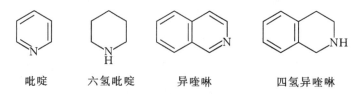

吡啶　　　　　六氢吡啶　　　　　异喹啉　　　　　四氢异喹啉

季铵碱的结合状态使碱性发生了本质的变化,属于强碱性生物碱,一般 pKa 值接近或大于 10。这类生物碱氮原子呈四价,由于氮原子上失去了未共用电子对,本身便不能显示任何碱性,此强碱性来自于分子中的氢氧负离子(OH⁻),显示类似氢氧化铵的强碱性,如小檗碱(pKa 11.50)等。

2.氮原子所处的化学环境对碱性强度的影响

虽然氮原子的结合状态可导致生物碱的碱性存在差异,但每个生物碱的碱性强弱并非仅仅取决于氮原子的结合状态,大多数生物碱氮原子的结合状态相同而碱性却不同,有些甚至差异很大,这是因为生物碱中氮原子所处的化学环境影响了未共用电子云的密度,其影响若能增大氮原子的未共用电子云密度,则碱性增强,反之则碱性减弱。化学环境的影响可分为三种类型:电效应、空间效应及分子内氢键。

(1)电效应　主要指诱导效应和共轭效应。

①诱导效应:如果生物碱分子结构中氮原子附近存在供电子基,则碱性增强。氮原子附近连有吸电子基时,则碱性降低。

常见的供电子基团有烷基(甲基、乙基等),吸电子基团有羟基、羰基、醚基、酯基、苯基及双键等。如麻黄碱(pKa 9.58)因氮原子上有供电子的甲基存在,故碱性强于去甲麻黄碱(pKa 9.01)。而苯异丙胺(pKa 9.80)的碱性强于去甲麻黄碱,因为去甲麻黄碱存在吸电子的羟基,使碱性下降。

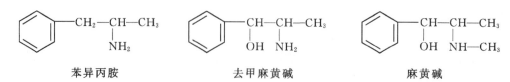

苯异丙胺　　　　　　　　　去甲麻黄碱　　　　　　　　麻黄碱

②共轭效应:当生物碱分子中氮原子的未共用电子对和供电子基或吸电子基处于同一共轭体系时,可形成 p-π 共轭效应,多数使氮原子的碱性减弱,这种效应不受共轭碳链的长短影响。

苯胺型生物碱结构中苯胺氮原子(pKa 4.58)上的未共用电子对与苯环 π 电子形成 p-π 共轭体系后,碱性较环己胺(pKa 10.64)弱得多。属于此种类型的大马士革宁碱(damascenine,pKa 3.20)还因受酯键中羰基的影响,碱性更弱。

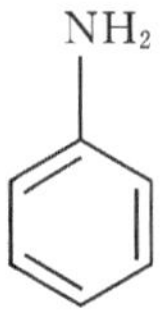

NH₂ / NH₂ / COOCH₃ NHCH₃ OCH₃

苯胺 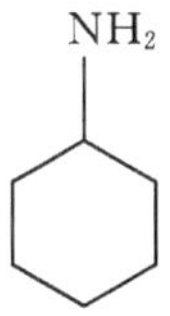   环己胺 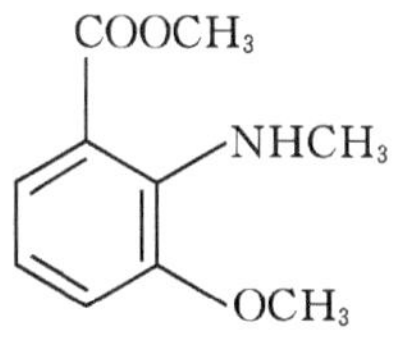   大马士革宁

酰胺型生物碱结构中,因氮原子的未共用电子对可与羰基形成 p-π 共轭体系,而羰基氧原子的吸电子能力较强,从而大大降低了氮原子的电子云密度,使碱性很弱近于中性(pKa<2),几乎不能与酸成盐。如秋水仙碱(pKa 1.84)、胡椒碱(pKa 1.42)。

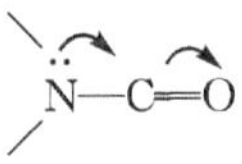

N—C=O
酰胺结构

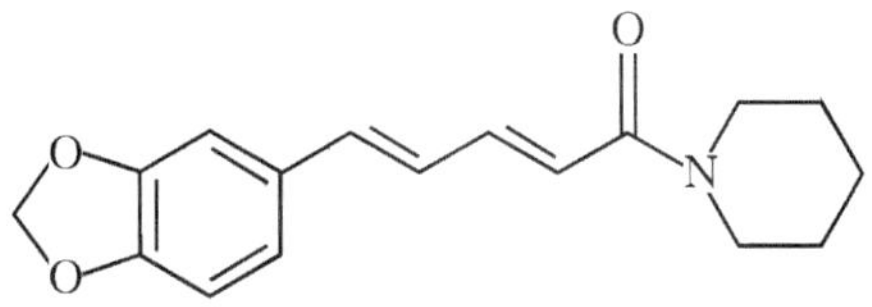

胡椒碱 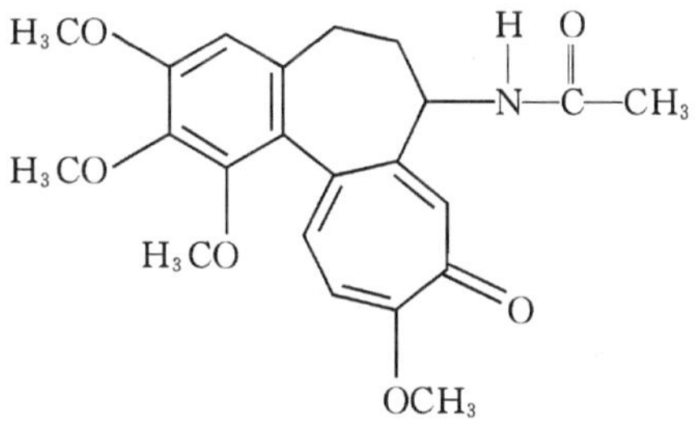   秋水仙碱

吡咯型生物碱的结构中,吡咯(pKa-0.27)的氮原子处于五元芳环中,未共用电子对参与形成 p-π 共轭,实际上已不存在未共用电子对(共轭程度高),反而在特定的条件下还可表现出酸性。如茶碱(theophylline,pKa 1.08),临床用平喘药氨茶碱就是茶碱与乙二胺形成的复盐。

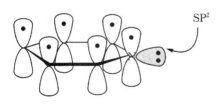

吡啶电子云图

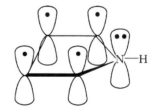

吡咯电子云图

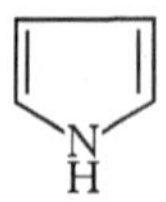

吡咯 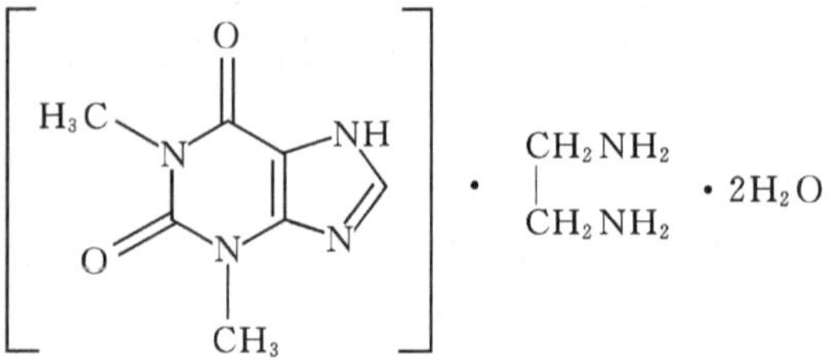　　　　　　　　　　氨茶碱

(2)空间效应　在生物碱分子中氮原子附近引入大的基团,就会形成空间屏障,阻碍氮原子接受质子,而使碱性减弱。如莨菪碱(pKa 9.65)和东莨菪碱(scopolamine,pKa 7.50),在东莨菪碱分子结构中,氮原子附近有三元氧环,对氮原子上的未共用电子对产生显著的空间屏障,所以其碱性弱于莨菪碱。利血平(pKa 6.07)分子中的氮原子因受到 C_{19}—C_{20} 竖键障碍,不利于接受质子。

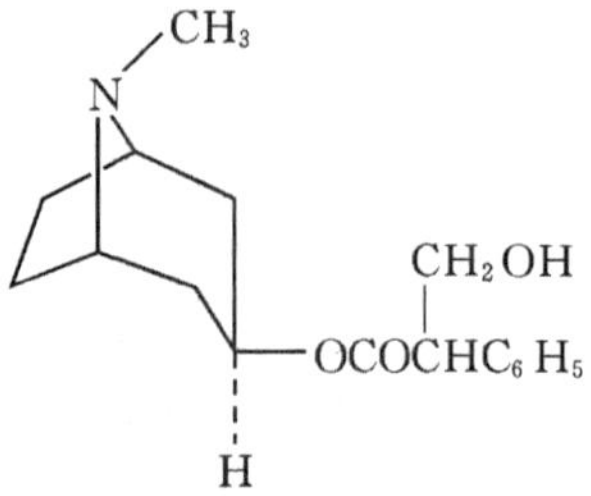

莨菪碱 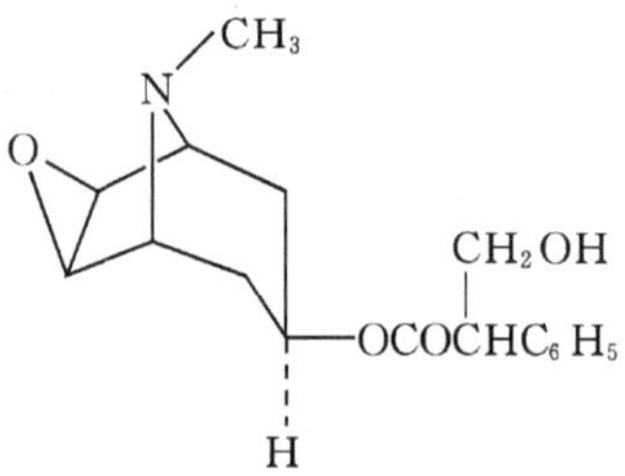　　　　　　　　　　东莨菪碱

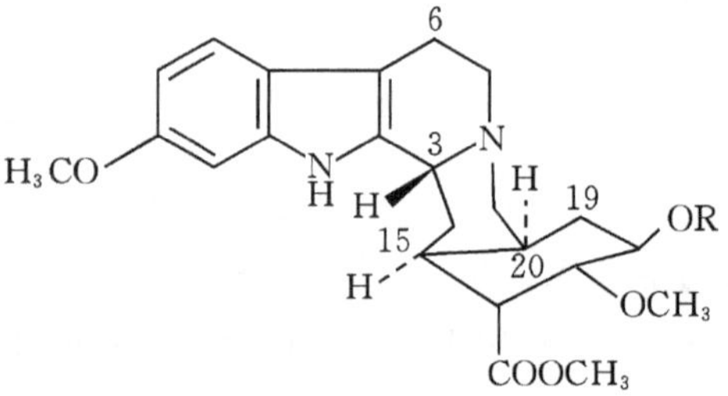

利血平

(3)分子内氢键　若生物碱分子结构中氮原子附近存在羟基、羰基等取代基团,除了可能存在电效应外,当这些基团处在有利于同生物碱共轭酸分子中的质子形成分子内氢键的位置时,则可增加共轭酸的稳定性,使碱性增强。如伪麻黄碱(pseudoephedrine)的碱性强于麻黄碱(见实例)。又如,10-羟基二氢去氧可待因,有顺反两种异构体,顺式羟基与共轭酸分子的质子处于同一平面,形成分子内氢键的作用强于反式,因此顺式(pKa 9.41)的碱性大于反式(pKa 7.71)。

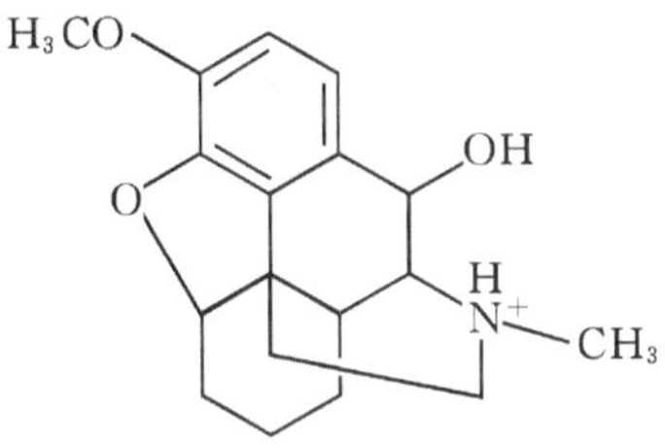

顺式 10-羟基二氢去氧可待因 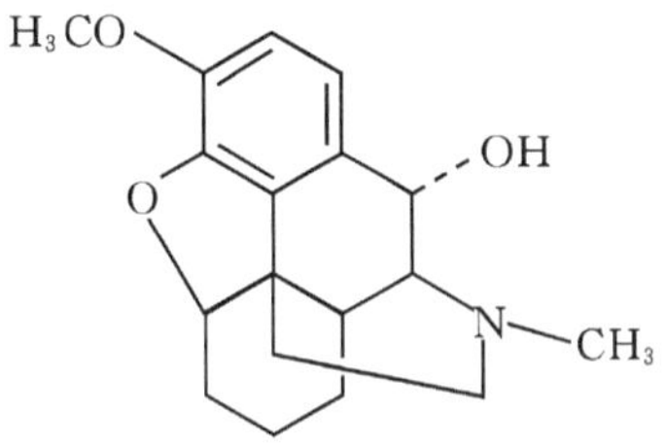　　　　反式 10-羟基二氢去氧可待因

由此可以看出,生物碱的碱性强度既取决于氮原子的存在状态,又取决于氮原子的化学环境。不同的化学环境对碱性的影响强度不一样,一般说来,空间效应和诱导效应共存时,空间效应占主导地位。诱导效应和共轭效应共存时,往往后者的影响更大。另外,也不可忽视测定生物碱碱度时的具体条件,特别是溶剂种类的影响。总之,对生物碱碱性强弱的判断,既要以理论为基础,又应以实际测得的 pKa 值为依据,综合考虑。

三、溶解性

1. 游离态生物碱的溶解性

多数游离的伯、仲、叔胺生物碱难溶或不溶于水,可溶于甲醇、乙醇、丙酮,易溶于亲脂性溶剂氯仿、乙醚、苯等。但不同的有机溶剂对生物碱的溶解度又存在差异,由大到小的顺序为:

氯仿＞丙酮＞乙醇＞甲醇＞乙酸乙酯＞乙醚＞苯＞石油醚。

2. 生物碱盐的溶解性

多数生物碱盐易溶于水,可溶于甲醇、乙醇,难溶于中等极性和极性小的有机溶剂。不同的生物碱盐在水中溶解度不同,一般来说,无机酸盐大于有机酸盐;含氧无机酸盐大于不含氧无机酸盐;小分子有机酸盐大于大分子有机酸盐。

3. 其他生物碱的溶解性

季铵碱由于碱性强,离子化程度大,亲水性强,所以易溶于水,可溶于甲醇、乙醇、正丁醇、乙酸乙酯等中等极性有机溶剂,难溶于亲脂性有机溶剂。

小分子液体生物碱(烟碱)、简单胺类生物碱(麻黄碱)、氮氧化物生物碱(氧化苦参碱),这些生物碱的溶解性表现出既亲脂又亲水,所以在水中、有机溶剂中均可溶解。

有些生物碱分子结构中含有酸性的羧基或酚羟基,这类生物碱为两性生物碱,既能溶于酸水,又能溶于碱水,如槟榔次碱(arecaidine)。

四、沉淀反应

1. 生物碱沉淀反应及试剂的定义

大多数生物碱在酸性条件下,能与某些试剂反应生成难溶于水的络合物或复盐沉淀,称之为沉淀反应,所用试剂称为生物碱沉淀试剂。

2. 生物碱沉淀试剂

生物碱的沉淀试剂种类较多,主要包括一些复盐类、重金属盐类、酸类。常用的生物碱沉淀试剂有以下几种(表 3-2)。

表 3-2　常用的生物碱沉淀试剂

试剂名称	反应特征
碘化铋钾 Dragendoff 试剂	多生成红棕色沉淀
碘化汞钾 Mayer 试剂	类白色沉淀,若加过量试剂,沉淀又被溶解
碘-碘化钾 Wagner 试剂	多生成棕色或褐色沉淀
硅钨酸 Bertrand 试剂	淡黄色或灰白色无定形沉淀
磷钨酸 Scheibler 试剂	白色或黄褐色无定形沉淀
磷钼酸 Sonnenschein 试剂	白色或黄褐色无定形沉淀
苦味酸 Picric acid,Hager 试剂	黄色结晶,反应必须在中性溶液中进行
雷氏铵盐(硫氰酸铬铵)Ammonium reineckate 试剂	生成难溶性复盐,红色沉淀或结晶,往往有一定的晶形、熔点或分解点

其中最常用的是碘化铋钾试剂,配制方法改进后称为改良碘化铋钾,常作为试管反应和色谱法的显色试剂。

3.沉淀反应的条件及注意事项

(1)多数在酸性条件下进行,但苦味酸作沉淀试剂时,应在中性条件下进行。

(2)生物碱的沉淀反应并非特异性反应,除生物碱外,还有其他成分也可与生物碱沉淀试剂反应(假阳性反应)。如蛋白质、多肽、氨基酸、鞣质等。要排除杂质干扰,可用生物碱的一般纯化法或色谱法纯化。

(3)极少数生物碱不与生物碱沉淀试剂反应(假阴性反应)。如麻黄碱、咖啡碱。

4.沉淀反应的用途

用于鉴定生物碱的存在,某化合物去除杂质后,与三种以上的生物碱沉淀试剂发生反应,均为阳性时,才能定性为生物碱。也可用于生物碱的分离纯化,如雷氏铵盐常用于分离纯化季铵型生物碱。

五、显色反应

某些生物碱能和一些试剂反应生成不同颜色的产物,这些试剂称为显色剂。不同的生物碱可与之产生不同的颜色,如含少量甲醛的浓硫酸试剂对吗啡显紫红色,而对可待因显蓝色。

第四节　提取与分离

提取分离生物碱时,首先应考虑生物碱在植物体内的存在形式及特性,以便选择合适的提取分离方法。

一、生物碱的提取

绝大多数生物碱的提取均采用溶剂法,即根据生物碱的溶解性,选择相应的溶剂把生物碱从植物中提取出来,一般采用以下几种方法。

1.酸水提取法

根据生物碱盐易溶于水的性质,通过加入小分子的有机酸或无机酸,使生物体内多种形式的生物碱转变为在水中溶解度较大的盐,从而提取出生物碱。酸水提取法一般用的溶剂是

0.1％～1％的硫酸、盐酸和醋酸,如果生物碱在植物中的存在形式是生物碱盐,在水中溶解度较大,则可直接用水做提取剂采用渗漉法、浸渍法或煎煮法提取。

酸水提取法的优点是经济、安全、操作简单。但其提取液的体积较大,浓缩困难,同时提取液中水溶性杂质(如皂苷、蛋白质、糖类、鞣质、水溶性色素等)较多,易霉变。

2.亲水性有机溶剂提取法(乙醇提取法)

根据游离生物碱和生物碱盐均溶于亲水性有机溶剂的性质,可选用甲醇、乙醇为溶剂提取,实际工作中多用不同浓度的乙醇提取。采用此法提取,溶剂的溶解范围广,提取完全,易浓缩,水溶性杂质少,不易霉变,但脂溶性杂质较多,需进一步处理。流程如下

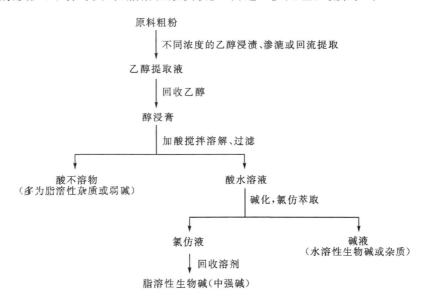

3.亲脂性有机溶剂提取法

利用游离生物碱易溶于亲脂性有机溶剂的性质进行提取。对于弱碱性生物碱可直接提取,而中等碱性生物碱则需首先加入碱水(10％氨水、石灰乳、碳酸钠等)湿润,使生物碱转成游离状态,然后加亲脂性有机溶剂氯仿、苯、乙醚等,用浸渍法、回流或连续回流提取。

亲脂性有机溶剂提取法的优点是选择性强(即提取的成分纯度高),水溶性杂质很少。缺点是溶剂易燃、价格昂贵、有毒。

二、生物碱的纯化

提取得到的产物,往往含有一定量的杂质,以酸水提取法为例,大多数生物碱可用下面的方法进行纯化。

(一)离子交换树脂法

生物碱接受质子后,成为带有正电荷的阳离子,将生物碱的酸水提取液通过阳离子交换树脂柱,生物碱阳离子即可交换在树脂上,而杂质则随溶液流出;树脂用氨水湿润,使生物碱从树脂柱上游离,再用亲脂性有机溶剂洗脱,即可得到游离的总生物碱(多种生物碱的混合物)。反应过程如下:

磺酸型阳离子交换树脂

$$R-SO_3^- H^+ + (BH)^+ Cl^- \longrightarrow R-SO_3^- (BH)^+ + HCl$$

$$R-SO_3^- (BH)^+ + NH_4OH \longrightarrow R-SO_3^- NH_4^+ + B + H_2O$$

本法是实际工作中常用的方法,许多药用生物碱如筒箭毒碱(tubocurarine)、奎宁、麦角碱类、东莨菪碱、一叶萩碱(securinine)、石蒜碱(lycorine)等都是采用此法生产的。

(二)有机溶剂萃取法

将生物碱的酸水提取液碱化(氨水或石灰水等),使生物碱盐转变为游离的生物碱,再用亲脂性有机溶剂如氯仿、乙醚、苯等萃取出生物碱,回收溶剂即可得到总生物碱。

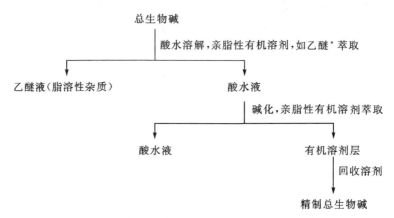

* 此处最好不要用氯仿,因为一些生物碱(四氢巴马亭、奎宁、利血平)的盐酸盐,可溶于氯仿

(三)沉淀法

常用的方法有三种:碱沉法、雷氏盐沉淀法、酸沉法。

1.碱沉法

将酸水提取液碱化,使生物碱游离后不溶于水而沉淀。如在山豆根的稀硫酸提取液中,加碳酸钠溶液碱化至 pH 9 左右,即有总生物碱沉淀析出。

2.雷氏盐沉淀法

此法主要适用于季铵类生物碱的提取,季铵类生物碱极性大,用有机溶剂萃取法、碱沉法不易得到生物碱。若用雷氏盐为沉淀剂,可使其与季铵类生物碱结合为雷氏复盐,难溶于水而沉淀析出。流程如下

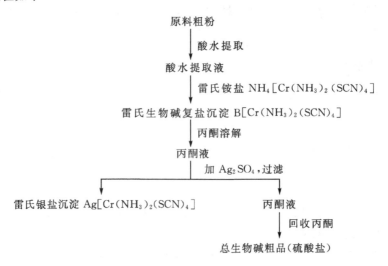

3.酸沉法

酸沉法是利用某些生物碱的特定盐在水中溶解度较小,加入酸使生物碱沉淀析出的方法。如在小檗碱、麻黄碱、利血平提取液中,分别加入盐酸、草酸、硫氰酸等,可使其分别生成相应的难溶盐而沉淀析出。此法常与盐析法配合使用,即向生物碱的酸水液中加入一定量的盐如氯化钠、硫酸铵等,以降低生物碱盐在水中的溶解度,提高提取率。

三、生物碱的分离

上述方法提取得到的往往是多种结构相近、性质相似的生物碱混合物即总生物碱,有时根据需要还应对生物碱进行分离。分离的方法分为系统分离与特定分离,前者是把提取得到的生物碱按类型分组,带有研究的性质,后者是根据需要具有针对性。

(一)总生物碱的系统分离

总生物碱的系统分离通常是根据生物碱的碱性强弱、是否含有酚羟基及极性大小,将总生物碱分为不同的部分。流程如下

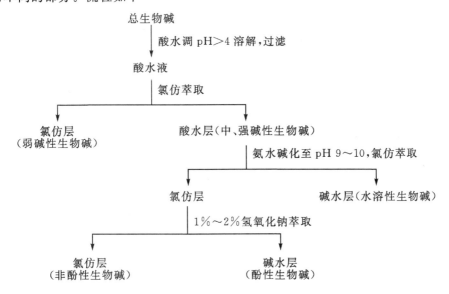

注:弱碱一般在 pH>4 时游离;中等碱在 pH>9 时游离;强碱多指季铵碱,呈水溶性;酚性碱为两性碱,可溶于强碱。

(二)单体生物碱的分离

1.利用生物碱碱性差异进行分离——pH 梯度萃取法

本法适用于碱性不同的亲脂性生物碱的分离。碱性强弱不同的生物碱,遇酸形成盐的难易程度、先后顺序不同,强碱在弱酸性条件下即可成盐而溶于水;弱碱则需在较强的酸性条件下成盐而溶于水。碱性强弱不同的生物碱盐,其稳定性、被强碱所置换的难易程度、先后顺序也不同,弱碱盐在弱碱性条件下即可转变成游离生物碱,而溶于亲脂性有机溶剂;强碱盐则需在较强碱性条件下转变成游离生物碱,而溶于亲脂性有机溶剂。各生物碱的碱性差异越大,上述两个方面的性质差异就越大,越容易分离。

甲法

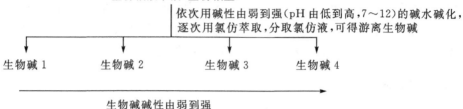

生物碱酸水液(生物碱盐)

依次用碱性由弱到强(pH 由低到高,7~12)的碱水碱化,
逐次用氯仿萃取,分取氯仿液,可得游离生物碱

生物碱1　　　生物碱2　　　生物碱3　　　生物碱4

生物碱碱性由弱到强

乙法

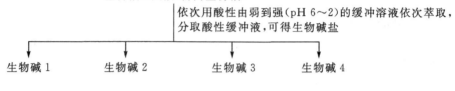

生物碱乙醚液(游离生物碱)

依次用酸性由弱到强(pH 6~2)的缓冲溶液依次萃取,
分取酸性缓冲液,可得生物碱盐

生物碱1　　　生物碱2　　　生物碱3　　　生物碱4

生物碱碱性由强到弱

以上溶剂分离方法称为 pH 梯度萃取法,它的关键在于最佳 pH 梯度的选择。如果已知生物碱的 pKa,可根据 pKa 选择 pH 梯度;对于未知 pKa 的生物碱,则应根据多缓冲纸色谱结果,优选最佳 pH 梯度。

部分生物碱对酸、碱不稳定,会引起结构的改变,处理时需注意。

2.利用游离生物碱及其盐的溶解度不同进行分离

一般采用两相溶剂萃取法、沉淀法等方法进行分离。如汉防己甲素和汉防己乙素的分离,苦参总生物碱中分离氧化苦参碱(见实例)。又如金鸡纳树皮中四种生物碱奎宁、奎尼丁(quinidine)、金鸡宁(cinchonine)及金鸡尼丁(cinchonidine)的分离。

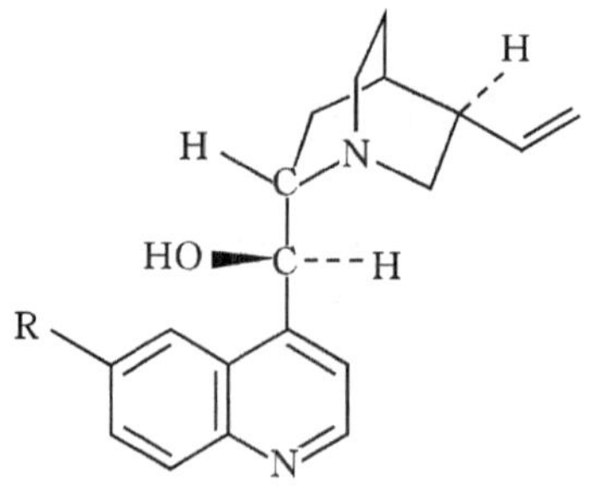

奎宁:R=OCH₃
金鸡尼丁:R=H

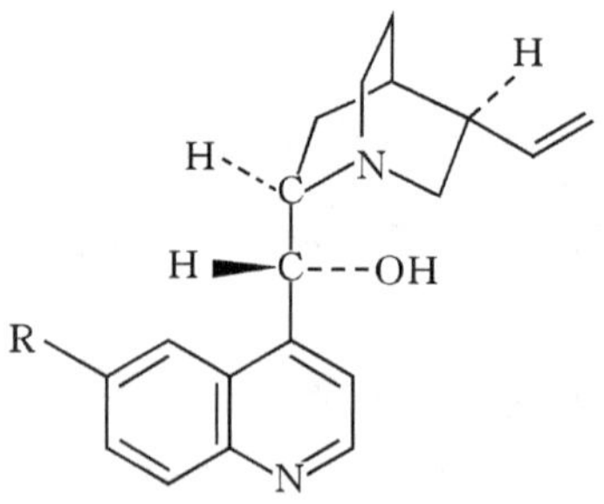

奎尼丁:R=OCH₃
金鸡宁:R=H

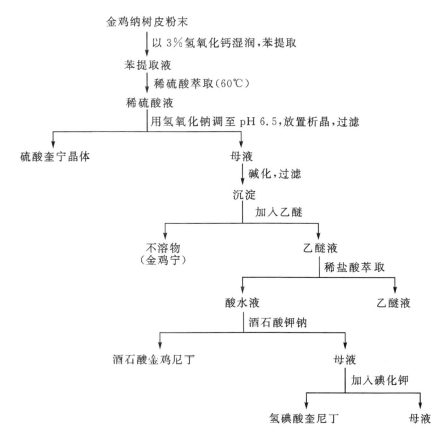

硫酸奎宁、酒石酸金鸡尼丁和氢碘酸奎尼丁均在水中的溶解度较小,金鸡宁不溶于乙醚,据此制备成相应的难溶性盐类而彼此分离。

3.利用生物碱分子中的特殊官能团进行分离

有些生物碱的分子中含有酚羟基或羧基,有少数含内酰胺或内酯结构。这些结构能发生可逆性化学反应,故可用于分离。

(1)具有酚羟基的生物碱,除有碱性可与酸成盐外,还具有弱酸性,可与氢氧化钠生成可溶于水的钠盐,利用此性质可将其分离。

(2)具有内酯或内酰胺结构的生物碱,可在氢氧化钠水溶液中加热皂化开环生成羧酸盐溶于水,酸化后环合而沉淀析出,与不具此结构的生物碱分离。

4.利用色谱法进行分离

(1)结构相似的生物碱用上述方法未能达到分离目的时,可采用柱色谱分离或制备薄层色谱进行分离。通常采用氧化铝或硅胶吸附柱色谱,用苯、氯仿和乙醚等有机溶剂为洗脱剂。对于组分较多的生物碱,需要反复进行才能达到目的。在吸附色谱中,极性小的生物碱先被洗脱,极性大的后被洗脱。如防己提取实例。

(2)应用分配柱色谱分离的实例也不少,如从中国粗榧 *Cephalotaxus sinensis* 的枝叶中,用分配色谱法分离三尖杉酯碱(harringtonine)和高三尖杉酯碱(homoharringtonine),二者结构仅差一个亚甲基,溶解性有微小区别,所以可用分配色谱法进行分离。具体方法是:以硅胶为支持剂,以 pH 5.0 左右的缓冲液为固定相,以固定相饱和的氯仿溶液为流动相,进行洗脱,首先洗脱的是高三尖杉酯碱,中间是二者的混合物,最后部分是三尖杉酯碱。

三尖杉酯碱类具有抗癌活性,临床应用对各种类型白血病及恶性淋巴瘤有效。

$R = (CH_3)_2C(OH)(CH_2)nC(OH)CH_2COOCH_3$

三尖杉酯碱:$n = 2$

高三尖杉酯碱:$n = 3$

(3)高效液相色谱法虽然具有分离效能好、灵敏度高、分析速度快的优点,能使许多其他色谱法难分离的混合生物碱得到分离,但用于较大量制备性分离成本高。

此外,离子交换色谱法、大孔树脂吸附法、气相色谱法等也常用于分离生物碱。

上述介绍了几种生物碱的分离方法,当某些植物中生物碱种类较多、结构相似难以分离时,一般需要多种分离方法配合应用或同一色谱方法反复使用。

第五节　生物碱的鉴定

生物碱可采用如前所述的沉淀反应、显色反应进行鉴定,还可采用色谱鉴定。色谱鉴定在生物碱的研究和实际工作中应用很广泛,常用的有薄层色谱法、纸色谱法、高效液相色谱法、气相色谱法等,具有微量、快速、准确等优越性。

一、薄层色谱法

1. 吸附剂

通常选用的吸附剂有氧化铝、硅胶。但需注意硅胶本身显弱酸性,可与显碱性的生物碱成盐,从而使生物碱色谱的 R_f 值太小或拖尾。要获得满意的分离效果,须使生物碱的色谱分离在碱性条件下进行,常采用三种方法:①使薄层板显碱性,在涂铺硅胶薄层时,用 $0.1 \sim 0.5 mol/L$ 的氢氧化钠代替水进行铺板;②使展开剂显碱性,在展开剂中加入少量的二乙胺或氨水;③在色谱缸中放一个盛有氨水的小皿。氧化铝不经处理便可用于分离和鉴定生物碱。

2. 展开剂

生物碱薄层色谱的展开剂多以亲脂性溶剂为主,一般以氯仿为基本溶剂,根据生物碱结构进行调整。如果生物碱的极性小,R_f 值太大,则在展开剂中加入一些极性较小的有机溶剂,如苯、环己烷等;如果生物碱的极性大,R_f 值太小,可加入适量极性较大的有机溶剂,如甲醇、丙酮等。各溶剂的比例,在实际工作中,应充分利用文献资料,根据实验结果进行适当调整。

当被分离的生物碱极性较大、结构相近,吸附薄层色谱鉴定效果不理想时,可考虑用分配薄层色谱法。支持剂通常选用硅胶或纤维素粉。对于脂溶性生物碱,多以甲酰胺为固定相,以亲脂性有机溶剂作展开剂,如氯仿-苯(1:1)等;对于水溶性生物碱,则应以水作固定相,以亲水性的有机溶剂作展开剂,如 BAW 溶剂系统(正丁醇-醋酸-水 4:1:5,上层)。

二、纸色谱法

生物碱的纸色谱多为以水为固定相的正相分配色谱,由于生物碱大多数具有一定的碱性,如果色谱条件不合适,生物碱在固定相水中就可部分解离,从而可能使单一的生物碱样品出现一个以上的斑点或有拖尾现象。要得到具有固定 R_f 值的单一而集中的斑点,必须使生物碱在色谱展开的过程中,全部以离子状态展开,或者全部以分子状态展开。

1. 以离子状态分离生物碱

应调节溶剂系统的 pH 值,使呈一定的酸性,并选择极性大的展开剂。最常用的为 BAW 溶剂系统(正丁醇-醋酸-水 4:1:5,上层)。

2. 以分子状态分离生物碱

分子状态的生物碱亲脂性较强,应以甲酰胺为固定相,亲脂性有机溶剂(苯、氯仿)为展开剂,并用碱性的甲酰胺预先饱和展开剂。

样品在色谱板上展开后,有色的生物碱如小檗碱、巴马汀(palmatine)等,在可见光下直接检视斑点;具有荧光的生物碱如金鸡纳生物碱、萝芙木生物碱、麦角生物碱,可在紫外灯下观察荧光;无颜色也不显荧光的生物碱,常选用改良碘化铋钾试剂显色,大多数呈红棕色斑点。显色前,如果展开剂中含有甲酰胺等挥发性碱,须先加热将碱除尽,才能喷洒显色剂。

三、高效液相色谱法

目前高效液相色谱法已广泛应用于天然药物化学成分的分离鉴定,它适用范围广,分离性能好,对结构十分相似的生物碱有良好的分离效果。分离生物碱时主要采用反相分配色谱法(RP-HPLC)。一般来说,非极性固定相主要是以十八烷基硅烷键合硅胶(ODS)最为常用;极性流动相多选用以甲醇(乙腈)-水为基本组成,并含有约 0.01～0.1mol/L 磷酸缓冲液、碳酸铵或醋酸钠溶液等。

四、气相色谱法

气相色谱法主要适用于挥发性生物碱的分析鉴定。如麻黄生物碱、烟碱等。

色谱法鉴定生物碱,是因为在固定的条件下,虽然各种生物碱都有一定的 R_f 值或保留值,可通过文献资料报告的数据进行对照。但由于影响色谱操作的因素较多,所以在实际工作中,常将被鉴定的生物碱与已知标准品对照。如果选择三种以上的展开剂经薄层色谱展开,两者具有相同的 R_f 值;或者经高效液相色谱或气相色谱鉴定,两者的保留值一致,即可初步确定二者是同一化合物。

第六节　生物碱结构测定

生物碱的结构测定方法包括化学法和光谱法。20 世纪 60 年代以前以化学法为主,常用的有霍夫曼(Hoffmann)降解、埃姆特(Emde)降解、脱氢反应、氧化反应、还原反应等。随着光谱法地不断发展,目前结构式的测定主要用紫外光谱、红外光谱、核磁共振谱、质谱及 X-射线衍射等方法进行。进行生物碱的结构测定时,一般要确定是否为已知化合物。通常,可根据定性试验、物理常数及初步的光谱鉴定结果来判定,如测定熔点、薄层检查 R_f 值等,如果与已知化合物一致,可在此基础上再测定化合物的紫外光谱或红外光谱数据,进行对比分析;如果经过系统地查阅文献,确定是未知化合物,需要进一步进行化合物的结构式测定。

一、紫外光谱

生物碱的紫外光谱反映了其基本骨架或分子中发色团的结构特点，是结构测定的手段之一。紫外光谱对生物碱结构测定的意义与发色团在分子中的位置有关，当发色团组成生物碱分子的基本骨架与类型特征相等时，紫外光谱对此类生物碱骨架的测定有重要作用；当发色团存在于主体结构时，有辅助作用；当发色团在分子的非主体部分时，对测定结构的作用十分有限。另外，某些生物碱的紫外光谱受 pH 值影响颇为显著。

二、红外光谱

生物碱的红外光谱主要用于功能基的定性和与已知碱对照鉴定。

三、质谱

质谱在生物碱结构测定中占有重要地位，现代质谱技术的快速发展使质谱可独立完成测定分子量、分子式、结构式的全过程，不仅适用于中小分子生物碱，还适用于如美登木类等大分子生物碱的结构测定。大多数生物碱分子的裂解易受氮原子的支配，即主要裂解方式是以氮原子为中心的 α-开裂和 RDA 开裂，形成的基峰强峰多是含氮的结构部分。

四、核磁共振谱

核磁共振谱在生物碱的结构测定中独占优势。生物碱结构复杂，多稠合环、多取代基，而氢谱、碳谱、高分辨氢谱可提供诸如功能基、立体化学等方面的结构信息，在确认已知生物碱的结构，测定未知生物碱的结构方面有重要参考价值。

第七节　应用实例

一、麻黄

麻黄为麻黄科植物草麻黄 *Ephedra sinica* Stapf、木贼麻黄 *E. equisetina* Bge.、中麻黄 *E. intermedia* Schrenk et C. A. Mey. 的干燥草质茎，是我国的特产药材，常用中药。其具有发汗、平喘、利水的功效。现代药理实验表明，麻黄碱有拟肾上腺素样作用，能收缩血管、兴奋中枢神经，增加汗腺及唾液腺的分泌。伪麻黄碱有升压、利尿作用。

（一）化学成分

麻黄中含有多种生物碱，总生物碱的含量与存在部位和采收季节密切相关，茎的节间含量平均为 0.687%，而茎节只有 0.287%。8～9 月采收含量达最高值，均为 7 月和 10 月生物碱含量的 2 倍。总生物碱以麻黄碱和伪麻黄碱为主，前者占总生物碱的 40%～90%；其次是伪麻黄碱等，它们均以盐酸盐的形式存在于植物中，结构如下

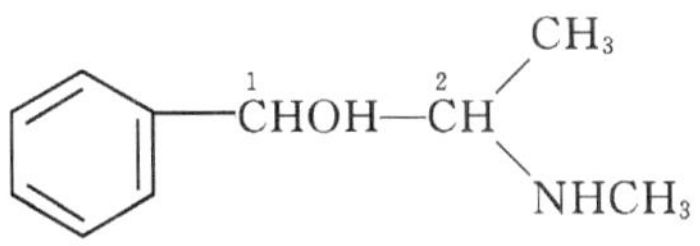

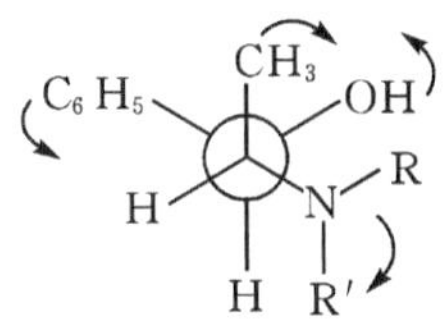

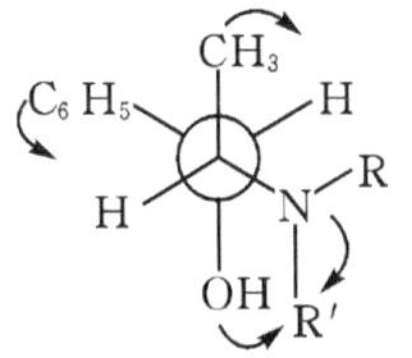

L-麻黄碱(1R,2S)

D-伪麻黄碱(1R,2S)

R=H,R'=CH₃ L-麻黄碱

R=R'=CH₃ L-甲基麻黄碱

R=R'=H L-去甲基麻黄碱

D-伪麻黄碱

D-甲基伪麻黄碱

D-去甲基伪麻黄碱

麻黄生物碱分子中的氮原子均在侧链上,属于有机胺类生物碱,分子结构相对于其他生物碱而言较小,并且含有羟基、甲氨基等,因而其分子极性较大;麻黄碱分子中有两个手性碳原子,麻黄中含有 L-麻黄碱和 D-伪麻黄碱两种立体异构体。它们的区别在于 C_1 的构型不同。

麻黄的地下部分含有分子中具酰胺结构的大环化合物,具有止汗降压作用,如麻黄根碱(ephedradine)甲、乙、丙、丁。

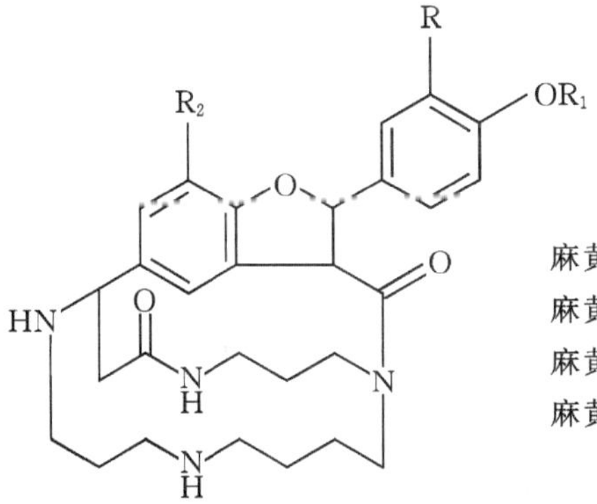

麻黄根碱甲 　R=R₁=R₂=H

麻黄根碱乙 　R=OCH₃ 　R₁=R₂=H

麻黄根碱丙 　R=OCH₃ 　R₁=CH₃ 　R₂=H

麻黄根碱丁 　R=R₁=H 　R₂=OCH₃

(二)理化性质

1.性状

麻黄碱与伪麻黄碱为无色结晶,麻黄碱熔点34℃,伪麻黄碱熔点119℃,二者都有挥发性,可随水蒸气蒸馏而不分解。盐酸麻黄碱为无色针状结晶,熔点 221℃,盐酸伪麻黄碱熔点182℃,两者均无挥发性。

2.碱性

麻黄碱(pKa 9.58)和伪麻黄碱(pKa 9.74)的碱性较强,但伪麻黄碱碱性略强,原因是伪麻黄碱的分子内氢键稳定性强于麻黄碱。氢键的强度与原子的距离成反比,通过麻黄碱和伪麻黄碱的纽曼式结构可看到,在两者的优势构象中,较大的基团甲基和苯基处在邻位交叉的位置,相互之间存在排斥力,由于这种排斥力的存在,在伪麻黄碱中,使羟基和甲氨基的距离较为接近,从而使氮原子接受质子后形成的共轭酸与 C_1 羟基形成的分子内氢键稳定,故呈现的碱性略强。同样的原因使麻黄碱的分子内氢键稳定性稍差,故碱性较弱。

3.溶解性

麻黄碱易溶于乙醇(1:0.2)和水(1:20),可溶于氯仿、乙醚、苯或甲苯。伪麻黄碱的水溶性较小,是因为伪麻黄碱易形成分子内氢键,不易与水分子形成分子间氢键。盐酸麻黄碱易溶于水(1:3)和乙醇中(1:14),不溶于氯仿、乙醚、苯或甲苯。草酸麻黄碱的水溶性小于草酸伪麻黄碱,此性质可用于分离。

(三)提取分离

提取分离麻黄碱的方法有以下三种。

1. 溶剂法(甲苯萃取法)

溶剂法是目前工业上生产麻黄碱的主要方法,它是利用麻黄生物碱盐酸盐易溶于水,而游离的麻黄生物碱易溶于有机溶剂的性质进行提取。即将麻黄用水提取,提取液碱化后用甲苯萃取,甲苯萃取液流经草酸溶液,使麻黄生物碱都转变为草酸盐。将草酸溶液适当浓缩,由于草酸麻黄碱在水中的溶解度较草酸伪麻黄碱小而结晶析出,借此分离二者。流程如下

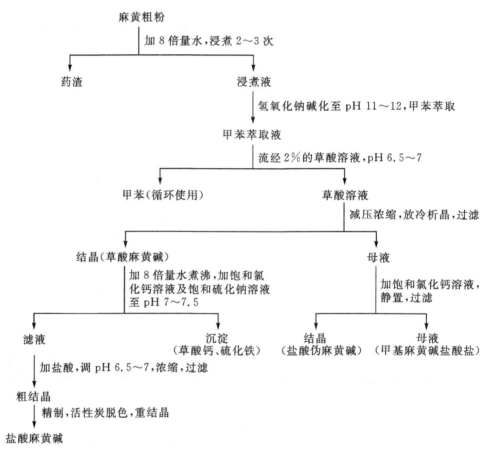

因为草酸钙不溶于水,加入氯化钙可生成草酸钙,置换出草酸根。操作中使用大量甲苯应注意安全,为节约成本,避免污染,甲苯应循环使用。

2. 水蒸气蒸馏法

麻黄碱和伪麻黄碱具有挥发性,水提取液碱化后,可用水蒸气蒸馏法提取。分离麻黄碱和伪麻黄碱可按溶剂法操作。这种方法的缺点是加热时间长,部分麻黄碱被分解成胺和甲胺,从而影响产品的质量和收率。

3. 离子交换树脂法

麻黄碱和伪麻黄碱成盐后通过强酸型阳离子交换树脂,由于伪麻黄碱的碱性较强,被树脂吸附得牢固,因此,洗脱时麻黄碱先被洗脱下来,从而使两者分离。

（四）化学鉴定

麻黄碱和伪麻黄碱不能与大多数生物碱的沉淀试剂发生沉淀反应，可用下列两种特征反应鉴定。

1. 二硫化碳-硫酸铜反应

在麻黄碱和伪麻黄碱的乙醇溶液中加入二硫化碳、硫酸铜和氢氧化钠各 2 滴，可产生黄棕色沉淀。

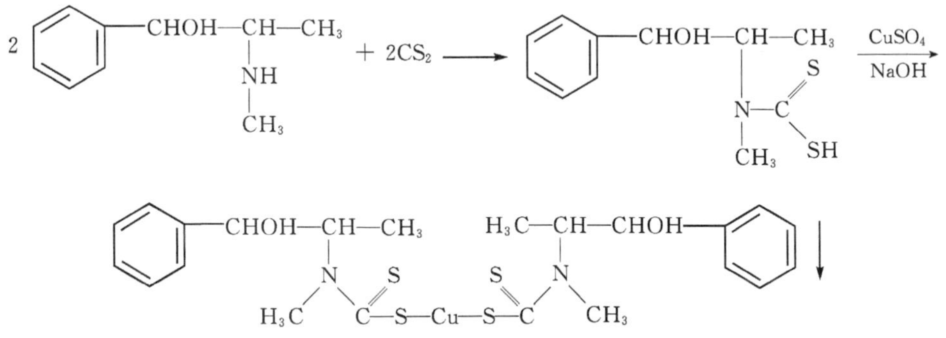

黄棕色沉淀

2. 铜配合盐反应

在麻黄碱和伪麻黄碱的水溶液中加入硫酸铜试剂，并加氢氧化钠试剂使溶液显碱性，则溶液呈蓝紫色。若于此溶液中再加入乙醚振摇，分层后，乙醚层显紫红色，水层显蓝色。

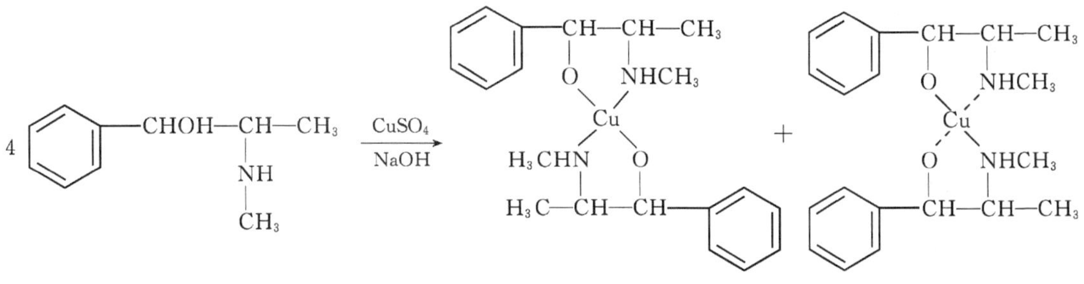

紫红色铜配合物

二、黄连

黄连为毛茛科植物黄连 *Coptis chinensis* Franch.、三角叶黄连 *C. deltoidea* C. Y. Cheng et Hsiao. 或云连 *C. teeta* Wall. 的干燥根茎，以上三种分别习称"味连"、"雅连"、"云连"，为临床常用的重要中药，具有清热燥湿，泻火解毒的功效。

（一）化学成分

黄连中含有多种生物碱，都是季铵类生物碱，如小檗碱、巴马汀、黄连碱（coptisine）、甲基黄连碱（worenine）、药根碱（jatrorrhizine）等。黄连中主要生物碱的化学结构（表 3 - 3）都含有异喹啉母核。其结构如下

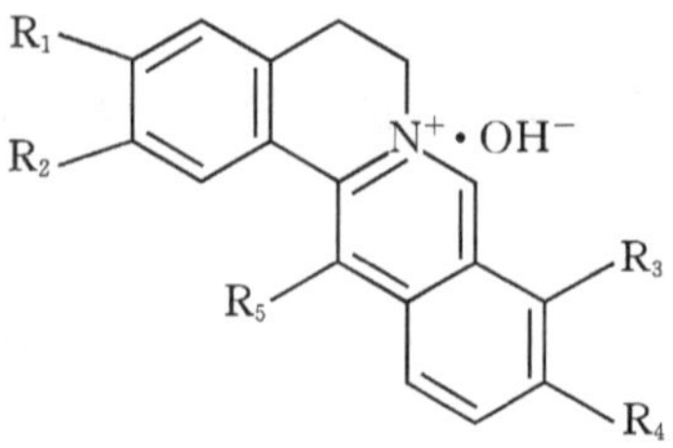

表 3-3　黄连中主要生物碱的化学结构

名　称	R_1	R_2	R_3	R_4	R_5
小檗碱	OCH_2O	OCH_2O	OCH_3	OCH_3	H
巴马汀	OCH_3	OCH_3	OCH_3	OCH_3	H
黄连碱	OCH_2O	OCH_2O	OCH_2O	OCH_2O	H
甲基黄连碱	OCH_2O	OCH_2O	OCH_2O	OCH_2O	CH_3
药根碱	H	OCH_3	OCH_3	OCH_3	H
表小檗碱	OCH_3	OCH_3	OCH_2O	OCH_2O	H

　　黄连中的生物碱以小檗碱含量最高,2010 年版《中国药典》规定,味连干燥品中小檗碱的含量以盐酸小檗碱计,不得少于 5.5%,表小檗碱不得少于 0.80%,黄连碱不得少于 1.6%,巴马汀不得少于 1.5%。小檗碱在自然界中分布较广,毛茛科植物黄连、芸香科植物黄柏、小檗科植物三颗针中均有存在。黄连中小檗碱虽然含量较高,但生长周期长,资源有限,而三颗针资源丰富,故三颗针是工业上生产黄连素(由三颗针提取的小檗碱,常含有微量的其他生物碱,习惯上称为"黄连素")的原料。

　　药理实验表明,小檗碱具有良好的抗菌消炎作用,对痢疾杆菌、葡萄球菌等均有抑制作用,已广泛地应用于临床。

(二)理化性质
因为小檗碱是季铵碱,故其性质与一般生物碱有所不同。

1.性状
小檗碱为黄色针状结晶,无旋光性,110℃变为黄棕色,160℃分解。盐酸小檗碱为黄色小针状结晶,220℃分解,生成红棕色的小檗红碱。因此在提取分离时,干燥的温度不宜过高。

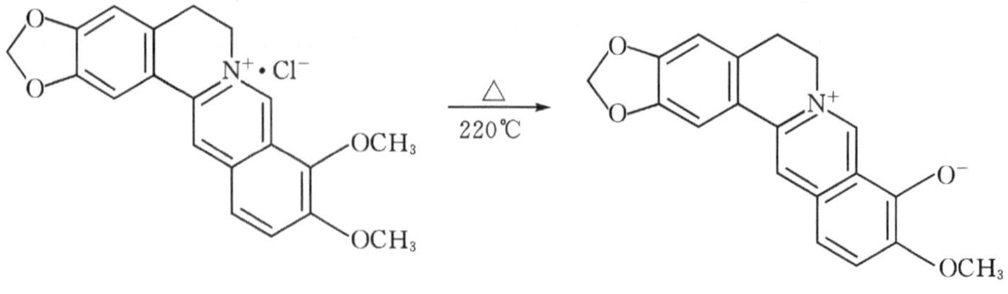

盐酸小檗碱　　　　　　　　　　　　　　小檗红碱

2. 碱性

小檗碱为强碱性生物碱，pKa 值为 11.50。

3. 溶解性

小檗碱呈季铵碱的溶解通性。但盐酸小檗碱在水中的溶解度较小，在提取纯化时，可利用盐酸小檗碱的这一特性使其沉淀析出。

游离的小檗碱一般以季铵型生物碱的状态存在，它的离子化程度大，呈强碱性，能溶于水，难溶于有机溶剂，溶液为红棕色。但如果在其溶液中加入过量的

氢氧化钠，则季铵型小檗碱的离子化程度因同离子效应而受到抑制，促使其部分结构转变为醛式或醇式，溶液也转为棕色或黄色。醛式或醇式小檗碱为非离子亲脂性成分，在水中溶解度较小，可溶于乙醚等有机溶剂。据此用酸碱法提取分离小檗碱时，碱性不宜过强。

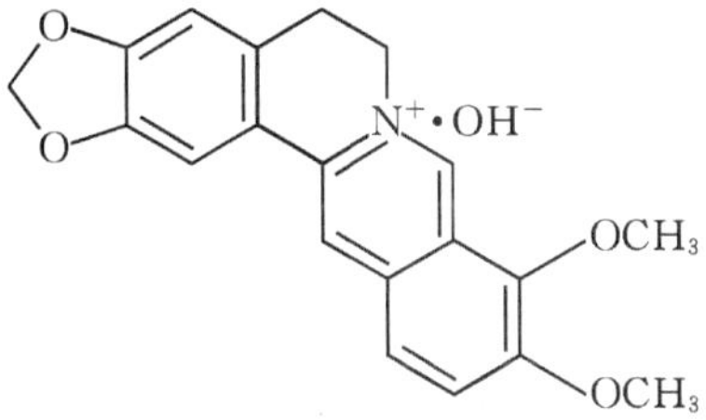

季铵式（红棕色） 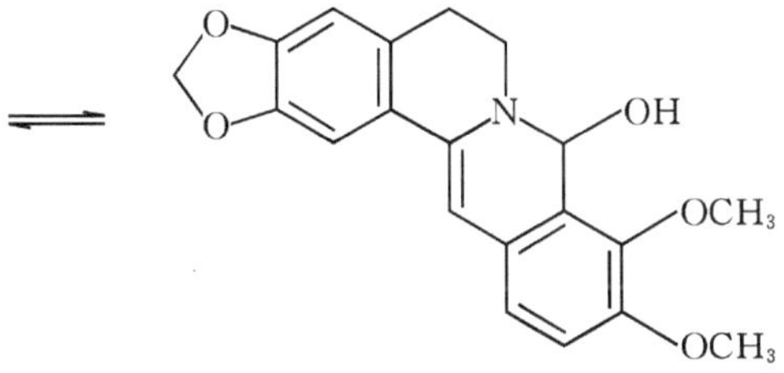　　　　　　　　　　　　醇式（黄色）

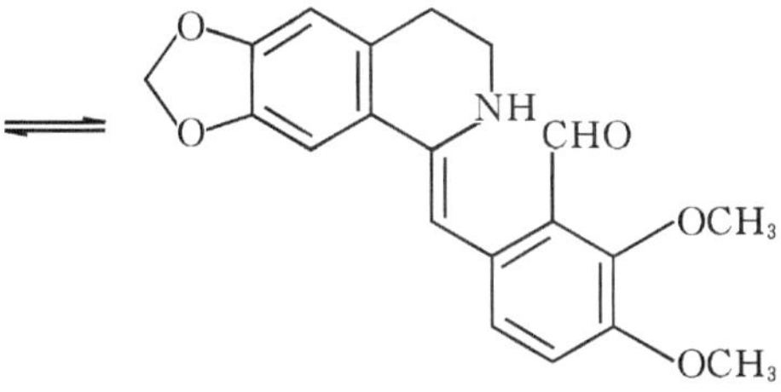

醛式（黄色）

小檗碱的几种主要盐类在热水中均易溶，其在冷水中的溶解度见表 3-4。

表 3-4　小檗碱盐在水中的溶解度（室温）

名称	溶解度	名称	溶解度
盐酸盐	1:500	硫酸盐	1:30
枸橼酸盐	1:125	酸性硫酸盐	1:100
氢碘酸盐	1:2130	磷酸盐	1:15

由于小檗碱的硫酸盐在水中溶解度较大，酸性硫酸盐在水中的溶解度较小，所以用稀硫酸提取时，硫酸的浓度不宜过大。此外，由于小檗碱与大分子有机酸结合生成的盐在水中的溶解度都很小，所以制备中药制剂时，应注意小檗碱和甘草酸、黄芩苷、大黄鞣质等酸性成分可形成难溶于水的盐或复合物而析出，以免造成损失。

(三)提取分离

1. 黄连中小檗碱、甲基黄连碱的提取分离

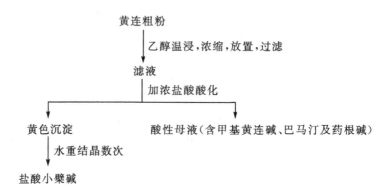

黄连粗粉
乙醇温浸,浓缩,放置,过滤
滤液
加浓盐酸酸化
黄色沉淀
酸性母液(含甲基黄连碱、巴马汀及药根碱)
水重结晶数次
盐酸小檗碱

2. 三颗针中小檗碱和小檗胺的提取分离

小檗科小檗属植物品种很多,约 200 种左右,如细叶小檗 *Berberis poiretii* Schneid.、刺黑珠 *B. sargentiana* Schneid. 等。其根皮或茎皮俗名三颗针。三颗针中除含小檗碱外,尚含小檗胺(berbamine)、巴马汀、药根碱等,如细叶小檗的根中小檗碱的含量约 1%,小檗胺约 0.8%,药根碱约 0.16%,巴马汀约 0.1%。

小檗胺为无色或白色结晶,属叔胺类生物碱,为中等强度碱;结构中含有异喹啉母核,尚有一个酚羟基,为酸、碱两性化合物。溶解性除符合生物碱的通性外,在强酸(pH 1～2)或强碱(pH 10～12)溶液中均可溶解,只有在 pH 8～9 的水溶液中,才能较好地游离出来。结构如下

OCH3
H3CO
N
H3C
OCH3
O
N
CH3
O
OH

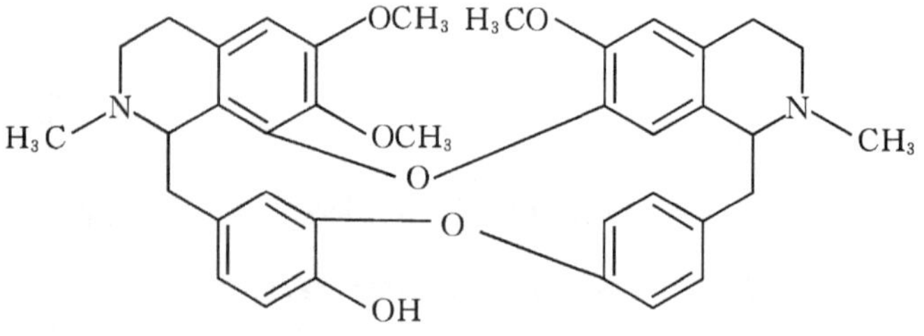

小檗胺

小檗胺有升高白细胞,调节机体免疫功能及抗菌、降压、抗肿瘤和利胆等多种作用。将小檗胺进行甲基化后生成的三甲基化合物具有肌肉松弛作用,临床上称为“檗肌松”。

从三颗针中提取分离盐酸小檗碱和小檗胺的工艺流程如下:

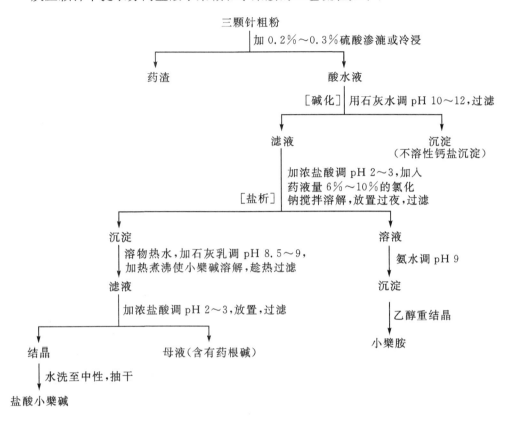

(四)鉴定

小檗碱除了能与一般生物碱沉淀试剂发生沉淀反应外,还具有下列特征反应。

1.丙酮加成反应

在盐酸小檗碱水溶液中,加入氢氧化钠使呈强碱性,然后滴加丙酮数滴,即可生成黄色结晶性小檗碱丙酮加成物。

2.漂白粉显色反应

在小檗碱的酸性溶液中,加入适量的漂白粉(次氯酸盐),小檗碱水溶液即由黄色变为樱红色。本反应中,如用硝酸、重铬酸钾、氯气代替漂白粉也可产生樱红色。

三、苦参

苦参为豆科植物苦参 *Sophora flavescens* Ait. 的干燥根。具有清热燥湿、杀虫、利尿的功效。

(一)化学成分

苦参中含有 20 余种生物碱,主要有苦参碱(matrine)和氧化苦参碱,此外还含有羟基苦参碱(hydroxymatrine)、N-甲基金雀花碱(N-methylcytisine)、巴普叶碱(baptifoline)、安那吉碱(anagyrine)等,这些生物碱均有两个氮原子,一个是叔胺氮,一个是酰胺氮。其结构如下

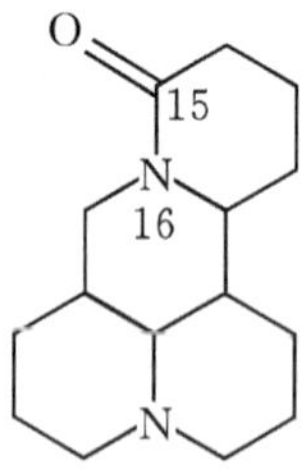

苦参碱 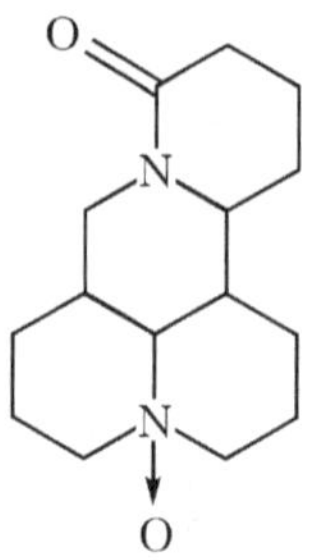　　　　　　　　　　氧化苦参碱 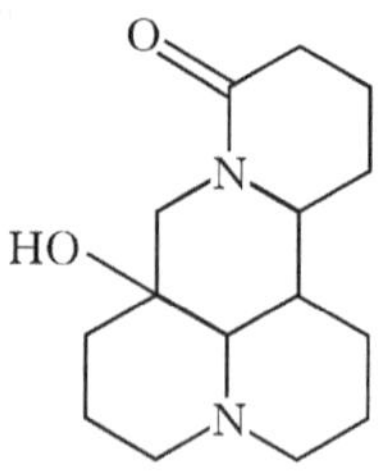　　　　　　　　　羟基苦参碱

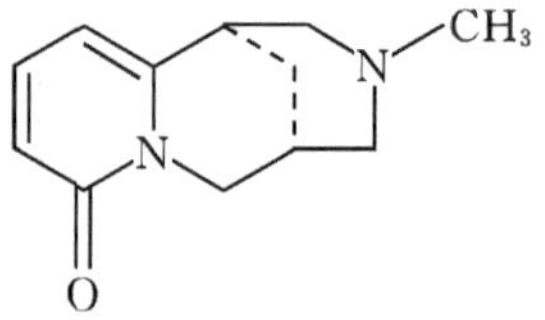

N-甲基金雀花碱 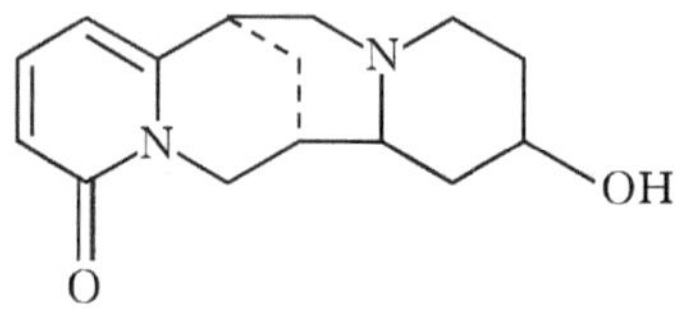　　　　　　　巴普叶碱 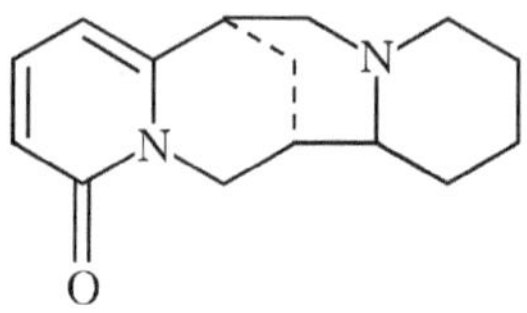　　　　　　　　　　安那吉碱

苦参生物碱的 C_{15} 羰基和 N_{16} 组成内酰胺结构。氧化苦参碱是苦参碱的氮氧化物,结构中的 $N_1 \rightarrow O$ 是半极性配位键,有类似盐的性质。

苦参碱因首次从槐属植物苦参中提取出而得名,也发现许多槐属植物都含有苦参碱和氧化苦参碱。苦参生物碱具有广泛的生物活性,药理实验表明,苦参总生物碱具有利尿退黄、改善病理性肝炎症状与体征、抑制乙型肝炎 HBeAg 的复制、抗癌、升白、抗病原体、抗心律不齐等作用。临床上其制剂如苦参片、苦参注射液等,常用于活动性慢性迁延性肝炎、急性痢疾、滴虫病、皮肤瘙痒等多种疾病的治疗。

(二)理化性质

1.性状

苦参碱有 α-、β-、γ-、δ-四种形态,常见 α-苦参碱为针晶或棱晶,γ-苦参碱是液体。氧化苦参碱为无色柱状结晶。

2.碱性

所有苦参生物碱均有两个氮原子,一个是叔胺氮(N_1),由于它三价都结合在环上,使氮原子处在骈合环之间,立体形象使它便于结合质子,所以碱性比较强,极性较大;一个是酰胺氮(N_{16}),几乎不显碱性。所以苦参生物碱只相当于一元碱。

3.溶解性

苦参碱可溶于亲脂性有机溶剂,还可溶于水;氧化苦参碱的亲水性比苦参碱强,易溶于水,难溶于乙醚,但可溶于氯仿。借此可将两者分离。

含量较高的三种苦参生物碱的极性大小顺序是:氧化苦参碱＞羟基苦参碱＞苦参碱。

4.水解性

苦参碱、氧化苦参碱、羟基苦参碱具有内酰胺结构,在苛性碱中加热,可被水解皂化生成羧酸衍生物,酸化后又环合为原来的结构。反应式如下

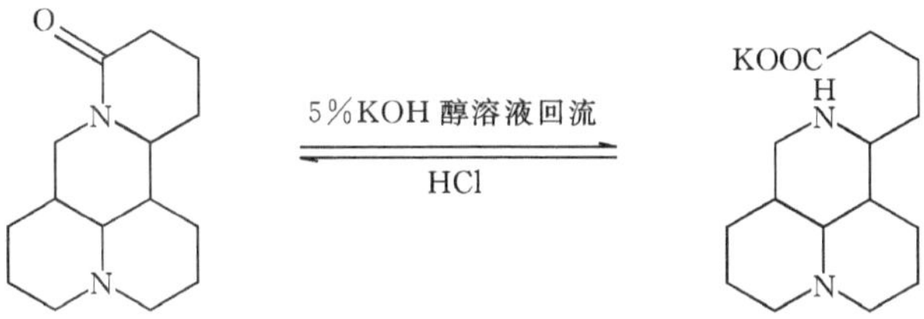

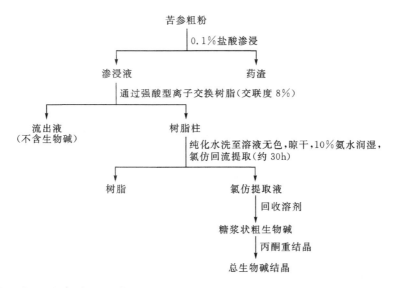

苦参碱　　　　　　　　　　　　　　　苦参碱酸钾

5%KOH 醇溶液回流 / HCl

(三)提取分离

1.总生物碱的提取

由于苦参生物碱易溶于水,用常规的酸碱处理难以得到较纯的产品,用有机溶剂提取的过程也较繁琐。因此,一般采用以稀酸水渗漉,然后通过阳离子交换树脂纯化的方法提取总生物碱。流程如下

苦参粗粉
↓ 0.1%盐酸渗浸
渗浸液 ／ 药渣
↓ 通过强酸型离子交换树脂(交联度 8%)
流出液(不含生物碱) ／ 树脂柱
↓ 纯化水洗至溶液无色,晾干,10%氨水润湿,
　氯仿回流提取(约 30h)
树脂 ／ 氯仿提取液
↓ 回收溶剂
糖浆状粗生物碱
↓ 丙酮重结晶
总生物碱结晶

2.苦参碱和氧化苦参碱的分离

苦参碱和氧化苦参碱的分离利用总生物碱中的氧化苦参碱难溶于乙醚的性质进行分离。流程如下:

总生物碱
↓ 加少量氯仿
氯仿液
↓ 加 10 倍量乙醚,放置析晶,过滤
滤液 ／ 沉淀
↓ 经氧化铝柱色谱,依次用不同溶剂洗脱,　　　　↓ 丙酮重结晶
　乙醚-甲醇(19:1)洗脱　　　　　　　　　　　氧化苦参碱结晶
乙醚-甲醇部分
↓ 回收溶剂
苦参碱

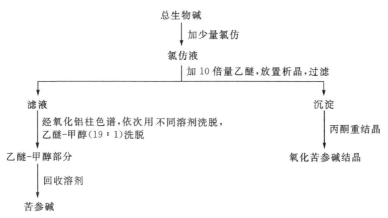

四、洋金花

洋金花为茄科植物白曼陀罗 *Datura metel* L. 的花。洋金花具有止咳平喘、解痉镇痛、镇静麻醉的功效，我国自古以来就以洋金花为主制作中药麻醉剂。

(一)化学成分

洋金花中含生物碱 0.3%～0.43%，东莨菪碱含量最高，约占 85%，莨菪碱次之。其结构如下：

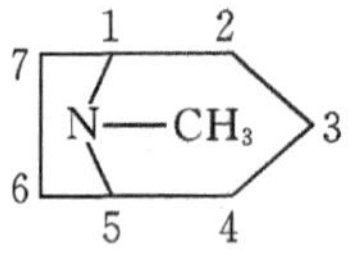

莨菪烷 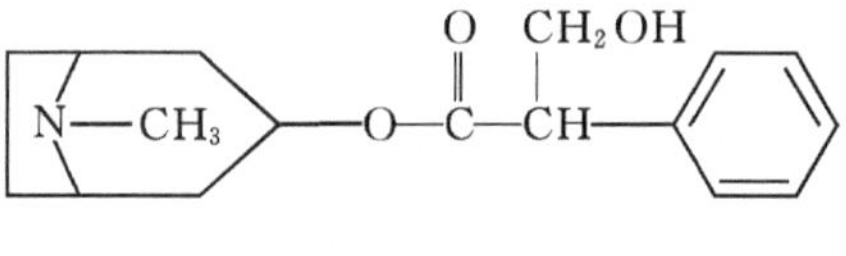　　　　　莨菪碱

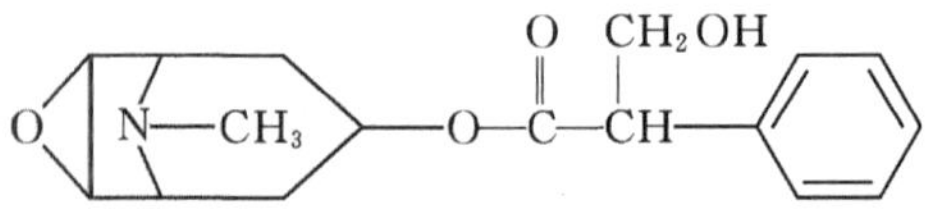

东莨菪碱

洋金花中所含的生物碱属于叔胺类生物碱，结构中含有莨菪烷母核。莨菪碱和东莨菪碱是由莨菪烷衍生的氨基醇和莨菪酸缩合而成的酯类化合物，这类生物碱主要分布在茄科、古柯科、旋花科等多种植物中，尤其在茄科的分布几乎占莨菪烷类生物碱的半数。

莨菪碱及其外消旋体阿托品(atropine)有解痉镇痛、解有机磷中毒和散瞳作用。东莨菪碱除了具有上述作用外，还有镇静、麻醉的作用。

(二)理化性质

1. 性状

莨菪碱为四方细针状结晶(乙醇)，其外消旋体阿托品是长柱状结晶，医用阿托品为硫酸盐。东莨菪碱为黏稠状液体。

2. 碱性

由于立体效应的影响，莨菪碱(pKa 9.65)的碱性强于东莨菪碱(pKa 7.50)。

3. 溶解性

莨菪碱亲脂性较强，东莨菪碱则有较强的亲水性，所以莨菪碱难溶于水，易溶于乙醇、氯仿，可溶于四氯化碳、苯；而东莨菪碱可溶于水，易溶于乙醇、氯仿，难溶于四氯化碳、苯。

4. 水解性

莨菪碱和东莨菪碱因分子结构中具有酯键，故在碱性水溶液中酯受热很容易发生水解反应，如莨菪碱的水解反应。因此，在提取分离和纯化这些带有酯键的生物碱时，必须防止其水解，缩短其与碱性水溶液的接触时间。操作时可先加有机溶剂然后再加碱碱化，使生成的游离碱立即转溶于有机溶剂中。

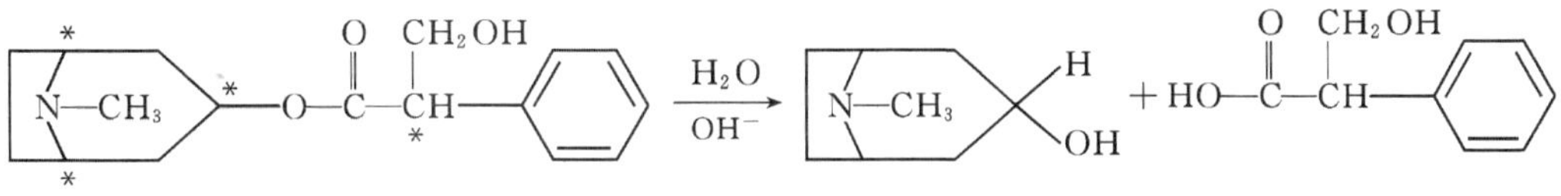

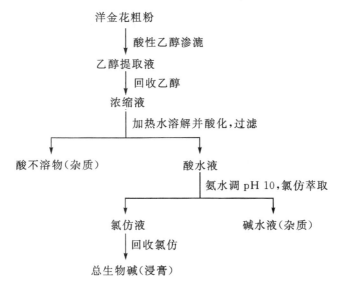

5. 旋光性

莨菪碱分子中有四个手性碳原子,如上图所示,包括:C_1、C_3、C_5 和莨菪酸部分的一个碳,但由于莨菪醇部分结构对称,所以只有莨菪酸部分的手性碳原子能产生光学活性。东莨菪碱和莨菪碱相似,两种生物碱均有左旋光性。

莨菪酸部分手性碳原子上的氢位于羧基 α -位,在与酸碱接触或加热的条件下,容易产生互变异构。

通过烯醇化,左旋莨菪碱转化成既含有左旋莨菪碱,又含有右旋莨菪碱的物质,这就是临床上使用的阿托品,它相对于左旋莨菪碱,具有毒性降低,效价稳定的优点。

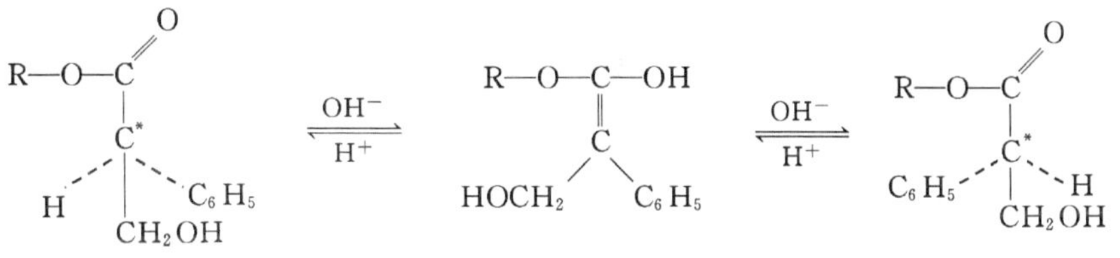

(三)提取分离

1. 洋金花中东莨菪碱和莨菪碱的提取分离

(1)有机溶剂提取法 利用莨菪碱和东莨菪碱都可溶于乙醇的性质,用乙醇可将二者从植物中提取出来,再按照生物碱的一般纯化方法即可得到总生物碱。流程如下

利用莨菪碱和东莨菪碱的碱性不同,可将两者分离。流程如下:

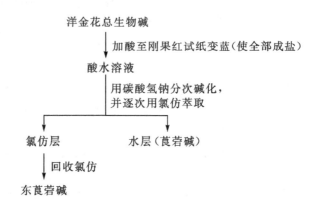

(2)离子交换树脂法　利用莨菪碱和东莨菪碱的碱性强弱不同,与离子交换树脂交换的能力不同,结合溶剂法,可使二者得到分离。流程如下:

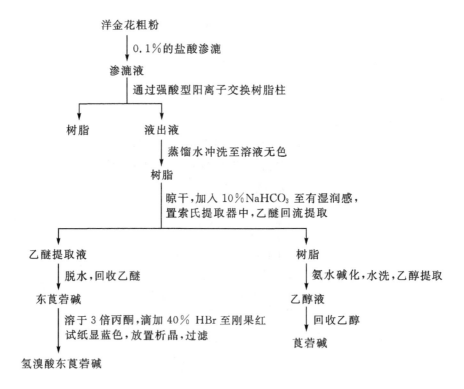

此法所用阳离子交换树脂交联度应在 8% 左右。本方法操作简便,提取收率较高,产品纯度较好。

2. 曼陀罗叶中莨菪碱的提取和阿托品的制备

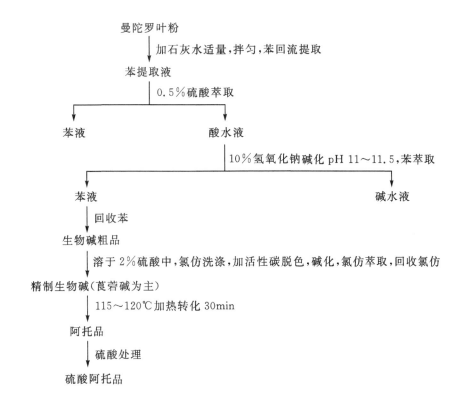

（四）鉴定

莨菪碱和东莨菪碱能与多种生物碱沉淀试剂产生沉淀。此外，还可以用以下两种方法进行化学鉴定。

1. 氯化汞沉淀反应

莨菪碱（或阿托品）与氯化汞的乙醇溶液反应生成黄色沉淀，加热后变为红色沉淀。

$$2B + HgCl_2 + H_2O \xrightarrow{\Delta} HgO\downarrow + 2B \cdot HCl$$
$$\text{红色}$$

这是因为莨菪碱的碱性强，能将氯化汞转变成氧化汞。东莨菪碱碱性较莨菪碱弱，在同样条件下，与氯化汞反应只能生成白色的分子复盐沉淀。

2. Vitali 反应

莨菪碱（或阿托品）、东莨菪碱用发烟硝酸处理，其分子结构中的莨菪酸部分发生硝基化反应，生成三硝基衍生物，再与碱性醇溶液反应，生成紫色醌型结构。

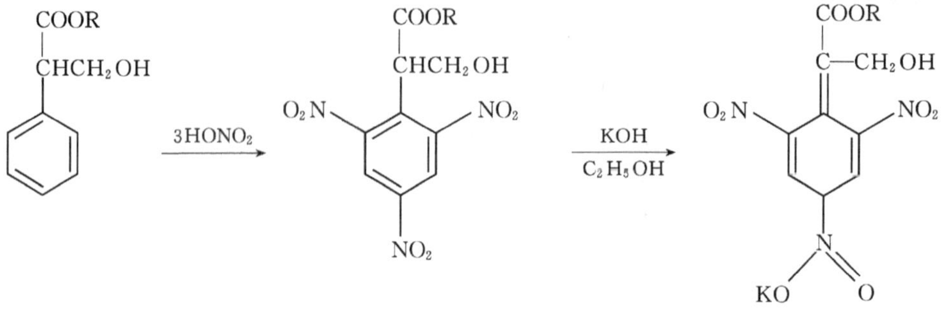

注：R 代表莨菪烷部分

五、防己

防己又称汉防己、粉防己，为防己科植物粉防己 *Stephania tetrandra* S. Moore 的干燥根。具有清热燥湿，泻火解毒的功效。

（一）化学成分

防己中生物碱含量高达 1.5%～2.3%，其中主要为汉防己甲素（tetrandrine），又称粉防己碱，约 1%～2%，其次是汉防己乙素（fangchinoline），又称防己诺林碱，约 0.5%。还含少量的轮环藤酚碱。

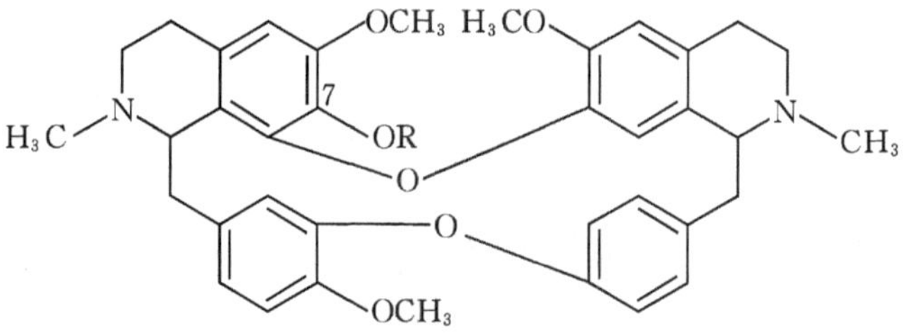

汉防己甲素：R＝CH₃
汉防己乙素：R＝H

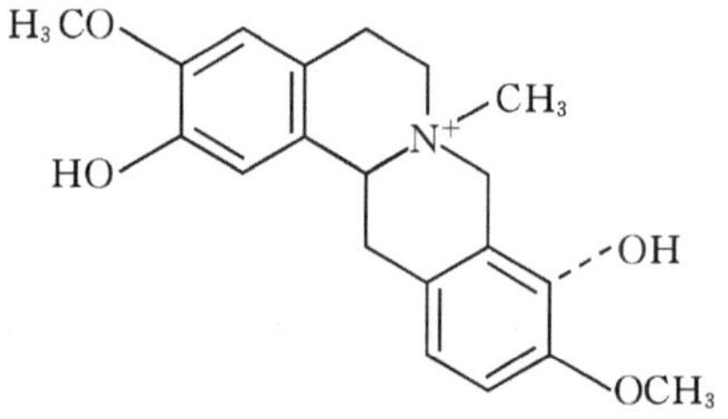

轮环藤酚碱

汉防己甲素和汉防己乙素氮原子呈叔胺状态，轮环藤酚碱为季铵型生物碱，结构中均含有异喹啉母核。

汉防己甲素和汉防己乙素的分子结构只在异喹啉环中 C_7 位取代基上有所不同，前者为甲氧基，后者为酚羟基。由于酚羟基是极性基团，故汉防己甲素的极性小于汉防己乙素。汉防己乙素的酚羟基由于处于两个含氧基团之间，可形成分子内氢键或受到空间位阻的影响，使其难溶于氢氧化钠溶液，不具有酚羟基的所有通性，这种酚羟基称为隐性酚羟基。

药理实验研究表明，防己总生物碱具有镇痛、消炎、降压、肌肉松弛以及抗菌、抗肿瘤作用。其中汉防己甲素镇痛作用强于乙素，已用于临床。汉防己甲素和汉防己乙素在碱性条件下与碘甲烷反应生成具有肌肉松弛作用的碘化二甲基汉防己碱，称为"汉肌松"，可用为中药麻醉的辅助药。

（二）理化性质

1. 性状

汉防己甲素和汉防己乙素均为白色结晶，轮环藤酚碱的氯化物为无色结晶。

2. 碱性

汉防己甲素和汉防己乙素分子结构中均有两个叔胺氮原子，碱性较强。轮环藤酚碱属原小檗碱型季铵碱，具强碱性。

3. 溶解性

汉防己甲素和汉防己乙素，亲脂性较强，具有脂溶性生物碱的一般溶解性。但汉防己甲素的极性较小，能溶于冷苯；汉防己乙素极性较大，难溶于冷苯。借此可将两者分离。轮环藤酚碱符合季铵碱的溶解通性。

（三）提取分离

目前多用乙醇提取出总生物碱，然后利用各成分的溶解性和极性差异进行分离。流程如下：

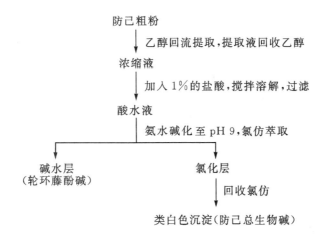

碱水中的轮环藤酚碱是季铵碱，水溶性较强，可用雷氏铵盐沉淀法分离；防己总生物碱中含有汉防己甲素和汉防己乙素可用冷苯法或氧化铝柱色谱分离。

1. 冷苯法

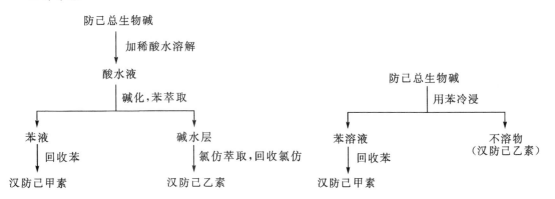

2.氧化铝柱色谱法

汉防己甲素的极性小于汉防己乙素,当用氧化铝柱色谱分离时,极性小的汉防己甲素首先被洗脱下来,而极性大的汉防己乙素后被洗脱下来。

防己总生物碱
│ 氧化铝柱色谱,氯仿-甲醇洗脱
├── 汉防己甲素
└── 汉防己乙素

六、川乌(附子)

川乌为毛茛科植物乌头 *Aconitum carmichaeli* Debx. 的干燥母根,附子则为川乌子根的加工品。川乌具有祛风除湿、温经止痛的功效;附子具有回阳救逆、补火助阳、散寒止痛的功效。

现代药理学研究表明,乌头和附子中的生物碱有镇痛、消炎、麻醉、降压及对心脏产生刺激等作用。这类生物碱毒性剧烈,乌头碱给小鼠皮下注射的半数致死量为 0.295mg/kg,人的致死量为 4mg,口服 0.2mg 即可引起中毒反应。从日本附子中分离出消旋去甲乌药碱,含量甚少,但据报道,将其稀释为十亿分之一仍有强心活性。

(一)化学成分

乌头和附子主要含二萜类生物碱,碳的骨架多为去甲二萜。据报道,从各种乌头中分离出的生物碱已达 400 多种,以乌头碱(aconitine)和次乌头碱(hypa-conitine)为主要成分,结构如下:

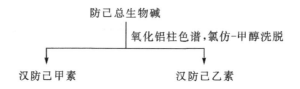

乌头碱: $R=C_2H_5$ $R'=OH$
次乌头碱: $R=CH_3$ $R'=H$

消旋去甲乌药碱

乌头碱和次乌头碱分子结构中含一个叔胺氮;其 C_8、C_{14} 的羟基常和醋酸、苯甲酸结合成酯,故称它们为二萜双酯型生物碱,是乌头的主要毒性成分。产生毒性的原因是其结构中含有两个酯键,其中 C_{14}—$OCOC_6H_5$ 是致毒的决定性基团,C_8—$OCOCH_3$ 在致毒方面起重要作用。另外,两种生物碱还具有跨 A 环连接 C_{17} 和 C_{19} 的氮桥键。

(二)理化性质

1.性状

乌头碱为六方片状结晶,次乌头碱为白色柱状结晶,均具有麻辣味。

2.碱性

乌头碱和次乌头碱具有一般叔胺碱的碱性,能与酸成盐。

3.水解性

乌头碱、次乌头碱等为双酯型生物碱,若将双酯型碱经水解除去酯基,生成单酯型生物碱或无酯键的醇胺型生物碱。单酯型生物碱的毒性小于双酯型生物碱;而醇胺型生物碱几乎无毒性,而且它们均不降低原双酯型生物碱的疗效。这就是传统炮制乌头及附子的化学原理,即将乌头及附子在水中长时间浸泡,或直接浸泡于水中加热,可使乌头碱等酯类生物碱水解,降低含量,从而降低毒性。乌头碱的水解反应如下:

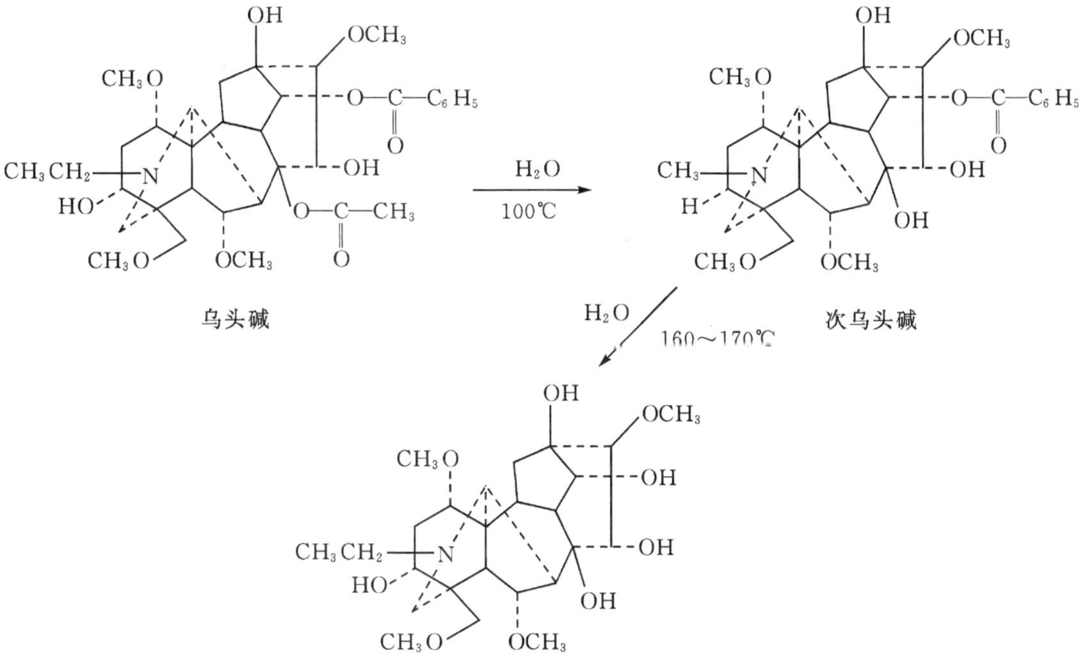

乌头碱 → (H₂O, 100℃) → 次乌头碱 → (H₂O, 160～170℃) → 乌头原碱

4.溶解性

乌头碱、次乌头碱、乌头原碱等双酯型生物碱亲脂性较强,这三种生物碱的盐酸盐均可溶于氯仿。次乌头碱(benzoylaconitine)和乌头原碱(aconine)由于酯键被水解,产生醇胺结构,亲脂性相对减弱。乌头和附子中非萜类生物碱,如消旋去甲基乌药碱的盐酸盐为亲水性化合物,难溶于氯仿。

学习小结

本章主要介绍了生物碱的概念、结构类型、性质、提取分离、鉴定及生物碱实例。学习时应重点归纳总结生物碱的碱性、溶解性及沉淀反应,并用以指导生物碱的提取分离及鉴定。

目标检测

一、名词解释

生物碱 生物碱沉淀反应

二、简答题

1.生物碱在植物体内的存在形式有哪些？

2.生物碱及其盐的溶解性一般规律是什么？

3.影响生物碱碱性强弱的因素有哪些？各有什么影响？

4.用沉淀反应鉴定生物碱应注意哪些问题？

5.简述生物碱的提取方法。

6.总生物碱中单体生物碱的分离方法有哪些？分离依据是什么？

7.比较下面化合物或氮原子的碱性强弱,简述原因。

(1)麻黄碱和伪麻黄碱 (2)莨菪碱和东莨菪碱

(3)

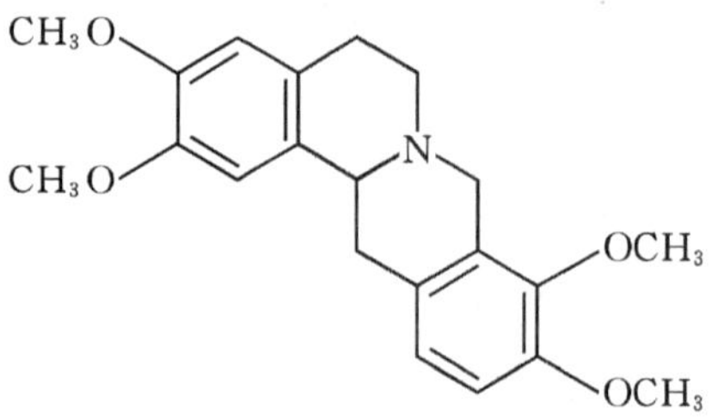

A

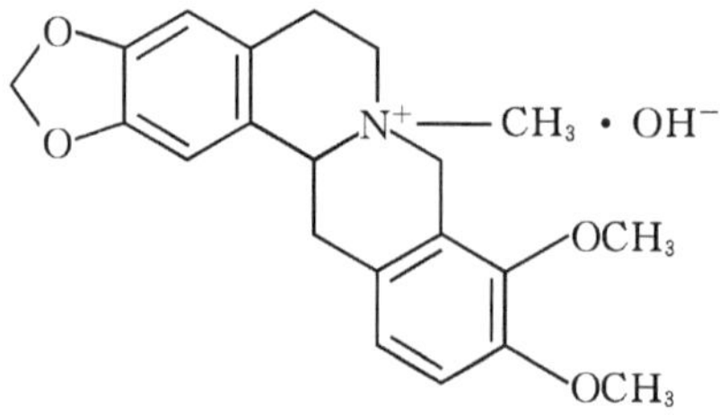

B

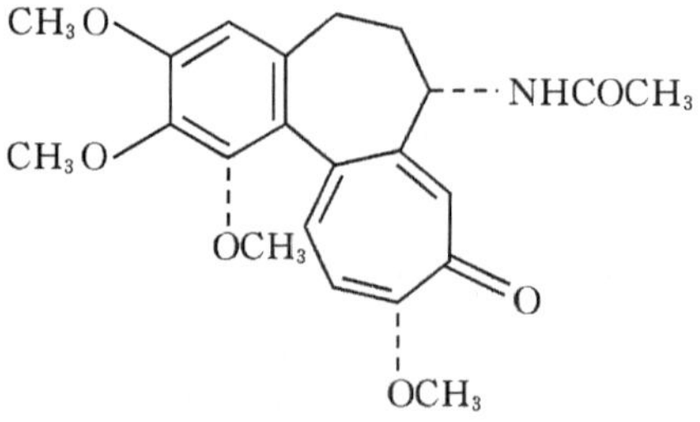

C

8.中药元胡的有效成分是延胡索乙素(dl-tetrahydropalmatine)(叔胺类生物碱)等生物碱,中医常用其醋制品,试分析其原理？

9.某生药中含有 A 弱碱性生物碱,B 酚性生物碱,C 一般叔胺生物碱,D 季铵生物碱。试设计提取分离流程。

第四章　糖和苷类

 学习目标

【知识要求】
- 掌握糖和苷的定义、结构、分类与性质;苷键的水解方法;糖和苷类化合物提取的一般方法和注意事项;苷类化合物中糖的鉴定方法。
- 熟悉苷键裂解反应的一般规律。

【能力要求】
- 能运用苷的理化性质,解决提取、分离及鉴定等基本问题。

第一节　糖　类

糖类是植物光合作用的初生产物,同时也是绝大多数天然产物生成或合成的初始原料。从化学结构看,糖类是多羟基醛或多羟基酮及其衍生物、聚合物的总称,一般由碳、氢、氧三种元素组成。

糖类在自然界分布极广,所有生物体中均含有糖及其衍生物。糖类是植物细胞和组织的重要营养物质和支持物质,可分布于植物的各个部位,如根、茎、叶、花、果实、种子等。动物通过摄取糖类物质,以提供生理活动及其他运动所需的能量。糖还可以和其他非糖物质结合,形成苷类存在于生物体中。

糖类在医药上应用极为广泛,某些天然多糖具有明显的生物活性和独特的生理作用,如香菇多糖、银耳多糖、灵芝多糖等具有抗肿瘤活性;海藻多糖有降血脂作用;茶多糖具有降血糖作用。在制药工业中,葡萄糖、蔗糖可作为矫味剂,淀粉、糊精可作为稀释剂或吸收剂,阿拉伯胶常用作乳化剂、混悬剂等。

一、结构与分类

天然药物中的糖类成分可根据其分子水解反应的情况,分为单糖、低聚糖和多糖。单糖是糖类物质的最小单位,不能被水解为更小的分子。自然界中多数单糖在生物体内呈结合状态,只有少数单糖如葡萄糖、果糖等可以游离状态存在。

低聚糖又称寡糖,是由 2～9 个单糖分子脱水缩合而成的聚糖,能被水解成相应数目的单糖,如麦芽糖、蔗糖、棉子糖等。

多糖是由 10 个以上的单糖分子脱水缩合而成的高聚物,通常由几百甚至几千个单糖分子组成,如淀粉、纤维素等。因多糖分子量较大,其性质已不同于单糖和低聚糖。

（一）单糖

自然界中的单糖已发现的有 200 多种，从三碳糖到八碳糖都有存在，但以五碳糖（戊糖）和六碳糖（己糖）最为常见和重要。根据单糖分子中所含官能团的种类，又可分为醛糖、酮糖、糖醛酸、糖酸、糖醇、去氧糖、氨基糖等。具有醛基或酮基的单糖分子，可以自身发生加成反应生成含氧的杂环结构，根据氧杂环的结构不同，又分为吡喃糖和呋喃糖，如为六元含氧杂环，则称为吡喃糖，如为五元含氧杂环，则称为呋喃糖。

天然药物中较为常见的单糖及其衍生物有：

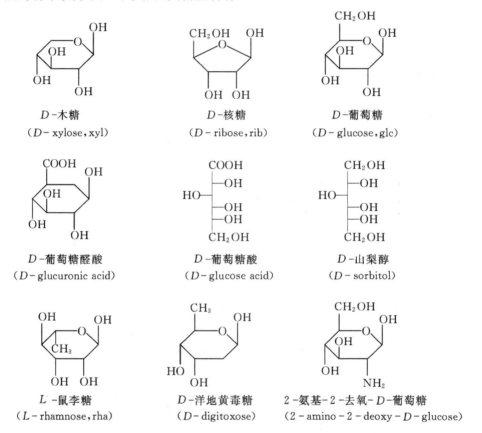

D-木糖 （D-xylose，xyl）	D-核糖 （D-ribose，rib）	D-葡萄糖 （D-glucose，glc）
D-葡萄糖醛酸 （D-glucuronic acid）	D-葡萄糖酸 （D-glucose acid）	D-山梨醇 （D-sorbitol）
L-鼠李糖 （L-rhamnose，rha）	D-洋地黄毒糖 （D-digitoxose）	2-氨基-2-去氧-D-葡萄糖 （2-amino-2-deoxy-D-glucose）

 知识链接

糖的绝对构型

根据糖的哈沃斯投影式中六碳吡喃型糖的 C_5（五碳呋喃型糖的 C_4）上取代基 R 的取向来判断，即 C_5—R（或 C_4—R）在环平面上方的为 D-型糖，在环平面下方的为 L-型糖。

糖的相对构型

端基碳原子上的 C_1—OH 与 C_5—R（或 C_4—R）在环的同侧者为 β 构型，在环的异侧者为 α 构型。

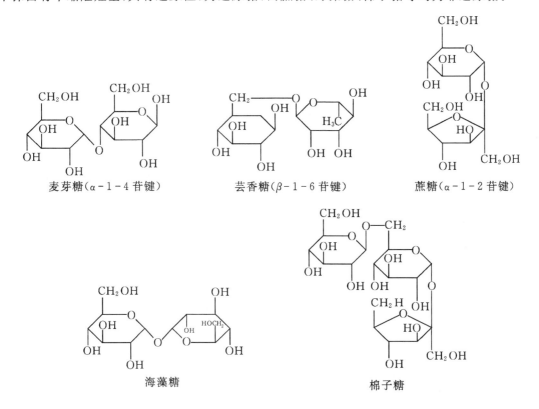

α-D-葡萄糖   β-D-果糖   α-D-葡萄糖醛酸   α-L-鼠李糖

(二)低聚糖

天然存在的低聚糖多数由 2～9 个单糖基组成,在皂苷等成分中,有时可存在组成达 7～8 个单糖基的低聚糖链。目前所发现的许多低聚糖并非是生物体内的游离物质,而是各种酶或酸对多聚糖或苷的水解产物。

根据组成低聚糖的单糖基数目,可将其分为二糖、三糖、四糖等。根据是否含有游离的半缩醛羟基,又可将其分为还原糖和非还原糖。如麦芽糖(maltose)、芸香糖(rutinose)等,结构中保留有半缩醛羟基,具有还原性,为还原糖,而蔗糖、海藻糖、棉子糖等均为非还原糖。

麦芽糖(α-1-4 苷键)   芸香糖(β-1-6 苷键)   蔗糖(α-1-2 苷键)

海藻糖

棉子糖

(三)多糖

多糖是 10 个以上单糖分子脱水缩合生成的高聚物。按多糖在生物体内的功能可分为两类。一类为动、植物的支持组织,分子呈直链型,如纤维素、甲壳素等;另一类为动、植物体内贮藏的营养物质,能经酶催化水解出单糖为动、植物提供能量,多数分子呈支链型,如淀粉、菊糖、树胶、黏液质、肝糖原等。按多糖分子中单糖基的组成情况,可分为均多糖和杂多糖两类。由同种单糖聚合而成的称为均多糖;由两种以上单糖聚合而成的称为杂多糖。

1.植物多糖

(1)淀粉(starch) 广泛存在于植物体中,尤以果实、种子或根、茎中含量较高,在工业中常用作生产葡萄糖的原料。淀粉是 D-葡萄糖的高聚物,可分为直链淀粉(糖淀粉)和支链淀粉(胶淀粉),支链淀粉较多,约占 80%。糖淀粉是 $1\alpha\rightarrow4$ 连接的 D-葡聚糖,胶淀粉也是 $1\alpha\rightarrow4$ 葡聚糖,但有 $1\alpha\rightarrow6$ 的分支链,平均支链长为 25 个葡萄糖单位。

(2)纤维素(cellulose) 是自然界分布最广的多糖,大约是由 3000~5000 个分子的 D-葡萄糖以 $1\beta\rightarrow4$ 连接而成的直链多糖。

(3)菊糖(inulin) 是果聚糖的一种,又称菊淀粉,在高等植物及微生物中均有存在,尤以菊科植物中分布较多。菊糖是由 35 个 D-果糖以 $2\beta\rightarrow1$ 糖苷键连接,最后接 1 个 D-葡萄糖基。

(4)树胶(gum) 是植物体受伤害或菌类侵袭后自伤口渗出的分泌物,干燥后成无定形半透明块状物。树胶是化学组成复杂的酸性多糖,在植物体中多与钠、钾、镁离子结合成盐而存在。

(5)黏液质(mucilage) 是植物种子、果实、根、茎和海藻中存在的一类黏多糖,是保持植物水分的基本物质。如黄精、玉竹、车前子、昆布、海藻等中含有大量的黏液质。

2.动物多糖

(1)甲壳素(chitin) 是存在于昆虫及甲壳类动物外壳中的多糖成分,它是由 N-乙酰葡萄糖胺以 $1\beta\rightarrow4$ 连接而成的直线分子,其结构和稳定性与纤维素类似。甲壳素经浓碱高温处理得到的脱乙酰甲壳素,系氨基多糖,在医药工业中具有广泛应用。

(2)硫酸软骨素(chondroitin sulfate) 是从动物的软骨组织中得到的酸性黏多糖,用以保持动物组织的水分和弹性。硫酸软骨素有 A、B、C、D 等数种,其中 A 是动物软骨的主要成分。硫酸软骨素 A 能增强脂肪酶的活性,还具有抗凝和抗血栓形成的作用。

(3)肝素(heparin) 是一种含有硫酸酯的黏多糖,分子呈螺旋形纤维状,其糖链上常接有丝氨酸或小分子肽。肝素广泛分布于哺乳动物的内脏、肌肉和血液里,作为天然抗凝血物质受到高度重视,主要用于预防和治疗血栓。

二、理化性质

1.性状

单糖和低聚糖多为无色晶体,有甜味。多糖一般为无定形物质,无甜味。

2.溶解性

单糖和低聚糖易溶于水和稀醇,难溶于无水乙醇,不溶于乙醚、三氯甲烷和苯等极性小的有机溶剂。因多糖的分子量较大,故水中溶解度较单糖和低聚糖大大降低,不溶于乙醇及其他有机溶剂。通常,纤维素、甲壳素等动、植物支持组织类多糖,不溶于水;而淀粉、菊糖等营养物质类多糖,可溶于热水成胶体溶液。

3.水解性

单糖不能被水解,低聚糖和多糖通常能被酶、酸或碱水解成单糖,但动、植物支持组织类多糖如纤维素、甲壳素,性质稳定,不易被稀酸或碱水解。

4.旋光性

因糖类分子中存在手性碳原子,故具有右旋光性。

5.还原性

分子中具有半缩醛羟基的糖具有还原性,故单糖和部分低聚糖具有还原性,而多糖无还原性。低聚糖和多糖被酶或酸水解成单糖后的溶液均显示还原性。

三、提取与分离

1.提取

单糖和低聚糖易溶于水和稀醇,难溶于极性小的有机溶剂。根据溶解特性,从天然药物中提取单糖和低聚糖时,通常采用水或稀醇作为提取溶剂。由于天然药物中其他物质的助溶作用,用乙醇或甲醇回流提取非糖类有效成分时,也可提出单糖和一些低聚糖。

分子量较大的低聚糖和多糖通常用水加热提取,根据多糖具体性质的不同,有的多糖也可用稀醇、稀碱、稀盐溶液等提取。

由于植物体内水解聚合糖的酶与糖共存,为了获得糖的原存形式,必须采用适当的方法破坏或抑制酶的活性。提取时可采用加入无机盐(如碳酸钙),或加热回流等方法破坏酶的活性。若药材中共存有酸性成分,应加入碳酸钙、碳酸钠等中和植物酸,尽量在中性条件下提取。

2.分离

对于提取物中含量很高的单糖或二糖,有时可采用结晶方法分离出来。但糖混合物一般需要通过色谱法进行分离。常用纤维素、药用炭、大孔吸附树脂等进行色谱分离。

纤维素色谱分离糖类,展开溶剂可用水、稀乙醇、稀丙酮、水饱和正丁醇或异丙醇等。对酸性多糖,可在溶剂系统中加入适量的乙酸或甲酸,避免拖尾。

药用炭柱色谱分离糖类,可将糖混合物以适量水溶解,加到色谱柱上端。先用水洗脱,首先洗下的一般是无机盐或氨基酸,同时或稍后洗下的是单糖;再用稀醇洗脱,大约 10% 的稀醇可洗下二糖,15% 的稀醇可洗下三糖,随着醇浓度的增加,依次洗下分子量较大的糖,一般 $35\%\sim45\%$ 的稀醇即能洗下所有的单糖和低聚糖。

大孔树脂柱色谱通常选用非极性或低极性的大孔树脂作吸附剂,洗脱的溶剂系统和方法与药用炭柱色谱类似。

多糖的分离,一般用分级沉淀法精制后再用色谱法分离。分级沉淀法是将多糖水提取液适当浓缩后,加入一定量的乙醇、甲醇或丙酮至不同的浓度,使多糖分级沉淀,得到不同的多糖组分。对于酸性多糖的水提取液,可用乙酸或盐酸调节酸性后再加乙醇,使多糖沉淀析出,也可加入铅盐、钙盐或铜盐等生成不溶性沉淀或络合物而析出。

凝胶色谱法分离多糖较为理想,分子大小不同的多糖在分离过程中不断扩散和排阻,大分子多糖先流出,小分子多糖后流出。另外,还可用透析法除去多糖中的小分子物质。由于多糖分子大小的不同,其沉积速率亦不同,故也可使用超速离心法分离多糖。

值得注意的是,在提取时药材中的糖类一般被当做无效成分除去,尤其是含淀粉较多的药材,提取有效成分时,不宜用热水煎煮,以免提取液黏稠,难于滤过。

四、鉴定

糖的鉴定通常可以采用化学法和色谱法。化学法主要是利用糖的脱水反应和糖的还原性所产生的颜色变化、生成沉淀等现象来鉴定糖类。色谱鉴定则可以利用薄层色谱和纸色谱等方法,与已知糖的标准品作对照进行鉴定。

（一）化学法

1. α-萘酚-浓硫酸（Molish）反应

取供试液于试管中，加入 3% α-萘酚乙醇溶液混合后，沿试管壁滴加浓硫酸使之分为两层，两液层交界面处产生紫色环。其机理是糖类在此条件下能与浓硫酸作用生成糠醛或其衍生物，再与 α-萘酚缩合生成有色物质。反应机理如下

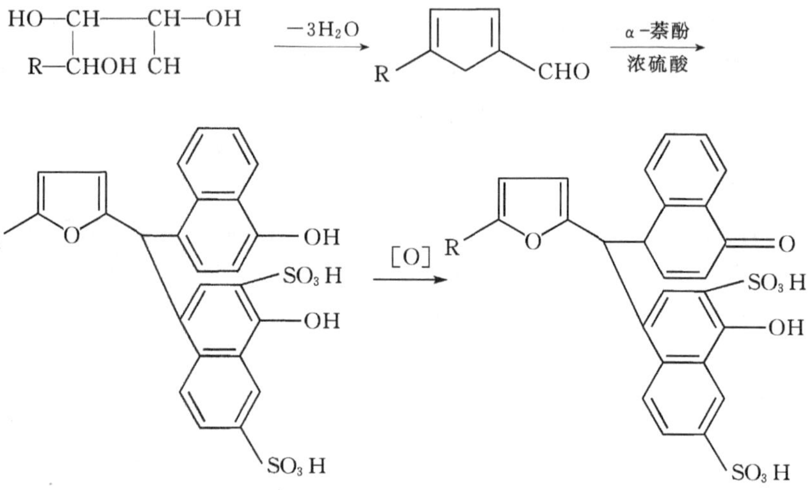

Molish 反应对试样中含有的游离或结合型糖均可以呈现阳性反应，但应注意的是，碳苷和糖醛酸与 Molish 试剂反应往往呈阴性。

2. 斐林（Fehling）反应

取供试液于试管中，加入等量斐林试剂，置水浴中加热，如产生氧化亚铜砖红色沉淀，表明供试液中含有还原糖。如同时测试水解前后两份供试液，水解前呈负反应，水解后呈正反应，或者水解后生成的沉淀比水解前多，表明供试液中含有多糖或苷。

此外，苷水解液中的糖，还可用银镜试验进行鉴定。

（二）色谱法

1. 纸色谱

纸色谱法鉴定糖类需以标准品同时点样作为对照。常用水饱和的有机溶剂为展开剂，如正丁醇-醋酸-水（4:1:5，上层）或水饱和的苯酚为展开剂。因糖类的极性强，水溶性大，其 R_f 值与展开剂的含水量有很大关系，故配制展开剂时必须注意，尤其是多元组成的展开剂，其混合比例更应力求准确。

糖的纸色谱常用显色剂有：硝酸银试剂，还原糖显棕黑色；苯胺-邻苯二甲酸试剂，五碳醛糖和六碳醛糖所呈颜色不同；3,5-二羟基甲苯-盐酸试剂，酮糖及含有酮糖的低聚糖呈红色等。

2. 薄层色谱

糖的极性大，在硅胶薄层上进行色谱分离时，点样量一般不能大于 $5\mu g$。否则易造成斑点明显拖尾，R_f 值降低，致使一些 R_f 值相近的糖类难以得到满意的分离。硅胶薄层色谱的展开剂也通常选用极性较大的含水溶剂系统，如正丁醇-醋酸-水（4:1:5，上层）、氯仿-甲醇-水（65:35:10，下层）、乙酸乙酯-正丁醇-水（4:1:5，上层）。

　　显色方法除上述纸色谱所用的显色剂外,还常用茴香醛-硫酸试剂、α-萘酚-硫酸试剂、间苯二酚-硫酸试剂等,喷后需在 100℃左右加热数分钟至显出斑点。

第二节　苷　类

　　苷类(glycosides)是由糖或糖的衍生物与非糖物质通过糖的端基碳原子连接而成的一类化合物。在植物体中,几乎各种类型的天然产物均可以与糖结合生成苷,因此,苷类的分布非常广泛,尤以高等植物分布最多。苷类可分布于植物体的各个部位,如中药人参的根、根茎、茎、叶、花、种子均含有三萜皂苷。对多数天然药物而言,根及根茎往往是苷类分布的一个重要部位。

　　苷类化合物具有广泛的生物活性,如天麻苷是天麻安神镇静的主要活性成分;三七皂苷是三七活血化瘀的活性成分;强心苷有强心作用;黄酮苷有抗菌、止咳、平喘、扩张冠状动脉等作用。

一、结构与分类

　　从结构上看,绝大多数的苷类是由糖与非糖物质连接而成,其中的非糖部分称为苷元(aglycone)或配基。糖与苷元连接的键称为苷键,所连接的原子称苷键原子。

　　苷类成分的种类多,范围广,虽然均含有糖基部分,但苷元的结构类型差别很大,并且性质和生物活性也各不相同,在植物中的分布情况也不同,因此苷有多种不同的分类方法。

(一)按苷中糖的部分分类

1.按单糖的结构分类

　　由于单糖有 α 和 β 两种端基异构体,因此形成的苷也分为 α-苷及 β-苷两种类型。在天然苷类中,由 D-型糖衍生而成的苷多为 β-苷(如 β-D-葡萄糖苷),而由 L-型糖衍生的苷多为 α-苷(如 α-L-鼠李糖苷)。

β-D-葡萄糖苷　　　　α-L-鼠李糖苷

2.按连接单糖基的数目分类

　　按连接单糖基的数目可分为单糖苷、双糖苷、三糖苷等。如毛茛苷(单糖苷)、芸香苷(双糖苷)。

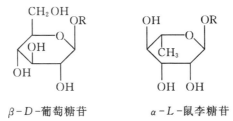

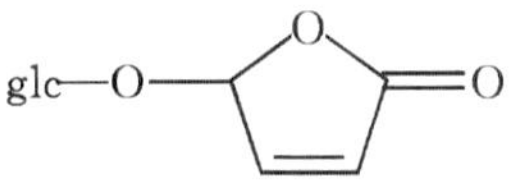

毛茛苷 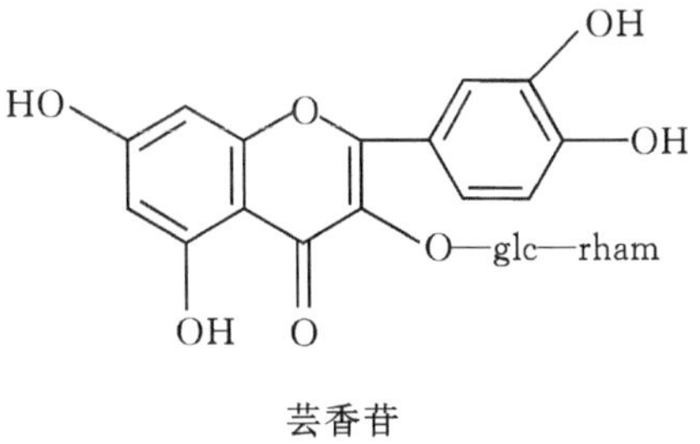　　　　　　　　　芸香苷

3.按连接糖链的数目分类

按连接糖链的数目可分为单糖链苷（一元苷）、双糖链苷（二元苷）等。如橙皮苷（hesperidin）是单糖链苷,甜叶菊苷（stevioside）是双糖链苷。

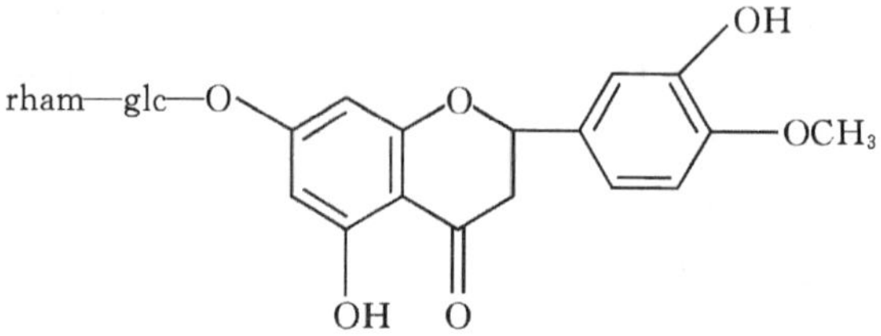

橙皮苷 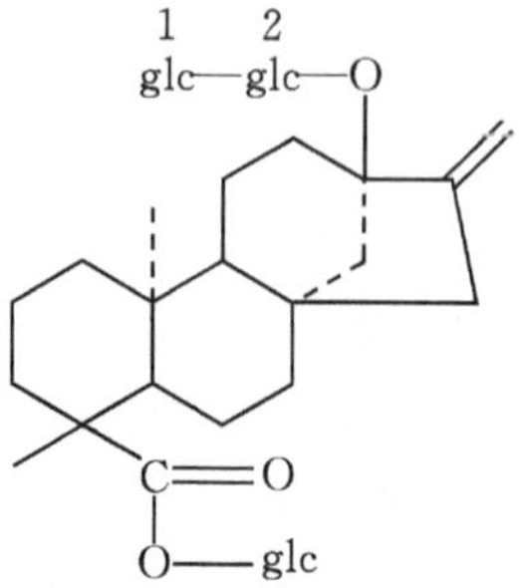　　　　　　　　　　甜叶菊苷

(二)按苷键原子分类

根据苷键原子的不同,苷类可以分为氧苷、硫苷、氮苷和碳苷。

1.氧苷

苷元通过氧原子和糖相连接而成的苷称为氧苷。氧苷是数量最多、最常见的苷类。根据苷元结构不同又分为醇苷、酚苷和酯苷等,其中以醇苷和酚苷居多,酯苷较少见。

(1)醇苷　是苷元的醇羟基与糖缩合而成的苷。如红景天苷（salidroside）、龙胆苦苷（gentiopicrin）等。

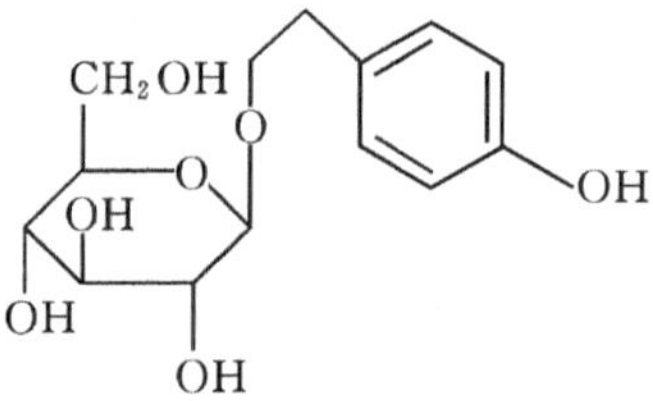

红景天苷 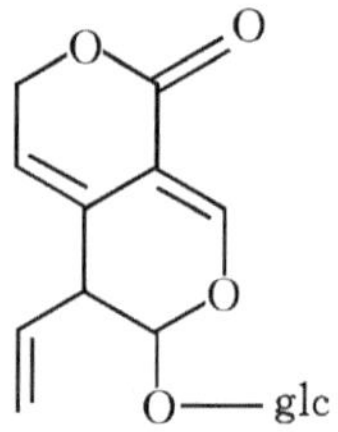　　　　　　　　龙胆苦苷

(2)酚苷　是苷元上的酚羟基与糖的端基羟基脱水缩合而成的苷。如熊果苷（arbutin）、丹皮苷（paeonoside）等。

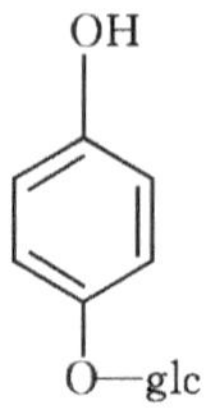

熊果苷 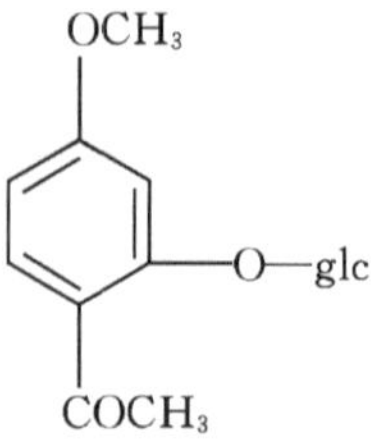　　　　　　　　丹皮苷

（3）酯苷　是苷元上的羧基与糖脱水缩合而成的苷。既具有苷的性质又具有酯的性质，既易被稀酸所水解，又能被稀碱所水解。如山慈菇中具有抗真菌活性的山慈菇苷 A（tuliposide A）和山慈菇苷 B（tuliposide B），水解后苷元立即环合生成山慈菇内酯 A（tulipalin A）和山慈菇内酯 B（tulipalin B）。

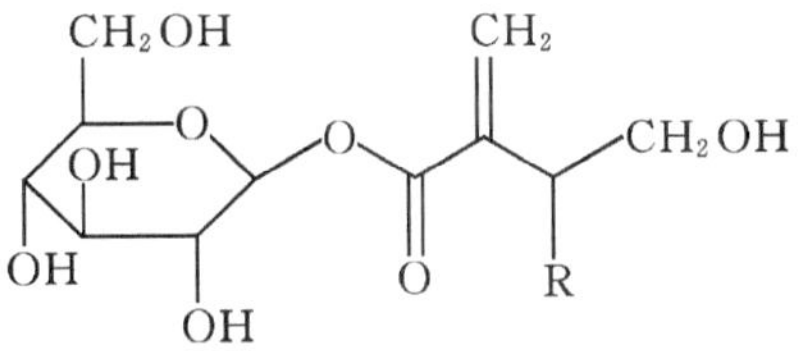

山慈菇苷 A：　R= H
山慈菇苷 B：　R=OH

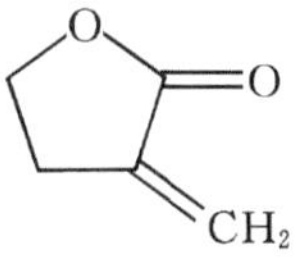

山慈菇内酯 A

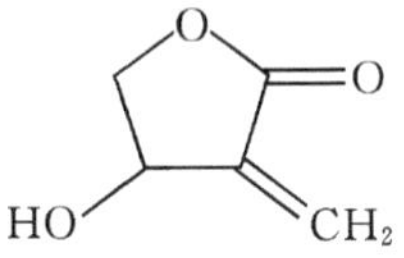

山慈菇内酯 B

2. 硫苷

硫苷是由苷元上的巯基（—SH）与糖的端基羟基脱水缩合而成的苷。这类苷为数不多，主要存在于十字花科植物中，如芥子苷，常以钾盐的形式存在。芥的种子习称黄芥子，含有黑芥子苷（sinigrin）；白芥的成熟种子习称白芥子，含有白芥子苷（sinalbin）。它们常被伴存的芥子酶水解，生成的芥子油中含有异硫氰酸酯类，具有止痛和消炎作用。

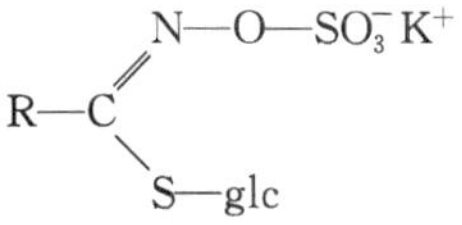

芥子苷通式

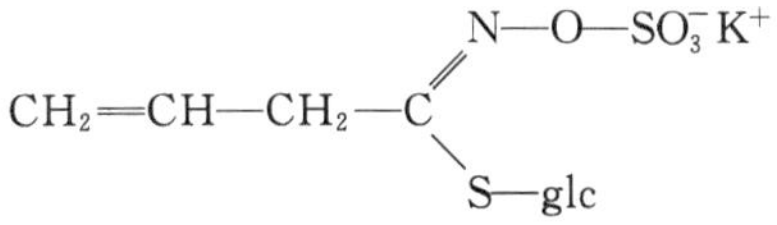

黑芥子苷

$$黑芥子苷 \xrightarrow[\text{芥子酶}]{[H_2O]} CH_2{=}CH{-}CH_2{-}N{=}C{=}S + C_6H_{12}O_6 + KHSO_4$$

异硫氰酸烯丙酯

3. 氮苷

氮苷是由苷元上的氨基与糖的端基羟基脱水缩合而成的苷。氮苷在生物化学领域是十分重要的物质，如腺苷、鸟苷、胞苷、尿苷等核苷类，是核酸的重要组成部分。中药巴豆中的巴豆苷也是氮苷类化合物。

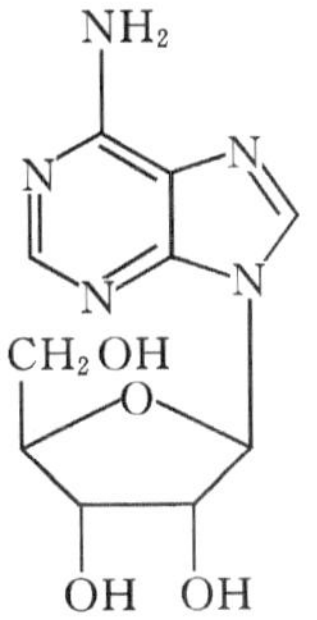

腺苷

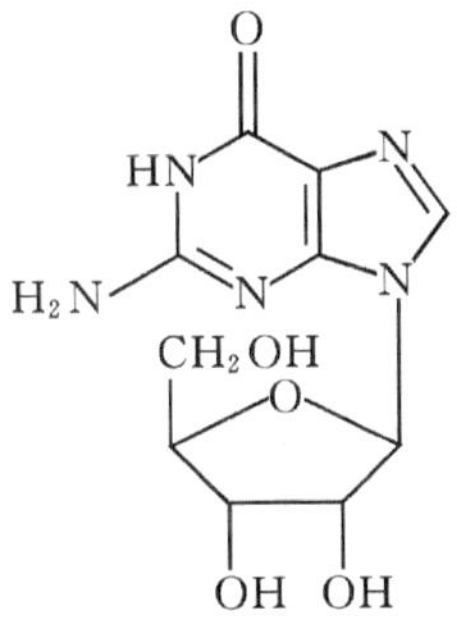

鸟苷

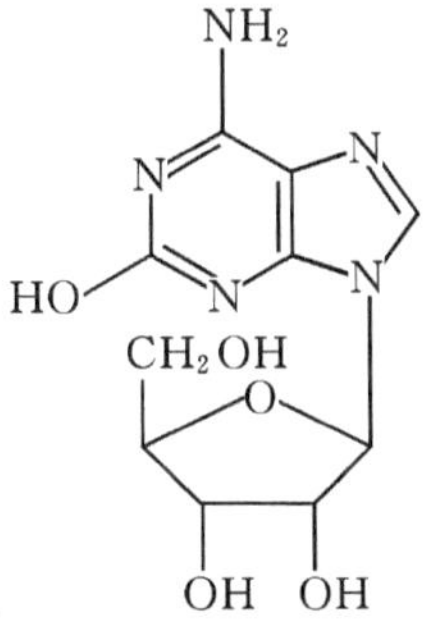

巴豆苷

4. 碳苷

碳苷是由糖的端基碳原子直接与苷元的碳原子相连接而成的苷类(苷元的活泼氢与糖的端基羟基脱水缩合而成)。碳苷在蒽衍生物和黄酮类化合物中最为多见,如芦荟苷(aloin)、葛根素(puerarin)等。碳苷类具有溶解度小、难水解的共同特点。

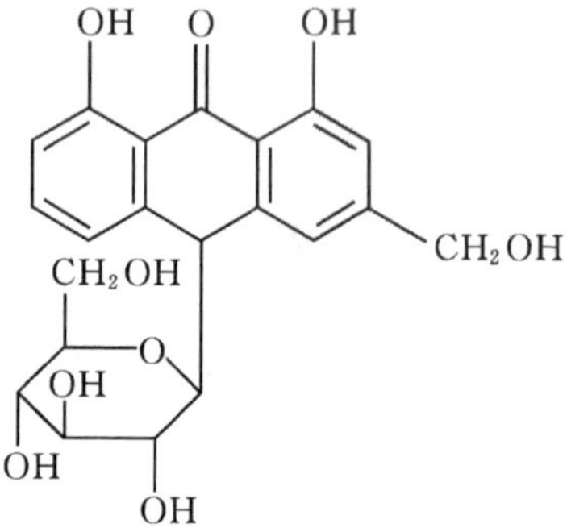

芦荟苷 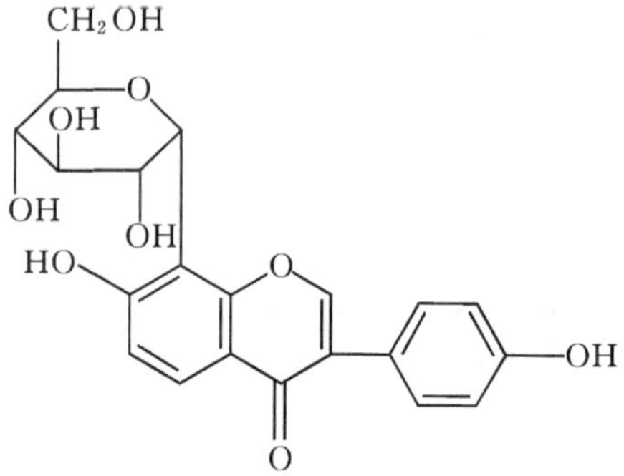　　　　　　　　葛根素

(三)按苷元的结构分类

根据苷元的化学结构类型,可以将苷类分为氰苷、吲哚苷、香豆素苷、黄酮苷、蒽醌苷等。

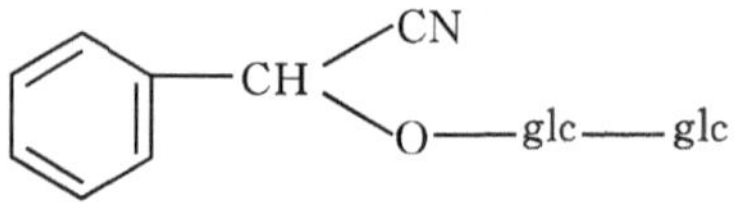

苦杏仁苷(氰苷) 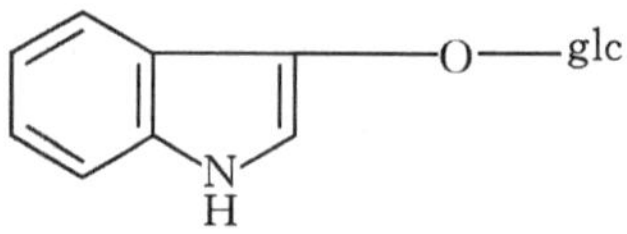　　　靛苷(吲哚苷) 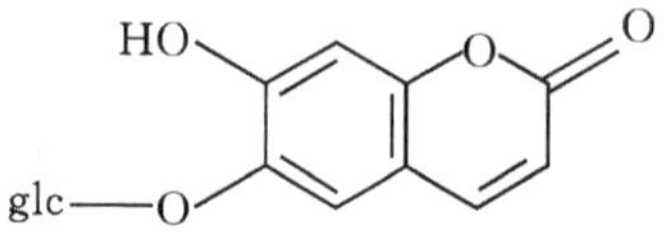　　　七叶苷(香豆素苷)

(四)其他分类方法

根据苷类在植物体内的存在状况,可将原存在于植物体内的苷称为原生苷,原生苷经水解失去部分糖后生成的苷,称为次生苷。根据苷的特殊性质及生理作用分类,如皂苷、强心苷等。根据糖的种类或名称分类,如葡萄糖苷、木糖苷、去氧糖苷等。根据苷的植物来源分类,如人参皂苷、柴胡皂苷等。

二、理化性质

苷类化合物由糖和苷元组成,由于苷元结构的复杂多变,使各类苷的性质差异显著,但由于结构中都含有糖的部分,又使苷类化合物具有一定的通性。

(一)一般性状

苷类多数为固体,其中糖基少的可成结晶,连接糖基多的苷多是具有吸湿性的无定形粉末状物(例如皂苷等)。多数苷类化合物无颜色,少数苷类因苷元结构中含有共轭体系和助色团而呈现一定的颜色。如黄酮苷、蒽醌苷一般可显示黄至红色。苷类一般是无味的,但有些苷类具有苦味、甜味或辛辣味,例如新橙皮苷(橙皮素-7-O-新橙皮糖苷)是苦味的;甜叶菊苷则有很强的甜味,甜度是蔗糖的 300 倍。

(二)旋光性

苷类具有旋光性,且多呈左旋,但水解后由于生成的糖大多是右旋的,因而使混合物呈右旋。因此,比较水解前后旋光性的变化,可鉴定苷类的存在。但应注意,有些低聚糖或多糖的分子中也具有类似的苷键,因此,只有在水解产物中找到苷元,才能确认有无苷类的存在。

(三)还原性

苷类无还原性,苷类水解后的溶液因含有单糖,则可显示还原性。利用此性质可鉴定苷类的存在。但要注意某些非还原性低聚糖或多糖的干扰,因此,水解液中必须确认苷元的存在。

(四)溶解性

苷类因含有糖基,故均具有一定的亲水性,并且随着分子中糖基数目的增多,亲水性也越强,一般可溶于甲醇、乙醇等亲水性有机溶剂和水,不溶或难溶于亲脂性有机溶剂。苷元一般呈亲脂性,可溶于醇、乙酸乙酯、三氯甲烷、乙醚等有机溶剂中。碳苷的溶解性较为特殊,无论在水或有机溶剂中,溶解度一般都较小。

(五)苷键的裂解

苷键是苷类及多糖分子中特有的化学键,通过苷键的裂解反应,可以了解苷元的结构、糖的组成及种类、苷元与糖的连接方式以及糖与糖之间的连接方式。苷键裂解的方法有酸催化水解法、碱催化水解法、酶催化水解法及氧化开裂法等。

1. 酸催化水解法

苷键具有缩醛结构,易被稀酸催化水解,反应一般在水或稀醇溶液中进行。其反应机理是苷键原子首先质子化,然后苷键断裂生成苷元和糖的阳碳离子,在水中糖的阳碳离子经溶剂化,再失去质子而形成糖分子。下面以氧苷中葡萄糖苷的稀酸水解为例说明其反应历程。

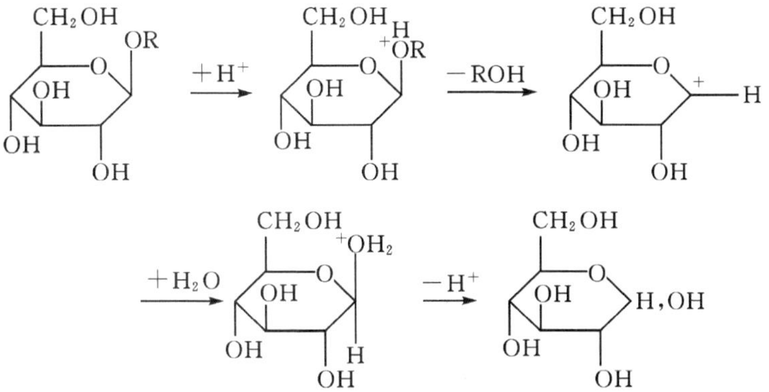

从上述反应历程可见,苷类进行酸催化水解的难易与苷键原子的碱度,即苷键原子上的电子云密度及其空间环境有密切关系。凡有利于苷键原子质子化的因素,就有利于水解。苷类酸水解的难易有如下规律:

(1)按苷键原子的不同,酸水解的易难顺序为:N—苷>O—苷>S—苷>C—苷。从碱度比较:N>O>S>C,氮原子上孤对电子云碱度最大,易接受质子,最易水解,而碳原子上无孤对电子,故 C—苷最难水解。

(2)按糖的种类不同:①呋喃糖苷较吡喃糖苷易水解。因为五元呋喃环的平面性使环上各取代基处于重叠位置,张力较大,水解后张力减小,故有利于水解。在苷中,一般果糖、核糖为呋喃糖,葡萄糖、半乳糖、鼠李糖、甘露糖为吡喃糖,阿拉伯糖则两种形式都有。酮糖苷较醛糖苷易水解,这是因为酮糖多为呋喃糖结构,而醛糖多为吡喃糖结构。②吡喃糖苷中,吡喃环 C_5 上的取代基越大越难水解,当取代基为羧基时则更难水解。其水解由易到难顺序为五碳糖苷＞甲基五碳糖苷＞六碳糖苷＞七碳糖苷＞糖醛酸苷。③氨基糖较羟基糖难水解,羟基糖又较去氧糖难水解。尤其是 C_2 上的取代基对质子的竞争性吸引,使苷键原子电子云密度降低,不利于苷键原子质子化,使水解速率降低。其水解易难顺序为 2,6-二去氧糖苷＞6-去氧糖苷＞2-羟基糖苷＞2-氨基糖苷。

（3）苷元不同影响酸水解的难易。通常,芳香族苷(如酚苷)的水解较脂肪族苷(如萜苷、甾苷)容易。

易水解的苷类,一般在低浓度酸、常温常压下即可水解,生成糖与苷元或次生苷。而对于难水解的苷类,常需在剧烈的条件下进行,如增加酸的浓度、提高温度、延长加热时间或增加压力等,但此时常可导致苷元发生脱水而形成脱水苷元,从而不能获得真正的苷元。为了防止结构发生变化,可用两相水解反应,即在进行水解时加入与水不相混溶的有机溶剂(如氯仿、苯等),使水解后产生的苷元能及时转溶于有机溶剂,避免苷元与酸长时间接触,从而获得真正的苷元。

2. 碱催化水解法

一般苷键对碱是稳定的,不易被碱催化水解。但某些结构特殊的苷如酯苷(苷元为酸)、酚苷、有羰基共轭的烯醇苷、成苷羟基的 β 位有吸电子基取代的苷,易被碱水解。如靛苷(indicum)、蜀黍苷(dhurrin)、水杨苷(salicin)、4-羟基香豆素苷等可用碱进行水解。

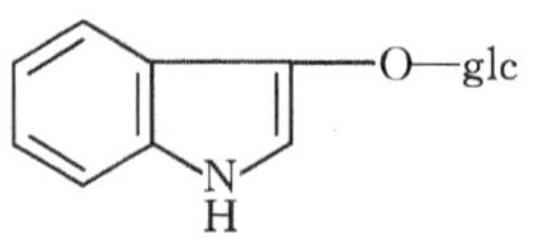

靛苷

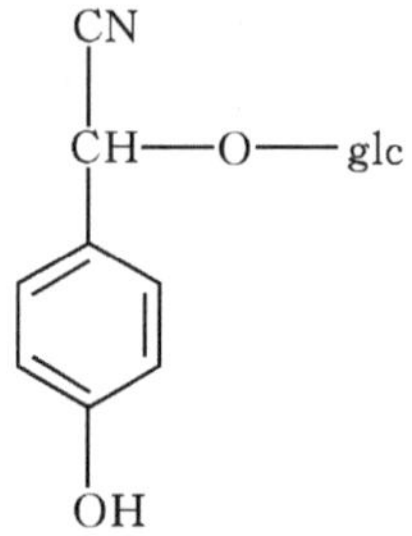

蜀黍苷

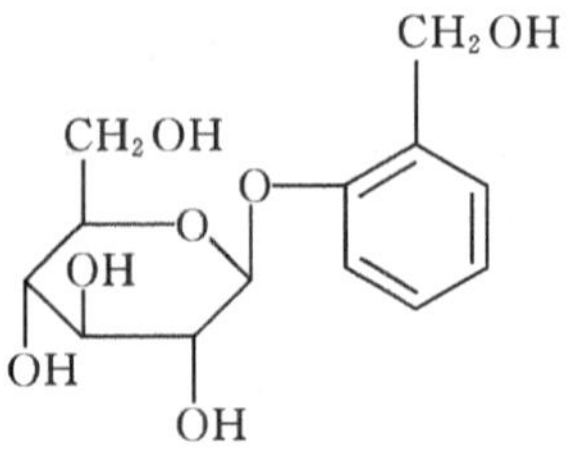

水杨苷

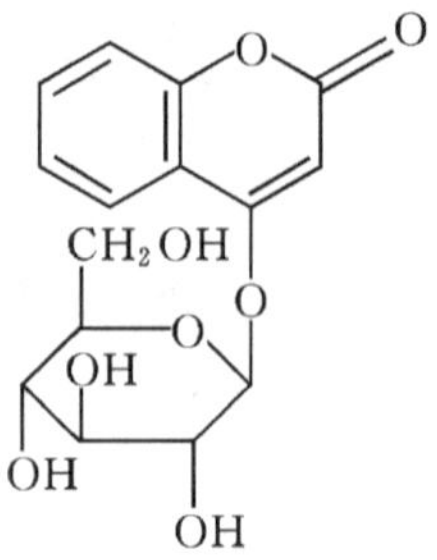

4-羟基香豆素苷

3. 酶催化水解法

酶是生物催化剂,水解条件温和(30～40℃),可保护糖和苷元结构不变。酶水解的生成物既可是次生苷与单糖,也可是苷元与低聚糖。

酶是专属性很强的催化剂,特定的酶只能催化水解特定构型的苷键。如麦芽糖酶是一种 α-苷酶,只能使 α-葡萄糖苷水解;苦杏仁苷酶是一种 β-苷酶,主要水解 β-葡萄糖苷;转化糖酶又称 β-果糖苷酶,只能使 β-果糖苷键水解;芥子苷较难被酸所水解,只有芥子苷酶可使其水解。所以,酶催化水解法可以获知有关糖的类型、苷键及糖苷键的构型、连接方式等信息。

有些低聚糖苷由于糖链上糖的种类不同,用一种酶往往不能使所有的苷键完全断裂,因此,实际应用中均采用混合酶进行酶水解,常用的混合酶有粗橙皮苷酶、高峰淀粉酶和纤维素酶或这些酶的混合物。

4. 氧化开裂法

苷类分子中的糖基具有邻二醇结构,可以被过碘酸氧化开裂。Smith 降解法是常用的氧化开裂法。对某些用酸催化水解时苷元结构容易发生改变的苷类,以及较难水解的碳苷类尤为适用,可以避免用剧烈的酸水解条件,而得到完整的苷元,这对苷元结构的研究具有重要的意义。

Smith 降解法是先用过碘酸氧化糖苷,使之生成二元醛和甲酸,再以四氢硼钠还原,生成相应的二元醇,然后在室温下与稀酸作用,使其水解成苷元、多元醇和羟基乙醛。反应式如下

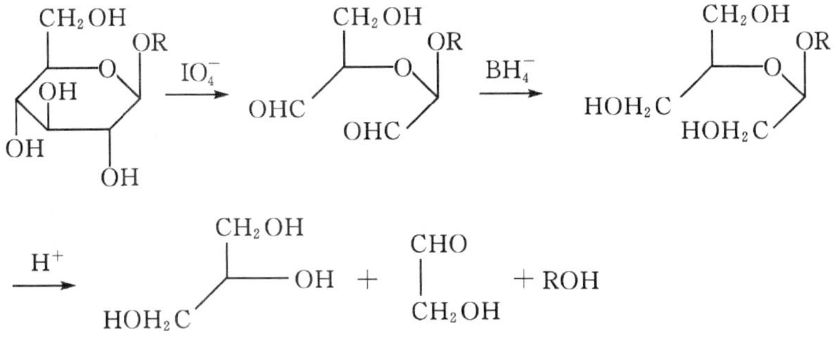

为了避免用酸水解时苷元发生脱水或构型的变化,在某些氧苷的结构研究中采用 Smith 降解法水解苷键。如远志、柴胡、人参等药材中皂苷的结构研究采用了此法水解,获得了真正的苷元。

三、提取与分离

(一)提取

1. 原生苷的提取

在含有苷类的天然药物中,都存在着能水解此种苷类的酶,所以要提取药材中的原生苷,就必须抑制或破坏共存酶的活性。常用的方法有:将药材直接投入到沸水中提取;在药粉中拌入一定量的无机盐(如碳酸钙)后,再用沸水提取;用甲醇或 60% 以上的乙醇作为提取溶剂等。在提取过程中,还要尽量避免与酸、碱接触,以免苷类水解。

苷类化合物因苷元结构差别大,连接糖的种类和数目也不同,彼此间性质差异大,因而很难用统一的提取方法。常用的系统溶剂提取流程如下

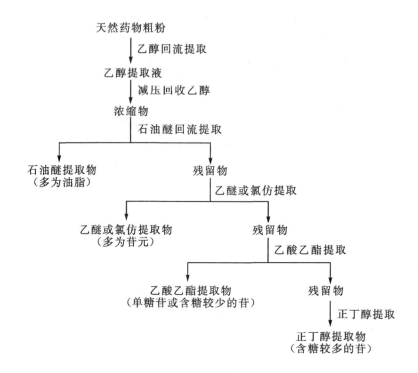

2.次生苷或苷元的提取

提取对象为次生苷或苷元时,应有目的地利用和控制酶、酸或碱水解。常用的方法是在药材粗粉中加入适量的温水,温度控制在 35℃左右,放置 24～48h,即可发生酶解,用不同浓度的乙醇可提取次生苷;或在酶解后再进行不同条件下的酸水解,用醇、苯、氯仿等提取苷元。

要提取得到次生苷或苷元,也可以采用先提取出药材中的总苷,再将其进行水解,使生成次生苷或苷元,依据水解产物的性质,选用合适的溶剂萃取。如用正丁醇萃取,可得到次生苷;用亲脂性有机溶剂萃取,可得到苷元。

(二)分离

提取得到的各组提取物中往往混存有大量杂质或其他成分,需选择合适的方法将其分离除去。根据不同苷类的性质,常用的方法有溶剂处理法、铅盐沉淀法、大孔树脂纯化法、柱色谱分离法等。

四、鉴定

苷类的鉴定主要包括苷元和糖的鉴定。含有糖基是苷类化合物的共性,因此,其共性鉴定方法是鉴别分子中的糖,这与糖类的鉴定类似。对于苷元部分的鉴定,因苷元结构类型较多,性质各异,需通过某些化学反应先确定其结构类型和基本母核结构,再按照所属类型分别进行鉴定,其方法参见后续相应章节中的介绍。

第三节 应用实例

一、黄芪

黄芪为豆科草本植物蒙古黄芪 *Astragalus membranaceus*（Fisch.）Bge. var. *mongholicus*（Bge.）Hsiao 或膜荚黄芪 *Astragalus membranaceus*（Fisch.）Bge. 的干燥根，是重要的益气中药。具有补气固表、利尿脱毒、排脓、敛疮生肌的功效。研究证明，黄芪中含有皂苷、多糖、氨基酸等多种化学成分，其中，主要含黄芪多糖（APS）和黄芪皂苷。黄芪多糖有葡聚糖 AG-1、AG-2 和杂多糖 AH-1、AH-2。AG-1 为 $1\beta \rightarrow 4,1\beta \rightarrow 6$ 葡聚糖，两种苷键糖基的组成比例为 5:2。AH-1 为水溶性酸性多糖，由半乳糖醛酸、葡萄糖醛酸、葡萄糖、鼠李糖和阿拉伯糖组成。这两种多糖具有明显地体液免疫促进作用，其中 AG-1 有较强的肿瘤抑制作用。黄芪总多糖的提取方法如下：

> 黄芪饮片
>> ↓ 加 8 倍量水，煮沸 1h，滤过，再加 6 倍量水，煮沸 40min 滤过，滤液合并
>
> 滤液
>> ↓ 冷藏，离心，滤过
>
> 上清液
>> ↓ 用中空纤维超滤，截留分子量 6000 以上的药液，浓缩至 1:1
>
> 浓缩液
>> ↓ 加 3 倍量 95％乙醇，放置 12h 以上，离心，滤过
>
> 沉淀
>> ↓ 蒸干，加水溶解，放置，离心，滤过
>
> 上清液
>> ↓ 加 3 倍量 95％乙醇，冷藏，离心，滤过
>
> 沉淀
>> ↓ 蒸干
>
> 多糖粗提物

二、苦杏仁

苦杏仁为蔷薇科植物山杏 *Prunus armeniaca* L. var. *ansu* Maxim.、西伯利亚杏 *Prunus sibirica* L.、东北杏 *Prunus mandshurica*（Maxim.）Koehne 或杏 *Prunus armeniaca* L. 的干燥成熟种子。具有降气止咳平喘、润肠通便的功效。用于咳嗽气喘、胸满痰多、血虚津枯、肠燥便秘。尤其对于因伤风感冒引起的多痰、咳嗽、气喘等症状疗效显著。现代研究表明，苦杏仁尚具有抗肿瘤作用，主要是由于苦杏仁中含有的苦杏仁苷及其水解生成的氢氰酸和苯甲醛对癌细胞可呈现协同杀伤作用。此外，苦杏仁还具有抗炎镇痛、驱虫、杀菌、美容等作用。

（一）化学成分

苦杏仁中主要含有苦杏仁苷（amygdalin）、野樱皮苷（prunasin）、挥发油以及大量的脂肪油等成分。其中，苦杏仁苷是苦杏仁的镇咳有效成分，《中国药典》规定其含量不得少于 3.0％。苦杏仁在炮制过程中用沸水煮烫，可破坏药材中酶的活性，因此炮制品的苦杏仁苷煎出率比生

品高 1.73 倍。

苦杏仁苷属于氰苷（氧苷类），由于分子中含有氰基等极性基团，极性较强，在水中溶解度较大，在乙醇中溶解度较小，易溶于沸乙醇及乙酸乙酯中，难溶于乙醚等亲脂性有机溶剂。

苦杏仁苷从苷元结构上看，属于 α-羟基腈的氰苷，被酶或稀酸水解后生成的苷元 α-羟基腈很不稳定，可立即分解成醛或酮及氢氰酸（HCN），微量的氢氰酸具有止咳作用，但过量会导致中毒。苦杏仁苷的水解反应过程如下：

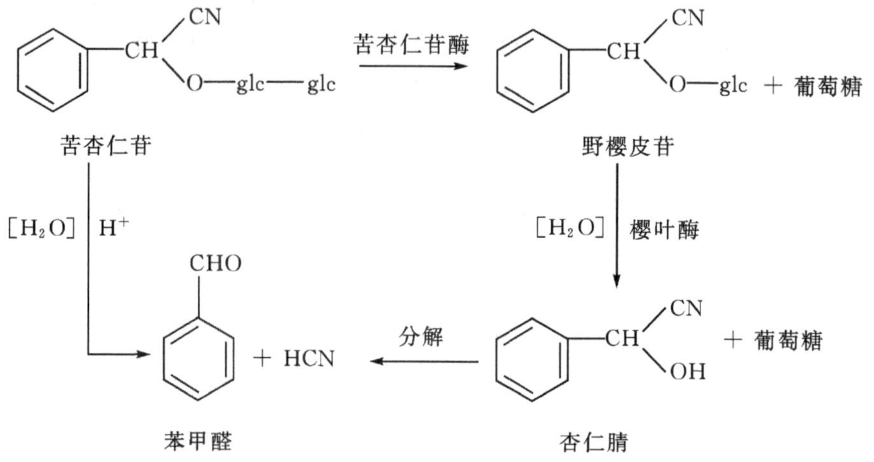

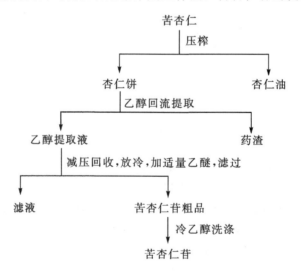

（二）提取与分离

苦杏仁中能影响苦杏仁苷提取的杂质不多，主要为大量脂肪油，约为 35%。杏仁油是工业原料，故在提取前应先将杏仁油提出，通常采用压榨法。苦杏仁苷的提取分离流程如下

苦杏仁
｜压榨

杏仁饼　　　　　　　　杏仁油
｜乙醇回流提取

乙醇提取液　　　　　　药渣
｜减压回收，放冷，加适量乙醚，滤过

滤液　　　　　苦杏仁苷粗品
｜冷乙醇洗涤

苦杏仁苷

 学习小结

本章主要介绍了糖和苷类化合物的通性，为后续章节各种苷类化合物的学习奠定了基础。学习时应重点注意归纳总结苷类化合物的结构特点、理化性质及水解方法，并用以指导化合物的提取分离及鉴定。

目标检测

一、名词解释

低聚糖　多糖　苷　一元苷　原生苷

二、简答题

1. 试述酸水解的原理及影响酸水解的因素。

2. 何为次生苷？提取次生苷的方法有哪些？

3. 比较下列成分酸水解的难易，并简述理由。

A. 芦荟苷　B. 巴豆苷　C. 黑芥子苷　E. 毛茛苷

4. 提取原生苷时，为抑制药材中酶的活性，可采用的方法有哪些？

5. 按苷中糖的部分可将苷分为哪几类？

6. 提取原生苷和次生苷时应该注意哪些问题？可以采用哪些溶剂进行提取？

7. 鉴别糖类可采用哪些显色反应？

第五章　黄酮类化合物

 学习目标

【知识要求】
- 掌握黄酮类化合物的基本结构、结构类型、理化性质及提取分离的方法。
- 熟悉黄酮类化合物的性状及鉴定的基本知识。
- 了解黄酮类化合物的结构测定方法。

【能力要求】
- 能运用黄酮类化合物的结构和性质从天然药物中提取分离黄酮类化合物。
- 能对常见的含黄酮类化合物成分的天然药物进行鉴定。

黄酮类化合物(flavonoids)是广泛存在于自然界的一类重要的天然有机化合物,因大部分呈黄色,且具有酮式羰基,故称为黄酮类化合物。

黄酮类化合物主要存在于双子叶植物中,如唇形科、豆科、芸香科、菊科、伞形科等。其次为裸子植物,如银杏科。苔藓类中含有的黄酮类化合物为数不多,而藻类、微生物(如细菌)及其他海洋生物中没有发现黄酮类化合物的存在。常见的含有黄酮类化合物的天然药物有槐花、黄芩、葛根、红花等。其在植物体内大多与糖结合成苷,称为黄酮苷类;有的以游离形式存在,即未与糖结合,称为游离黄酮或黄酮苷元,同一植物中可能同时存在游离黄酮及其苷。

第一节　结构与分类

最早的黄酮类化合物主要是指母核为 2 -苯基色原酮的一类化合物,现在则泛指两个苯环(A 环与 B 环)通过中央三碳链相互连接而成的一系列化合物。它们大多数具有 6C - 3C - 6C 的基本碳架。

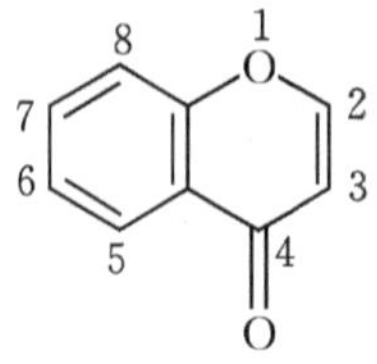

色原酮 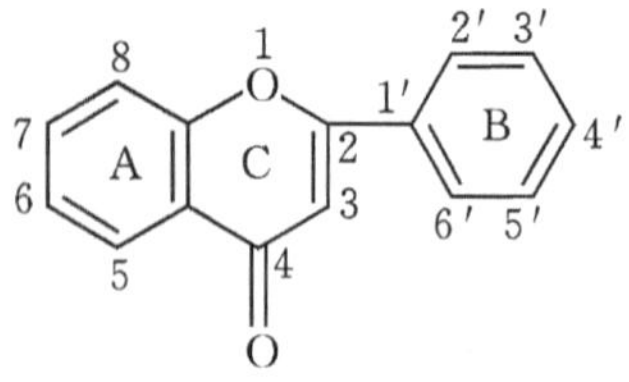　　　　　　2 -苯基色原酮 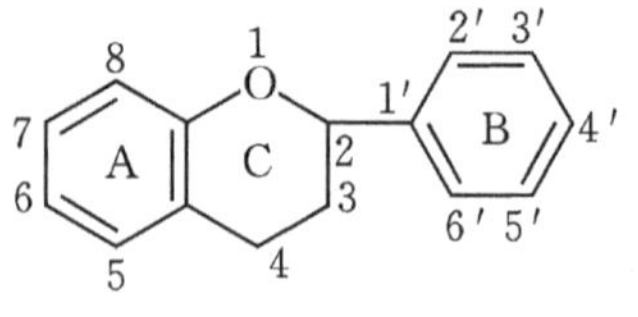　　　　　　6C - 3C -6C

一、黄酮苷元的结构分类

根据中央三碳链的氧化程度、三碳链是否成环以及 B 环的连接位置不同,可将黄酮类化合物分为多种结构类型。常见的结构类型见表 5-1。

表 5-1 黄酮类化合物的常见结构类型

结构类型	代表化合物	来源与用途

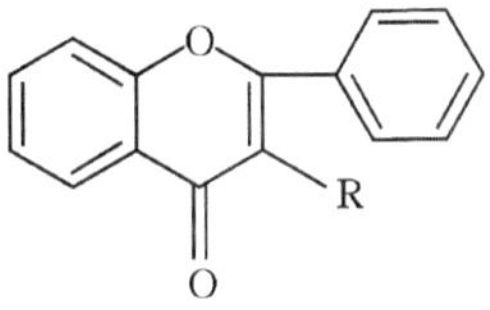

R＝H 黄酮类（flavones）
R＝OH 黄酮醇类（flavonols）

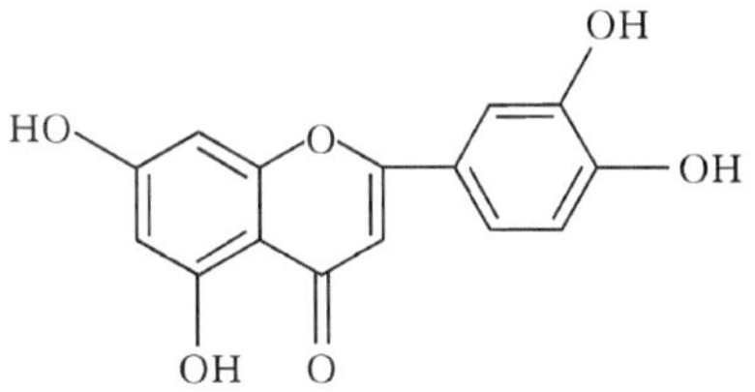

木樨草素（luteolin）

豆科植物落花生果实的外壳,具有抗菌、抗炎、降压、解痉作用

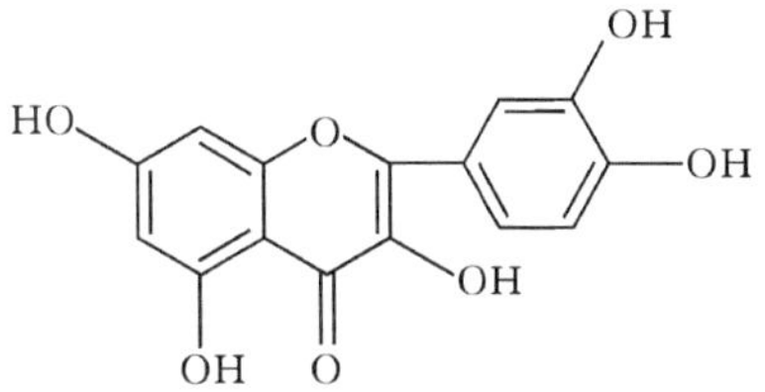

槲皮素（quercetin）

金丝桃科红旱莲的全草。有祛痰、止咳、降压、增加冠脉血流量的作用

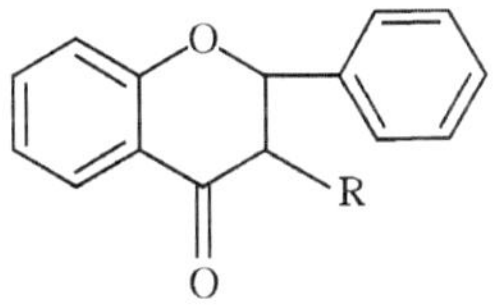

R＝H 二氢黄酮类（flavanones）
R＝OH 二氢黄酮醇类（flavanonols）

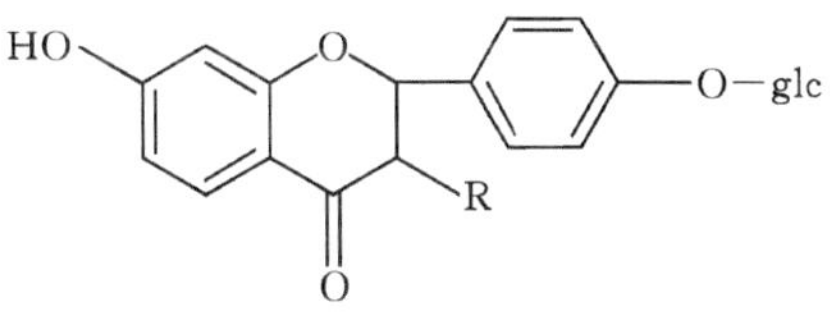

甘草苷（hesperidin）

豆科植物甘草的干燥根及根茎。具有抗消化系统溃疡的作用

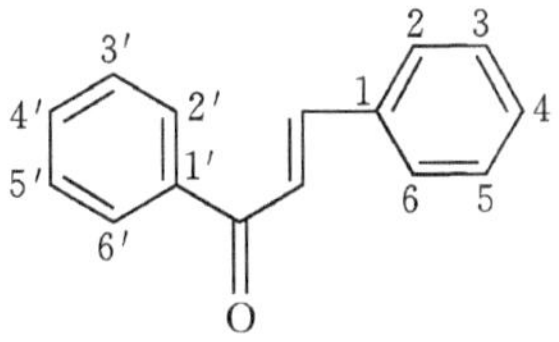

查耳酮类（chalcones）

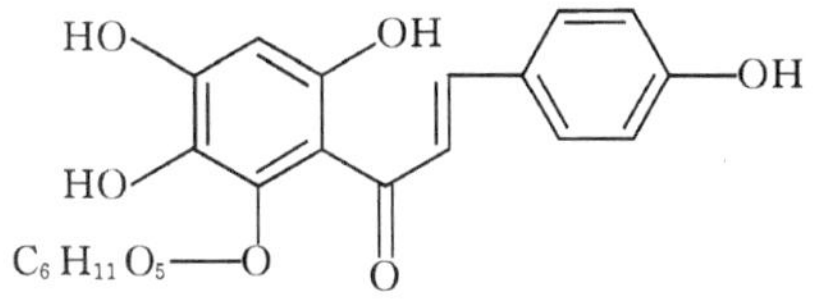

红花苷（carthamin）

菊科植物红花的干燥花冠。具有活血通经,散瘀止痛的作用

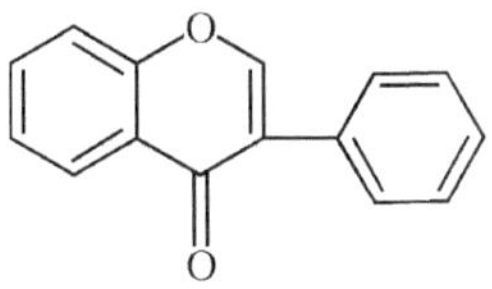

异黄酮类（isoflavones）

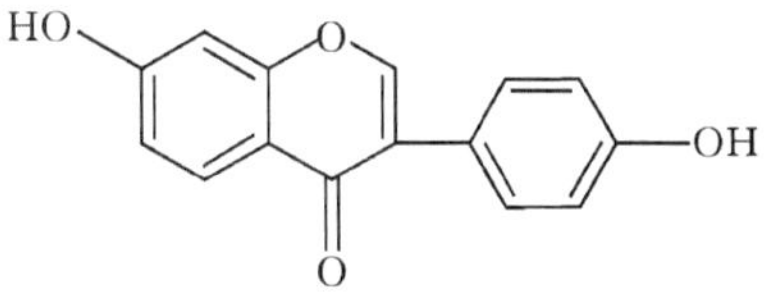

大豆素（daidzein）

豆科植物野葛或干葛藤的干燥根。具有增加冠脉血流量,降低心肌耗氧量的作用

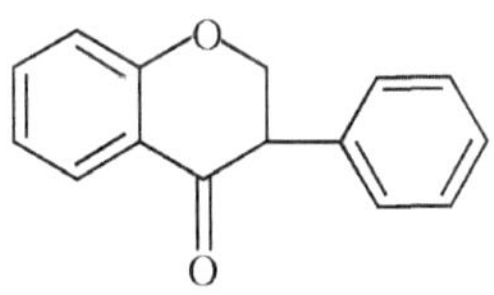

二氢异黄酮类（isoflavanones）

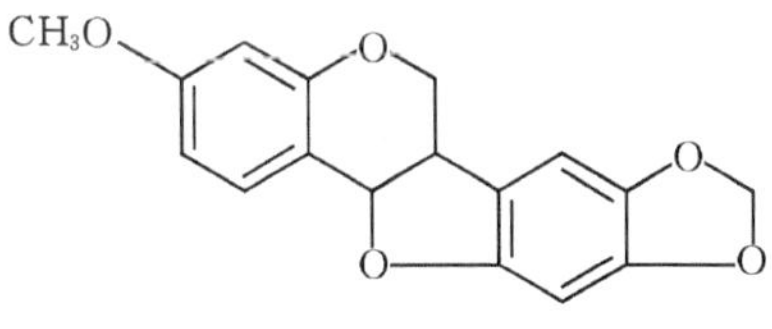

紫檀素（pterocarin）

豆科植物柔枝槐的根。具有抗癌活性

结构类型	代表化合物	来源与用途
花色素类（anthocyanidins）	飞燕草素（delphinidin）	毛茛科植物飞燕草的花。具有收敛、活血等作用
黄烷醇类（flavanols）	儿茶素（catechin）	豆科植物儿茶的去皮枝。有收敛、生肌、敛疮的作用
橙酮类（aurones）	硫黄菊素（sulphuretin）	菊科植物硫黄菊。对细胞碘化甲腺氨酸脱碘酶有抑制作用
双黄酮类（biflavones）		银杏科银杏的叶及紫杉科浆果紫杉的叶。具有降低血清胆固醇的作用
	银杏素（ginkgetin）	

黄酮类化合物除上述常见类型外,还有一些特殊构型,如𠮶酮(双苯吡酮类),其结构为苯骈色原酮,是一种特殊的黄酮类化合物。石韦、芒果叶及知母叶中都含有𠮶酮类衍生物。

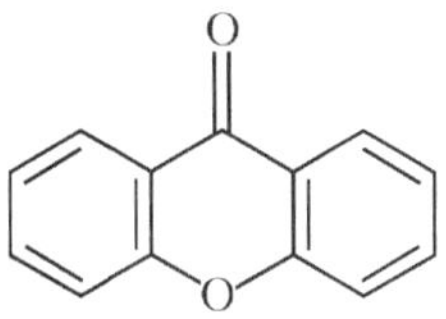

𠮶酮 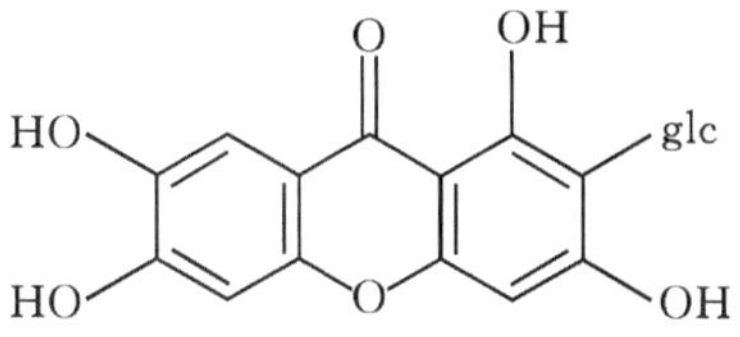　　　　　　芒果苷

从苦参中分离的高丽槐素有抗真菌活性,其结构也属于黄酮类化合物。

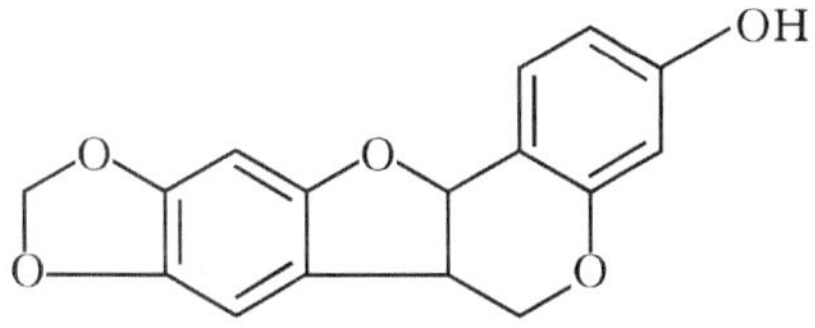

高丽槐素

知识链接

中药红花中的红花苷为查耳酮类。红花在开花初期时,花中主要成分为无色的新红花苷(二氢黄酮类)及微量红花苷,故花冠是淡黄色;开花中期花中主要成分为黄色的红花苷,故花冠为深黄色;开花后期则变成红色的醌式红花苷,故花冠为红色。

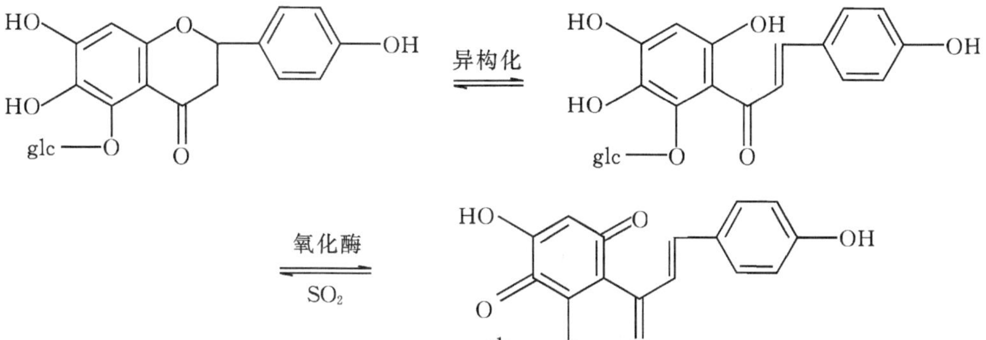

异构化

氧化酶
SO₂

二、黄酮中糖的类型

天然黄酮类化合物多与糖结合成苷而存在,由于糖的种类、数量、连接位置及连接方式不同,形成了各种各样的黄酮苷类。黄酮苷中的糖类主要有单糖、双糖、三糖及酰化糖类。

单糖类:D-葡萄糖、D-半乳糖、D-木糖、L-鼠李糖、L-阿拉伯糖及D-葡萄糖醛酸等。

双糖类:槐糖(glc β1→2 glc)、龙胆二糖(glc β1→6 glc)、芸香糖(rha α1→6 glc)、新橙皮糖(rha α1→2 glc)、刺槐二糖(rha α1→6 gal)等。

三糖类:龙胆三糖(glc β1→6 glc β1→2 fru)、槐三糖(glc β1→2 glc β1→2 glc)等。

酰化糖类:2-乙酰葡萄糖、咖啡酰基葡萄糖等。

天然黄酮类化合物除大多数为 O-苷外,还发现有 C-苷(如葛根素)存在。在黄酮氧苷中糖的连接位置与苷元结构类型有关。如黄酮醇类单糖苷常连接在苷元的 C_3、C_7、$C_{3'}$、$C_{4'}$ 位上,双糖苷连接在 $C_{3,7}$ 或 $C_{3,4'}$ 及 $C_{7,4'}$ 位上。

第二节　理化性质

一、性状

黄酮类化合物多为结晶性固体,少数(如黄酮苷类)为无定形粉末。

黄酮化合物的颜色主要与分子中是否存在交叉共轭体系,以及助色团(—OH、—OCH$_3$)等的种类、数目及位置有关。黄酮类化合物的色原酮部分无色,在 C_2 位上引入苯环后,即形成交叉共轭体系,使共轭链延长,因而呈现出颜色。一般情况下,黄酮、黄酮醇及其苷类多显灰黄色至黄色,查耳酮为黄色至橙黄色,异黄酮类因共轭链较短不显色或显微黄色,二氢黄酮、二氢黄酮醇 C_2、C_3 间的双键被氢化,无交叉共轭体系故不显色。

 知识链接

交叉共轭体系是指两个双键互不共轭,但分别与第三个双键共轭所形成的体系。

若在 C_7 位或 $C_{4'}$ 位引入—OH 或—OCH$_3$ 等供电子基后,化合物的颜色加深,但在其他位置引入这些供电子基对颜色的影响则较小。

花色苷及其苷元的颜色随 pH 不同而改变,一般显红色(pH<7)、紫色(pH 8.5)、蓝色(pH>8.5)。

二、溶解性

黄酮类化合物的溶解度因结构不同而有很大差异。

(1)一般黄酮苷元为脂溶性,难溶或不溶于水,易溶于甲醇、乙醇、氯仿、乙醚等有机溶剂及稀碱液中。其中黄酮、黄酮醇、查耳酮等为平面型分子,因分子间排列紧密,分子间引力较大,故难溶于水;而二氢黄酮及二氢黄酮醇由于 C 环被氢化成半椅式结构,破坏了分子的平面性,故排列不紧密,分子间引力降低,有利于水分子进入,因而在水中溶解度稍大;异黄酮类化合物的 B 环受吡喃环羰基立体结构的阻碍,分子平面性降低,水溶性增大;花色素类亲水性较强,虽然它们也属于平面型结构,但因其以离子形式存在,具有盐的通性,故水溶性较大。

（2）黄酮类化合物大多数是多羟基化合物，一般不溶于石油醚中，故可与亲脂性杂质分开。

（3）黄酮类化合物的羟基被糖苷化后，水溶性增加，脂溶性降低，一般易溶于热水、甲醇、乙醇、吡啶及稀碱溶液中，而难溶于苯、乙醚、氯仿、石油醚等有机溶剂中。

苷分子中糖基的数目多少和结合的位置，对溶解度亦有一定的影响。一般多糖苷比单糖苷水溶性大；3-羟基苷比相应的7-羟基苷水溶性大。

三、酸碱性

1.酸性

黄酮类化合物因分子中具有酚羟基，故显示出一定的酸性，可溶于碱性水溶液和吡啶中。其酸性强弱与酚羟基数目的多少和位置有关。例如黄酮的酚羟基酸性由强到弱的顺序是：

$$7,4'-二羟基 > 7- 或 4'-羟基 > 一般酚羟基 > 5-羟基$$

7-和4'-位有酚羟基者，在 p-π 共轭效应的影响下，使酸性增强而溶于碳酸氢钠水溶液。7-或4'-位上有酚羟基者，只溶于碳酸钠水溶液，不溶于碳酸氢钠水溶液。具有一般酚羟基者只溶于氢氧化钠水溶液。仅有5-位酚羟基者，因可与 C_4 羰基形成分子内氢键，故酸性最弱，因此，根据黄酮类化合物的酸性大小不同可用 pH 梯度法来分离。

2.碱性

黄酮类化合物分子中 γ-吡喃酮环上的1-位氧原子，因有未共用电子对，故有微弱的碱性，可与强无机酸，如浓硫酸、盐酸等生成䤭盐，该䤭盐极不稳定，加水稀释后即分解。黄酮类化合物溶于浓硫酸中生成的䤭盐常常表现出特殊的颜色，可用于鉴别。

四、显色反应

（一）还原反应

1.盐酸-镁粉（或锌粉）反应

该反应是鉴别黄酮类化合物最常用的颜色反应。将试样溶于甲醇或乙醇中，加入少许镁粉振摇，再滴加几滴浓盐酸，1～2min 内（必要时微加热）即可显色。多数黄酮、黄酮醇、二氢黄酮、二氢黄酮醇类化合物可被还原显橙红色至紫红色，少数显紫到蓝色（如 7、3′、4′-三羟基二氢黄酮）；而异黄酮除少数外不显色；查耳酮、橙酮、儿茶素类则无该显色反应。此反应可用于鉴定黄酮类化合物，也可鉴定某提取物或提取液中是否含有上述黄酮类成分。

2.四氢硼钠（钾）反应

此反应一般作为二氢黄酮、二氢黄酮醇类化合物的专属性反应。在试管中加入试样的甲醇液，再加等量 2% 四氢硼钠的甲醇液，1min 后，加浓盐酸或浓硫酸数滴，生成红色至紫红色。其他黄酮类化合物均不显色，可用于鉴别。

3.钠汞齐还原反应

向黄酮类化合物的乙醇溶液中加入钠汞齐,放置数分钟至数小时或加热,过滤,滤液用盐酸酸化,则黄酮、二氢黄酮、异黄酮、二氢异黄酮类显红色,黄酮醇类显黄色至淡红色,二氢黄酮醇类显棕黄色。

(二)金属盐类试剂的络合反应

因黄酮类化合物分子中有 C_3-羟基、C_4-羰基或 C_5-羟基、C_4-羰基或邻二酚羟基,故可与某些金属盐类试剂如铝盐(常用三氯化铝)、锆盐(二氯氧锆)、镁盐(醋酸镁)、铅盐、铁盐等试剂反应生成有色络合物或有色沉淀,可用于鉴别。

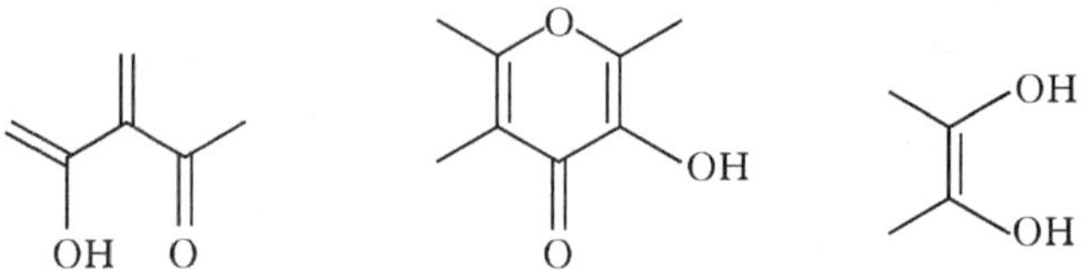

1.三氯化铝反应

具有上述结构的黄酮化合物加 1% 三氯化铝的甲醇液,生成的络合物多显黄色或使原来的黄色加深,并有黄或黄绿色荧光,可用于鉴别和定量分析。

2.锆盐-枸橼酸反应

此反应可用来区别黄酮类化合物分子中 C_3-羟基黄酮和 C_5-羟基黄酮的存在。样品甲醇溶液中加入 2% 二氯氧锆($ZrOCl_2$)的甲醇溶液,若样品中有游离的 C_3-羟基和 C_5-羟基黄酮类化合物存在,均可反应生成黄色的锆络合物。但两种锆络合物对酸的稳定性不同,再加入 2% 的枸橼酸的甲醇溶液,C_3-羟基黄酮溶液仍然呈鲜黄色,而 C_5-羟基黄酮溶液则褪色。

3.醋酸镁反应

在滤纸上滴加试样溶液,喷以醋酸镁甲醇液,加热干燥后于紫外灯下观察,二氢黄酮、二氢黄酮醇可显天蓝色荧光,若具有 C_5-羟基,色泽更明显;而其他黄酮类化合物则显黄色-橙黄-褐色,故该反应可用于区别二氢黄酮、二氢黄酮醇类化合物及其他黄酮类化合物。此反应也常作为色谱显色剂使用。

4.氨性氯化锶反应($SrCl_2$)

此反应不是所有黄酮类化合物的反应,而是具有邻二酚羟基黄酮的反应,也可以说某些黄酮类化合物在氨性甲醇溶液中与氯化锶反应生成绿至棕色乃至黑色沉淀,说明该化合物具有邻二酚羟基。在结构鉴定中有意义。

(三)硼酸显色反应

C_5-羟基黄酮及 $C_{2'}$-羟基查耳酮因有下列结构,在无机酸或有机酸存在的条件下,与硼酸反应生成亮黄色,可与其他类型区别。一般有草酸存在下显黄色并具有绿色荧光,但在枸橼酸丙酮存在的条件下只显黄色而无荧光。

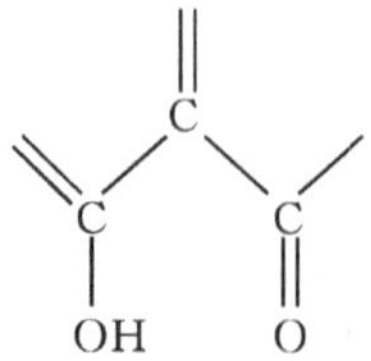

第三节　提取与分离

一、提取

黄酮类化合物的提取,主要是根据被提取物的性质及伴存的杂质来选择适合的提取溶剂,黄酮苷类和极性较大的苷元,一般可用乙酸乙酯、丙酮、乙醇、甲醇、水或某些极性较大的混合溶剂如甲醇-水(1:1)进行提取。大多数的苷元宜用极性较小的溶剂,如乙醚、氯仿、乙酸乙酯等来提取,对于多甲氧基黄酮类苷元,甚至可用苯来提取。常用的提取方法有以下几种。

(一)溶剂提取法

1.醇提取法

乙醇或甲醇是最常用的黄酮类化合物的提取溶剂,高浓度的醇(如90%～95%)适宜于提取黄酮苷元。60%左右浓度的稀醇适宜于提取黄酮苷类。提取的次数一般是2～4次,可用加热回流提取法或冷浸法。如银杏黄酮苷可用65%乙醇回流提取。

醇提取液中因伴存较多杂质而影响后续的分离。如植物叶类的醇提液中常含有叶绿素、胡萝卜素等脂溶性色素,可用石油醚萃取除去这类杂质。

2.水提取法

热水可用于提取黄酮苷类,如从槐米中提取芦丁等。但热水提取液中常伴有较多的多糖、蛋白质等水溶性杂质,影响精制和分离,可将提取液浓缩后加入多倍量的浓醇液,将水溶性杂质沉淀除去。

3.系统溶剂提取法

用极性由小到大的溶剂依次将黄酮类化合物按相应的极性顺序分别提取出来。如可先用石油醚或己烷脱脂,然后用苯提取含多个甲氧基的黄酮苷元或含异戊烯基、甲基的黄酮苷元;用氯仿、乙醚、乙酸乙酯可以提取出大多数游离的黄酮类化合物;再用丙酮、乙醇、甲醇、甲醇-水(1:1)提取出多羟基黄酮苷元;稀醇、沸水可以提取出黄酮苷类,1%盐酸可以提取出花色素类等。

(二)碱提取酸沉淀法

由于黄酮类化合物大多具有酚羟基,易溶于饱和石灰水溶液、5%碳酸钠溶液及稀氢氧化钠溶液等碱水,故可用碱水提取,再将碱水提取液调成酸性,黄酮类化合物即可沉淀析出。此方法简便、经济,在实际生产中应用较广泛,如芦丁、橙皮苷、黄芩苷的提取都应用这个方法。

在用碱提取酸沉淀法进行提取纯化时,应当注意所用碱液浓度不宜过高,以免在强碱性下,尤其加热时破坏黄酮母核;在加酸酸化时,酸性也不宜过强,以免生成锌盐致使析出的黄酮类化合物又重新溶解,降低产品收率。

当药材中含有大量果胶、黏液质等不溶性杂质时,如花、果类药材,宜用石灰乳或石灰水代替其他碱性水溶液进行提取,以使上述含羟基的杂质生成钙盐沉淀而不被溶出。这也有利于黄酮类化合物的纯化处理。

二、分离

(一)药用炭吸附法

药用炭吸附法主要适于苷类的精制工作。通常,在植物的甲醇粗提取物中,分次加入药用炭,搅拌,静置,直至定性检查上清液无黄酮反应时为止。过滤,收集吸苷炭末,依次用沸水、沸甲醇、7％酚/水、15％酚/醇溶液进行洗脱,各部分洗脱液进行定性检查(或用 PC 鉴定)。通过对 *Baptisia lecontei* 中黄酮类化合物的研究证明,大部分黄酮苷类可用 7％酚/水洗下。洗脱液经减压蒸发浓缩至小体积,再用乙醚萃取除去残留的酚,余下水层减压浓缩即得较纯的黄酮苷类成分。

(二)pH 梯度萃取法

pH 梯度萃取法适合于酸性强弱不同的黄酮苷元的分离。利用黄酮苷元酚羟基数目及位置不同,其酸性强弱也不同的性质进行,可将混合物溶于有机溶剂(如乙醚)中,依次用 5％ $NaHCO_3$(萃取出 7,4′-二羟基黄酮)、5％ Na_2CO_3(萃取出 7 -或 4′-羟基黄酮)、0.2％NaOH(萃取出含一般酚羟基黄酮)、4％NaOH(萃取出 5 -羟基黄酮)萃取而达到分离的目的。

(三)柱色谱法

分离黄酮类化合物常用的吸附剂或载体有硅胶、聚酰胺及纤维素粉等。此外,也可用氧化铝、氧化镁及硅藻土等。

1.硅胶柱色谱法

此法应用范围最广,主要适用于分离异黄酮、二氢黄酮、二氢黄酮醇及高度甲基化(或乙酰化)的黄酮及黄酮醇类苷元。少数情况下,在加水去活化后也可用于分离极性较大的化合物,如多羟基黄酮醇及其苷类等。通常采用氯仿-甲醇混合溶剂作洗脱剂,若分离黄酮苷,则需增加洗脱剂极性,可用氯仿-甲醇-水或乙酸乙酯-丙酮-水作为洗脱剂。

2.聚酰胺柱色谱法

聚酰胺对各种黄酮类化合物(包括苷和苷元)均有较好的分离效果,由于其承载量大,可用于制备性分离,是较为理想的分离黄酮类化合物的方法。聚酰胺的吸附强度主要取决于黄酮类化合物分子中酚羟基与酰胺基形成氢键的数目及缔合能力。黄酮类化合物在聚酰胺柱上的洗脱顺序,与黄酮分子中酚羟基的数目、位置及溶剂的种类、极性大小有关。黄酮类化合物从聚酰胺柱上洗脱时大体有下列规律:

(1)苷元相同,洗脱先后顺序一般是:三糖苷→双糖苷→单糖苷→苷元;

(2)母核上增加酚羟基,洗脱速度即相应减慢;

(3)不同类型黄酮化合物,先后流出顺序一般是:异黄酮→二氢黄酮→黄酮→黄酮醇;

(4)分子中芳香核、共轭双键多者则吸附力强,故查耳酮往往比相应的二氢黄酮难于洗脱。

上述规律也适用于黄酮类化合物在聚酰胺薄层上的行为。聚酰胺柱色谱分离黄酮类化合物时,常用不同浓度的甲醇或乙醇作梯度洗脱。

第四节 鉴 定

一、色谱法在黄酮类化合物鉴定中的应用

(一)硅胶薄层色谱

硅胶薄层色谱主要用于分离和鉴定极性相对较小的黄酮苷元,常用极性较小的展开剂,如:甲苯-甲酸甲酯-甲酸(5:4:1),也可根据待分离成分的极性大小适当调整甲苯与甲酸的比例。黄酮苷元的甲醚化(或乙酰化)衍生物,因其极性降低,可用苯-丙酮(9:10)、苯-乙酸乙酯(7.5:2.5)等弱极性的展开剂。分离黄酮苷类时可用极性较大的展开剂如:正丁醇-乙酸-水等。

(二)聚酰胺薄层色谱

聚酰胺薄层色谱适用范围较广,特别适合于分离鉴定具有游离酚羟基的黄酮苷及黄酮苷元。由于大多数黄酮类化合物有一定的极性,在聚酰胺上的吸附力较强,因此展开剂大多为含有醇、酸或水的极性较强的溶剂。鉴定黄酮苷元常用的展开剂有三氯甲烷-甲醇(94:6)、三氯甲烷-甲醇-丁酮(12:2:1)、苯-甲醇-丁酮(90:4:4或4:3:3)等。鉴定黄酮苷类需要极性更强的展开剂,常用甲醇-水(1:1),甲醇-乙酸-水(90:5:5)等。

从表5-2可以看出,以极性较小的溶剂系统苯-丁酮-甲醇(60:20:20)为展开剂,黄酮苷元类化合物可以较好地分离,分子中酚羟基数目越多,R_f 值越小。

表 5 - 2 黄酮苷元在聚酰胺薄层上的 R_f 值

黄酮苷元	取代基	$hR_f(R_f \times 100)$
山奈素	3,5,7,4′-OH	12
槲皮素	3,5,7,3′,4′-OH	8
杨梅素	3,5,7,3′,4′,5′-OH	4
异鼠李素	3,5,7,4′-OH,3′-OCH₃	31
芹菜素	5,7,4′-OH	30
木樨草素	5,7,3′,4′-OH	19
桑色素	3,5,7,2′,4′-OH	10

(三)纸色谱

纸色谱适合于分离鉴定包括苷和苷元的各种黄酮类化合物。

植物粗提取物中黄酮苷和苷元的混合物鉴定常采用双相纸色谱法。第一相一般采用醇类展开剂,如正丁醇-乙酸-水(4:1:5上层,BAW)或叔丁醇-乙酸-水(3:1:1)等。第二相通常用含水展开剂,如2%~5%乙酸水溶液、3%氯化钠溶液等。

鉴定黄酮类苷元一般用极性相对较小的醇类展开剂或苯-乙酸-水(125:72:3)、三氯甲烷-乙酸-水(13:6:1)等展开剂;鉴定黄酮苷类宜用极性较大的含水展开剂;鉴定花色苷及花色苷元,可用含盐酸或乙酸的溶剂进行展开。黄酮类化合物在纸色谱上展开时,R_f 值与结构之间

有如下关系：

1.醇类展开剂

（1）苷元相同时 R_f 值大小通常为：苷元＞单糖苷＞双糖苷。以 BAW 系统为例，除花色素苷元外，多数黄酮苷元 R_f 值在 0.70 以上，而苷则小于 0.70。

（2）同一类型黄酮苷元，分子中羟基数目越多，极性越强，R_f 值相应越小，羟基甲基化后，极性降低，R_f 值增大。

2.含水展开剂

（1）苷元相同时 R_f 值大小顺序与上述相反，即：双糖苷＞单糖苷＞苷元。苷元几乎留于原点，苷类 R_f 值常在 0.5 以上，且糖链越长，R_f 值越大。

（2）不同类型黄酮类化合物苷元中，平面型分子如黄酮、黄酮醇、查耳酮、橙酮等，用 $2\%\sim5\%$ 乙酸展开时，几乎停留在原点不动（$R_f<0.02$）；而非平面型分子如二氢黄酮、二氢黄酮醇、异黄酮等，因亲水性较强，R_f 值较大（$0.10\sim0.30$）。

多数黄酮类化合物因为具有颜色，可在自然光下观察到有色斑点。另外在紫外光下还能显示不同颜色的荧光斑点，也可配合显色剂以增强显色效果，常喷以 1% 三氯化铝甲醇溶液、$10\%\,Na_2CO_3$ 水溶液或氨熏等。

二、波谱法在黄酮类化合物结构测定中的应用

(一)紫外可见光谱

紫外可见分光光度法是测定黄酮类化合物结构的一种重要手段。一般测定程序为：首先测定试样在甲醇溶液中的紫外光谱；然后测定试样在甲醇溶液中加入各种诊断试剂后的紫外光谱，若试样为苷类，可进行水解或甲基化后水解，然后再测定苷元或其衍生物的紫外光谱；最后将上述光谱对比分析获得有关结构的重要信息。

1.黄酮类化合物在甲醇溶液中的 UV 吸收光谱

黄酮类化合物在 $200\sim400\,nm$ 范围内有两个主要吸收带，带 I 在 $300\sim400\,nm$ 之间，是由 B 环桂皮酰基系统的电子跃迁引起的吸收；带 II 在 $220\sim280\,nm$ 之间，是 A 环苯甲酰基系统的电子跃迁引起的吸收。黄酮类化合物的结构类型不同，其带 I 或带 II 的峰位、峰形和峰强不同，因此根据黄酮类化合物在甲醇中的紫外光谱特征，可以推测它们的结构类型见表5-3。

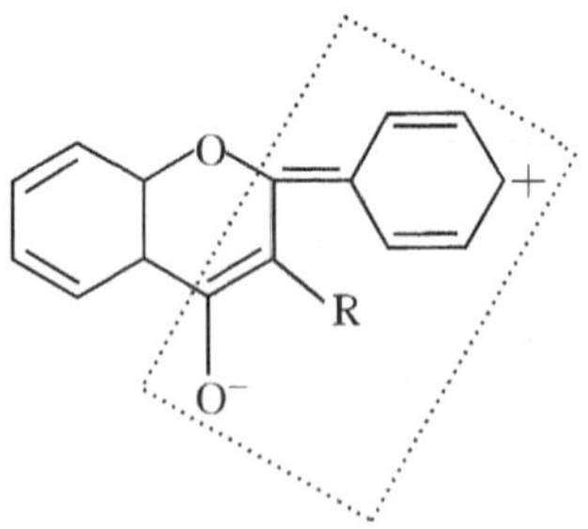

吸收带 I，桂皮酰基 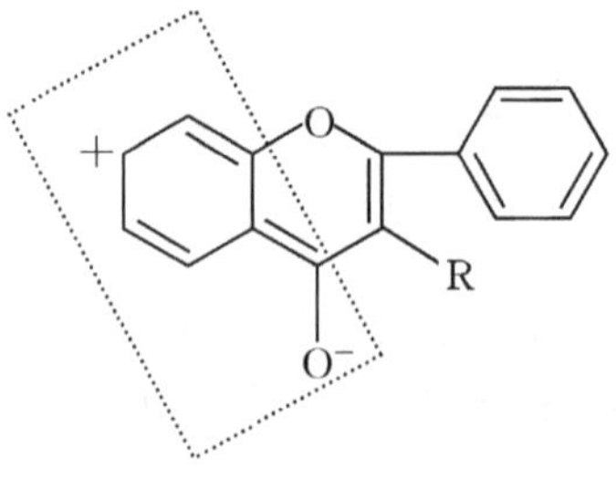　　　　　　　吸收带 II，苯甲酰基

表 5-3　黄酮类化合物 UV 吸收光谱的主要特征(甲醇)

结构类型	峰位(nm)		峰形
	带 Ⅰ	带 Ⅱ	
黄酮	304～350	240～280	Ⅰ、Ⅱ皆强
黄酮醇	352～385	240～280	Ⅰ、Ⅱ皆强
异黄酮	310～330(肩峰)	245～270	Ⅰ弱Ⅱ强
二氢黄酮(醇)	300～330(肩峰)	270～295	Ⅰ弱Ⅱ强
查耳酮	340～390	220～270(低强度)	Ⅰ强Ⅱ弱
橙酮	380～430	230～270(低强度)	Ⅰ强Ⅱ弱

　　黄酮及黄酮醇类的紫外光谱图形相似,但带Ⅰ位置不同。黄酮类带Ⅰ位于 304～350nm,黄酮醇类带Ⅰ位于 352～385nm,借此可以区别这两类化合物。黄酮和黄酮醇母核上取代基的性质和位置也影响吸收带的峰位和峰形,如在母核上 7 或 4′-位引入羟基、甲氧基等基团,可引起相应的吸收带红移。B 环上的取代基主要影响桂皮酰基系统的电子跃迁,增加羟基、甲氧基等含氧基团时,带Ⅰ逐渐红移(表 5-4),而对带Ⅰ峰位几乎没有影响。同样,A 环供电子基的取代情况主要影响带Ⅱ的峰位,对带Ⅰ影响不大。但 5-羟基因能与 4-位羰基形成氢键,对带Ⅰ、带Ⅱ都有影响,一般使带Ⅰ红移 3～10nm,带Ⅱ红移 6～17nm。因此,根据带Ⅰ、带Ⅱ的峰位及峰形,可以初步推测黄酮和黄酮醇母核上羟基的数目及位置。黄酮及黄酮醇母核上的 3、5 或 4′-羟基甲基化或苷化后,将引起相应吸收带紫移,尤其是带Ⅰ紫移更明显。

表 5-4　B 环上引入羟基对黄酮类化合物 UV 光谱带Ⅰ的影响

化合物	B 环羟基位置	带Ⅰ(nm)
3,5,7-三羟基黄酮(高良姜素)	—	359
3,5,7,4′-四羟基黄酮(山柰素)	4′	367
3,5,7,3′,4′-五羟基黄酮(槲皮素)	3′,4′	370
3,5,7,3′,4′,5′-六羟基黄酮(杨梅素)	3′,4′,5′	374

2.加入诊断试剂后黄酮类化合物的 UV 光谱

　　在黄酮类化合物的甲醇溶液中分别加入甲醇钠、乙酸钠、乙酸钠-硼酸、三氯化铝、三氯化铝-盐酸等诊断试剂,可使黄酮类化合物的酚羟基解离或形成络合物,导致紫外吸收光谱的特征改变,根据这些变化可以推断酚羟基等取代基的位置或数目。

　　(1)甲醇钠　由于具有碱性强,可使黄酮类化合物中的所有游离酚羟基解离,引起相应的吸收峰大幅度红移,如带Ⅰ红移 40～60nm,且强度不下降,示有 4′-羟基;如带Ⅰ红移 50～60nm,强度下降,示有 3-羟基,无 4′-羟基。如图 5-1 所示。

　　(2)乙酸钠　由于碱性较弱,只能使黄酮母核上酸性较强的 7-羟基或 4′-羟基解离,并影响峰带红移,如带Ⅱ红移 5～20nm,示有 7-羟基;如在长波一侧有明显肩峰,示有 4′-羟基,但无 7-羟基或 3-羟基。

　　(3)乙酸钠/硼酸　黄酮中邻二酚羟基(5,6-邻二酚羟基除外)可在乙酸钠碱性条件下与硼酸络合,引起峰带红移,如带Ⅰ红移 12～30nm,示 B 环有邻二酚羟基;如带Ⅱ红移 5～10nm,示 A 环有邻二酚羟基。

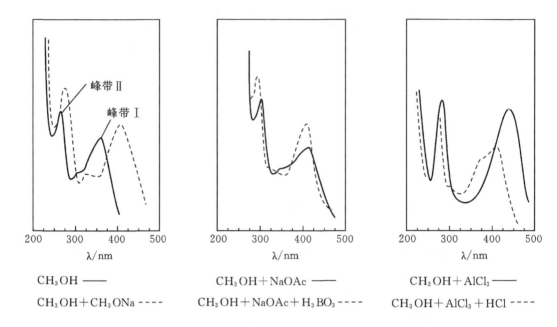

图 5-1 黄酮类化合物中游离酚羟基解离引起的 UV 吸收峰红移

（4）三氯化铝及三氯化铝/盐酸 也可利用铝离子与邻二酚羟基形成络合物的性质来判断有无邻二酚羟基。

（二）氢核磁共振谱

氢核磁共振（^1H-NMR）是黄酮类化合物结构分析的一种重要方法。根据氢质子共振吸收峰的化学位移（峰位）、耦合常数（峰形）和峰面积（峰强）等特征参数，可以推测黄酮类化合物的母核类型及取代基的种类、位置和数目等结构信息。黄酮类化合物一般多用氘代二甲基亚砜（$DMSO-d_6$）作为测定溶剂，$DMSO-d_6$ 能溶解多数黄酮类化合物，而且各质子信号分辨率高，是较理想的溶剂。

黄酮类化合物中，A 环、B 环及取代基质子化学位移的大小顺序一般为：酚羟基质子＞B 环质子＞A 环质子＞甲基质子。如图 5-2 所示。

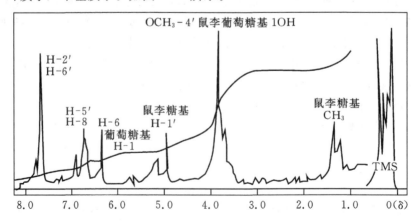

图 5-2 桂柳素-7-O-新橙皮苷三甲醚 ^1H-NMR 谱

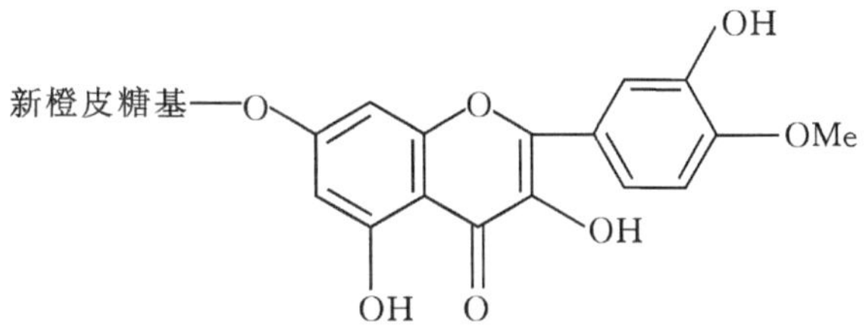

柽柳素-7-O-新橙皮糖苷

归纳黄酮类化合物的 ^{1}H-NMR 谱有以下重要规律：

1. A 环质子

(1)5,7-二羟基黄酮类化合物

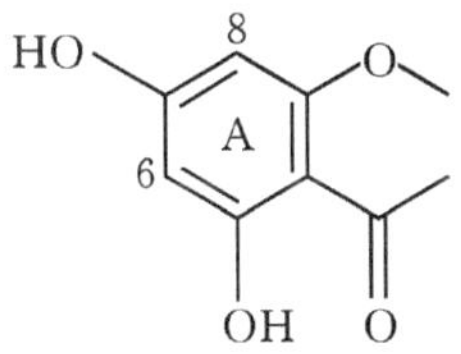

A 环上有 H-6 及 H-8 两个质子，化学位移 δ 在 5.70~6.90 之间。间位耦合使两个质子均分裂为二重峰(d,J=2.5Hz)，且 H-6 化学位移总比 H-8 位于较高磁场区。当 7-羟基成苷时，则 H-6 及 H-8 信号均向低磁场方向位移，见表 5-5。

表 5-5 5,7-二羟基黄酮类化合物中 H-6 及 H-8 的化学位移

化合物	H-6	H-8
黄酮、黄酮醇、异黄酮	6.00~6.20d	6.30~6.50d
黄酮、黄酮醇、异黄酮 7-O-糖苷	6.20~6.40d	6.50~6.90d
二氢黄酮、二氢黄酮醇	5.75~5.95d	5.90~6.10d
二氢黄酮、二氢黄酮醇 7-O-糖苷	5.90~6.10d	6.10~6.40d

(2)7-羟基黄酮类化合物

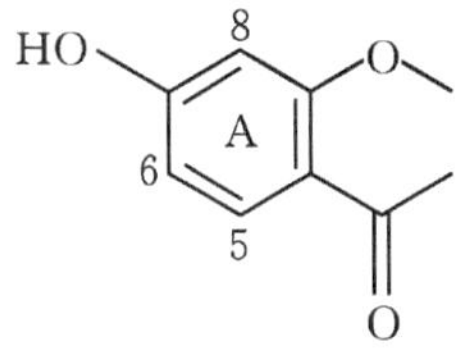

A 环上有 H-5、H-6 及 H-8 三个质子，H-5 处于 4-位羰基的负屏蔽区，且因 H-6 的邻偶作用，表现为一个二重峰(J=Ca,9.0Hz)出现在 δ 8.00 左右的较低磁场区，化学位移比其他 A 环质子大；H-6 因有 H-5 的邻偶(J=Ca,9.0Hz)和 H-8 的间偶(J=2.5Hz)，以双二重峰的形式出现；H-8 因 H-6 的间位耦合作用，呈现一个裂距较小的二重峰见表 5-6。

表 5-6　7-OH 黄酮类化合物中 H-5、H-6、H-8 的化学位移

化合物	H-5	H-6	H-8
黄酮、黄酮醇、异黄酮	7.90~8.20d	6.70~7.10dd	6.70~7.00d
二氢黄酮、二氢黄酮醇	7.70~7.90d	6.40~6.50dd	6.30~6.40d

注:d 为二重峰,dd 为双二重峰。

2.B 环质子

(1)4′-氧取代黄酮类化合物

B 环四个质子可分为 H-2′,H-6′及 H-3′,H-5′两组,构成 AA′BB′耦合系统,谱形与 AB 耦合系统相似,两组质子均为二重峰(J=Ca,8.5Hz)。位于比 A 环质子较低的磁场区,出现在 δ 6.50~7.90 处。

(2)3′,4′-二氧取代黄酮及黄酮醇　H-5′作为一个二重峰(d,J=8.5Hz)出现在 δ 6.70~7.10 处。H-2′(d,J=2.5Hz)和 H-2′(dd,J=8.5Hz 及 2.5Hz)的信号出现在 δ 7.20~7.90 范围内。

3.C 环质子

C 环质子的吸收峰特征是区别各类型黄酮类化合物的主要依据。黄酮类的 H-3 常以一个尖锐的峰出现在约 δ 6.30~6.80 处,但在 5,6,7-或 5,7,8-三含氧取代黄酮中,A 环上孤立芳氢(H-6 或 H-8)的单峰信号可能会与其重叠,应当注意区别;二氢黄酮中的 C_2,C_3 位已被饱和,H-2,H-3 的共振信号将出现在较高场。H-2 化学位移比 H-3 大,位于 δ 5.20 处,因受两个磁不等价的 H-3 耦合(J_{trans}=Ca,11Hz;J_{cis}=Ca,5Hz),被裂分为一个双二重峰。两个 H-3 因有相互偕偶(J=17.0Hz)及 H-2 的邻偶,也分别被裂分成一个双二重峰,中心位于 δ 2.80 处;异黄酮的 H-2 因受 1-位氧原子及 4-位羰基的吸电子影响,常以一个单峰出现在比一般芳香质子较低的磁场区(δ 7.60~7.80)。

第五节　应用实例

一、黄芩

黄芩为唇形科植物黄芩 *Scutellaria baicalensis* Georgi 的干燥根。从其中分离出的黄酮类化合物有黄芩苷、黄芩素、汉黄芩苷、汉黄芩素、木蝴蝶素 A 等 20 多种。其中黄芩苷(4.0%~5.2%)是主要有效成分,有抗菌消炎、降低转氨酶等作用。黄芩苷元的磷酸酯钠盐可用于治疗过敏、哮喘等疾病。

1.结构与性质

黄芩中黄芩苷为主要有效成分,黄芩苷为淡黄色针晶,熔点 223℃,几乎不溶于水,难溶于甲醇、乙醇、丙酮,可溶于热乙酸,易溶于碱性溶液,黄芩苷是黄芩素 7-羟基与葡萄糖醛酸结合

成的苷,分子中有羧基,酸性较强,在植物体内多与镁离子成盐存在。黄芩苷经水解能生成苷元黄芩素,黄芩素分子中具有邻三酚羟基,易被氧化为醌类衍生物而显绿色。这是黄芩在放置过程中或处理不当时易变绿的原因。

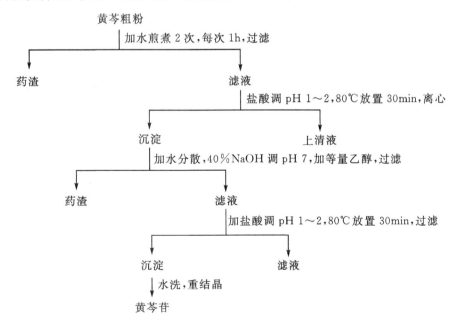

黄芩苷　　　　　黄芩素

汉黄芩苷　　　　汉黄芩素

2.提取分离方法

黄芩苷分子中有羧基,酸性较强,在植物体内多与镁离子成盐,且黄芩苷的镁盐水溶性较大,故可用水为溶剂提取。水提取液酸化后,该镁盐又转化为有游离羧基的黄芩苷,因其难溶于酸水而沉淀析出。黄芩苷的提取分离流程如下

```
                        黄芩粗粉
                          │加水煎煮 2 次,每次 1h,过滤
            ┌─────────────┴─────────────┐
          药渣                          滤液
                                          │盐酸调 pH 1~2,80℃放置 30min,离心
                          ┌───────────────┴───────────────┐
                        沉淀                            上清液
                          │加水分散,40%NaOH 调 pH 7,加等量乙醇,过滤
            ┌─────────────┴─────────────┐
          药渣                          滤液
                                          │加盐酸调 pH 1~2,80℃放置 30min,过滤
                          ┌───────────────┴───────────────┐
                        沉淀                            滤液
                          │水洗,重结晶
                        黄芩苷
```

二、槐米

(一)结构与性质

槐米为豆科植物槐 *Sophora japonica* L. 的花蕾。其主要有效成分为芸香苷(又称芦丁),近代研究显示槐米中芸香苷的含量可高达 23.5%,但花开放后含量可降低至 13%。槐米中还含有少量皂苷、多糖、黏液质等。芸香苷有维生素 P 样作用,有助于保持和恢复毛细血管的正常弹性,临床上用作高血压的辅助药及毛细血管脆性引起出血的止血药。芸香苷又称芦丁,其苷元为槲皮素,它的结构式如下:

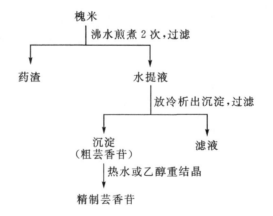

芸香苷

芸香苷为浅黄色粉末或细针晶,常含三分子结晶水,熔点 176~178℃,在冷水中溶解度为1:8000,热水为 1:200,冷乙醇为 1:650,热乙醇为 1:60,可溶于吡啶及碱性溶液,几乎不溶于苯、乙醚、氯仿及石油醚中。

槲皮素为黄色针状结晶(稀乙醇),含 2 分子结晶水,熔点为 314℃(分解),溶于乙醇、甲醇、丙酮、乙酸乙酯、吡啶及冰醋酸等,不溶于水、苯、石油醚、乙醚及氯仿等。

(二)提取分离方法

1. 水提取法

水提取法是利用芸香苷在热水和冷水中的溶解度相差较大,用水煎煮提取后,放冷即析出大量芸香苷。这种方法简单易于操作,但芸香苷的收率较低。流程图如下:

```
                        槐米
                         │ 沸水煎煮 2 次,过滤
            ┌────────────┴────────────┐
          药渣                      水提液
                                      │ 放冷析出沉淀,过滤
                          ┌───────────┴───────────┐
                        沉淀                     滤液
                     (粗芸香苷)
                          │ 热水或乙醇重结晶
                      精制芸香苷
```

2. 醇提取法

本法利用芸香苷易溶于热乙醇,而在冷乙醇中溶解度较小的性质进行提取分离。乙醇提取后,杂质较多,可用亲脂性有机溶剂除去杂质。

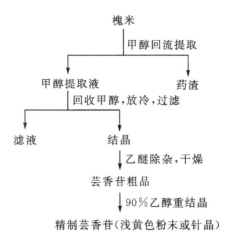

3.碱提取法

芸香苷分子有较多的酚羟基,有弱酸性,可溶于碱液中,加酸酸化后可沉淀析出,因此可用碱提酸沉法提取芸香苷。芸香苷分子中有邻二酚羟基,易被氧化,加硼砂能起到保护作用,同时避免邻二酚羟基与石灰水中钙成盐而降低收率。

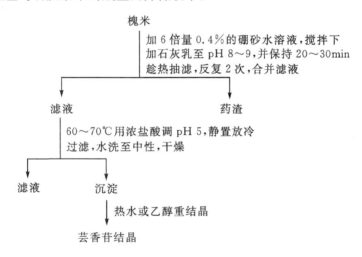

三、葛根

葛根为豆科植物野葛 *Pueraria lobata*(Willd.)Ohwi 的干燥根。具有解肌退热、生津、止咳、透疹、升阳止泻、通经活络、解酒毒的作用。用于治疗外感发热头痛、高血压颈项强痛、冠心病、心绞痛、早期突发性耳聋、强直性脊柱炎、泄泻等病症。现代医学研究表明:葛根中的异黄酮类化合物葛根素对高血压、高血脂、高血糖和心脑血管疾病有一定疗效。

(一)结构与性质

葛根中主要含异黄酮类化合物,如葛根素、大豆素、大豆苷等有效成分。葛根总黄酮具有扩张冠状动脉、增加冠脉血流量及降低心肌耗氧量等作用。大豆素具有雌激素样作用,可用于预防乳腺癌、前列腺癌、结肠癌及骨质疏松等,还具有解痉作用。

大豆苷为无色针晶,熔点 239~240℃,易溶于乙醇、热水。大豆素为无色针晶,265℃升华,320℃分解,易溶于乙醇。葛根素为白色针状结晶,熔点187℃(分解),易溶于乙醇。

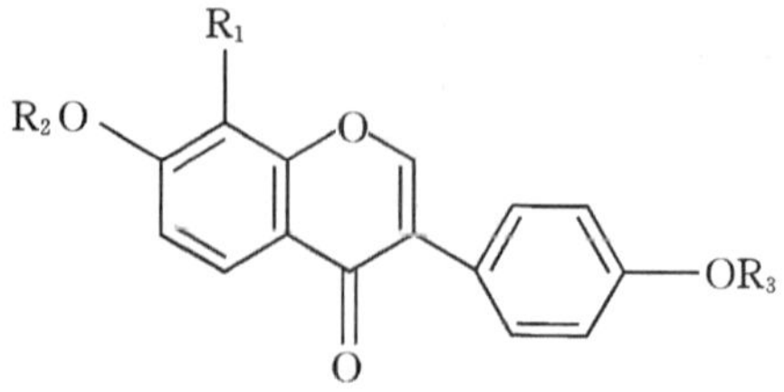

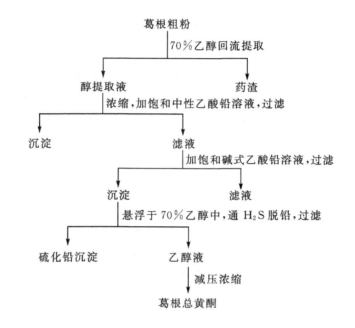

葛根素 R_1＝glc,R_2＝R_3＝H

大豆素 R_1＝R_2＝R_3＝H

大豆苷 R_1＝R_3＝H,R_2＝glc

(二)提取分离方法

1. 提取法

葛根粗粉

　　│70%乙醇回流提取

├──────────────┐

醇提取液　　　　　　药渣

　│浓缩,加饱和中性乙酸铅溶液,过滤

├──────────────┐

沉淀　　　　　　　　滤液

　　　　　　│加饱和碱式乙酸铅溶液,过滤

　　├──────────────┐

　　沉淀　　　　　　　　滤液

　　│悬浮于70%乙醇中,通 H_2S 脱铅,过滤

├──────────────┐

硫化铅沉淀　　　　　乙醇液

　　　　　　　　　│减压浓缩

　　　　　　　　葛根总黄酮

2. 分离法

葛根总黄酮

溶于水饱和的正丁醇,上氧化铝柱色谱,
以水饱和正丁醇展开。紫外灯下可见 a～j
共 10 个色带。然后用正丁醇-吡啶(10:1)
洗脱至 e 带流出,再用正丁醇-乙酸(10:1)
洗脱至各色带均流出

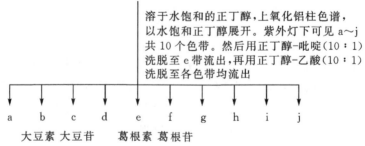

a　b　c　d　e　f　g　h　i　j

大豆素 大豆苷　　葛根素 葛根苷

　　以上异黄酮分子中无 3 -羟基、5 -羟基或邻二酚羟基,不与乙酸铅反应产生沉淀,所以可用铅盐沉淀法精制,同时也不会与氧化铝络合而难以洗脱,所以可用氧化铝色谱分离。

四、银杏叶

　　银杏叶为银杏科植物银杏 *Ginkgo biloba* L.的干燥叶。具有敛肺平喘、活血化瘀、止痛的作用。用于治疗肺虚咳喘、冠心病、心绞痛、血脂异常症等。

1. 结构与性质

银杏叶成分很复杂,以黄酮类化合物为主。主要有黄酮类化合物、二萜内酯衍生物,此外还含多糖类。银杏叶中黄酮类化合物既有单黄酮如山奈素、槲皮素、异鼠李素及其苷,也有双黄酮类如银杏双黄酮(银杏素)、去甲银杏双黄酮、金松双黄酮、穗花杉双黄酮等以及儿茶素类。

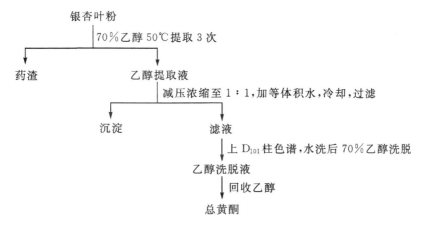

	R_1	R_2	R_3	R_4
穗花杉双黄酮	H	H	H	H
去甲银杏双黄酮	CH_3	H	H	H
银杏双黄酮	CH_3	CH_3	H	H
异银杏双黄酮	CH_3	CH_3	CH_3	H
金松双黄酮	CH_3	H	H	OCH_3

2. 提取分离方法

从银杏叶中提取总黄酮,可用丙酮或乙醇提取,目前应用较多的是乙醇提取结合大孔吸附树脂色谱法。提取流程如下面所述。

银杏叶中得黄酮类化合物能溶于高浓度乙醇,可用70%的乙醇提取银杏叶粗粉,使黄酮类化合物溶于醇液。提取液浓缩后加水,可沉淀水不溶性杂质,滤液上大孔吸附树脂,先用水洗除去水溶性杂质,再用高浓度乙醇洗脱下黄酮类成分。

```
                    银杏叶粉
                       │70%乙醇 50℃提取 3 次
        ┌──────────────┴──────────────┐
       药渣                      乙醇提取液
                                    │减压浓缩至 1∶1,加等体积水,冷却,过滤
                        ┌───────────┴───────────┐
                       沉淀                    滤液
                                                │上 D₁₀₁ 柱色谱,水洗后 70%乙醇洗脱
                                            乙醇洗脱液
                                                │回收乙醇
                                             总黄酮
```

学习小结

本章黄酮类化合物的学习分四部分,中心内容为黄酮类化合物的结构及相应的性质,围绕结构和性质相关的应用包括提取分离及结构测定是本章的难点。学习时注意把握中央三碳链的结构变化,分清每种黄酮类型的结构特点;颜色、酸性等与交叉共轭体系和酚羟基的位置、数目的关系;显色反应与结构有关,注意其在黄酮类化合物鉴别中的应用。

黄酮类化合物的提取分离要充分灵活地应用黄酮类化合物的极性、溶解性、酸碱性等性质。根据具体被提取分离的对象选择合适的提取分离方法和手段。如苷类及极性较大的苷元可用极性溶剂乙酸乙酯、丙酮、乙醇、甲醇、水等提取,而苷元极性较小则选用极性较小的乙醚、氯仿、乙酸乙酯等溶剂;有酸性的黄酮类化合物可用碱提取酸沉淀法提取;酚羟基数目不同的可用聚酰胺色谱分离等。

 目标检测

一、名词解释

黄酮类化合物

二、简答题

1.试述黄酮类化合物的基本母核及分类依据,并写出常见黄酮类化合物的结构类型。

2.试述黄酮类化合物的水溶性规律及原理。

3.为什么黄酮类化合物显酸性? 其酸性强弱有什么规律? 判断下列三种化合物的酸性强弱。

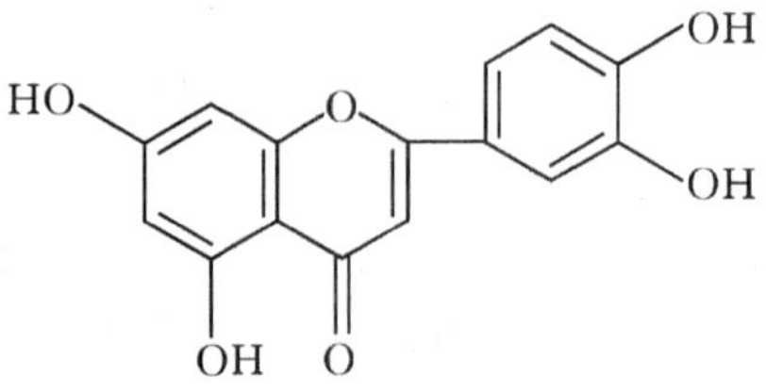

A

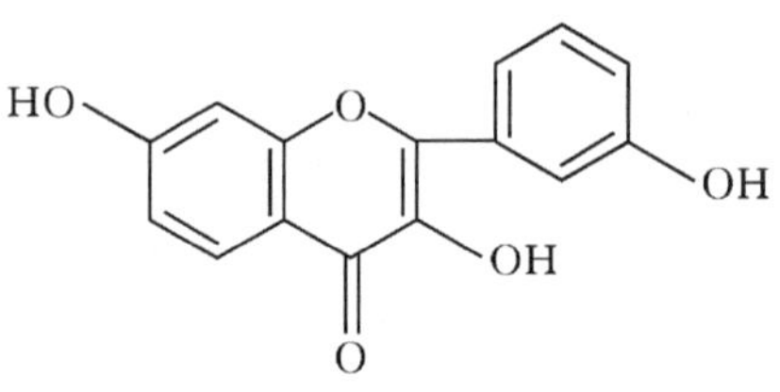

B

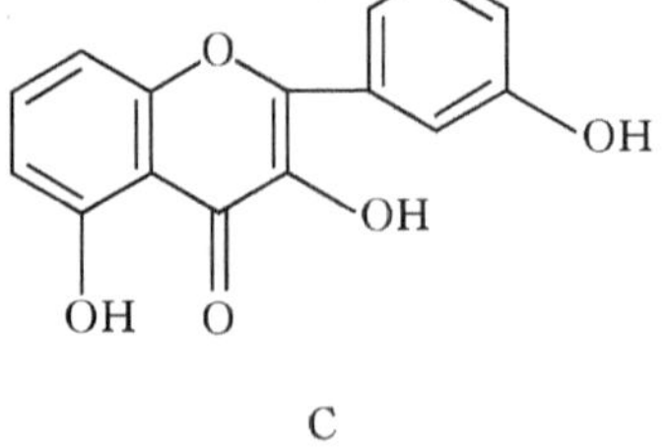

C

4.用化学方法区别下列各组化合物。

(1)黄酮与二氢黄酮 (2)3-羟基黄酮与5-羟基黄酮 (3)黄酮与异黄酮

5.从某一植物的根中利用 pH 梯度萃取法,分离得到 A、B、C、D 及 β-谷甾醇五种化学成分。请在下面的分离流程图的括号内填入正确的化合物代码。

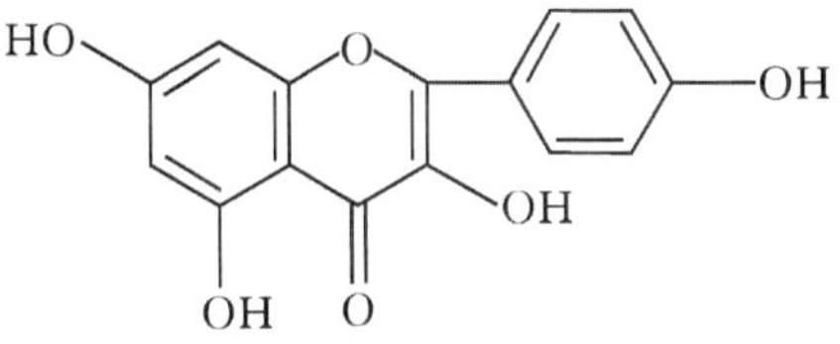

A

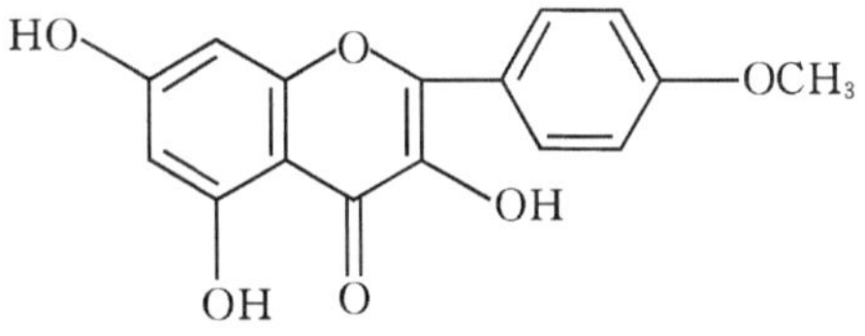

B

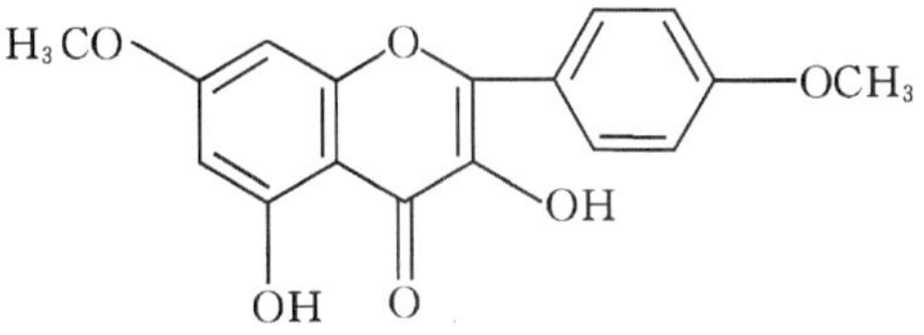

C

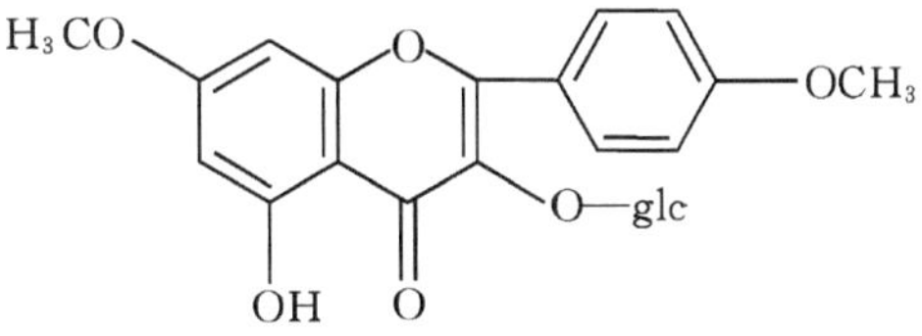

D

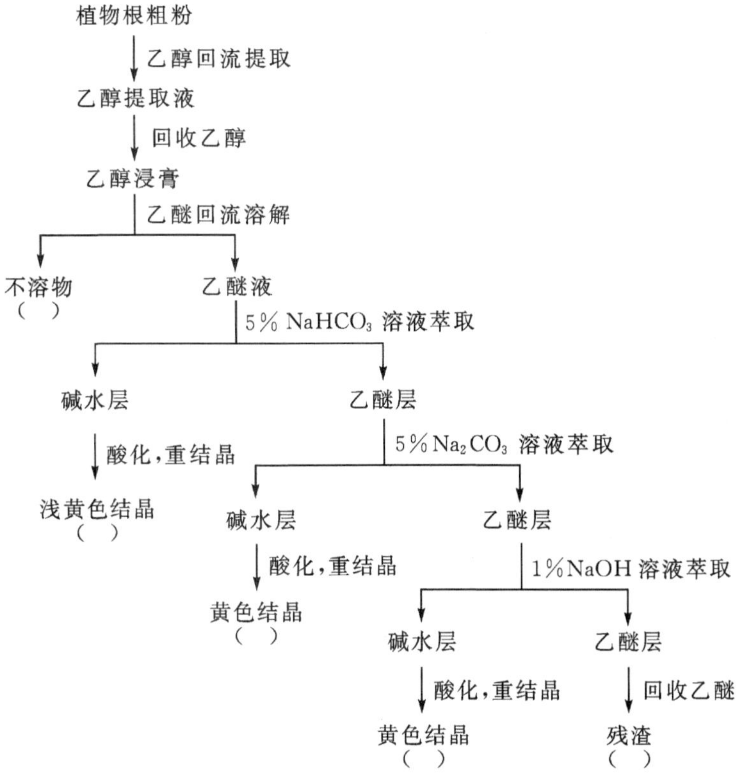

植物根粗粉
　↓ 乙醇回流提取
乙醇提取液
　↓ 回收乙醇
乙醇浸膏
　↓ 乙醚回流溶解

不溶物（　）　　乙醚液
　　　　　↓ 5% NaHCO₃ 溶液萃取

碱水层　　　　　乙醚层
　↓ 酸化,重结晶　　↓ 5% Na₂CO₃ 溶液萃取
浅黄色结晶（　）

碱水层　　　　　乙醚层
　↓ 酸化,重结晶　　↓ 1% NaOH 溶液萃取
黄色结晶（　）

碱水层　　　　　乙醚层
　↓ 酸化,重结晶　　↓ 回收乙醚
黄色结晶（　）　　残渣（　）

6. 某花类药材中含 3,5,7 -三羟基黄酮,3,5,7,4′-四羟基黄酮及其苷,还有脂溶性色素、黏液质、糖类等杂质,设计提取分离有效成分的流程(并注明杂质所在部位)。

第六章 醌类化合物

学习目标

【知识要求】

- 掌握醌类化合物的分类和基本结构、理化性质、提取分离及鉴定方法。
- 了解大黄、丹参中所含主要醌类化合物的结构、提取分离、鉴定及生物活性。

【能力要求】

- 熟练运用 pH 梯度萃取法分离大黄中的蒽醌类化合物。
- 具有化学方法鉴定醌类化合物的能力。
- 熟练应用醌类化合物的提取分离技能。

醌类化合物（quinones）是植物中具有不饱和环二酮结构的一类天然色素有机化合物，多呈黄、红、紫等颜色。其在植物界分布较广泛，高等植物中大约有 50 多个科 100 余属的植物中含有醌类，集中分布于高等植物蓼科、茜草科、豆科、鼠李科、百合科、紫葳科等科属以及低等植物地衣类和菌类的代谢产物中。天然药物如大黄、虎杖、何首乌、决明子、丹参、番泻叶、芦荟、紫草中的有效成分都是醌类化合物。醌类化合物多数存在于植物的根、皮、叶及心材中，也有的存在于茎、种子和果实中。

天然醌类化合物的生物活性是多方面的，如泻下、抗菌、抗病毒、止血、利尿及抗肿瘤等作用，还有一些用于治疗高血压及心脏病，此外，醌类化合物也可用作食品、化妆品等的着色剂，是一类很有前途的生物活性成分。

第一节 结构与分类

醌类化合物从结构上主要分为苯醌、萘醌、菲醌及蒽醌四种类型。其中以蒽醌及其衍生物种类较多，生理活性也较广泛。醌类化合物母核上多有—OH、—CH₃、—OCH₃ 等取代基团。

一、苯醌类

苯醌类（benzoquinones）化合物是具有醌型结构最简单的化合物，可分为邻苯醌（o-benzoquinones）和对苯醌（p-benzoquinones）两大类。邻苯醌结构不稳定，故自然界存在的苯醌化合物多数为对苯醌的衍生物。其母核常有—OH、—OCH₃、—CH₃ 等取代基团。

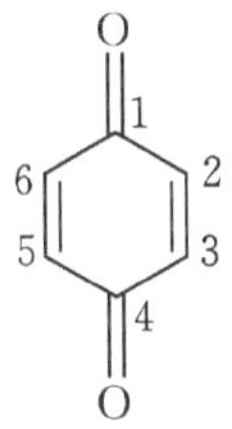

对苯醌 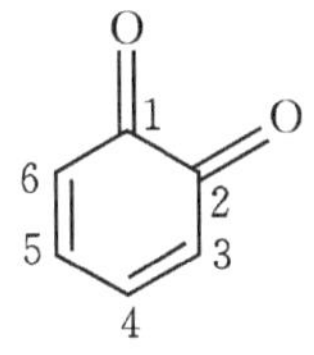　　　　　　邻苯醌

　　天然苯醌类化合物多为黄色或橙黄色的结晶体,如中药凤眼草 *Ailanthus altissima* (Mill.) Swingle 果实中的 2,6 -二甲氧基对苯醌为黄色结晶,具有较强的抗菌作用。白花酸藤果 *Embelia ribes* 和矩叶酸藤果 *Embelia oblongifolia* 果实中的信筒子醌(embelin),具有驱绦虫的作用。存在于马蔺子 *Iris pallasii* Fisch. var. *chinensis* Fisch. 干燥成熟种皮中的马蔺子甲素(irisquinone)为亮黄色鳞片结晶,具有明显的抗辐射作用。具有苯醌类结构的泛醌类(ubiquinones)又称辅酶 Q(coenzymes Q)类,能参与生物体内氧化还原过程。其中,辅酶 Q_{10} ($n=10$)已用于心脏病、高血压及癌症等疾病的辅助治疗。

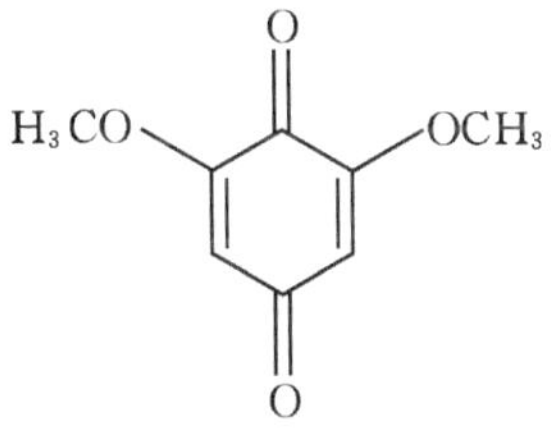

2,6 -二甲氧基苯醌 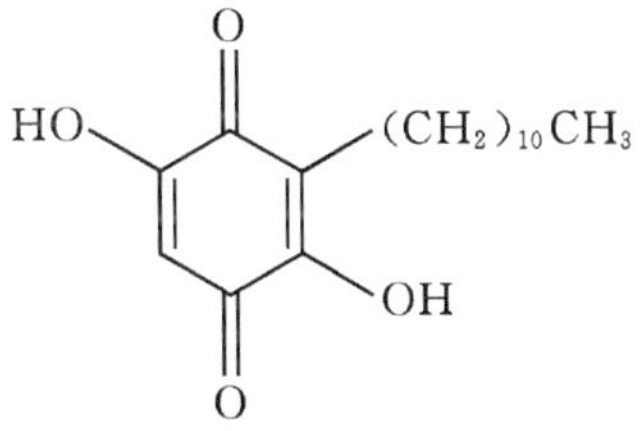　　　　　信筒子醌

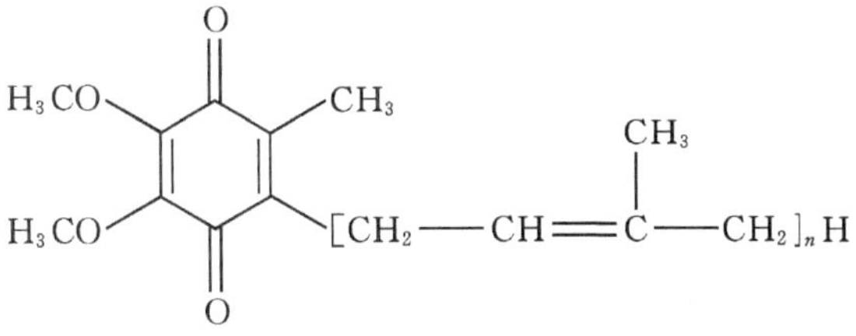

辅酶 Q_{10}($n=10$)

　　其他中药如软紫草 *Arnebia euchroma* 根中提取分离得到的 arnebinone 和 arnebifuranoe 也属于对苯醌类化合物,其对前列腺素 PGE_2 的生物合成具有抑制作用。

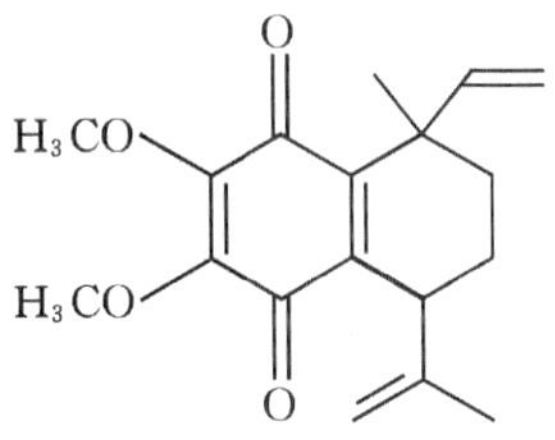

arnebinone 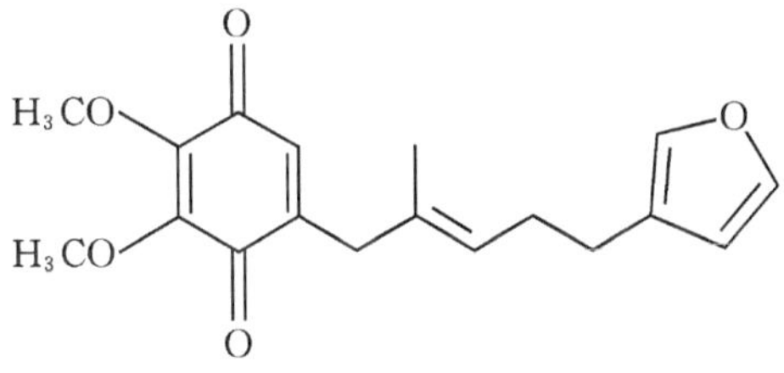　　　　　　　　　arnebifuranon

　　邻苯醌和对苯醌均可由相应的二元酚氧化制得。

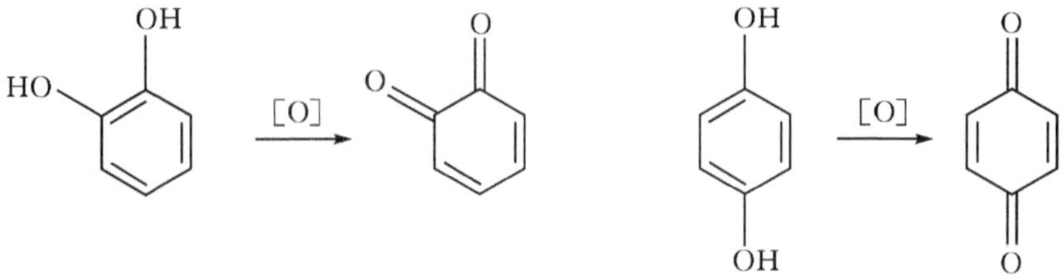

二、萘醌类

萘醌类(naphthoquinones)化合物按其化学结构分为 α-(1,4)、β-(1,2)及 amphi-(2,6)三种类型。但至今发现天然存在的大多为 α-萘醌类衍生物,天然药物中的萘醌类成分多带有羟基,多为橙色或橙红色结晶,少数呈紫色。

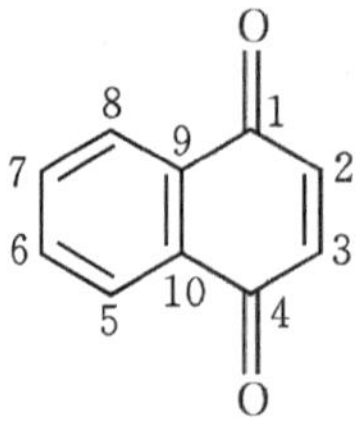

α-(1,4)萘醌 β-(1,2)萘醌 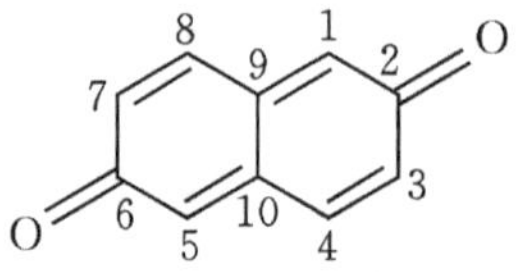   amphi-(2,6)萘醌

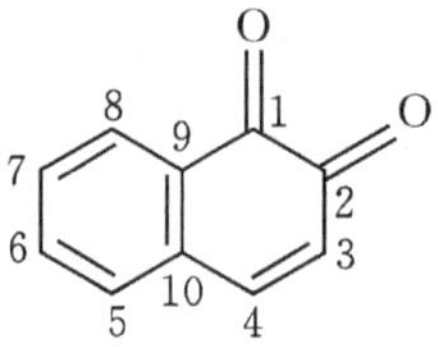

常见的来自于高等植物中的萘醌类化合物,很多具有较明显的生理活性。如胡桃醌(juglone)为黄色结晶,存在于胡桃(*Juglans regia* L.)的叶及未成熟的果实中,具有抗菌、抗肿瘤及中枢神经镇静作用;蓝雪醌(plumbagin)为橙色结晶,存在于白花丹(白雪花)*Plumbago zeylanica* L. 全草中,具有抗菌、止咳、祛痰及抗癌作用,蓝雪醌的抗肿瘤活性较早就有报道,新近研究表明,蓝雪醌对 BRCCA1 变异的卵巢癌可能具有很好的抗癌作用;拉帕醌(lapachol)是从中南美洲热带雨林植物 *Tabebuia avellanedae* 中分离得到的天然萘醌衍生物,该植物被当地居民用于治疗癌症、狼疮、传染病等,拉帕醌具有很强的抗肿瘤活性,美国 NCI 曾对其活性进行了全面的评价,后来发现毒性太大,因而终止了进一步开发。

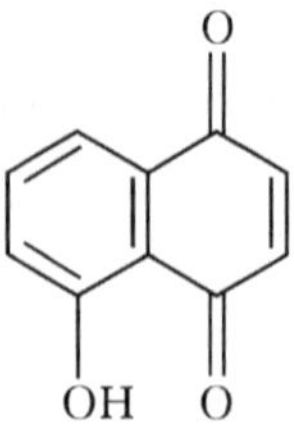

胡桃醌 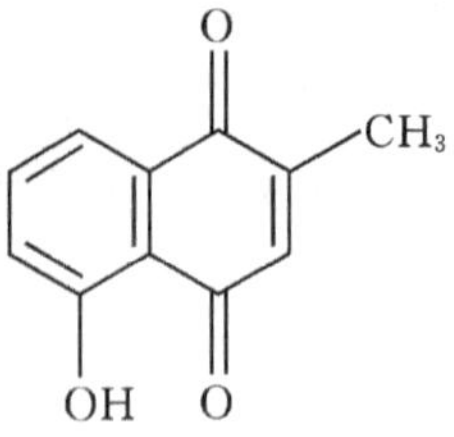   蓝雪醌 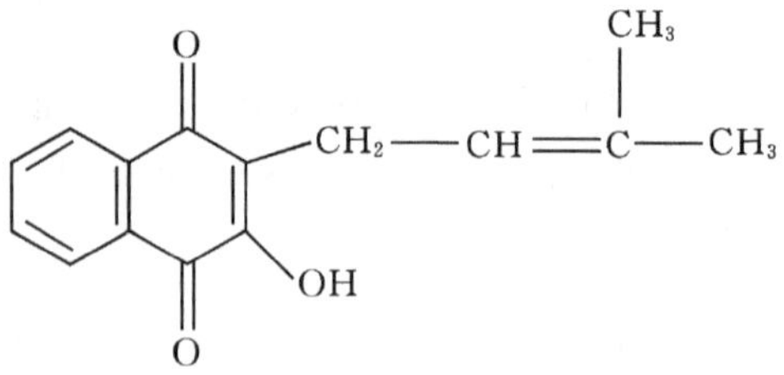   拉帕醌

从中药紫草及软紫草中分得一系列紫草素(shikonin)类衍生物,是其有效成分,具有止血、抗炎、抗菌、抗病毒及抗肿瘤作用。维生素 K 类化合物也属于萘醌类衍生物。

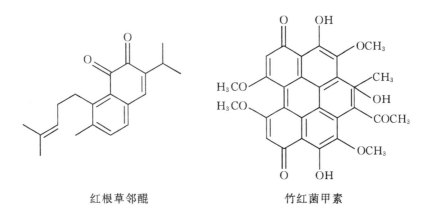

维生素 K₁　　　　　　　　　紫草素

唇形科植物黄埔鼠尾草的带根全草(红根草)含有的红根草邻醌(saprorthoquinone)具有抗菌活性,对白血病 P-388 细胞也有明显的细胞毒性;子囊菌纲竹红菌中分离得到的竹红菌甲素(hypocrellin A)属于二萘酮化合物,具有较强的光敏活性,有望发展成新型的治疗肿瘤、艾滋病的光疗药物。

红根草邻醌　　　　　　　　　竹红菌甲素

 ## 知识链接

　　生物的生长和代谢所必需的微量有机物分为脂溶性维生素和水溶性维生素两大类。前者包括维生素 A、维生素 D、维生素 E、维生素 K 等。人和动物缺乏维生素时不能正常生长,并发生特异性病变,即所谓维生素缺乏症。

　　维生素 K 属于脂溶性维生素。由于它具有促进凝血的功能,又称为凝血维生素。常见的有维生素 K₁ 和 K₂。现代维生素 K 已能人工合成,如维生素 K₃,为临床所常用。

　　维生素 K 于 1929 年丹麦化学家达姆从动物肝和麻子油中发现并提取。维生素 K 化学性质较稳定,能耐热耐酸,但易被碱和紫外线分解。它在人体内能促使血液凝固。人体缺少它,凝血时间延长,严重者会流血不止,甚至死亡。奇怪的是人的肠中有一种细菌会为人体源源不断地制造维生素 K,加上在猪肝、鸡蛋、蔬菜中含量较丰,因此,一般人不会缺乏。目前已能人工合成,且化学家能巧妙地改变它的"性格"为水溶性,有利于人体吸收,已广泛地用于医疗上。

三、菲醌类

　　天然菲醌(phenanthraquinones)分为邻菲醌(o－phenanthraquinones)和对菲醌(p－phenanthraquinones)两种类型。天然菲醌类衍生物并不多,主要分布在唇形科、兰科、豆科、番荔枝科、蓼科、杉科等高等植物中,在地衣中也可分离得到。例如从中药丹参根中得到的 10

多种菲醌衍生物，均属于邻菲醌类和对菲醌类化合物。如具有扩张冠状动脉的丹参醌ⅡA（tanshinone ⅡA）为邻菲醌类化合物，其磺化产物丹参醌ⅡA磺酸钠已制成注射液，可增加冠脉流量，临床用于治疗冠心病和心肌梗死。

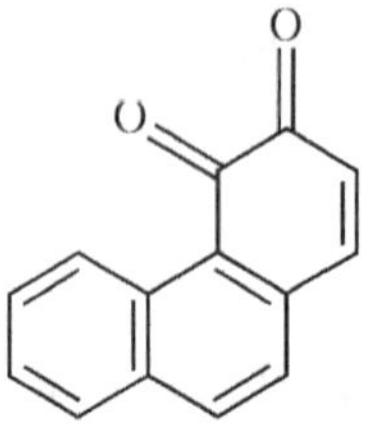

邻菲醌 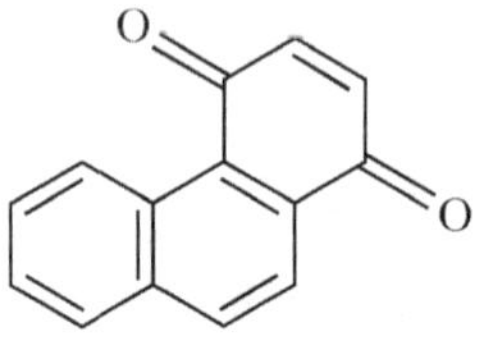　　　　　　　对菲醌

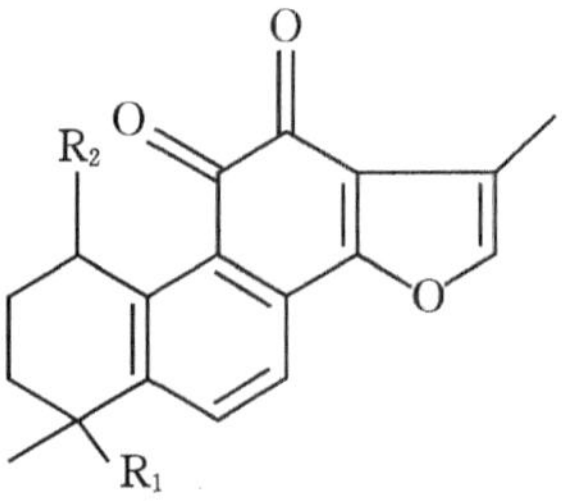

	R₁	R₂
丹参醌ⅡA	—CH₃	—H
丹参醌ⅡB	—CH₂OH	—H
羟基丹参醌ⅡA	—CH₃	—OH
丹参酸甲酯	—COOCH₃	—H

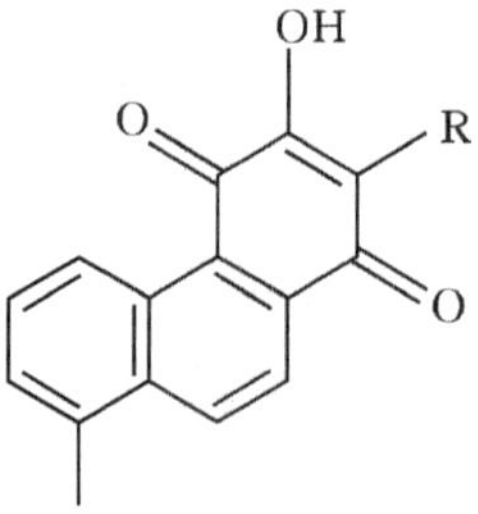

丹参新醌甲　R=—CH< CH₃ / CH₂OH

丹参新醌乙　R=—CH< CH₃ / CH₃

丹参新醌丙　R=—CH₃

丹参中的菲醌类衍生物从生源上看即属于二萜类化合物，又可视为二萜醌类化合物。

四、蒽醌类

蒽醌类（anthraquinones）是广泛存在于植物界的一种色素，是许多中药如大黄、何首乌、虎杖等的有效成分。目前已经发现的蒽醌类化合物近200多种。主要分布在高等植物中，少量存在于真菌及地衣类的代谢产物中。含量较多的有蓼科、鼠李科、茜草科、豆科、百合科、玄参科等，在地衣和真菌中也有蒽醌类化合物。在植物中的蒽醌衍生物主要分布于根、皮、叶及心材，也可在茎、种子、果实中，主要以游离形式或与糖结合成苷的形式存在于植物体内。

蒽醌类成分包括蒽醌衍生物及其不同程度的还原产物，如氧化蒽酚、蒽酚、蒽酮等。蒽醌类成分按母核的结构分为单蒽核及双蒽核两大类，再按氧化水平进行分组。

（一）单蒽核类

1.羟基蒽醌及其苷类

天然蒽醌以9,10-蒽醌最为常见，由于整个分子形成共轭体系，C₉、C₁₀又处于最高氧化状态，因此比较稳定。

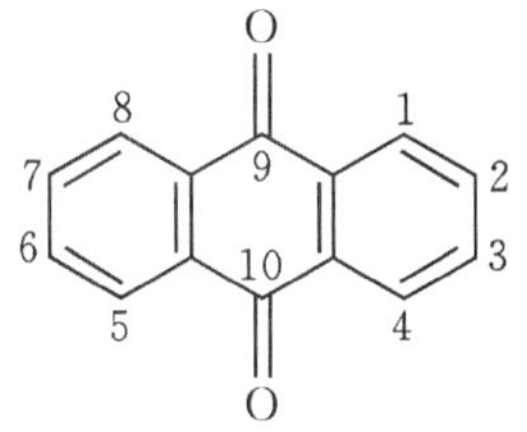

α-位:1,4,5,8
β-位:2,3,6,7
meso-(中)位:9,10

　　这是自然界最多的一类蒽醌衍生物,在 α-位均有羟基取代,故称为羟基蒽醌类。天然蒽醌衍生物均有—OH 或—OCH_3 取代,通过—OH 还可与糖缩合成苷。作为侧链,在 β-位常有—CH_3、—CH_2OH、—CHO、—COOH 等基团取代。蒽醌苷大多为氧苷,少数以碳苷形式存在,例如芦荟苷(barbaloin)。

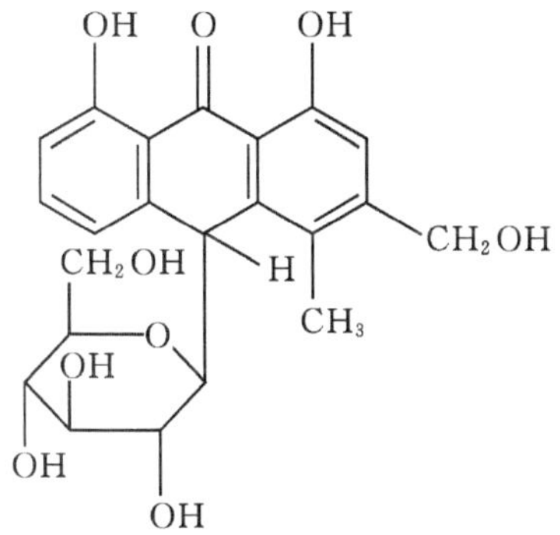

🤓 **知识链接**

　　芦荟(Aloe),是百合科芦荟属多年生常绿多肉质草本植物。原产于非洲或地中海干燥地区,性寒味苦,入心、肝、脾经,是一种集医药医疗、美容化妆、保健皮肤、食用和观赏功能为一体的经济作物。芦荟具有杀菌、润湿美容、抗衰老、防晒、健胃通便、免疫与再生、防虫、防腐及防臭等功效。目前,芦荟的应用主要集中在三个方面:化妆品、保健食品和药品。在芦荟产业发展过程中,发展最快、最易被消费者接受的是芦荟化妆品。

　　根据羟基在蒽醌母核上的分布情况,可将羟基蒽醌衍生物分为两种类型。
　　(1)大黄素型　羟基分布在两侧的苯环上,多数化合物呈黄色。主要存在于蓼科的一些植物中,大黄、虎杖、何首乌等药材中的有效成分均属于这一类型。

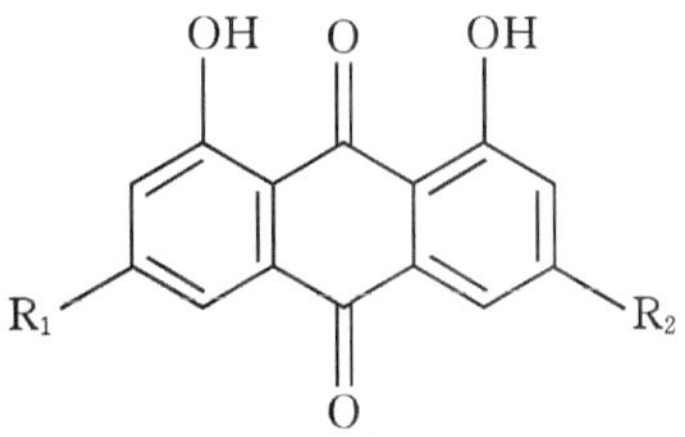

	R_1	R_2
大黄酸(rhein)	—H	—COOH
大黄素(emodin)	—OH	—CH_3
芦荟大黄素(aloe-emodin)	—H	—CH_2OH
大黄素甲醚(physcion)	—OCH_3	—CH_3
大黄酚(chrsophanol)	—H	—CH_3

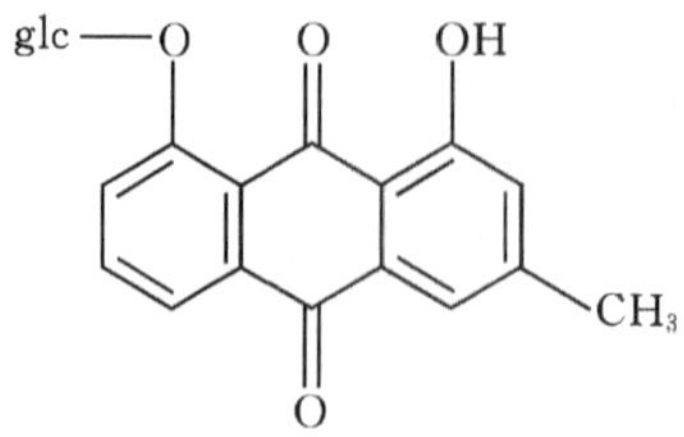

大黄酚葡萄糖苷 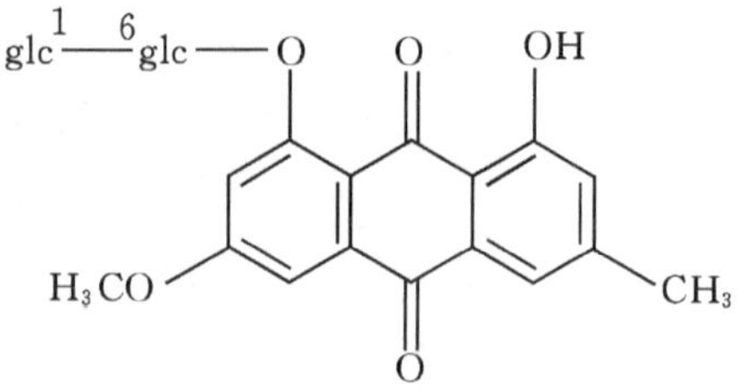   大黄素甲醚龙胆双糖苷

大黄中的羟基蒽醌衍生物多与葡萄糖、鼠李糖结合成苷类,一般为单糖苷和双糖苷。

(2)茜草素型　羟基分布在一侧的苯环上,颜色较深,多为橙黄或橙红色。种类较少。茜草素型主要存在于茜草科的植物中,例如茜草中的茜草素等化合物即属此型。

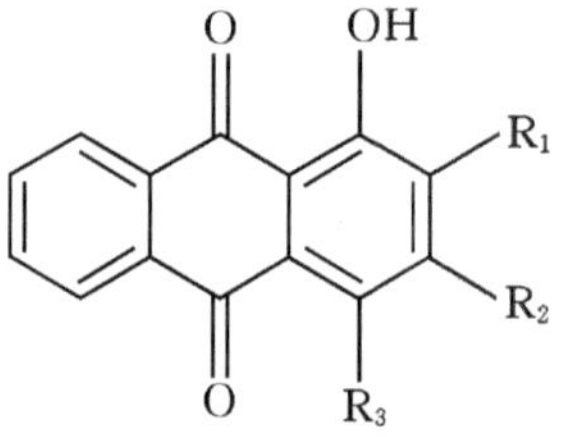

	R_1	R_2	R_3
茜草素(alizarin)	—OH	—H	—H
羟基茜草素(purpurin)	—OH	—H	—OH
伪羟基茜草素(pseudopurpurin)	—OH	—COOH	—OH

茜草中主要以游离的苷元形式存在,部分与葡萄糖和木糖结合生成单糖苷或双糖苷。

2. 蒽酚或蒽酮衍生物

蒽醌在酶或酸性环境中被还原,可生成蒽酚及其互变异构体蒽酮。羟基蒽酚类对霉菌有较强的杀灭作用,是治疗皮肤病有效的外用药,如柯桠素(chrysarobin)即属于此类衍生物。柯桠素是大黄酚的还原产物,一般作为外用药,对治疗各种皮肤病有较好的效果,如治疗疥癣,但对皮肤刺激性较大,用时应小心。

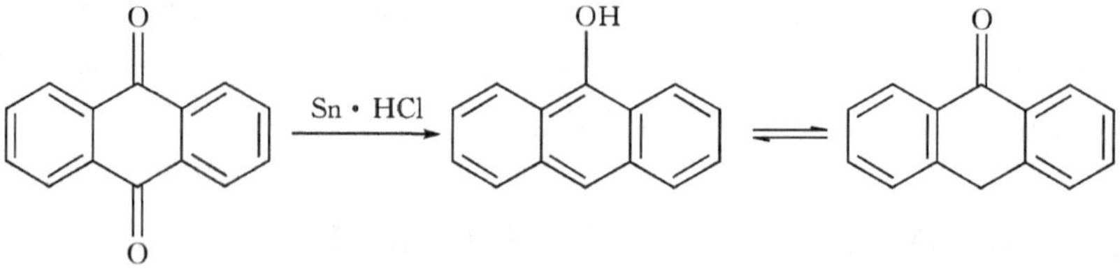

蒽醌   蒽酚   蒽酮

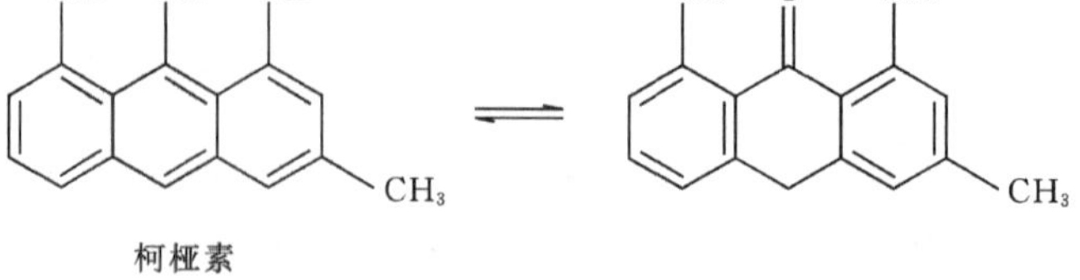

柯桠素

蒽酚(或蒽酮)不稳定,易氧化成蒽醌,因此蒽酚(或蒽酮)衍生物一般只存在于新鲜植物中。如新鲜大黄经两年以上贮存则慢慢被氧化而鉴定不到蒽酚。蒽酚类衍生物也以游离和成苷两种形式存在。如果蒽酚衍生物的中位羟基与糖缩合成苷,则性质比较稳定,只有经过水解除去糖才易于被氧化转变成蒽醌衍生物。

（二）双蒽核类

1.二蒽酮类

二蒽酮类成分可以看成是两分子蒽酮脱去一分子氢，通过碳-碳键结合而成的化合物。其结合方式多为 C_{10}—$C_{10'}$ 连接，也有其他位置连接。其结构特点是二蒽酮的 C—C 键与一般的 C—C 键不同，它易断裂，生成较稳定的单蒽酮类，蒽酮类再进一步氧化生成蒽醌类。所以二蒽酮类的含量在植物中随储藏时间的增加而减少。这类物质多以苷的形式存在。例如大黄及番泻叶中致泻的主要有效成分番泻苷 A、B 等皆为二蒽酮衍生物的二糖链苷。其中番泻苷 A（sennoside A）是两分子的大黄酸蒽酮通过 C_{10}—$C_{10'}$ 相连接而成的二蒽酮类衍生物，其 C_{10}—$C_{10'}$ 为反式连接；番泻苷 B（sennoside B）是番泻苷 A 的异构体，其 C_{10}—$C_{10'}$ 为顺式连接。C_{10}—$C_{10'}$ 键与通常 C—C 键不同，易于断裂，生成稳定的蒽酮类化合物。如新鲜的欧鼠李皮，所含的二蒽酮苷随贮藏时间的增加而减少，如贮藏时间超过一年，则变成蒽醌苷及苷元。又如大黄及番泻叶中含有的番泻苷 A 的致泻作用是因为其在肠内变为大黄酸蒽酮所致。

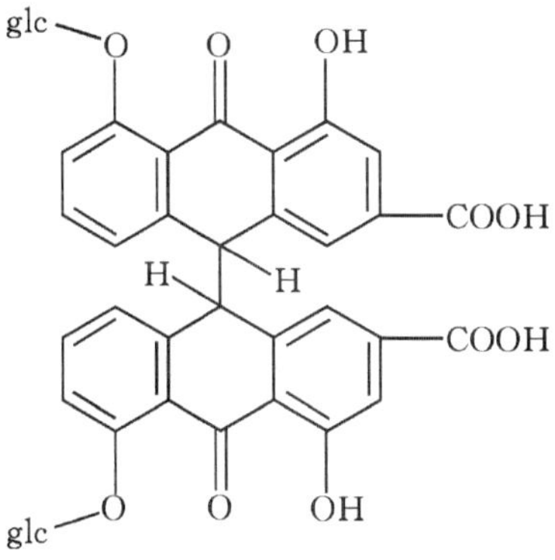

番泻苷 A 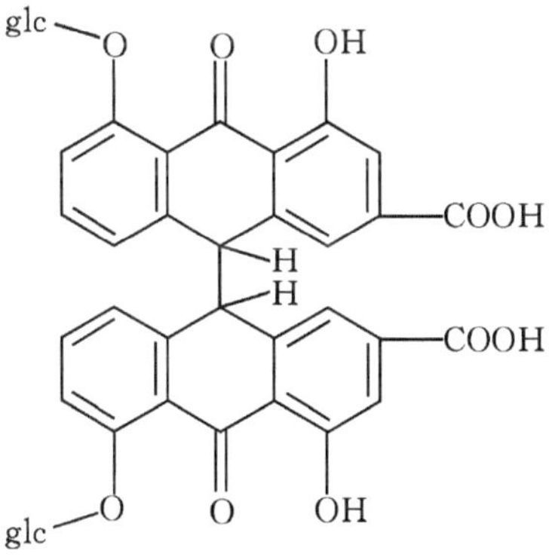　　　　　　　　　　　番泻苷 B

二蒽酮类衍生物除 C_{10}—$C_{10'}$ 方式结合，还有其他结合方式。如贯叶连翘中的金丝桃素（hypericin）及橙色霉菌素。

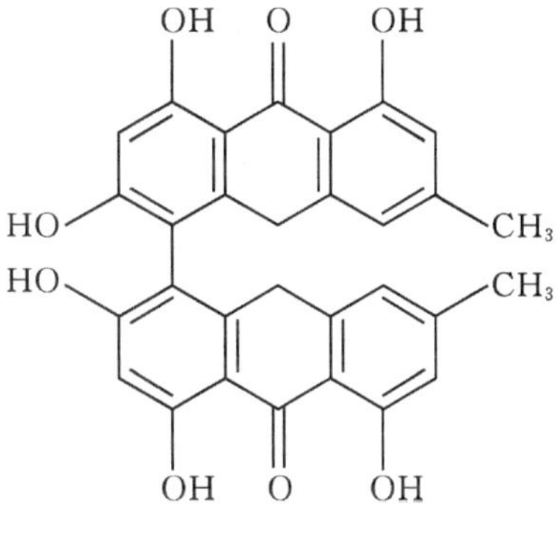

橙色霉菌素

2.二蒽醌类

二蒽醌类为两分子蒽醌通过两侧苯环的碳-碳键结合而成的化合物。天然二蒽醌类化合物中的两个蒽醌环都是相同而对称的，由于空间位阻的相互排斥，故两个蒽环呈反向排列，如黄色霉素(luteoskyrin)存在于变质大米中,可抑制细菌的蛋白合成。微量即可引起肝硬化。

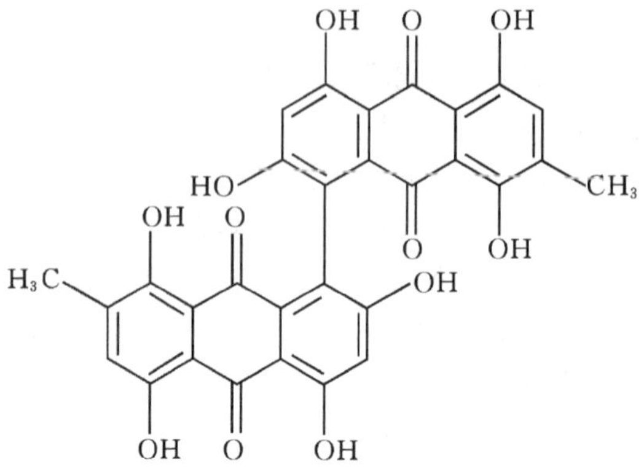

黄色霉素

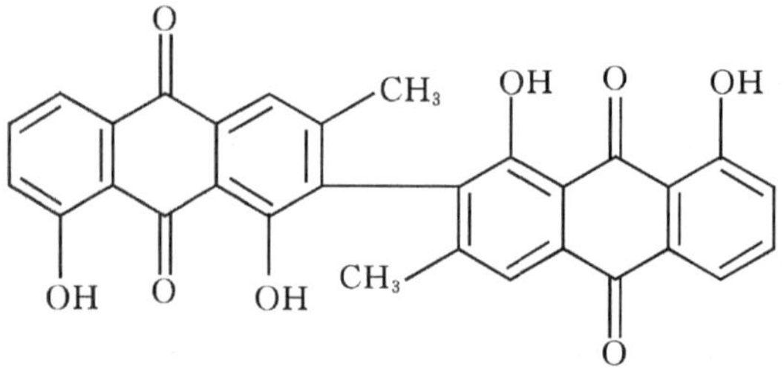

山扁豆双醌

 知识链接

国产大黄中含番泻苷类约 0.87%,主要是苷 A 和 B,是大黄泻下作用最主要的有效成分,泻下效力最强。大黄中的大黄酸葡萄糖苷的泻下作用只是番泻苷类的三分之一,而其他的蒽醌苷类泻下作用很微弱,苷元的作用更弱。

据研究发现,大黄泻下作用的有效成分不下 20 余种,在体内真正起泻下作用的物质是大黄中的番泻苷 A 受大肠内细菌作用的还原产物,但不是番泻苷元,而是大黄酸蒽酮或其 8-葡萄糖苷。但这仍不能完全代表大黄的泻下效力。实验证明,番泻苷 A 泻下作用的 ED_{50} 比大黄粉或浸膏泻下作用的 ED_{50} 要大得多,即使以番泻苷 A 加上蒽醌苷的泻下作用的 ED_{50} 也比大黄粉要大,可见大黄中还有起协同作用的物质或其他泻下作用较强的物质存在。

近来,大黄对肾功能的药理和临床作用引起人们的重视,研究表明,大黄提取物能有效地延缓慢性肾衰竭的进展,同时发现大黄酸治疗糖尿病肾病,大黄素治疗尿毒症均有良好的疗效。

3. 去氢二蒽酮

去氢二蒽酮为二蒽酮在中位再脱去 1 分子的 H(即氧化)两环之间以双键相连的蒽酮衍生物,多显暗紫色。其羟基衍生物存在于金丝桃属的某些植物中。

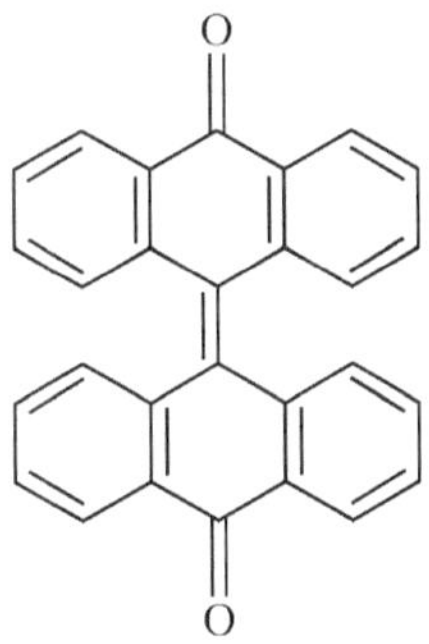

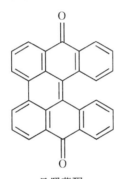

去氢二蒽酮

4. 日照蒽酮类

日照蒽酮类为去氢二蒽酮进一步氧化，α 与 α' 位相连，组成一个新的六元环。

日照蒽酮

5. 中位萘骈二蒽酮类

中位萘骈二蒽酮类为日照蒽酮类再进一步氧化，转变为中位萘骈二蒽酮类，是最高氧化水平结构形式。金丝桃属某些植物如贯叶连翘、小连翘中含有的金丝桃素（hypericin）、假金丝桃素（pseudohypericin）均为萘骈二蒽酮衍生物。金丝桃素首次由 Districh 于 1891 年分离得到，由 S. Czerny 于 1911 年命名为 hypericin。大约在 1950～1951 年间最终确定其结构为 $4,4',5,5',7,7'$-六羟基-$2,2'$-二甲基-萘骈二蒽酮。目前国际上对金丝桃属植物的兴趣，很大程度上是由于金丝桃素和假金丝桃素的抗病毒作用。研究表明，两种化合物在体外强烈地抑制各种反转录病毒，包括人免疫缺陷病毒（HIV），有报道认为金丝桃素在细胞内的 HIV-1 抑制作用是由于与其感染细胞中残留和毒粒成分相结合所致，是一种有杀病毒作用的药物。

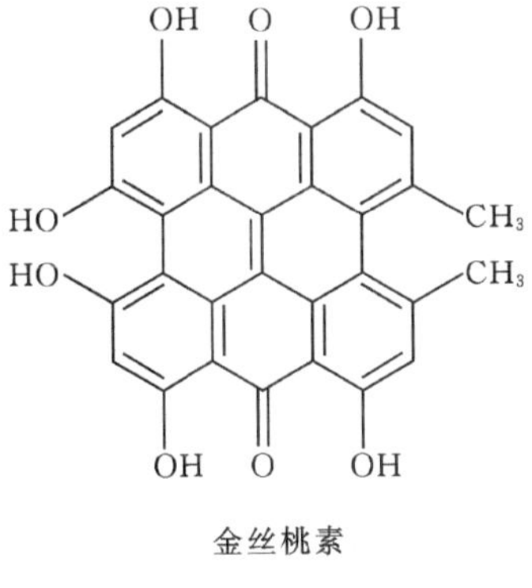

金丝桃素 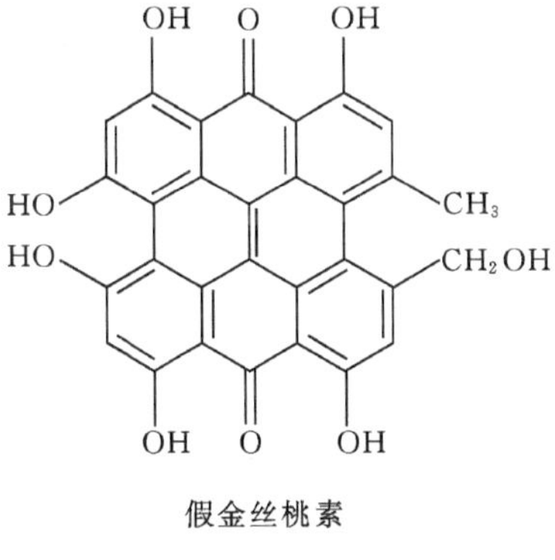　　　　　　　　　假金丝桃素

第二节 理化性质

一、性状

天然的醌类化合物多为有色结晶,且随着母核上酚羟基等助色团增多,可显黄、橙、棕红色以至紫红色。蒽醌类化合物中茜草素型颜色(红→紫)较大黄素型(橙→黄)深。蒽醌类化合物多有荧光,并且在不同的 pH 条件下所呈的荧光不同。苯醌、萘醌和菲醌多以游离态存在,而蒽醌一般结合成苷存在于植物体中,因极性较大往往难以得到结晶。游离蒽醌一般都有完好的晶形。

二、升华性

游离的醌类化合物一般具有升华性。将药材粉末加热升华,再鉴定升华物可用来判断药材中有无醌类化合物的存在。如《中国药典》对大黄的鉴别:取粉末少量,进行微量升华,可见菱状针晶或羽状结晶。分子量小的苯醌类及萘醌类还具有挥发性,能随水蒸气蒸馏,利用此性质可对其进行分离和纯化。但当苷元与糖缩合成苷后,则此性质消失。大黄中各成分的升华温度见表 6-1,一般升华温度随酸性的增强而升高。

表 6-1 大黄中各成分的升华温度

成分	大黄酸	大黄素	芦荟大黄素	大黄酚	大黄素甲醚
升华温度	210℃	206℃	185℃	124℃	124℃

三、溶解性

游离醌类极性较小,一般可溶于甲醇、乙醇、丙酮,易溶于乙酸乙酯、三氯甲烷、乙醚、苯等有机溶剂,在碱性有机溶剂如吡啶、N,N-二甲基甲酰胺中溶解度也较大,不溶或难溶于水。与糖结合成苷后极性显著增大,易溶于甲醇、乙醇中,溶于热水,在碱性溶液中溶解度也较大。但在冷水中溶解度较小,几乎不溶于苯、乙醚、三氯甲烷等极性较小的有机溶剂中。

羟基蒽醌苷及苷元,因具有酚羟基,可溶于碱性溶液中,加酸酸化后又可析出沉淀,可利用此性质进行提取分离。蒽醌类化合物的钙、钡、铁、铅及铝盐均难溶于水。蒽醌的碳苷在水及有机溶剂中的溶解度都很小,而易溶于吡啶中。

四、酸碱性

(一)酸性

醌类化合物多具有酚羟基,故具有一定的酸性。醌类化合物因分子中羧基的有无和酚羟基的数目以及位置的不同,酸性强弱表现出显著的差异。其规律如下:

1.含有羧基的醌类化合物酸性强于不含羧基者

一般蒽核上羧基的酸性与芳香酸相同,能溶于碳酸氢钠水溶液中。

2.醌类化合物母核上 β-酚羟基的酸性强于 α-酚羟基

这是由于 β-酚羟基受羰基吸电子影响,电子云偏移,使羟基上氧原子的电子密度降低,使质子更易解离,因此酸性较强,可溶于碳酸钠水溶液中;而 α-位上的酚羟基与羰基相邻形成氢键缔合,使质子难解离,表现出较弱的酸性,只能溶于氢氧化钠水溶液中。

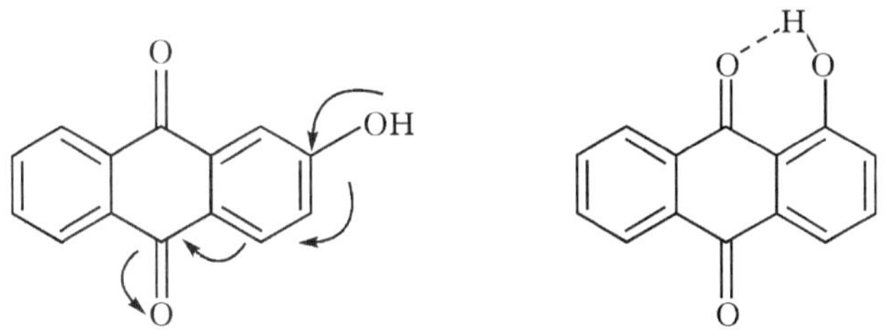

β-羟基蒽醌 　　　　　　　　α-羟基蒽醌

3.酚羟基数目增多,酸性增强

但酚羟基若形成分子内氢键,则酸性下降。下列化合物的酸性依次递减。

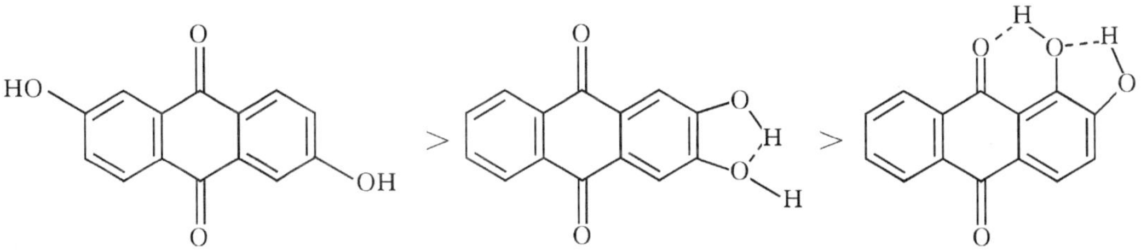

1,5-二羟基和1,4-二羟基(和不同的氧形成分子内氢键)<1,8-二羟基(只能与同一羟基形成氢键)
1,2-二羟基(分子内形成连续氢键)<β-羟基(无分子内氢键)

依据以上性质,含—COOH 或含两个及两个以上 β-羟基的,可溶于碳酸氢钠溶液中;含一个 β-羟基的,可溶于碳酸钠溶液中;其余含 α-羟基的,可依次溶于不同浓度的氢氧化钠水溶液中。根据酸性强弱规律,可选用适当的碱水溶液用 pH 梯度萃取法进行分离。

酸性顺序:—COOH＞两个 β-羟基＞一个 β-羟基＞两个 α-羟基＞一个 α-羟基
可溶于:　　　5％NaHCO₃　　　　　5％Na₂CO₃　　　1％NaOH　　　5％NaOH

(二)碱性

由于羰基上的氧原子有未共用电子对,具有微弱的碱性,能溶于浓硫酸中生成𨦦盐再转成阳碳离子,同时颜色显著加深,羟基蒽醌在浓硫酸中一般呈红至红紫色。如大黄酚为暗黄色,溶于浓硫酸中转为红色,大黄素由橙红色变为红色。生成的𨦦盐不稳定,加水稀释即分解(颜色褪去)。

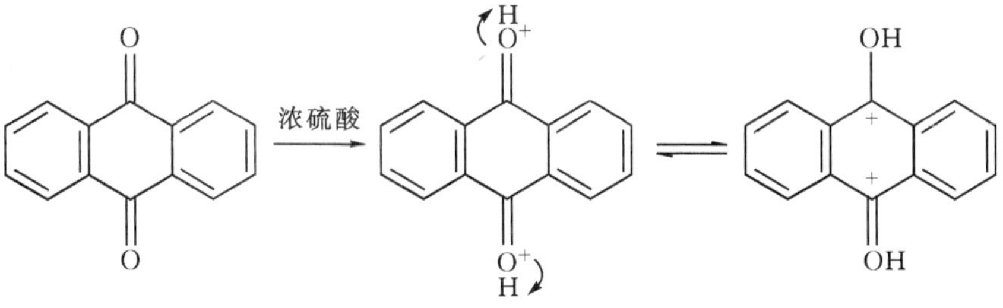

黄色 　　　　　　　　　　　　　　　　　　　　　红色

五、显色反应

醌类的颜色反应主要基于其氧化还原性质以及分子中的酚羟基性质引起的颜色变化。

1. 与活性亚甲基试剂的反应（Kesting-Craven 反应）

苯醌及萘醌类化合物的苯环上有未被取代的位置时，可在碱性条件下与一些含有活性亚甲基试剂（如乙酰乙酸酯、丙二酸酯、丙二腈等）的醇溶液反应，生成蓝绿色或蓝紫色。以萘醌与丙二酸酯的反应为例，反应时丙二酸酯先与醌核生成产物（1），再进一步经电子转位生成产物（2）而显色。

萘醌的苯环上如有羟基取代，此反应即减慢反应速度或不反应。本试验为苯醌类及萘醌类的专属反应，可在 PC 或 TLC 上进行。蒽醌类化合物因醌环两侧有苯环，不能发生该反应，故可加以区别。

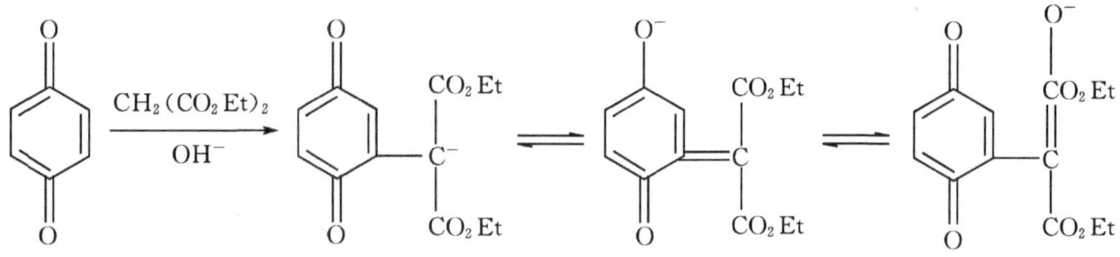

2. 无色亚甲蓝显色反应

苯醌和萘醌因醌核上有活泼质子，可反应呈蓝色。本反应为苯醌类及萘醌类的专属反应，可在 PC 或 TLC 上进行，试样在白色背景上与无色亚甲蓝乙醇（1mg/ml）溶液呈现蓝色斑点，蒽醌类化合物无此反应，可用于区别。

3. 菲格尔（Feigl）反应

醌类衍生物包括苯醌、萘醌、菲醌及蒽醌，在碱性条件下经加热，能迅速与醛类及邻二硝基苯反应生成紫色化合物。其反应机理如下

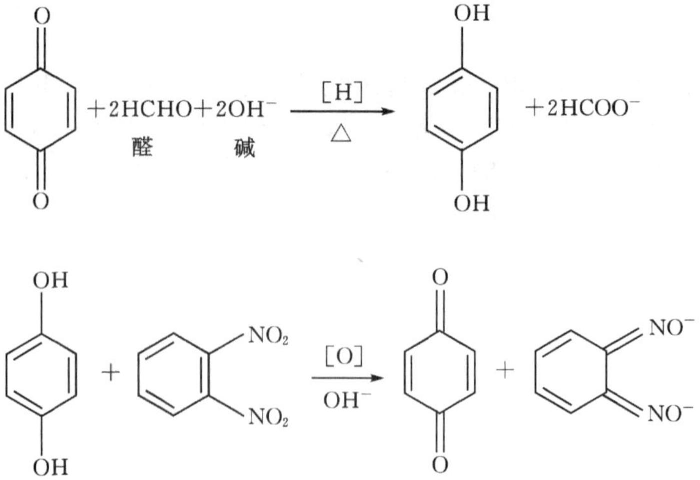

邻二硝基苯

在此反应中,醌类在反应前后无变化,只是起传递电子媒介的作用。醌类成分含量越高,反应速度也就越快。试验时可取醌类化合物的水或苯溶液 1～2 滴,加入 25％碳酸钠水溶液、4％甲醛及 5％邻二硝基苯的苯溶液各 1～2 滴,混合后置水浴上加热,在 1～4min 内产生显著的紫色。

4.碱液呈色反应(Bornträger 反应)

羟基蒽醌类在碱性溶液中发生颜色改变,会使颜色加深,多呈橙、红及紫红色。此种红色物质不溶于有机溶剂,加酸则颜色褪去,其机理如下

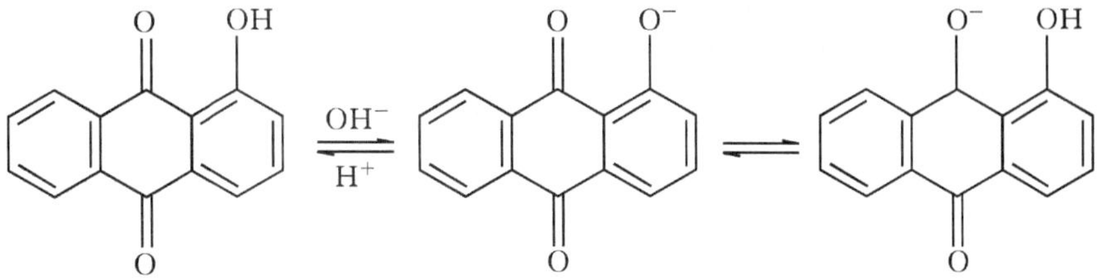

α-羟基蒽醌(黄色)　　　　红色　　　　　红色

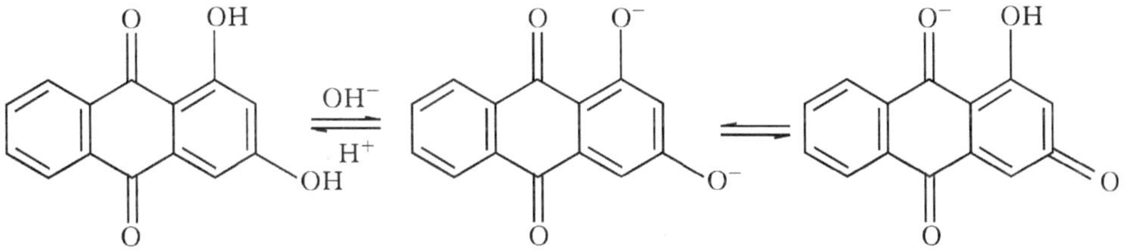

α,β-间二羟基蒽醌(黄色)　　　　红色　　　　　红色

显然,该显色反应与形成共轭体系的酚羟基和羰基有关。因此,羟基蒽醌以及具有游离酚羟基的蒽醌苷均可呈色,但蒽酚、蒽酮、二蒽酮类化合物遇碱呈黄色,需氧化形成羟基蒽醌类化合物后才能呈红色。此反应常用于蒽醌类化合物的 PC 或 TLC 的显色。

该反应是鉴定中药中羟基蒽醌类成分存在最常用的方法之一。对羟基蒽醌的结构判断也有一定的辅助作用。

用本反应检查中药中是否含有蒽醌类成分时,可取样品粉末约 0.1g,加 10％硫酸水溶液 5ml,置水浴上加热 2～10min 趁热滤过,滤液冷却后加乙醚 2ml 振摇,静置后分取醚层溶液,加入 5％氢氧化钠水溶液 1ml,振摇。如有羟基蒽醌存在,醚层则由黄色褪为无色,而水层显红色。流程如下

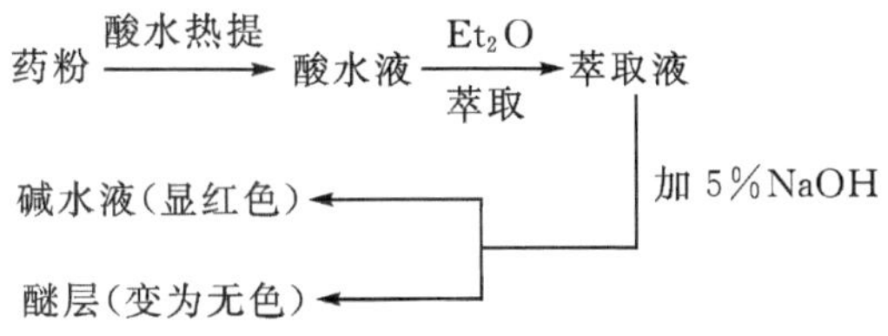

5.与金属离子的反应

在蒽醌类化合物中,如果有 α-酚羟基或邻二酚羟基结构时,则可与 Pb^{2+}、Mg^{2+} 等金属离子形成络合物。以醋酸镁为例,羟基蒽醌和 0.5％醋酸镁的甲醇或乙醇液生成稳定的橙红色或紫色络合物。

6.对亚硝基二甲苯胺反应

此反应是蒽酮类化合物的专属性反应,尤其是 1,8-二羟基蒽酮衍生物,其羰基对位的亚甲基上的氢很活泼,可与 0.1% 对亚硝基-二甲苯胺吡啶溶液反应缩合而成共轭体系较长的化合物,产生各种颜色。

缩合物的颜色随分子结构不同而显绿色、紫色、蓝色及灰色等,1,8-二羟基者均呈绿色。此反应可用作蒽酮类化合物的定性检查,通常用纸色谱,以吡啶-水-苯(1:3:1)的水层为展开剂,以对亚硝基二甲苯胺的乙醇液作显色剂,在滤纸上发生颜色变化,如大黄酚蒽酮在滤纸上开始呈蓝色立即变绿,芦荟大黄素蒽酮在滤纸上开始呈绿色很快变蓝。此反应可作为蒽酮类化合物的定性鉴别反应和微量含量测定,且不受蒽醌类、黄酮类、香豆素类、糖类及酚类化合物的干扰。

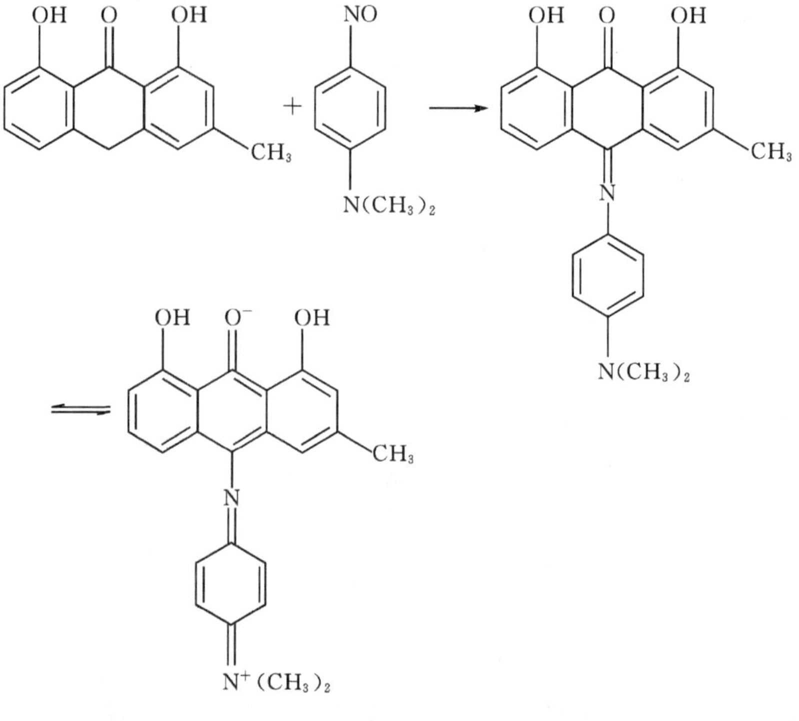

表 6-3　不同颜色反应鉴别特点及意义

反应类型	反应试剂	反应特点	鉴别特点	意义
Kesting-Craven 反应	活性亚甲基试剂	蓝绿、蓝紫色	苯醌、萘醌(醌环上有活泼氢)	与蒽醌类区别
无色亚甲蓝反应	1mg/ml 无色亚甲蓝乙醇溶液	蓝色	苯醌、萘醌	与蒽醌类区别
Feigl 反应	甲醛、邻二硝基苯	紫色	苯醌、萘醌、菲醌、蒽醌	与非醌类成分区别
Bornträge 反应	碱液	橙、红、紫红、蓝色	羟基醌类	羟基蒽醌类多呈红～紫红色,与蒽酚、蒽酮、二蒽酮类成分区别

反应类型	反应试剂	反应特点	鉴别特点	意义
与金属离子反应	醋酸镁(铅)	橙黄、橙红、紫、紫红、蓝色	蒽醌(α-酚羟基或邻二酚羟基)	根据产物颜色,帮助识别羟基在蒽醌环中的位置
对亚硝基二甲苯胺反应	0.1%对亚硝基-二甲苯胺吡啶溶液	紫、绿、蓝、灰色等	蒽酮	鉴别蒽酮类化合物

第三节 提取与分离

一、提取

(一)游离醌类的提取方法

1.有机溶剂提取法

游离醌类的极性较小,可用极性较小的乙酸乙酯、三氯甲烷、乙醚、苯等有机溶剂提取。多羟基蒽醌或具有羧基的蒽醌(如大黄酸)在植物体内多以盐的形式存在,难以被有机溶剂溶出,故提取前应先酸化使之游离。

2.碱提取酸沉淀法

用于提取具有游离酚羟基的醌类化合物。酚羟基与碱成盐而溶于碱水溶液中,酸化后酚羟基游离而沉淀析出。

3.水蒸气蒸馏法

适用于分子量小的具有挥发性的游离苯醌及萘醌类化合物的提取。

(二)总醌类提取方法

苷类极性较苷元大,故可用甲醇、乙醇和水提取,而游离醌类也可溶于甲醇、乙醇等亲水性有机溶剂中。实际工作中,一般常选用甲醇或乙醇为提取溶剂,可以把不同类型、不同存在状态、性质各异的醌类成分都提取出来,浓缩后再依次用有机溶剂提取(多用索氏提取器),可根据极性大小不同进行初步分离(如将苷和苷元分开)。

对于含脂质较多的干燥材料如种子,往往先用石油醚脱脂,这样可避免提取物的组分过于复杂,但一些低极性的蒽醌化合物也有可能被提取出来。

二、分离

(一)蒽醌苷和游离蒽醌衍生物的分离

蒽醌苷和游离蒽醌衍生物的极性差别较大,可根据它们的溶解性不同进行分离。苷元的极性小,难溶于水,易溶于乙醚、氯仿等有机溶剂。蒽醌苷的极性大,可溶于水,难溶于乙醚、氯仿等有机溶剂。可将蒽醌苷或苷元的混合物用水分散,用极性较小的氯仿、乙醚、苯等有机溶剂萃取可得到游离蒽醌,再用正丁醇萃取可得到蒽醌苷类,也可将苷或苷元的混合物直接用极性较小的有机溶剂回流提取游离蒽醌,蒽醌苷则留在残渣中,但应当注意羟基蒽醌苷元及苷类在植物体内多以镁、钾、钠、钙盐形式存在,必须预先加酸酸化使之全部游离后再进行提取或萃取。

(二)游离蒽醌的分离

1. pH 梯度萃取法

对于酸性强弱明显的游离蒽醌,pH 梯度萃取法是最常采用的方法。其流程如下

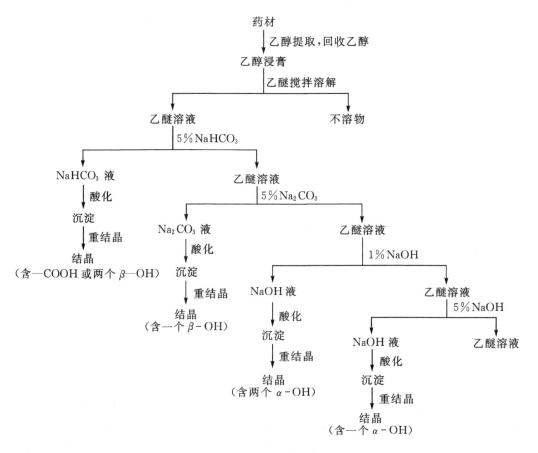

2. 色谱法

当游离蒽醌混合物结构相近时,常需经过柱色谱法才能达到分离的目的。一般先用经典方法对其进行初步分离,再结合用柱色谱法或制备性 TLC 法进一步分离。常用的吸附剂主要是硅胶、聚酰胺,一般不用氧化铝,以避免与酸性的蒽醌类成分发生不可逆吸附而难以洗脱。对于结构相近的同系物,企图一次分离成功也是难以达到的,往往需要改变吸附剂或溶剂,进行多次色谱处理才能收到较好的效果(见实例大黄酚和大黄素甲醚的分离流程)。

3. 结晶法

醌类化合物多为有色结晶,所以游离蒽醌成分含量较高时,可选用适当的溶剂,反复重结晶得到蒽醌单体,对经重结晶后所得的各部分母液,可通过分步结晶法进一步处理再得到第二批、第三批结晶。分步结晶法各部分所得结晶,其纯度往往有较大差异,常可获得一种以上的结晶成分,在未加检查前不要贸然混在一起。

（三）蒽醌苷类的分离

蒽醌苷类因其分子中含有糖，故极性较大，水溶性较强，分离和纯化都比较困难，主要应用色谱方法。在进行色谱法分离之前，往往预先采用经典方法分离提取物，除去大部分杂质，如用正丁醇、乙酸乙酯等极性较大的亲脂性有机溶剂将蒽醌苷类从水溶液中萃取出来，使其与水溶性杂质相互分离。获得较纯的蒽醌苷的粗品后，再用聚酰胺、硅胶或葡聚糖凝胶柱色谱等进一步分离纯化。

应用凝胶柱色谱可将分子量大小不同的蒽醌类化合物分离，如将大黄的甲醇提取液加到葡聚糖凝胶柱上，用70％甲醇洗脱，分段收集，依次得到分子量由大到小的成分：番泻苷类（二蒽酮苷）、蒽醌双葡萄糖苷类、蒽醌单葡萄糖苷类、游离蒽醌苷元。每类中的化合物由于分子量接近还需通过其他方法才能得到单体。其流程如下

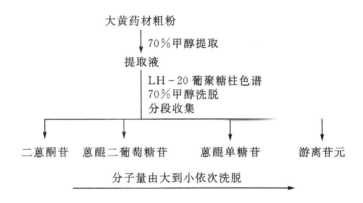

第四节　鉴　定

一、色谱法鉴定蒽醌类化合物

1.薄层色谱

羟基蒽醌苷元及其苷类的薄层色谱，常用硅胶作为吸附剂，也可用聚酰胺，一般不使用氧化铝，因羟基蒽醌能与氧化铝形成螯合物，吸附性强，难以展开。

展开剂多用混合溶剂，对于极性较弱的游离蒽醌可用亲脂性溶剂系统展开，如三氯甲烷-乙酸乙酯（75：25），石油醚（30～60℃）-乙酸乙酯-甲酸（15：5：1的上层），石油醚（30～60℃）-乙酸乙酯（8：2）等。蒽醌苷类可采用极性较大的溶剂系统，如乙酸乙酯-甲醇-冰醋酸（100：17：13），正丁醇-丙酮-水（10：2：1）等。试验时对于性质不同的蒽醌类，展开剂中各溶剂的比例可适当调整，以获得较好的分离效果。

蒽醌类及其苷在可见光下多显黄色，在紫外光下则显黄棕、红、橙色等荧光，可用氨熏或用氢氧化钾甲醇溶液、氢氧化钠或碳酸钠水溶液喷雾，亦可喷醋酸镁甲醇溶液，观察颜色变化。以下几种常见游离蒽醌薄层色谱的 R_f 值如表 6-4 所示。

表 6－4　游离蒽醌薄层色谱的 R_f 值

蒽醌名称	硅胶板 苯-乙酸乙酯-醋酸（75:24:1）	聚酰胺板 甲醇-苯（4:1）
大黄酚	0.76	0.53
大黄素甲醚	0.75	0.42
大黄素	0.52	0.18
芦荟大黄素	0.36	0.53
大黄酸	0.24	0.03
6-羟基大黄酸	0.18	0.00

2.纸色谱

游离蒽醌的纸色谱一般在中性溶剂系统中进行，常用水、乙醇、丙酮等饱和的石油醚、苯等，如石油醚-丙酮-水（1:1:3上层），97％甲醇饱和的石油醚；也可用酸性溶剂系统，如正丁醇-醋酸-水（4:1:5上层）；非水溶剂系统，如以 10％甲酰胺的乙醇液处理滤纸，石油醚-三氯甲烷（94:6）为展开剂，羟基蒽醌苷元可获得较好的色谱效果。显色方法可参照薄层色谱法。几种常见游离蒽醌纸色谱的 R_f 值如表 6－5 所示。

表 6－5　游离蒽醌纸色谱的 R_f 值

蒽醌名称	石油醚-丙酮-水 （1:1:3）上层	石油醚-甲醇 （1:1）上层
大黄酚	0.98	0.98
大黄素甲醚	0.98	0.98
大黄素	0.56	0.30
芦荟大黄素	0.26	0.07
大黄酸	0.00	0.00

蒽醌苷类极性较强，需要选用极性较大的溶剂系统，如正丁醇-乙酸乙酯-水（4:3:3上层），三氯甲烷-甲醇-水（2:1:1下层）。几种常见蒽醌苷类纸色谱的 R_f 值如表 6－6 所示。

表 6－6　蒽醌苷纸色谱的 R_f 值

种类	大黄酚 葡萄糖苷	大黄素甲醚 葡萄糖苷	大黄素 葡萄糖苷	芦荟大黄素 葡萄糖苷	大黄酸 葡萄糖苷
R_f 值	0.79	0.79	0.26	0.06	0.00

展开剂：三氯甲烷-甲醇-水（2:1:1）的下层

二、波谱法在蒽醌类结构测定中的应用

光谱鉴定是鉴定蒽醌类化合物的重要依据。蒽醌类化合物的结构测定，一般是在进行Feigl反应、Bornträger反应初步判断为醌类化合物之后，再进行必要的化学试验和波谱分析以确定其化学结构。

(一)紫外光谱

羟基蒽醌的紫外光谱主要是有a、b两个部分引起的。

(a) 252nm 325nm　　(b) 272nm 405nm

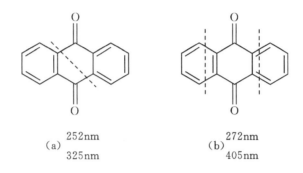

a部分具有苯甲酰基结构，可给出两组吸收峰；b部分具有苯醌样结构，也给出两组吸收峰，此外，羟基蒽醌多在230nm附近有一强大的吸收峰，故羟基蒽醌类可有五个主要吸收峰：

第Ⅰ峰 230nm左右(由羟基蒽醌引起)

第Ⅱ峰 240～260nm(由苯甲酰基结构引起)

第Ⅲ峰 262～295nm(由对醌结构引起)

第Ⅳ峰 305～389nm(由苯甲酰基结构引起)

第Ⅴ峰 400nm以上(由对醌结构中的C=O引起)

上述各吸收谱带的具体位置和吸收强度与蒽醌母核上的取代基性质、数量及位置有关，当母核上引入羟基、甲氧基、羟甲基等供电子基时，吸收峰波长红移。羟基蒽醌的紫外吸收光谱有下列规律：

1. 第Ⅰ峰与羟基数目的关系

羟基蒽醌母核上羟基数目越多，第Ⅰ峰越向长波方向移动，与羟基的位置无关。当蒽醌母核上带有一个、二个、三个、四个α-酚羟基或β-酚羟基时，第Ⅰ峰位置分别出现在λ_{max}为222.5nm、225nm、230±2.5nm、236nm处。

2. 第Ⅲ峰与β-羟基的关系

第Ⅲ峰的峰位和吸收强度主要受β-羟基影响。因为β-羟基能通过蒽醌母核向羰基供电子，使吸收峰波长红移，吸收强度也增加。通常，第Ⅲ峰的吸收强度lgε值在4.1以上者，提示有β-羟基，若低于4.1，则表示无β-羟基。

3. 第Ⅴ峰与α-酚羟基的关系

第Ⅴ峰主要受α-羟基数目的影响，羟基数目越多，第Ⅴ峰红移就越多，规律如表6-7所示。

表 6-7 羟基蒽醌类第Ⅴ峰与 α-酚羟基的关系

α-酚羟基数	λmax nm(lgε)
无	256～362.5(3.30～3.88)
1	400～420
2(1,5-二羟基)	418～440
2(1,8-二羟基)	430～450
2(1,4-二羟基)	470～500(靠 500nm 处有一肩峰)
3	485～530(2 至多个吸收)
4	540～560(多个重峰)

当蒽醌化合物具有 4 个以上的取代基出现重峰时,形成精细结构,其吸收光谱并不特别规律,在鉴别时应与已知标准品对照,若样品与标准品为同一物质,则两者的光谱应完全一致。但要注意,在判断未知物结构时,紫外光谱相同,只表明不饱和结构骨架相同,其余结构不一定完全相同,还需通过其他方法证实。

(二)红外光谱

蒽醌类化合物红外光谱的主要特征是羰基、羟基和芳环的吸收峰。如 $\nu_{C=O}$(1675～1653cm^{-1})、ν_{OH}(3600～3130 cm^{-1})及 $\nu_{芳环}$(1600～1480cm^{-1})。其中 $\nu_{C=O}$ 吸收峰与分子中 α-酚羟基的数目及位置有较强的规律性,对推测结构中 α-酚羟基的取代情况有重要的参考价值。

1.羰基的频率

当蒽醌母核上无取代时,两个羰基的化学环境相同,在 1675cm^{-1} 处只显示一个羰基吸收峰,当 α-位有羟基取代时,能和羰基形成氢键缔合,则出现缔合羰基峰,其频率低于正常峰。

(1)具有一个 α-羟基的蒽醌 红外光谱有两个羰基吸收峰,一个为未缔合的正常羰基峰,频率在 1675～1647cm^{-1} 区间,另一个是缔合的羰基峰,频率在 1637～1621cm^{-1},两峰相距约 24～38cm^{-1}。

(2)具有两个 α-羟基的蒽醌分为两种情况 ①1,8-二羟基蒽醌:两个 C=O 峰,一个是正常的 C=O 峰,出现在 1678～1661cm^{-1},吸收强度较低;另一个是缔合峰,由于与两个羟基形成氢键缔合,频率更低,出现在 1626～1616cm^{-1},两峰相距 40～57cm^{-1}。②1,4-二羟基或1,5-二羟基蒽醌:只出现一个缔合 C=O 峰,但频率更低些,约 1645～1608cm^{-1} 之间。

(3)具有多个 α-羟基的蒽醌 ①具有 3 个 α-羟基的蒽醌,只出现一个缔合的吸收峰,频率更低,为 1616～1592 cm^{-1} 之间。②具有 4 个 α-羟基的蒽醌,只出现一个缔合的吸收峰,频率为 1592～1572cm^{-1},与苯环的 C=C 骨架吸收峰(1600～1480cm^{-1})重叠,难以分辨。

上述规律如表 6-8 中所示。

表 6-8　羟基蒽醌类衍生物羰基红外光谱数据

α-酚羟基数	羟基位置	游离 C=O 频率 (cm^{-1})	缔合 C=O 频率 (cm^{-1})	C=O 频率差 (cm^{-1})
0	无 α-羟基	1678～1653	—	—
1	1-羟基	1675～1647	1637～1621	24～38
2	1,4 或 1,5-二羟基	—	1645～1608	—
2	1,8-二羟基	1678～1661	1626～1616	40～57
3	1,4,5-三羟基	—	1616～1592	—
4	1,4,5,8-四羟基	—	1592～1572	—

2.羟基的频率

(1)α-羟基　因与相邻的羰基缔合,其吸收频率均在 3150cm^{-1} 以下。

(2)β-羟基　振动频率比 α-羟基高得多,在 3600～3150cm^{-1} 区间。若出现一个吸收峰,提示有一个 β-羟基(包括—CH$_2$OH),若有几个吸收峰,则可能有两个或多个 β-羟基。

(三)光谱检测实例

大黄酚(1,8-二羟基-3-甲基蒽醌),其光谱数据如下:

1.UV 数据

UV λ_{max}^{EtOH} nm(lgε):225(4.37),258(4.33),279(4.01),356(4.07),432(4.08)。

数据分析:225nm(第Ⅰ峰)提示分子中有两个酚羟基;279nm(4.01)(第Ⅲ峰),lgε 值＜4.1,提示分子中无 β-酚羟基;432nm(第Ⅴ峰),提示酚羟基可能是 1,5 位或 1,8 位。

2.红外光谱数据

IR $\nu\lambda_{max}^{KBr}$ cm^{-1}:1621,1675,3100。

数据分析:1675cm^{-1} 为游离的羰基峰,1621cm^{-1} 为缔合的羰基峰,两峰频率相差 54cm^{-1},符合 1,8 位酚羟基特征吸收峰(若为 1,5 位只出现一个缔合羰基峰);3100cm^{-1} 符合 α-羟基吸收频率(若为 β-羟基吸收频率增高),进一步证明两个 α-酚羟基位置在 1,8 位。

第五节　应用实例

一、大黄

大黄为常用中药,系蓼科多年生草本植物掌叶大黄 *Rheum palmatum* L.、唐古特大黄 *R. tanguticum* Maxim. ex Balf. 或药用大黄 *R. officinale* Baill. 的干燥根及根茎。另有炮制品酒大黄、熟大黄、大黄炭。大黄味苦,性寒,具有化积、致泻、泻火凉血、利胆退黄等功效。酒大黄善清上焦血分热毒,用于目赤咽肿,齿龈肿痛。熟大黄泻下力缓,泻火解毒,用于火毒疮疡。大黄炭凉血化瘀止血,用于血热有瘀出血症。现代药理研究证明:生大黄具有较强的泻下作用,产生泻下作用的有效成分为结合型番泻苷类;制大黄泻下作用缓和,抗菌作用增强,此时游离蒽醌类含量上升,其中以芦荟大黄素、大黄素及大黄酸的抗菌作用较强,对多数革兰氏阳性菌均有抑制作用;大黄炒炭后,大黄酚、大黄素甲醚含量分别是生品的 2.7 倍和 4.1 倍。两种成分均有降低毛细血管通透性、促进血小板生成、缩短凝血时间的作用。此外,大黄还有抗肿瘤、利胆保肝、利尿等作用。

1. 化学成分

大黄的化学成分从 19 世纪初开始研究,化学结构已被阐明的至少已有 136 种,其主要成分为蒽醌类化合物,总含量约 2%～5%,主要为大黄酚、大黄素、芦荟大黄素、大黄素甲醚和大黄酸等,还有少量的番泻苷 A、B、C、D,其中游离的羟基蒽醌类化合物仅占 1/10～1/5,大多与葡萄糖以单、双糖形式结合成苷。新鲜大黄中还存在与 5 种羟基蒽醌类成分相对应的蒽酚或蒽酮的衍生物,对黏膜有刺激作用和致呕作用,在炮制加工及贮藏过程中,逐渐氧化成相应的蒽醌。大黄中除了上述成分外,还含有 10%～30% 具有止泻作用的鞣质类多元酚化合物,与番泻苷作用正好相反。大黄中还存在微量的土大黄苷(rhaponticin),土大黄苷为二苯乙烯的衍生物,属于芪苷,在紫外灯下显蓝紫色荧光。土大黄苷被视为杂质,在伪品大黄中含量较高。《中国药典》规定:大黄的甲醇提取物,纸色谱法,用 45% 乙醇展开后晾干,在紫外灯(365nm)下不得显持久的亮紫色荧光。

土大黄苷

2. 理化性质

大黄中游离的蒽醌多为黄色～橙黄色,有升华性(蒽醌苷与二蒽酮无升华性);易溶于沸乙醇及碱性溶剂,溶于三氯甲烷、苯、乙醚、乙酸乙酯(提取时需反复多次才能提取完全),不溶于水;大黄中蒽醌苷类溶于热水、甲醇、乙醇及碱水,在亲脂有机溶剂中溶解度较小。

大黄中含有的五种蒽醌类成分都具有酸性,而且酸性差距明显。大黄酸酸性最强,能溶于 5%NaHCO$_3$;大黄素能溶于 5%Na$_2$CO$_3$;芦荟大黄素能溶于 0.5%NaOH;大黄酚与大黄素甲醚酸性相似,能溶于 5%NaOH。大黄酚极性小于大黄素甲醚,用硅胶柱色谱可将其分离。

3. 提取与分离方法

从大黄中提取分离游离的羟基蒽醌时,先采用 20% 硫酸水解,水洗至中性,干燥后用亲脂性有机溶剂连续回流提取,然后采用 pH 梯度萃取法将大黄酸、大黄素、芦荟大黄素分离,最后用硅胶柱色谱将大黄酚、大黄素甲醚分离。提取分离流程如下:

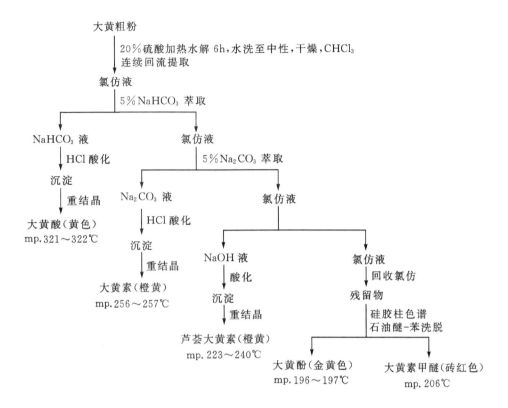

大黄粗粉

　20%硫酸加热水解 6h,水洗至中性,干燥,CHCl₃
　连续回流提取

氯仿液

　5%NaHCO₃ 萃取

NaHCO₃ 液　　　　　　氯仿液

　HCl 酸化　　　　　　　5%Na₂CO₃ 萃取

沉淀

　重结晶　　　Na₂CO₃ 液　　　　　氯仿液

大黄酸(黄色)　　HCl 酸化　　　　　回收氯仿
mp.321~322℃

沉淀　　　　　NaOH 液　　　　　氯仿液

重结晶　　　　酸化　　　　　　回收氯仿

大黄素(橙黄)　　沉淀　　　　　残留物
mp.256~257℃
　　　　　　　重结晶　　　　　硅胶柱色谱
　　　　　　　　　　　　　石油醚-苯洗脱

芦荟大黄素(橙黄)
mp.223~240℃　　大黄酚(金黄色)　　大黄素甲醚(砖红色)
　　　　　　　　mp.196~197℃　　　mp.206℃

二、丹参

丹参为双子叶植物唇形科鼠尾草属植物丹参 *Salvia miltiorrhiza* Bge. 的干燥根及根茎,其味甘,性微寒,具有活血化瘀、调经止痛、养血安神、凉血及消痈等功效。其炮制品种主要有酒丹参、醋丹参等。现代药理研究也表明丹参具有改善外周血循环、提高机体的耐缺氧能力,有扩张冠状动脉与外周血管,增加冠状血流量,改善心肌收缩力等作用,临床上用于治疗冠心病。另外还具有镇静、镇痛、抗菌、抗肿瘤和保肝等作用。

1.化学成分

丹参的主要化学成分为脂溶性成分和水溶性成分两大类,脂溶性成分为菲醌衍生物,有丹参醌 I,丹参醌 II$_A$、丹参醌 II$_B$、羟基丹参醌,丹参酸甲酯,隐丹参醌,次甲基丹参醌,二氯丹参醌,丹参新醌甲、乙、丙等。水溶性成分主要为丹参素(*D* -(+)-β-(3,4 - dihydroxyphenyl)-lactic acid)、原儿茶醛和原儿茶酸等。

丹参醌 II$_A$　　　　　丹参素(*D*-(+)-β-(3,4 -二羟基苯基)-乳酸)

2.理化性质

丹参醌ⅡA红色小片状结晶,丹参醌ⅡB为紫色针状结晶,丹参新醌甲为橙黄色粉末,丹参新醌乙为橙红色针状结晶,丹参新醌丙为红色针状结晶。丹参醌类化合物不溶于水,溶于有机溶剂。此类化合物多数呈中性,但丹参新醌甲、乙、丙因其醌环上含有酚羟基,显示较强的酸性,可溶于碳酸氢钠水溶液(结构见本章菲醌类)。

3.提取与分离方法

丹参菲醌类的提取,可采用乙醚冷浸法提取,也可直接用95%的乙醇回流提取,然后回收乙醇,浓缩物用乙醚、氯仿或苯溶解,再用碳酸钠水溶液萃取纯化分离后,进一步用柱色谱分离。

为增加丹参醌ⅡA的水溶性,可进行结构修饰制成磺酸钠盐,用于制备注射剂。制备工艺流程如下:

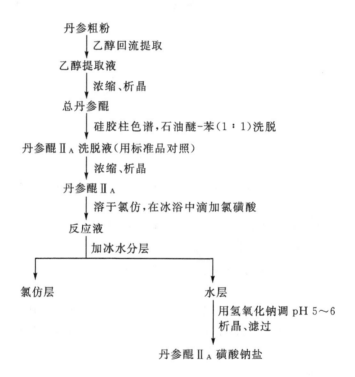

磺酸钠的反应过程为：

丹参醌 II A 磺酸钠

学习小结

本章学习内容主要包括醌类的结构与分类、理化性质、提取分离技术以及鉴定技术等内容，其中醌类的酸性规律和显色反应为重点掌握内容。此外，还需要通过实例了解并熟悉大黄、丹参中所含主要醌类化合物的结构、提取分离、鉴定及生物活性。

目标检测

一、名词解释

醌类化合物　蒽醌类化合物　大黄素型蒽醌　茜草素型蒽醌　pH 梯度萃取法

二、简答题

1.醌类化合物分为哪几种类型，写出其基本母核并各举一例。

2.简述蒽醌的溶解性。

3.比较大黄中五种蒽醌类化合物的酸性大小顺序。

4.写出中药大黄中游离蒽醌类的提取分离流程图，并对每一步操作做简要说明。

第七章　香豆素和木脂素类

学习目标

【知识要求】

- 掌握香豆素的结构类型、溶解性、与碱的反应和显色反应等性质及其应用。
- 熟悉不同结构类型香豆素的代表成分，熟悉木脂素的结构类型及理化性质。
- 了解秦皮、补骨脂及五味子中香豆素和木脂素的提取方法。

【能力要求】

- 熟练应用香豆素的结构特点，识别香豆素的结构类型。
- 熟练应用香豆素的理化性质进行提取，并进行显色反应的鉴别。
- 学会识别木脂素的结构类型。

第一节　香豆素的结构与分类

香豆素类（coumarins）是一类具有苯骈 α-吡喃酮母核结构的天然产物的总称。因其最早从豆科植物香豆中提取并具有芳香气味而得名，后发现其在动植物及微生物中均有分布，如致癌成分黄曲霉类及发光真菌中的亮菌素均属于香豆素类。另外，香豆素在高等植物中分布更为广泛，尤其是伞形科、芸香科、菊科、豆科、兰科、茄科、瑞香科和木樨科等，在植物体内，香豆素类成分可分布于花、叶、茎、皮、果（种子）、根等各部位，通常以幼嫩的叶芽中含量较高。现已发现的香豆素类化合物达千余种，在植物体内以游离状态或与糖结合成苷的形式存在。

香豆素类成分具有多方面的生理活性，是一类重要的中药活性成分。如：秦皮中七叶内酯和七叶苷是治疗细菌性痢疾的主要成分；茵陈中的滨蒿内酯、假密环菌中的亮菌甲素具有解痉、利胆作用；蛇床子中蛇床子素可用于杀虫止痒；补骨脂中呋喃香豆素类具有光敏活性，用于治疗白斑病；前胡中的香豆素具有血管扩张作用；某些双香豆素具有抗维生素 K 样作用，可作为抗凝血药物；胡桐中香豆素（＋）calanolide A 是强大的 HIV-1 反转录酶抑制剂，目前正作为抗艾滋病药物进行研制。

香豆素从结构上看是顺式邻羟基桂皮酸分子内脱水而成的内酯。

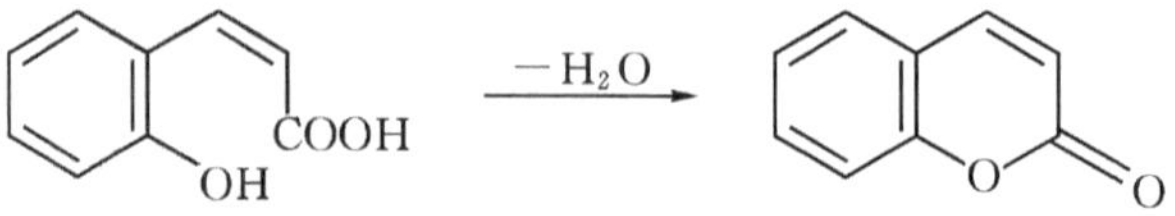

顺式邻羟基桂皮酸　　　　　香豆素

香豆素母核为苯骈 α-吡喃酮。多数香豆素类成分只在苯环一侧有取代，也有部分香豆素

在 α-吡喃酮环上有取代,常见的有羟基、甲氧基、异戊烯氧基及其衍生物等。在 α-吡喃酮环一侧,C_3,C_4 位均可能有取代,常见的取代基是小分子烷基、苯基、羟基、甲氧基等。

香豆素类成分的结构分类,主要依据在 α-吡喃酮环上有无取代,C_7 位羟基是否和 C_6,C_8位取代异戊烯基缩合形成呋喃环、吡喃环来进行区分,通常将香豆素类化合物分为简单香豆素、呋喃香豆素、吡喃香豆素及其他香豆素四类。

一、简单香豆素类

简单香豆素类是指在苯环上有取代基,且 C_7 位羟基未与 C_6 或 C_8 位取代基成呋喃环或吡喃环的香豆素类。其取代基包括羟基、烷氧基、苯基、异戊烯基等。例如:七叶内酯,C_6、C_7 位由羟基取代,故又名 6,7-二羟基香豆素;七叶苷,C_6 位由—Oglc 取代,C_7 位由羟基取代。七叶内酯和七叶苷来源于芸香科植物柠檬 *Citrus limonia* Osbeck 的叶,木樨科植物苦杨白蜡树 *Fraxinus chinensis* Roxb. 的树皮及颠茄、曼陀罗、地黄植物等中。具有抗菌消炎、止咳平喘之功效。

七叶内酯　　　　　　　七叶苷

二、呋喃香豆素类

呋喃香豆素类是指 C_7 位羟基与 C_6 或 C_8 位取代的异戊烯基成呋喃环的香豆素类。成环后常伴随着降解失去三个碳原子。呋喃香豆素又分为直线型和角型两种结构。C_6 位异戊烯基和 C_7 位羟基环合而成,称为线性呋喃香豆素,如补骨脂内酯;C_8 位异戊烯基和 C_7 位羟基环合而成,称为角型呋喃香豆素,如白芷内酯。补骨脂来源于豆科植物 *Psoralea corylifolia* L.的干燥成熟果实,补骨脂内酯外涂或内服后经日光照射可引起皮肤色素沉着,临床上用于治疗白癜风以恢复白斑处的皮肤颜色。白芷内酯具有中枢抑制和解痉作用。

补骨脂内酯　　　　　　　白芷内酯

三、吡喃香豆素类

与呋喃香豆素类似,C_7 位羟基与 C_6 或 C_8 位取代的异戊烯基缩合成吡喃环即为吡喃香豆素类,只是成环后没有失去碳原子。同样吡喃香豆素也分为直线型和角型两种结构。C_6 位异戊烯基和 C_7 位羟基环合而成,称为线性吡喃香豆素,如美花椒内酯;C_8 位异戊烯基和 C_7 位羟基环合而成,称为角型吡喃香豆素,如白花前胡甲素。白花前胡甲素来源于伞形科植物白花前胡 *Peucedanum praeruptorum* Dunn 的干燥根,用于治疗心律不齐。

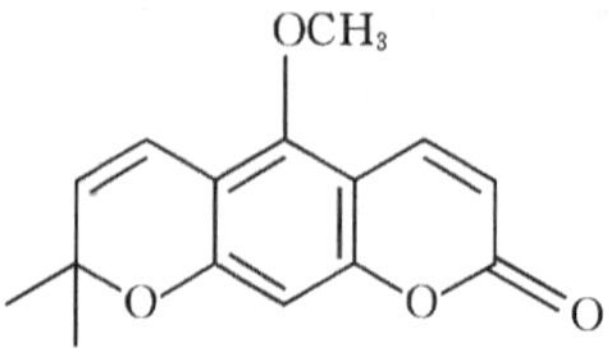

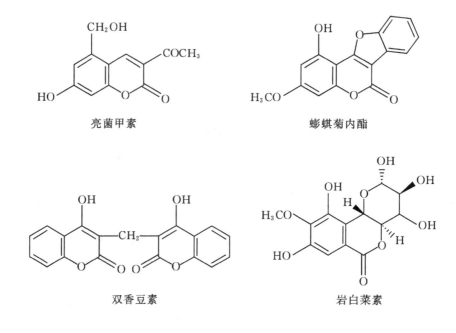

美花椒内酯 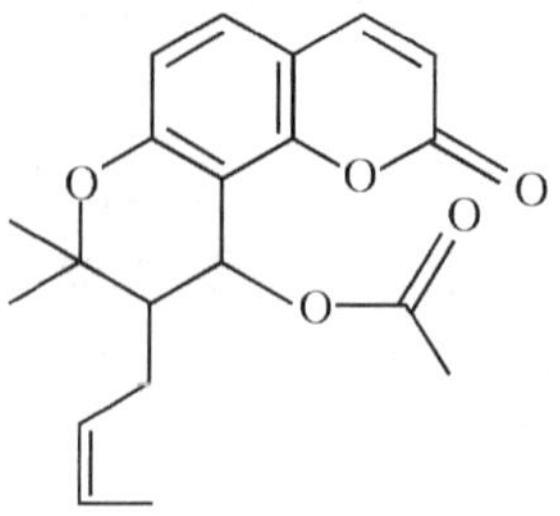　　　　　　　　　白花前胡甲素

四、其他香豆素类

其他香豆素类主要是指 α-吡喃酮环上有取代基的香豆素类,C₃、C₄ 上常有苯基、羟基、异戊烯基等取代。如亮菌甲素,来源于假密环菌中,具有解痉、利胆作用;岩白菜素,来源于虎耳草科植物岩白菜的根茎和全草,具有镇咳和抗炎的作用;双香豆素,来源于白香草木樨、红车轴草、苜蓿等植物中,具有抗肿瘤、抗血栓的作用。

亮菌甲素　　　　　　　　　　蟛蜞菊内酯

双香豆素　　　　　　　　　　岩白菜素

第二节　香豆素的理化性质

一、性状

香豆素类在可见光下,一般为无色或淡黄色,紫外灯下多显蓝紫色荧光。游离香豆素多为结晶性固体,且分子量较小的游离香豆素具有芳香气味,有升华性和挥发性,故能随水蒸气蒸馏。香豆素苷类一般成粉末或晶体状,无香味和挥发性,也不能升华。

二、溶解性

游离香豆素类多为亲脂性化合物,易溶于有机溶剂,难溶于水,但相对分子量较小的游离性香豆素可溶于沸水中;香豆素苷类具有亲水性,能溶于水、甲醇和乙醇等,难溶于苯、氯仿等极性小的有机溶剂。

三、与碱的作用

香豆素分子具有内酯结构,在稀碱溶液中可水解开环,形成可溶于水的顺式邻羟基桂皮酸盐,顺式邻羟基桂皮酸盐经酸化至中性或酸性即闭环成难溶于水的内酯。但若香豆素类与碱液长时间放置及加热或紫外线照射后,水解生成的顺式邻羟基桂皮酸盐可转变为稳定的反式邻羟基桂皮酸盐,酸化后不能再环合为内酯。

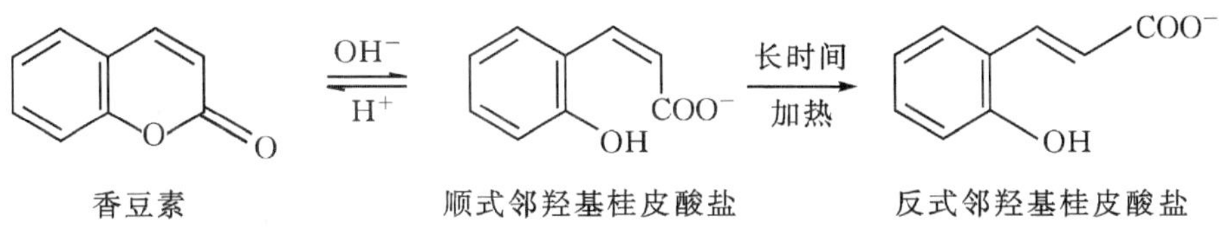

香豆素　　　　　　　　顺式邻羟基桂皮酸盐　　　　　　反式邻羟基桂皮酸盐

四、荧光性

香豆素类化合物在荧光下多显蓝色荧光,可用于鉴别,C_7 位引入羟基后荧光增强,甚至可见光下也能看到荧光,加碱转为绿色。但若 C_7 位为非羟基基团,则荧光将减弱或消失。羟基香豆素在 C_8 位引入羟基后可使荧光减弱或消失。导入非羟基取代基也将减弱荧光。呋喃香豆素荧光较弱。

五、显色反应

1. 异羟肟酸铁反应

香豆素及其苷类具有内酯结构,在碱性条件下,香豆素内酯开环,并与盐酸羟胺缩合成异羟肟酸,在酸性条件下再与三价铁离子络合生成异羟肟酸铁而显红色。此反应可作为香豆素内酯的鉴定反应。

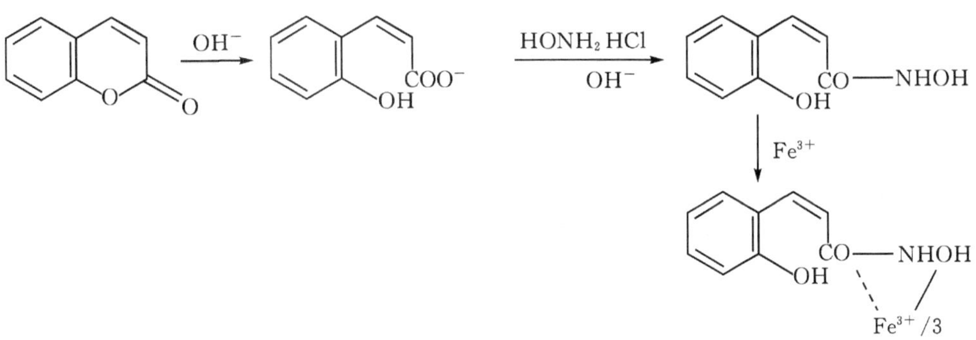

红色

2. 酚羟基反应

(1)三氯化铁试剂反应　具有酚羟基的香豆素类,在酸性条件下可与三氯化铁试剂产生从污绿至蓝绿的颜色,酚羟基数目越多,颜色越深。

(2)Emerson 反应　香豆素结构中酚羟基对位无取代或 C_6 位上没有取代,可与 Emerson 试剂(4-氨基安替比林-铁氰化钾)反应生成红色化合物。

(3)重氮化耦合反应　香豆素结构中酚羟基的邻位或对位未被取代,则能与重氮化试剂反应生成红色或紫红色的偶氮化合物。

六、生物活性

1. 植物生长调节作用

低浓度的香豆素可刺激植物发芽和生长,高浓度时抑制发芽和生长。

2. 光敏作用

许多香豆素具有光敏作用。呋喃香豆素外涂或内服后经日光照射可引起皮肤色素沉着,故补骨脂内酯可用于治疗白癜风,8-甲氧基或 5-甲氧基的补骨脂内酯的作用更强。

3. 抗菌抗病毒作用

天然药物秦皮中提取到的七叶内酯及其苷类可以治疗细菌性痢疾;蛇床子和毛当归根中的奥斯脑可抑制乙型肝炎表面抗原(HBsAg),机制是增加乙型肝炎表面抗原的糖基化和在体外抑制乙型肝炎病毒的分泌。

4. 平滑肌松弛作用

伞形科植物中许多香豆素有扩张血管的作用,早年发现凯刺(Ammi visnage Lam)中获得的色原酮凯林(khellin)可作为冠状动脉扩张剂;茵陈蒿中的滨蒿内酯,具有松弛平滑肌,解痉利胆作用;亮菌甲素也是一个利胆活性成分,松弛胆总管末端的括约肌,能显著促进胆汁的分泌。

5. 抗凝血作用

双香豆素存在于腐败的牧草中,动物食用后可因出血而致死,双香豆素的某些类似物,是临床常用的一类抗凝血药,能够防止血栓的形成。

6. 肝毒性

黄曲霉毒素在极低浓度下就能引起动物的肝损害并导致癌变,必须引起注意。不要食用被黄曲霉菌污染的粮食。

 知识链接

黄曲霉毒素是一类化学结构类似的化合物,均为二氢呋喃香豆素的衍生物。目前已分离鉴定出 12 种,包括 B_1,B_2,G_1,G_2,M_1,M_2,P_1,Q,H_1,GM,B_{2a} 和毒醇。其中 B_1 是二氢呋喃氧杂萘邻酮的衍生物,即含有一个双呋喃环和一个氧杂萘邻酮,前者为基本毒性结构,后者与致癌有关。M_1 是黄曲霉毒素 B_1 在体内经过羟化而衍生成的代谢产物。M_1 和 M_2 主要存在于牛奶中,B_1 为毒性和致癌性最强的物质。

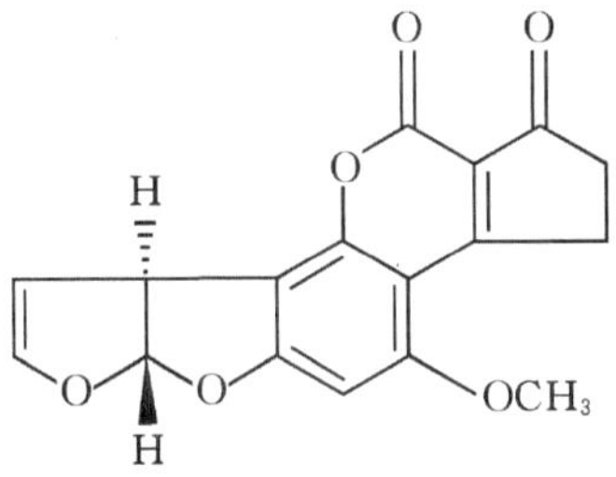

黄曲霉毒素 B₁

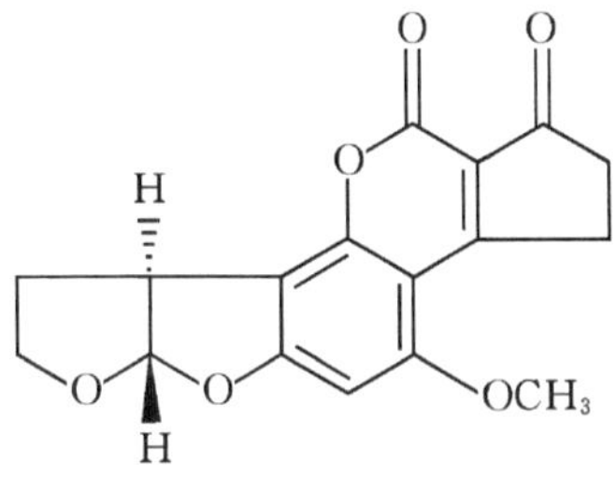

黄曲霉毒素 B₂

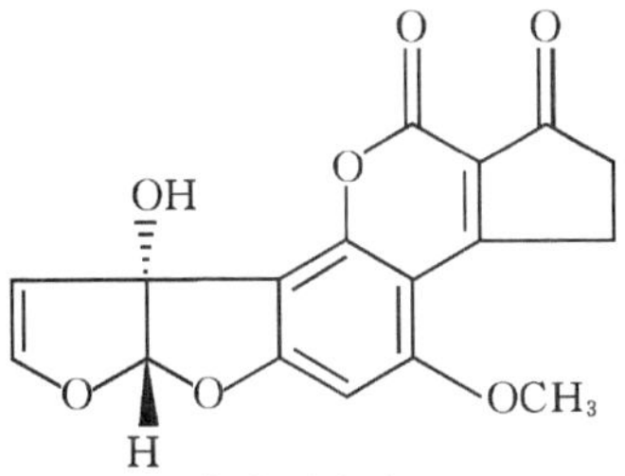

黄曲霉毒素 M₁

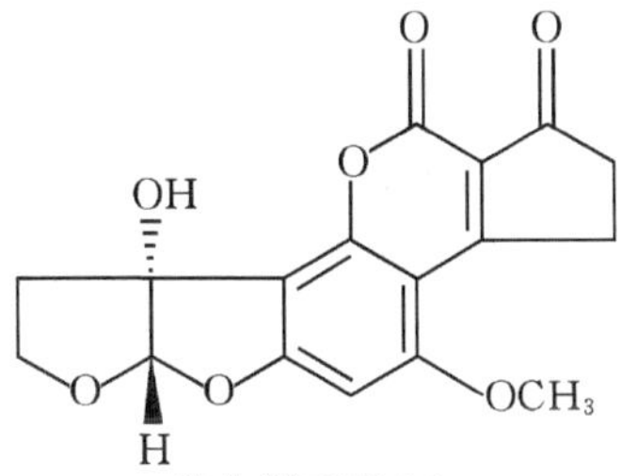

黄曲霉毒素 M₂

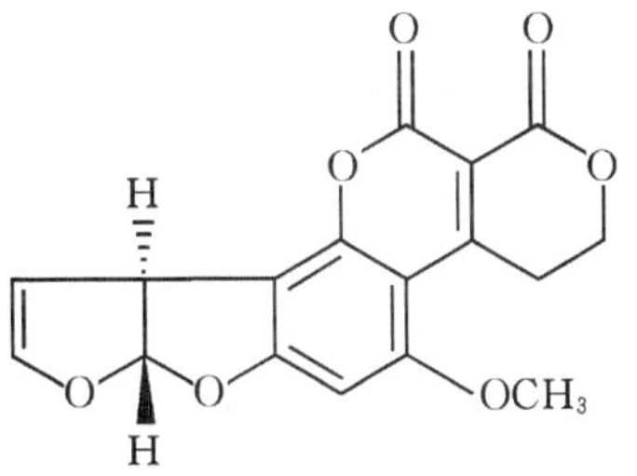

黄曲霉毒素 G₁

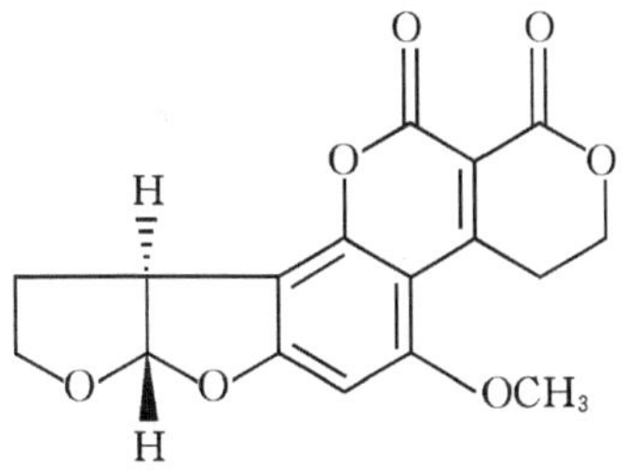

黄曲霉毒素 G₂

第三节　　香豆素的提取与分离

一、溶剂提取法

根据香豆素溶解度的不同,可选用极性不同的溶剂进行提取。游离香豆素具有亲脂性,可采用乙醚、乙酸乙酯等极性较小的有机溶剂提取;香豆素苷极性较大,亲水性强,常采用水、甲醇或乙醇等极性溶剂加热提取。但多数情况是药材中同时含有多种香豆素,可采用系统溶剂法提取,即使用石油醚、乙醚、乙酸乙酯、丙酮及甲醇顺次提取,得到几个极性不同的提取液,将各提取液浓缩、冷却后,有时在粗提液中就可获得结晶或混合结晶,但多数得到的是浸膏,需要进一步分离。

二、碱提取酸沉淀法

香豆素类结构中具有内酯环,能在热碱液中开环形成羧酸盐而溶于水,酸化后内酯环闭合又重新析出。故常采用 NaOH(或 KOH)水溶液加热提取,提取液冷却后用乙醚等亲脂性有机溶剂萃取除去杂质,加酸调节 pH 值到中性,适当浓缩后,再酸化,香豆素及其苷类即可析出。

碱溶酸沉法在应用过程中应严格控制反应条件,如:碱液浓度不宜太浓,加热时间不宜过长,温度不能过高,以免破坏内酯环。另外,对酸碱敏感的香豆素类,可能拿不到原本的化合物。如 C_8 位有酰基的,水解后不易恢复成内酯;C_5 位有羟基的,闭合时可能异构化。

三、色谱分离法

天然药物中香豆素类结构相似,性质相近,一般的分离方法难于有效分离,多数情况需经色谱方法才能有效分离。

柱色谱常用的固定相有硅胶、中性或酸性氧化铝。洗脱剂可选用己烷-乙醚、石油醚-乙酸乙酯、二氯甲烷-乙酸乙酯等混合溶剂依次增加极性进行洗脱。

香豆素类成分因具有荧光,在薄层板上很容易定位,所以,制备薄层色谱也是分离纯化香豆素的有效方法,其中,硅胶薄层色谱法常用的展开剂有己烷与乙酸乙酯或氯仿与乙酸乙酯等。

除了柱色谱和薄层色谱外,其他色谱方法如气相色谱法、高效液相色谱和逆流分溶法等都可以用于香豆素的分离。

第四节　香豆素的鉴定

一、薄层色谱法

薄层色谱法鉴定香豆素最常用的吸附剂是硅胶,其次是纤维素和氧化铝,展开剂常用偏酸性的混合溶剂或中等极性的混合溶剂。简单香豆素常用的展开剂为甲苯-甲酸乙酯-甲酸(5∶4∶1),呋喃香豆素常用正己烷-乙酸乙酯(7∶3)。

二、纸色谱法

香豆素分子多含酚羟基,显弱酸性。纸色谱时,在酸性溶剂系统中,呈分子状态,解离度小,展开效果好;在碱性溶液中呈离子状态,R_f 值相对较小;在中性溶剂系统中则易产生拖尾现象。因此,常用正丁醇-乙酸-水(4∶1∶5上层)为展开剂进行展开。

多数羟基香豆素在紫外光下有较强的荧光,所以纸色谱或薄层色谱展开后,首选荧光观察,可看到蓝、棕、绿、黄等荧光。也可喷洒重氮化试剂、Emerson 试剂、异羟肟酸铁试剂、三氯化铁试剂等通过显色观察。

第五节　木脂素

木脂素类(lignans)是一类由两分子苯丙素(即 C_6-C_3 单体)衍生物聚合而成的天然化合物,通常所指是其二聚体,少数可见三聚体、四聚体。木脂素多数呈游离状态,少数与糖结合成苷而存在于植物的木质部和树脂中,故而得名。

木脂素类在自然界中分布较广,而且有着多方面的生物活性,如小檗科鬼臼属八角莲所含的鬼臼毒素类木脂素具有很强的抑制癌细胞增殖作用;瑞香狼毒中总木脂素的体外抗肿瘤活性高于长春新碱;五味子科木脂素具有抗病毒、保护肝脏和抗氧化等作用。

一、结构与分类

木脂素的结构比较复杂,组成木脂素的单体有桂皮酸(偶有桂皮醛)、桂皮醇、丙烯苯、烯丙苯等。它们可脱氢,形成不同的游离基,各游离基相互缩合,即形成各种不同类型的木脂素,结合位置多在 β-位结合,也有在其他位置结合的。

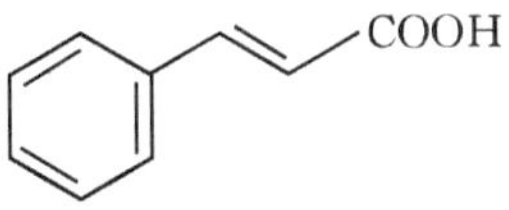

桂皮酸 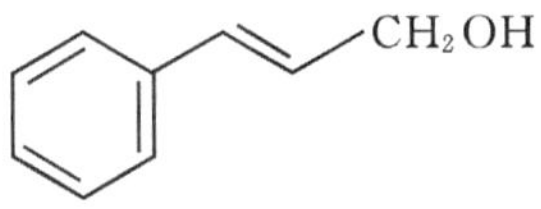　　　　桂皮醇 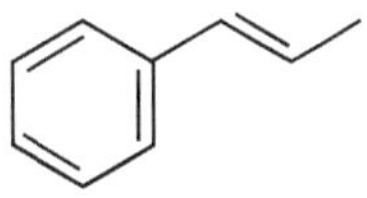　　　　丙烯苯 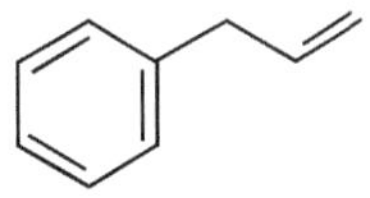　　　　烯丙苯

按木脂素的基本碳架和缩合情况,可将其分为简单木脂素、单环氧木脂素、木脂素内酯、环木脂素、环木脂内酯、双环氧木脂素、联苯环辛烯型木脂素、新木脂素及其他类型。

从蒺藜科植物 *Larrea divaricate* 中得到的内消旋化合物去甲二氢愈创木脂酸,属简单木脂素,因结构中有邻二酚羟基,常作为抗氧剂。两分子 $C_6 - C_3$ 单元,除 $8-8'$ 相连外,还有 $7-0-7', 9-0-9', 7-0-9'$ 等形成的环氧结构(形成呋喃或四氢呋喃环),如橄榄脂素。

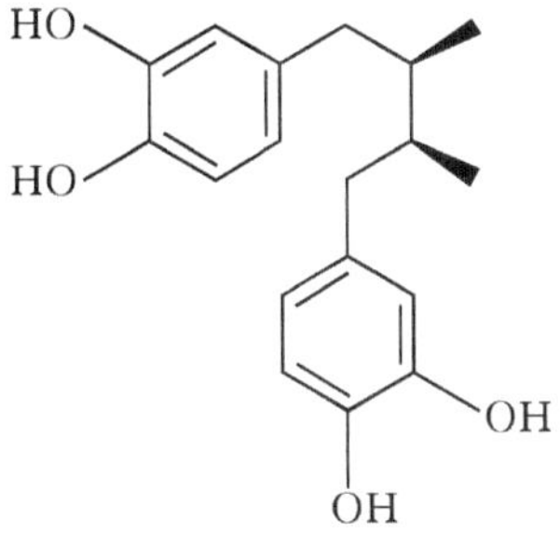

去甲二氢愈创木脂酸 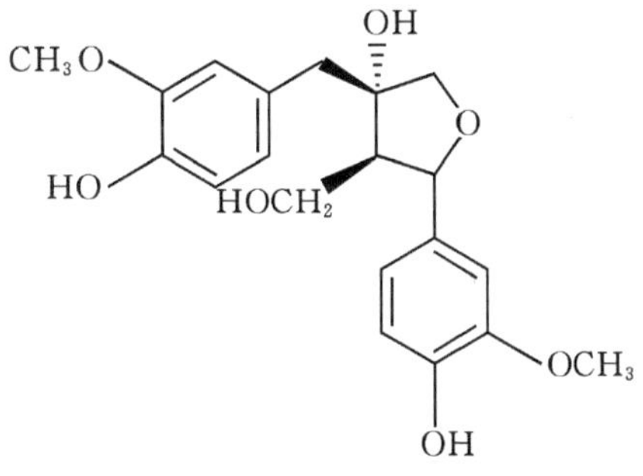　　　　　　橄榄脂素

鬼臼毒素,属环木脂内酯类,源于小檗科植物桃儿七的干燥根茎,在八角莲和山荷叶等近缘植物中也得到过,临床用于抗小细胞肺癌、淋巴癌和白血病等。厚朴酚、和厚朴酚来源于木兰科植物厚朴或凹叶厚朴的干燥树皮、根皮及枝皮中,具有镇静、肌肉松弛作用。

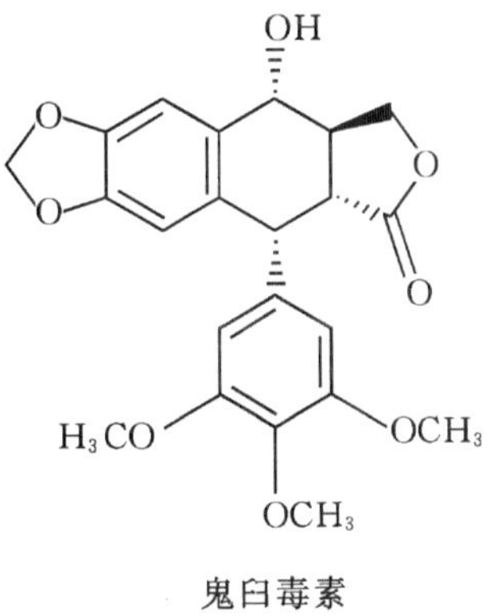

鬼臼毒素 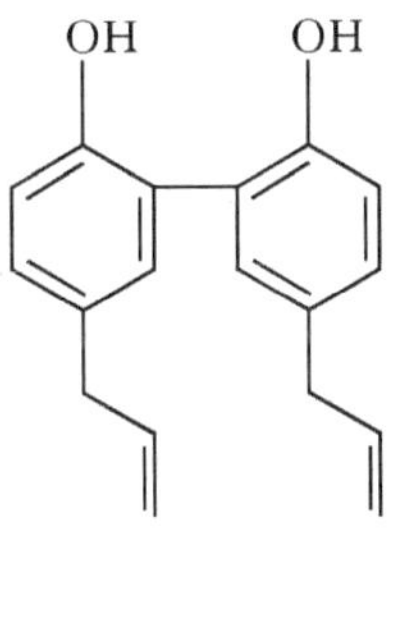　　　　　　厚朴酚 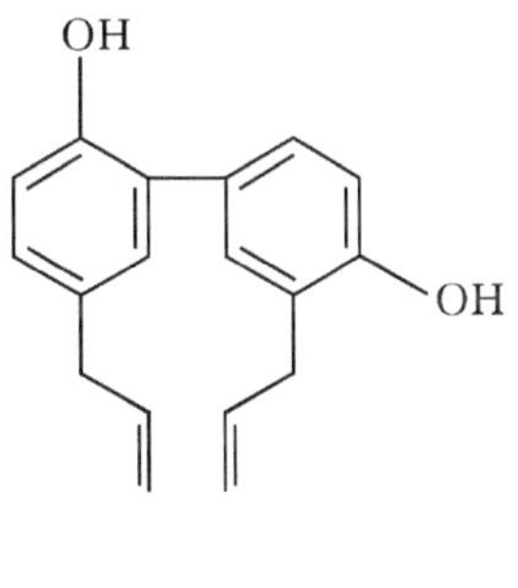　　　　　　和厚朴酚

从五味子果实中获得的五味子甲素、五味子乙素和五味子丙素，属于联苯环辛烯型木脂素，它们对于化学毒物引起的肝损伤具有明显的保护作用。

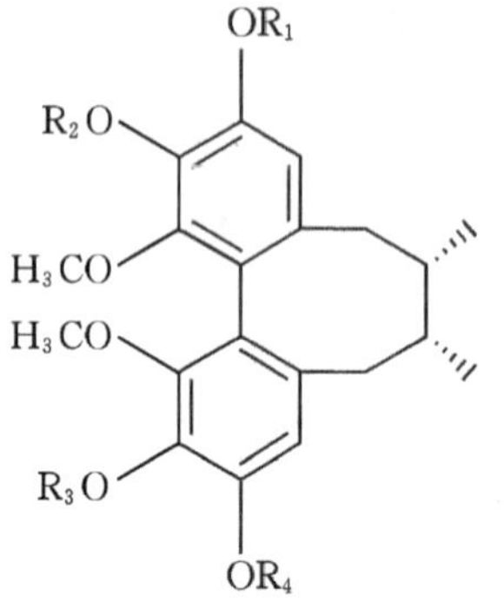

五味子甲素　$R_1 = R_2 = R_3 = R_4 = CH_3$
五味子乙素　$R_1 + R_2 = CH_2$　$R_3 = R_4 = CH_3$
五味子丙素　$R_1 + R_2 = R_3 + R_4 = CH_2$

具有保肝作用的水飞蓟素，既具有木脂素结构，又具有黄酮结构，作为保肝药物，临床上用于治疗急、慢性肝炎和肝硬化。

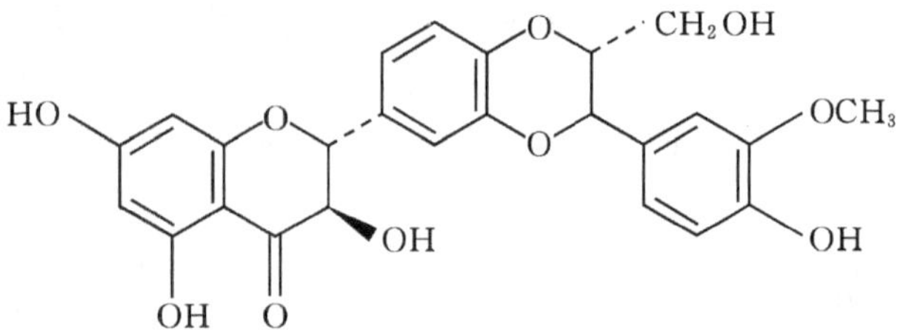

水飞蓟素

二、理化性质

木脂素多数为无色或白色结晶，一般无挥发性，不能随水蒸气蒸馏，只有少数木脂素在常压下能因加热而升华。游离的木脂素是亲脂性的，一般难溶于水，易溶于亲脂性有机溶剂和乙醇中。具有酚羟基的木脂素还可溶于碱性水溶液中。木脂素与糖结合成苷时则亲水性增加，对水的溶解性也增大。

木脂素分子中常具有多个手性碳原子或手性中心结构，所以大部分都有光学活性。有些木脂素类成分，由于饱和的环状结构部分可能有立体异构存在，在受到酸碱作用后，很容易发生异构化转变成立体异构体。如：左旋鬼臼毒素在碱性溶液中内酯环发生构型转变，变为右旋的苦鬼臼脂素，失去抗癌活性。

木脂素的生理活性常与手性碳原子的构型有关，因此在提取过程中应注意操作条件，以避免提取的成分发生结构改变。

木脂素分子中常有醇羟基、酚羟基、甲氧基、亚甲二氧基、羧基及内酯等基团，因而也具有这些功能团的性质和反应。三氯化铁或重氮化试剂可用于酚羟基的检查，Labat 试剂（没食子酸-浓硫酸试剂）或 Ecgrine 试剂（变色酸-浓硫酸试剂）可用于亚甲二氧基的检查。异羟肟酸铁反应可用于鉴别含有内酯环的木脂素。

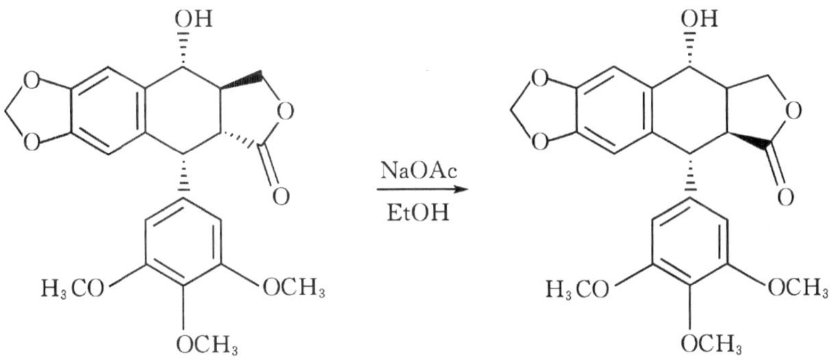

鬼臼毒素 　　　　　　　　　　　　　　苦鬼臼脂素

三、提取与分离

　　游离的木脂素是亲脂性的,能溶于乙醚等极性较小的溶剂,可用极性小的有机溶剂直接提取;或用乙醇(或丙酮)提取,提取液浓缩后,用石油醚、氯仿、乙醚、乙酸乙酯等依次萃取,而得到极性不同的部分。木脂素苷亲水性强,但苷元分子量较大,可采用中低极性的溶剂提取。具有内酯结构的木脂素也可利用其溶于碱液的性质,而与其他非皂化的亲脂性成分分离,但要注意木脂素的异构化,尤其不适用于有旋光活性的木脂素。

　　木脂素的分离可因被提取木脂素的性质不同而采用溶剂萃取法、分级沉淀法、重结晶等方法,但色谱分离法仍是分离木脂素最有效的方法,常有的吸附剂有硅胶中性氧化铝,以石油醚-乙酸乙酯、石油醚-乙醚、苯-乙酸乙酯、氯仿-甲醇等逐级增加极性洗脱。分离效果较好。

四、生物活性

　　木脂素类在植物中分布广泛,结构类型多样,生物活性显著,主要有以下几个方面。

1.中枢神经系统的作用

　　五味子素类具有明显的中枢镇静作用,作用和安定相似,尚有镇痛和肌肉松弛作用。其机制可能是通过增加大脑纹状体和下丘脑的多巴胺含量。厚朴的镇静和肌肉松弛作用也与其含有的木脂素厚朴酚与和厚朴酚有关。

2.抗癌作用

　　小檗科鬼臼属及其近缘植物中,存在含量较高的各种鬼臼毒素类木脂素,均具有较强的生物毒活性,能够显著抑制癌细胞的增殖。伞形科植物五加前胡中提取的五加前胡脂素,对小鼠白细胞 P-388 和人体鼻咽癌 KB 细胞有显著活性,对人体癌 HeLa 细胞有抑制生长的作用。

3.肝保护和抗氧化作用

　　五味子和华中五味子果实中得到的各种联苯环辛烯型木脂素,均有保肝和降低血清谷丙转氨酶的作用。如五味子酯甲及其类似物已在我国成为治疗肝炎的药物,结构中的亚甲二氧基可能是其主要活性基团。另外,此类木脂素具有显著地抗脂质过氧化和清除氧自由基的作用,酚羟基的存在可增强其抗氧化的活性。联苯双酯是我国研究五味子素类木脂素过程中开发合成的一个肝炎治疗新药。

4.抗病毒作用

　　鬼臼毒素类木脂素对麻疹和Ⅰ型单纯疱疹有对抗作用。从内南五味子中得到的戈米辛等数种木脂素对艾滋病毒的增殖具有明显抑制作用。

5. 杀虫作用

透骨草中的乙酰透骨草脂素具有胃毒作用,是杀蝇成分。芝麻素、细辛素和罗汉松质素本身虽无杀虫作用,但对其他杀虫剂有增效作用。

6. 拮抗血小板活化因子(PAF)的作用

海风藤中获得的新木脂素成分对 PAF 受体结合有明显的抑制作用,其中海风藤酮活性最强,浓度为 $3.0\mu mol/L$ 时抑制率达 95%。

第六节　应用实例

一、秦皮

秦皮是木樨科植物苦枥白蜡树 *Fraxinus rhynchophylla* Hance、白蜡树 *Fraxinus chinensis* Roxb.、尖叶白蜡树 *Fraxinus szaboana* Lingelsh. 或宿柱白蜡树 *Fraxinus stylosa* Lingelsh. 的干燥枝皮或干皮,主产于吉林、辽宁及河南等地。秦皮为常用中药,具有清热燥湿、清肝明目、止痢等功效,用于痢疾、泄泻、赤白带下、目赤肿痛等症。药理研究表明秦皮有利尿、解热、抗炎镇痛及抑制痢疾杆菌等作用,秦皮对病毒亦有一定的抑制作用,如抗流感病毒、疱疹病毒等。七叶内酯有止咳、祛痰、平喘的作用,有较强的选择性抑制脂氧酶的活性,临床主要用于细菌性痢疾和急性肠炎。

苦枥白蜡树树皮中含七叶内酯(秦皮乙素,aesculetin)、七叶苷(秦皮甲素,aesculin)等香豆素类及鞣质;白蜡树树皮中含有秦皮乙素、秦皮乙素、秦皮苷;尖叶白蜡树树皮中含有七叶内酯、七叶苷、秦皮苷、莨菪亭(scopoletin)、2,6 - 二甲氧基对苯醌(2,6 - dimethoxy-p-benzoquinone)及微量的 N - 苯基 - 2 - 萘胺(N - phenyl - 2 - naphthalene amine);宿柱白蜡树树皮中含有秦皮乙素、秦皮乙苷、秦皮苷三种香豆素,以及丁香苷(syringin)和一种香豆素的多糖苷,即宿柱白蜡苷(stylosin)。其中七叶内酯和七叶苷是秦皮的主要有效成分。

1. 七叶内酯

七叶内酯的分子式为 $C_9H_6O_4$,分子量 178,黄色针状结晶,熔点 268~270℃。易溶于沸乙醇及氢氧化钠溶液,可溶于乙酸乙酯,稍溶于沸水,几乎不溶于乙醚、氯仿。

2. 七叶苷

白色粉末状结晶,熔点 205~206℃。易溶于热水(1:15),可溶于乙醇(1:24),微溶于冷水(1:610),难溶于乙酸乙酯,不溶于乙醚、氯仿。在稀酸中可水解。水溶液中有蓝色荧光。

商品秦皮混杂品种较多,有些伪品中不含香豆素,因此在选择原料时应注意鉴定真伪。萃取过程应注意避免乳化,以轻轻旋转式萃取为宜;加无水硫酸钠是为了脱水,因此,盛放乙酸乙酯的容器应干燥。应用 95% 的乙醇为溶剂,可将七叶内酯和七叶苷提取,同时,可能带入一些脂溶性杂质;在热水条件下,用三氯甲烷洗涤浓缩液,目的是除去脂溶性杂质;乙酸乙酯萃取是将苷和苷元分开。下图是从秦皮中提取分离七叶内酯和七叶苷的流程图。

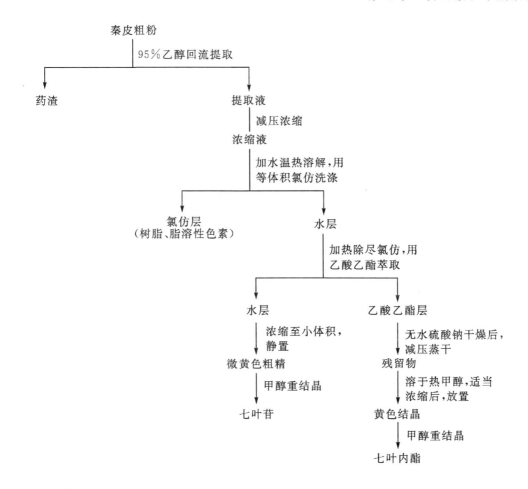

二、补骨脂

补骨脂是豆科植物 *Psoralea corylifolia* L. 的干燥成熟果实,主产于河南、四川、陕西等地。补骨脂具有温肾助阳、纳气、止泻的作用,用于阳痿遗精,遗尿尿频,腰膝冷痛,肾虚作喘,五更泄泻,外用治疗白癜风、斑秃。

补骨脂中含有数种香豆素和黄酮类成分,主要有补骨脂素、异补骨脂素、补骨脂双氢黄酮(补骨脂甲素)、异补骨脂查耳酮(补骨脂乙素)、补骨脂次素等。此外,还含有挥发油、皂苷、多糖、类脂、有机酸等多种化学成分。药理研究证明,补骨脂甲素有明显地扩张冠脉作用,补骨脂素及异补骨脂素是具吸收紫外线性质的光敏性物质,因此是抗白癜风的有效成分,制剂有祛白素、补骨脂注射液、复方补骨脂酊等。

1.补骨脂素

补骨脂素(psoralen)又称补骨脂内酯,分子式 $C_{11}H_6O_3$,分子量 186.16。无色针状结晶(乙醇),熔点 189~190℃,有挥发性。溶于甲醇、乙醇、苯、氯仿、丙酮;微溶于水、乙醚和石油醚。

2.异补骨脂素

异补骨脂素(isopsoralen)的分子式 $C_{11}H_6O_3$,分子量 186.16。无色针状结晶,熔点 137~138℃,溶于甲醇、乙醇、丙酮、苯、氯仿,微溶于水、乙醚,难溶于冷石油醚。

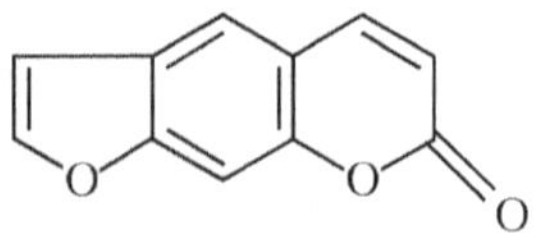

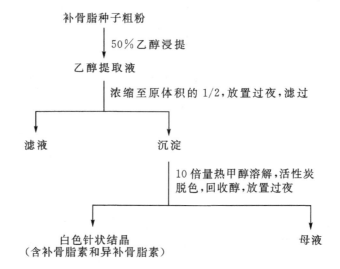

| 补骨脂素 | 异补骨脂素 |

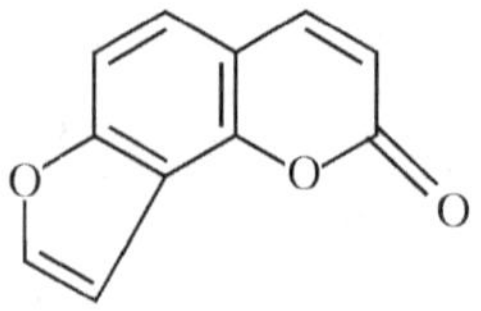

补骨脂素和异补骨脂素含内酯结构,具有内酯类成分的通性,理论上可用碱提取酸沉淀法提取,但因补骨脂种子中含有大量油脂和糖类成分,易与碱水发生皂化反应和形成胶状物,致使难以滤过,降低收得率,故选用50%乙醇提取而不用碱提取酸沉淀法提取。醇提液浓缩后,补骨脂素与异补骨脂素即可析出,沉淀中含有一定量的油脂类杂质,可通过药用炭吸附法除去,得到白色针状结晶的混合物。若要使二者分离,可采用中性氧化铝干柱色谱,以苯-石油醚(4:1)为洗脱剂,每50ml洗脱剂中加15滴丙酮,展开后在紫外灯下可见两条荧光色带,分别取下,用甲醇回流提取,回收溶剂后,析晶,从而获得补骨脂素和异补骨脂素单体。

从补骨脂中提取分离补骨脂素与异补骨脂素的流程如下图:

```
              补骨脂种子粗粉
                  │
                  │ 50%乙醇浸提
                  │
              乙醇提取液
                  │
                  │ 浓缩至原体积的1/2,放置过夜,滤过
        ┌─────────┴─────────┐
        ↓                   ↓
      滤液                 沉淀
                            │
                            │ 10倍量热甲醇溶解,活性炭
                            │ 脱色,回收醇,放置过夜
                  ┌─────────┴─────────┐
                  ↓                   ↓
            白色针状结晶             母液
        (含补骨脂素和异补骨脂素)
```

三、五味子

五味子为木兰科植物华中五味子(南五味子)*Schizandra sphenanthera* Rehd. et wils 或五味子(北五味子)*Schizandra chinensis* Bail 的干燥成熟果实。其具有收敛固涩、益气生津、补肾宁心等功效,可用于久咳虚喘,梦遗滑精,遗尿尿频,久泻不止,自汗盗汗,津伤口渴,短气脉虚,内热消渴,心悸失眠等地治疗。

五味子中所含的化学成分主要有木脂素、有机酸、挥发油和鞣质类等,其中木脂素占5%。至今已从中分离出40多种木脂素类成分,主要为联苯环辛烯型。主要有五味子酯甲、乙、丙、丁,五味子素,五味子甲、乙、丙素,五味子酚等。五味子酯甲为长方形结晶(乙醇),熔点122~124℃(116~118℃),$[\alpha]28/D-175$(C=0.12,氯仿),易溶于苯、氯仿和丙酮,可溶于甲醇、乙醇,难溶于石油醚,不溶于水。

五味子中的木脂素类能明显降低血清谷丙转氨酶的水平,对肝功能有很好的作用,其中五

味子素和五味子酯甲降低 ALT 的作用最强。下图是从南五味子中提取分离五味子酯和五味子酯甲的流程图。另外,我国药学工作者根据五味子素的基本结构,合成出新药联苯双酯,具有保护肝细胞、增强肝脏解毒功能及显著降低血清 ALT 的作用。

提取过程中,应用水煎煮是为了除去鞣质等水溶性杂质,根据溶解性,采用乙醇提取,汽油萃取除去脂溶性杂质,乙醇结晶得到五味子酯甲。

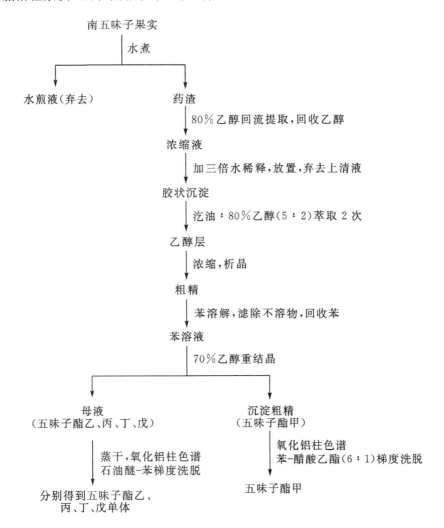

学习小结

本章主要包括香豆素和木脂素两部分。

香豆素主要介绍了基本母核,结构分类,溶解性、荧光性、显色反应和与碱的反应等理化性质。以及香豆素的提取分离方法的基本方法。

木脂素的结构较复杂,主要介绍了其结构类型和部分理化性质。

目标检测

一、名词解释

香豆素　木脂素

二、简答题

1.简述香豆素的结构特点。

2 简述香豆素的荧光特点及应用。

3.简述碱溶酸沉法提取分离香豆素类化合物的原理及应该注意的问题。

4.简述木脂素的生物活性。

5.归纳木脂素的分类。

第八章 皂 苷

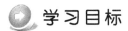 学习目标

【知识要求】

- 掌握皂苷的结构类型和分类;皂苷的理化性质和鉴定;皂苷的提取、分离方法。
- 熟悉皂苷的结构测定。
- 了解皂苷的含义、分布和生物活性。

【能力要求】

- 熟练应用皂苷的性质区别甾体皂苷与三萜皂苷。
- 熟练应用皂苷的提取与分离技能。
- 学会皂苷的鉴别方法。

皂苷(saponins)很早以前称为皂素,是一类较复杂的苷类化合物,与水混合振摇时可生成持久性的肥皂泡沫状物,故称皂苷。在植物界分布很广,许多中药例如人参、三七、知母、远志、甘草、桔梗、柴胡等都含有皂苷,皂苷主要分布于陆地高等植物中,也少量存在于海星和海参等海洋生物中。

一些富含皂苷的植物提取物被用于制造乳化剂、洗洁剂和发泡剂等,从前人们用皂荚洗衣服,就是由于其中含有皂苷类化合物。皂苷还具有抗菌、解热、镇静及抗癌等活性。

第一节 结构与分类

皂苷由皂苷元与糖构成,皂苷有多种分类方法。按照皂苷元的化学结构不同,可以将皂苷分为甾体皂苷和三萜皂苷;按照皂苷分子中糖链数目的不同,可分为单糖链皂苷(只含 1 条糖链的皂苷)、双糖链皂苷(含有两条糖链的皂苷)和三糖链皂苷(含有 3 条糖链的皂苷);按照皂苷分子中是否含有酸性基团(如羧基),可将皂苷分成中性皂苷和酸性皂苷。

组成皂苷的糖常见的有葡萄糖、鼠李糖、阿拉伯糖、木糖和葡萄糖醛酸等。这些糖或糖醛酸往往先结合成低聚糖糖链,然后与皂苷元分子中的 $C_3 - OH$ 相缩合,或由两个糖链分别与皂苷元分子中两个不同位置上的—OH 相缩合,皂苷元分子中的—COOH 也可能与糖连接,形成酯苷键,这类皂苷称为酯皂苷。与皂苷共存于植物体内的酶,可使低聚糖糖链部分水解,也可使双糖链皂苷水解成单糖链皂苷,使皂苷转化为次皂苷。

一、甾体皂苷

甾体皂苷(steroidal saponins)是植物中一类重要的生物活性物质,甾体皂苷的研究在天

然产物化学中一直占有重要的地位。甾体皂苷元由 27 个碳原子组成,是一类由螺甾烷类化合物与糖结合的寡糖苷。因分子中不含羧基,有时又称为中性皂苷。甾体皂苷大多存在于单子叶植物的百合科、石蒜科及薯蓣科等植物中。常用中药知母、天冬、麦冬、七叶一枝花等都含有大量甾体皂苷。

由于甾体皂苷元是合成甾体避孕药及激素类药物的原料,可以降低胆固醇和进行免疫调节,同时还具有抗真菌、杀虫等作用,国内外学者在 20 世纪 50~60 年代在寻找资源、改进工艺等方面做了大量工作。随着分离技术及结构研究手段的迅速发展,对极性较大、糖链较长、结构较复杂皂苷的研究有了突破性的进展。随着各种新物质的发现,人们对甾体皂苷化学的认识,尤其是新生物活性的发现促使天然皂苷物质研究从资源拓展型转向以寻找新活性物质为主。

甾体皂苷元由 27 个碳原子组成,基本骨架为螺旋甾烷和异螺旋甾烷,具有下列通式。

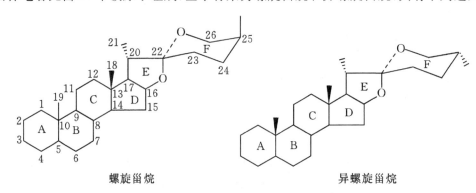

螺旋甾烷   异螺旋甾烷

1. 甾体皂苷元的结构特点

甾体皂苷元由 27 个碳原子组成。含有 A、B、C、D、E、F 六个环,其中 A、B、C、D 环为甾体母核即环戊烷骈多氢菲,E、F 环以缩酮形式相连接,共同组成螺旋甾烷结构。

(1)环的稠合方式为 A/B 环既有顺式(5β、10β),也有反式(5α、10β)稠合;B/C 环和 C/D 环为反式稠合(8β、9α 和 13β、14α)。

(2)大多数有 C_3 - OH,且多为 β -型少数为 α -型,与糖结合成苷。

(3)E、F 环中有 3 个手性碳原子,分别为 C_{20}、C_{22}、C_{25},其中 C_{20} 相对 F 环为 β 型(20βF),C_{22} 为 α 型(22αF),C_{25} 的甲基有两种构型,当甲基为直立键时(a 键),位于环平面上为 β 型,其绝对构型为 L 型(25S、25L、25βF、neo),L -型母体为螺旋甾烷;当甲基为平伏键时(e 键),位于环平面下为 α 型,其绝对构型为 D 型(25R、25D、25αF、iso),D -型母体为异螺旋甾烷。一般 D -型比 L -型稳定。

(4)甾体皂苷分子中不含羧基,呈中性,故又称中性皂苷。

2. 甾体皂苷的结构举例

例如来自薯蓣科多种植物的薯蓣皂苷元(diosgenin)是制药工业合成甾体激素和甾体避孕药的重要原料,它属于螺旋甾烷醇型;百合科植物剑麻中存在的剑麻皂苷元(sisalagenin)是制药工业中合成激素的重要原料,它属于螺甾烷醇型。

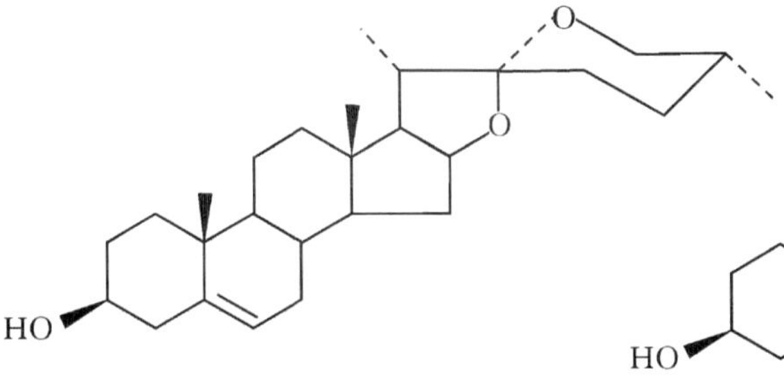

薯蓣皂苷元

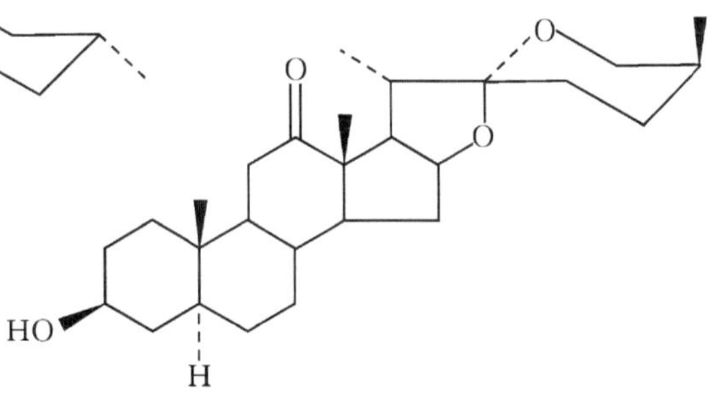

剑麻皂苷元

另外,还有百合科植物小根蒜或薤的地下鳞茎中含的薤白苷丁属于呋甾烷醇型;颠茄在民间用于支气管炎及风湿病的治疗,从颠茄中提取分离的纽替皂苷元属于变型螺甾烷醇型。

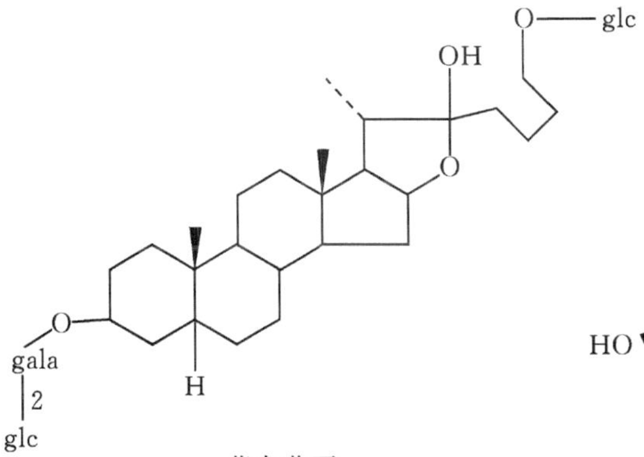

薤白苷丁

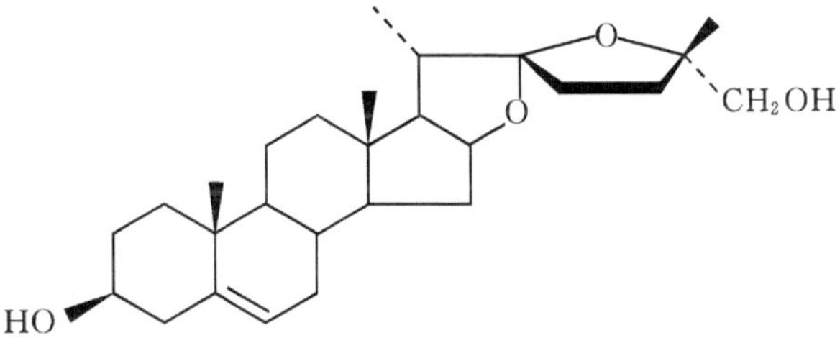

纽替皂苷元

螺甾烷醇结构特点是 A、B、C、D、E、F 六环结构,C_{25} 为 S 构型;异螺甾烷醇结构也是 A、B、C、D、E、F 六环结构,C_{25} 为 R 构型;变形螺甾烷醇 F 环为呋喃环,同样具有螺旋缩酮结构;C_{26} 位有羟基;呋甾烷醇型 F 环开裂,C_{22} 为半缩酮结构;C_{26} 苷键易被酶催化水解,原菝葜皂苷在水解酶作用下可发生 F 环的重新环合,转化为菝葜皂苷。

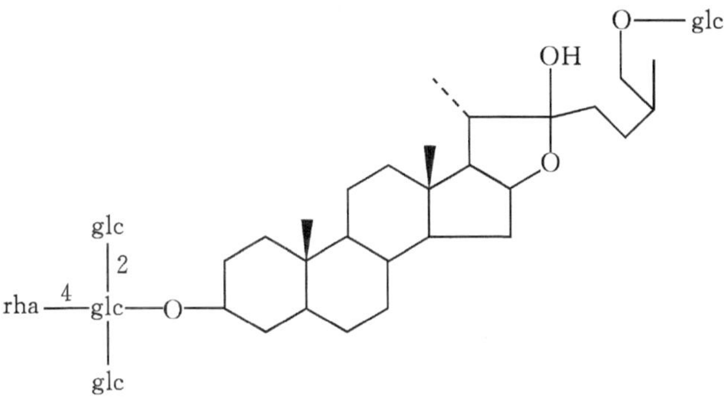

原菝葜皂苷

菝葜皂苷

二、三萜皂苷

三萜是以六分子异戊二烯为单位的聚合体。由于三萜类化合物生物活性的多样性及重要性,近年来成为天然药物化学研究的一个热点领域,加之现代分离、分析技术的运用,大大加快了三萜类化合物的研究进展。1966~1972 年间仅有 30 个皂苷结构被研究清楚,而 1987~1989 年 2 年多时间分离鉴定的新皂苷就有 1000 多种。

通过对三萜类化合物的生物活性及毒性的研究结果显示,其具有溶血、抗癌、抗炎、抗菌、抗病毒、降低胆固醇、杀软体动物、抗生育等活性。如乌苏酸为夏枯草等植物的抗癌活性成分,雪胆甲素是山苦瓜的抗癌活性成分。人参皂苷具有促进 RNA 蛋白质的生物合成,增强机体免疫等作用。柴胡皂苷等具有抑制中枢神经系统和抗炎作用等。由于这些作用,三萜皂苷被认为是许多中药的有效成分,得到国内外学者的普遍重视,使其研究发展极为迅速。

三萜类(triterpenes)在自然界分布广泛,尤以双子叶植物中分布最多,主要分布于石竹科、五加科、豆科、七叶树科、远志科、桔梗科及玄参科。含有三萜类成分的主要中药有人参、甘草、柴胡、黄芪、桔梗、川楝皮、泽泻、灵芝等。少数三萜类成分也存在于动物体,如从羊毛脂中分离出羊毛脂醇,从鲨鱼肝脏中分离出鲨烯;从海洋生物如海参、软珊瑚中也分离出各种类型的三萜类化合物。

三萜皂苷种类比甾体皂苷多,多具有羧基,所以又常称为酸性皂苷。目前已发现的三萜类化合物,多数为四环三萜和五环三萜。

(一)四环三萜皂苷

四环三萜类皂苷在中药中分布很广,许多植物包括高等植物和低等菌藻类植物以及某些动物都可能含有此类成分。它们大部分具有环戊烷骈多氢菲的基本母核;母核的 17 位上有一个由 8 个碳原子组成的侧链;在母核上一般有 5 个甲基,即 4 位有偕二甲基,10 位和 14 位各有一个甲基,另一个甲基常连接在 13 位或 8 位上。存在于天然界中的四环三萜或其皂苷苷元主要有以下类型。

1.羊毛脂甾烷型

羊毛脂甾烷型(lanostane)的结构特点为 A/B 环、B/C 环和 C/D 环都是反式,C_{20} 为 R 构型,侧链的构型分别为 10β、13β、14α、17β。如茯苓的主要成分茯苓酸和块苓酸等。该类皂苷广泛分布于植物界及海洋生物(海参、海星)中。

羊毛脂醇（lanosterol）是羊毛脂的主要成分，它也存在于大戟属植物 *Euphorbia balsamifera* 的乳液中。

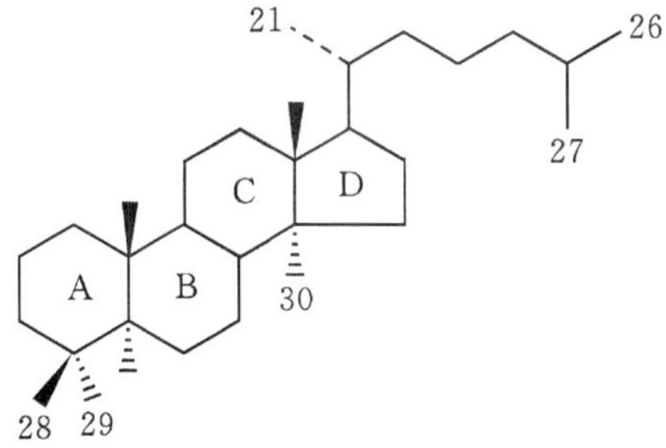

羊毛脂甾烷

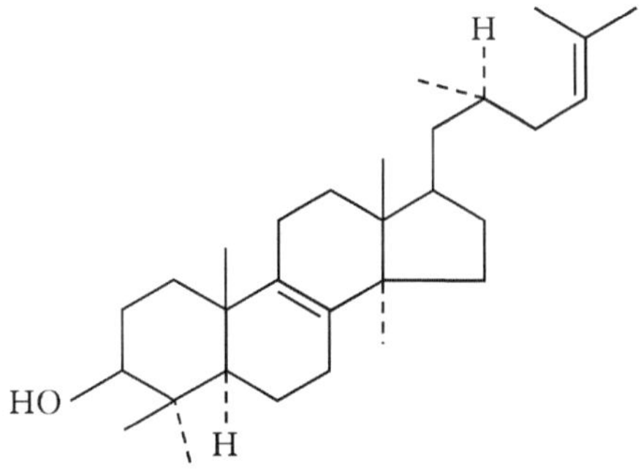

羊毛脂醇

灵芝为多孔菌科真菌赤芝的干燥子实体，是补中益气、扶正固本、延年益寿的名贵中药，由其中分离出的四环三萜化合物已达 100 余个。从灵芝中分离出的三萜化合物 ganoderic acid C，具有扶正固本之功，属于羊毛脂甾烷的高度氧化化合物。

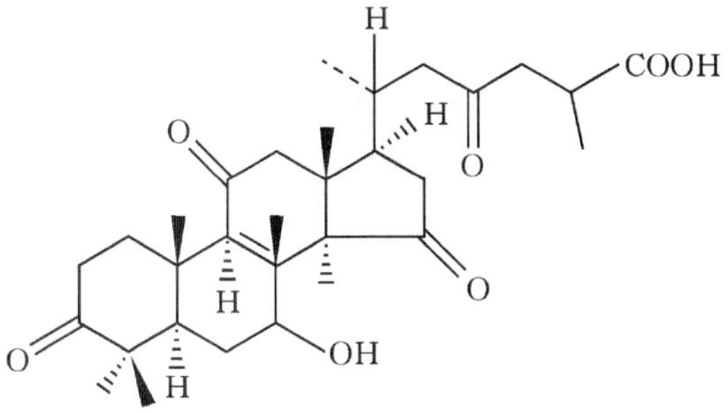

ganoderic acid C

2. 达玛烷型

达玛烷型（dammarane）四环三萜从环氧鲨烯由全椅式构象形成，其结构特点为 8 位和 10 位有 β-构型的角甲基，13 位连有 β-H，17 位的侧链为 β-构型，C_{20} 构型为 R 或 S。五加科人参为名贵的滋补强壮药，国内外对人参属植物的研究十分活跃，现已从人参中分离鉴定出 40 多个皂苷。人参的主根、侧根及茎叶均含有多种人参皂苷，其苷元绝大多数属于达玛烷型四环三萜。

棒锤三萜 A（neoalsamitin A）是从葫芦科植物棒锤瓜 *Neoalsomitra integrifoliola* 茎皮中分到的达玛烷型三萜类成分。

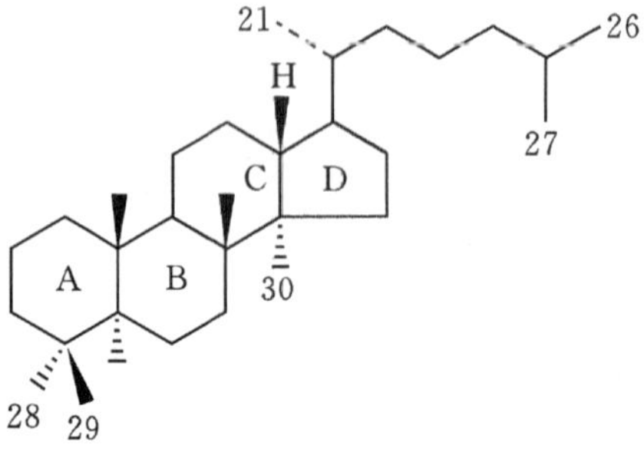

达玛烷 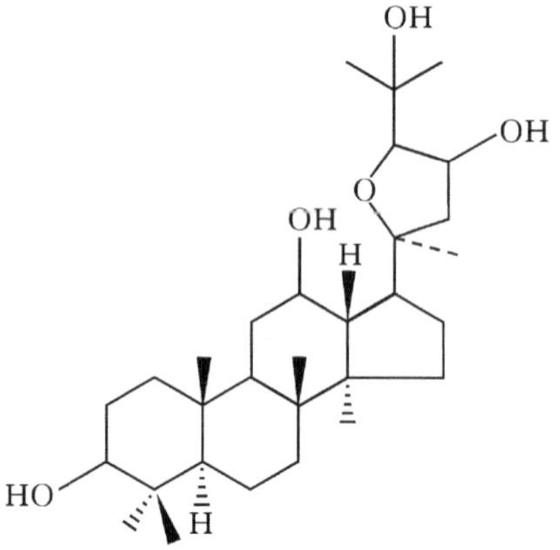　　　　　　　　　　　　　棒锤三萜 A

由达玛烷衍生的人参皂苷,在生物活性上有显著的差异。例如由 20(S)-原人参三醇衍生的皂苷有溶血性质,而由 20(S)-原人参二醇衍生的皂苷则具有对抗溶血的作用,因此人参总皂苷不能表现出溶血的现象。

人参皂苷 Rg$_1$ 有轻度中枢神经兴奋作用及抗疲劳作用。人参皂苷 Rh 则有中枢神经抑制作用和安定作用。

人参皂苷 Rb$_1$ 有增强核糖核酸聚合酶的活性,而人参皂苷 Rc 则有抑制核糖核酸聚合酶的活性。

3. 葫芦烷型

葫芦烷型(cucurbitane)的基本骨架与羊毛脂烷相似,但它有 5β - H,10α - H,9β - CH$_3$(羊毛脂烷为 5α - H,10β - CH$_3$,9α - H)。

许多来源于葫芦科植物的中药,如甜瓜蒂、丝瓜子、苦瓜、喷瓜等均含有此类成分,总称为葫芦素类(cucurbitacins)。葫芦素类除有抑制肿瘤的作用外,还有抗菌、消炎、催吐、致泻等广泛的生物活性。例如从雪胆属植物雪胆 *Hemsleya amabilis* 根中分出雪胆甲素和乙素(cucurbitacin Ⅰa、Ⅱb),临床上用于急性痢疾、肺结核、慢性气管炎的治疗,均取得较好疗效。

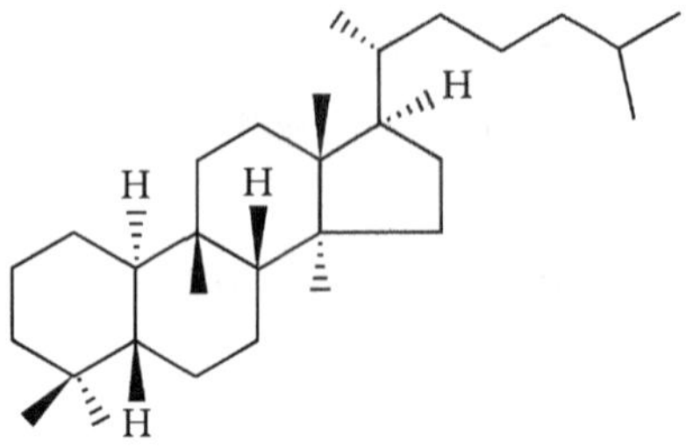

葫芦烷型 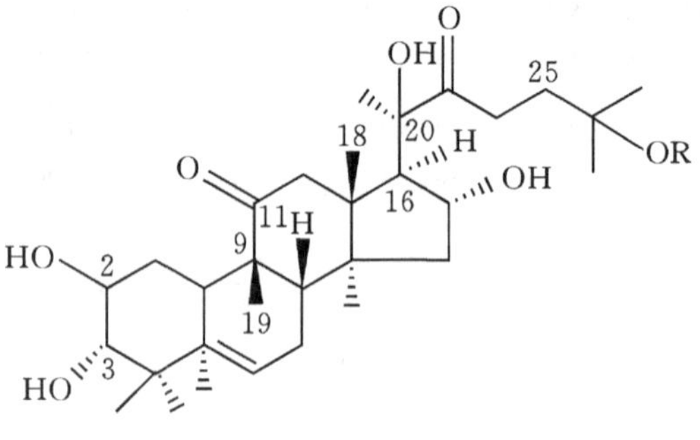　　　　　雪胆甲素　R＝Ac　雪胆乙素　R＝H

4. 甘遂烷型

甘遂烷型(tirucallane)是从环氧鲨烯中提取,骨架由全椅-船-椅式构象形成,是羊毛脂甾烷的立体异构体,A/B 环、B/C 环、C/D 环均为反式,只是 13、14 位分别连有 α - CH$_3$, β - CH$_3$, C$_{20}$ 为 S 构型,与羊毛脂甾烷构型不同。

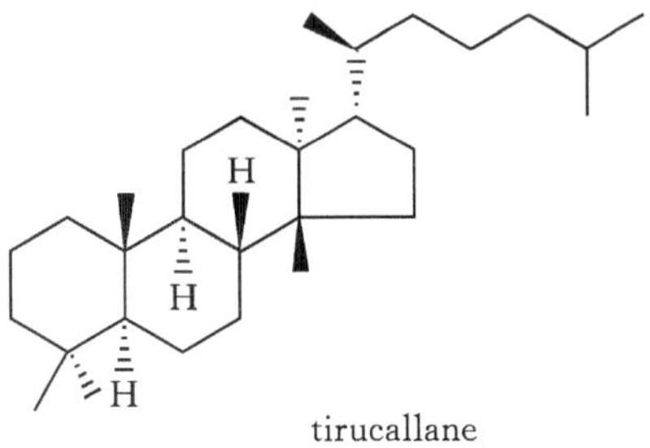

tirucallane

5. 环阿屯烷型

环阿屯烷型(cycloartane)的基本骨架与羊毛脂烷相似,差别仅在于环阿屯烷型 10 位甲基(C$_{19}$)与 9 位脱氢形成三元环。

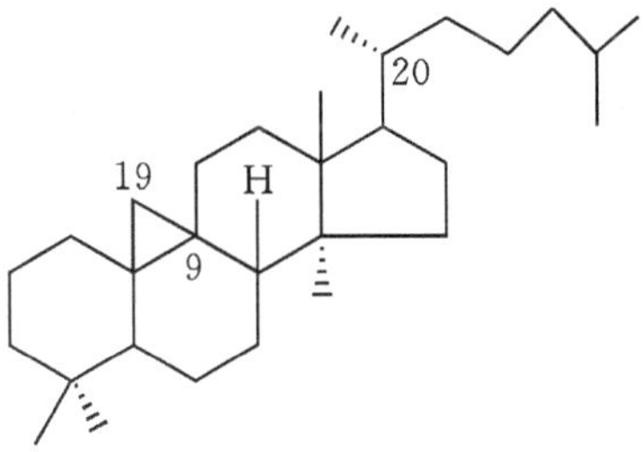

环阿屯烷型

膜荚黄芪 *Astragalus membranaceus* 的根,具有补气,强壮之功效。从其中分离鉴定的皂苷有近 20 个,多数皂苷的苷元为环黄芪醇。

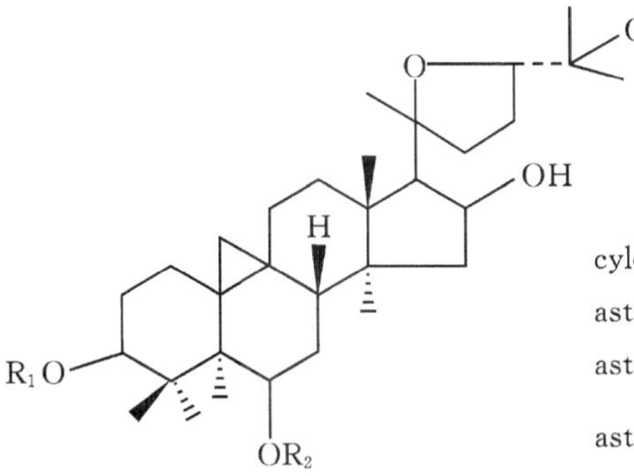

	R$_1$	R$_2$	R$_3$
cyloastragenol	H	H	H
astragaloside Ⅰ	xyl(2,3 - diAc)	glc	H
astragaloside Ⅴ	xyl $\overset{2}{\_}$ glc	H	glc
astragaloside Ⅶ	xyl	glc	glc

6. 棟烷型

棟科棟属植物苦棟果实及树皮中含多种三萜成分,具苦味,总称为棟苦素类成分,其由 26 个碳构成,属于棟烷型(meliacane)。其 A/B 环、B/C 环、C/D 环均为反式;具有 C$_8$ - βCH$_3$, C$_{10}$ - βCH$_3$, C$_{13}$ - αCH$_3$ 。

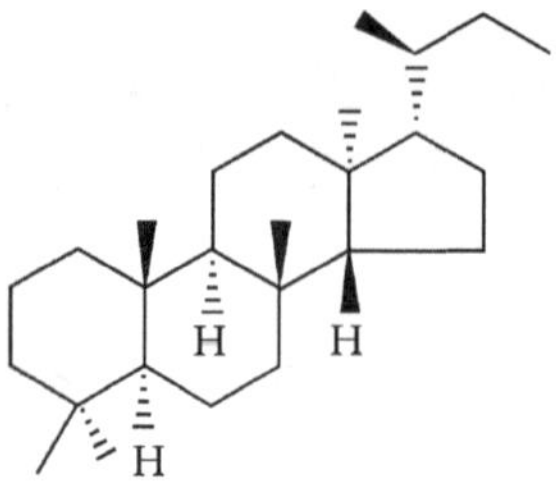

棟烷型

(二)五环三萜

多数三萜皂苷苷元以五环三萜形式存在。其 C_3-OH 与糖结合成苷,苷元中常含有羧基,故又称酸性皂苷,在植物体中常与钙、镁等离子结合成盐。五环三萜主要有下面几种类型。

1. 齐墩果烷型

齐墩果烷型(oleanane)又称 β-香树脂烷型(β-amyrane),在植物界分布极为广泛。其基本碳架是多氢蒎的五环母核,环的构型为 A/B,B/C,C/D 均为反,D/E 顺,母核上有 8 个甲基,其中 C_4、C_{20} 上的均为偕二甲基,C_8、C_{10}、C_{17} 的甲基均为 α-型,C_{14} 位上的甲基为 β-型,一般 C_3 位上的羟基为 β-型,并与糖结合成苷。

齐墩果酸首先由油橄榄的叶子中分得,广泛分布于植物界,在青叶胆、女贞果实等植物中游离存在,但大多数与糖结合成苷存在。齐墩果酸具有抗炎、镇静、防肿瘤等作用,是治疗急性黄胆性肝炎和慢性迁延性肝炎的有效药物。

含齐墩果酸的植物很多,但含量超过 10% 的很少,从刺五加 *Radix acanthopanacis Senticosl*、龙牙楤木 *Aralia mandshurica* 中提取齐墩果酸,产率都超过 10%,纯度在 95% 以上,是很好的植物资源。

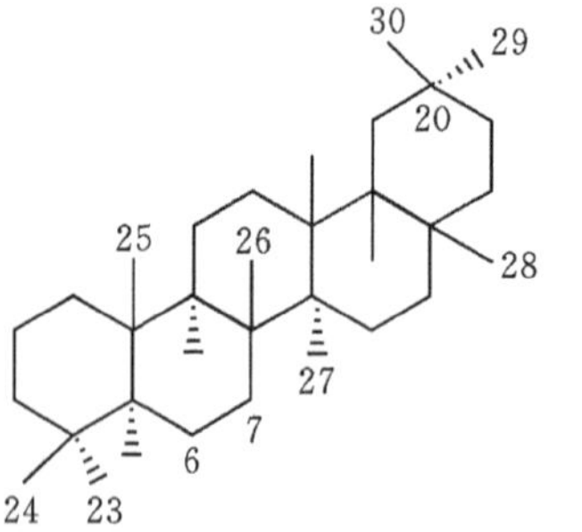

齐敦果烷 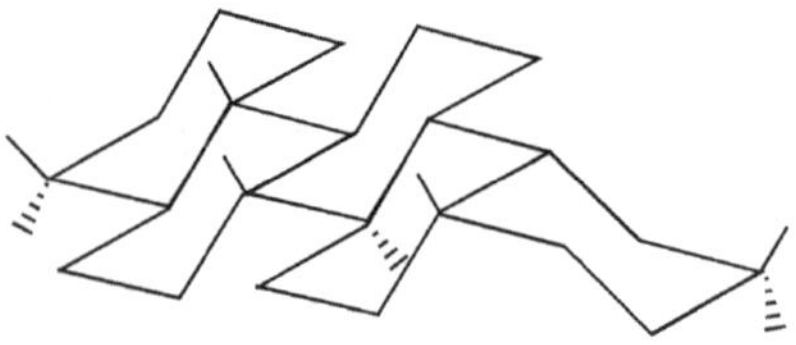   A/B、B/C、C/D trans, D/E cis

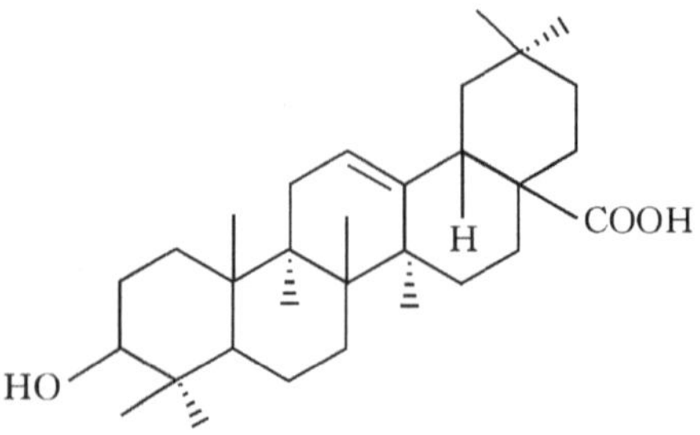

齐墩果酸

甘草是重要的常用中药,为豆科植物甘草属植物甘草 *Glycyrrhiza uralensis* Fisch. 等的干燥根茎,具有补脾益气、清热解毒、祛痰止咳、缓急止痛、调和诸药的功效。甘草中含有甘草次酸(glycyrrhetinic acid)和甘草酸(glycyrrhizic acid)。甘草酸又称甘草皂苷(glycyrrhizin)或甘草甜素,甘草次酸具有抗菌、抗肿瘤及肾上腺皮质激素样作用,可制成抗炎抗过敏制剂,用于治疗风湿性关节炎、气喘、过敏性及职业性皮炎、眼耳鼻喉科炎症及溃疡等。但只有 $18-\beta H$ 的甘草次酸才有此活性,$18-\alpha H$ 者无此活性。

甘草酸具有肾上腺皮质激素样作用,能抑制毛细血管的通透性,减轻过敏性休克的症状。可以降低高血压患者的血清胆甾醇。

	R
甘草次酸	H
甘草酸	$\beta - D - gluA \overset{2}{-} \alpha - D - gluA -$
乌拉尔甘草皂苷 A	$\beta - D - gluA \overset{2}{-} \beta - D - gluA -$
乌拉尔甘草皂苷 B	$\beta - D - gluA \overset{3}{-} \beta - D - gluA -$
黄甘草皂苷	$\beta - D - gluA \overset{4}{-} \beta - D - gluA -$

中药商陆 *Phytolacca esculenta* 和其同属植物美商陆 *P. americana* 的根中含有多种皂苷,皂苷水解后曾分离出四种皂苷元:商陆酸、商陆酸-30-甲酯、2-羟基商陆酸及2-羟基商陆酸-30-甲酯。

	R₁	R₂
商陆酸	H	H
商陆酸-30-甲酯	H	CH₃
2-羟基商陆酸	OH	H
2-羟基商陆酸-30-甲酯	OH	CH₃

2. 乌苏烷型

乌苏烷型(ursane)又称 α-香树脂烷型(α-amyrane)或熊果烷型,其分子结构与齐墩果烷型不同之处是 E 环上两个甲基位置不同,即 C_{20} 位的一个甲基移到 C_{19} 位上。此类三萜大多是乌苏酸的衍生物。

乌苏烷型三萜存在于地榆、车前草、积雪草、熊果、栀子等中药中,体外能抑制革兰氏阳性菌、阴性菌,酵母菌,能降低大鼠正常体温,有安定的作用。

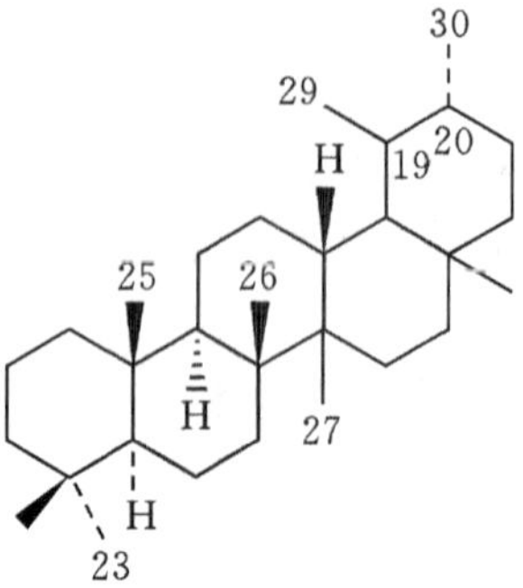

乌苏烷 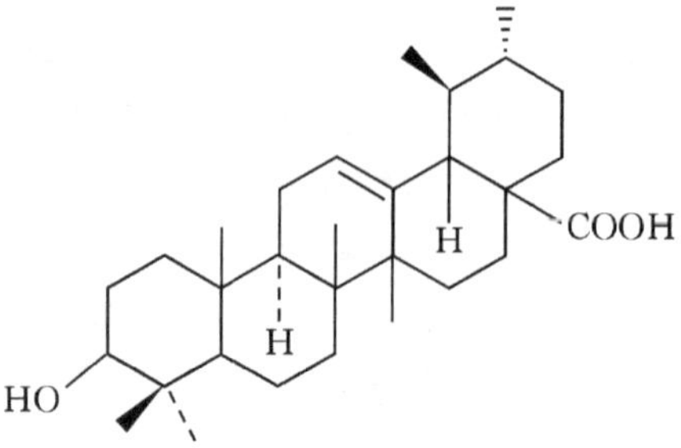   乌苏酸

　　熊果酸(ursolic acid)来源于木樨科植物女贞 *Ligustrum lucidum* Ait.叶中,熊果酸又名乌索酸、乌苏酸,属三萜类化合物。其具有镇静、抗炎、抗菌、抗糖尿病、抗溃疡、降低血糖等多种生物学效应。近年来研究发现熊果酸具有抗致癌、诱导 F9 畸胎瘤细胞分化和抗血管生成的作用;能明显抑制 HL-60 细胞增殖,可诱导其凋亡;能使小鼠的巨噬细胞吞噬功能显著提高。体内试验证明,熊果酸可以明显增强机体免疫功能,说明它的抗肿瘤作用广泛,极有可能成为低毒有效的新型抗癌药物。

　　中药地榆 *Sanguisorba officinalis* 的根和根茎具有凉血、止血的功效,除含有大量的鞣质外,还含有皂苷。其中含有地榆皂苷 B 和 E(sanguisorbin B and E),是乌苏酸的苷。

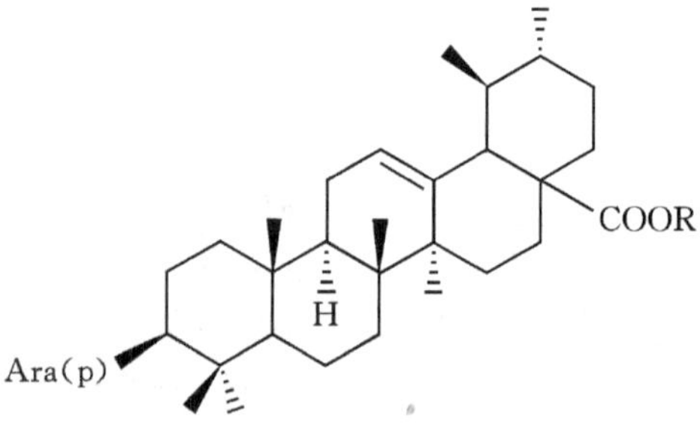

地榆皂苷 B　R＝H
地榆皂苷 E　R＝3－Ac－glc

　　伞形科植物积雪草 *Centella asiatica* 的全草,其粗皂苷是一种创伤愈合促进剂。从粗皂苷中曾分离出多个皂苷,其主要成分为积雪草苷,或称亚细亚皂苷(asiaticoside),是由两分子葡萄糖、一分子鼠李糖和积雪草酸分子中的羧基结合形成的酯苷。与积雪草苷伴存的还有羟基积雪草苷,也是一种酯苷。水解后得到的苷元为羟基积雪草酸,其糖部分的结构与积雪草苷相同,也是由两分子葡萄糖和一分子鼠李糖组成。其他共存的皂苷也大多为乌苏酸衍生的酯苷。

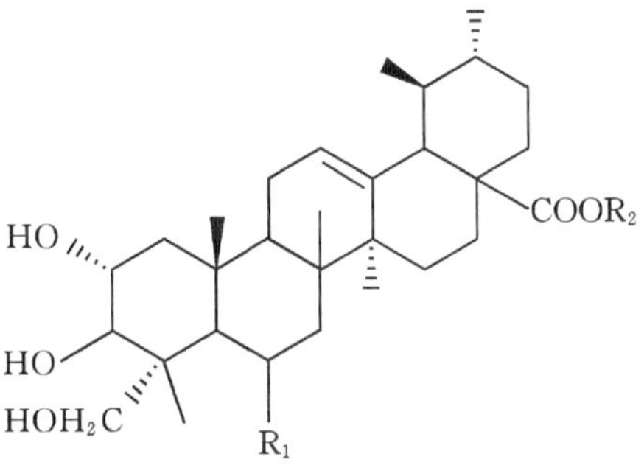

	R_1	R_2
积雪草酸	H	H
羟基积雪草酸	OH	H
积雪草苷	H	$-glc \xrightarrow{6} glc \xrightarrow{4} rha$
羟基积雪草苷	OH	$-glc \xrightarrow{6} glc \xrightarrow{4} rha$

3. 羽扇豆烷型

羽扇豆烷(lupane)三萜类的 E 环为五元碳环,且在 E 环 19 位有异丙基以 α-构型取代,A/B 环、B/C 环、C/D 环及 D/E 环均为反式。

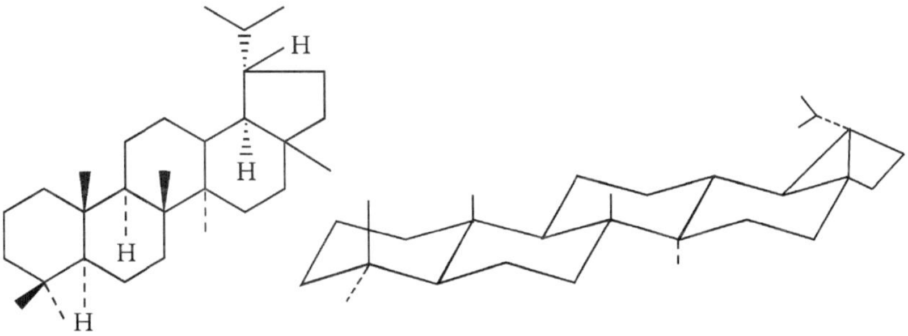

羽扇豆烷型

羽扇豆醇(lupeol)存在于羽扇豆种皮中,白桦醇(betulin)存在于中草药酸枣仁、桦树皮、棍栏树皮、槐花等中。白桦酸(betulinic acid)存在于酸枣仁、桦树皮、柿蒂、天冬、石榴树皮及叶、睡菜叶等中。毛茛科白头翁植物白头翁 *Pulsatilla chinensis* 含有多种皂苷元为 23-羟基白桦酸的羽扇豆烷型三萜皂苷。

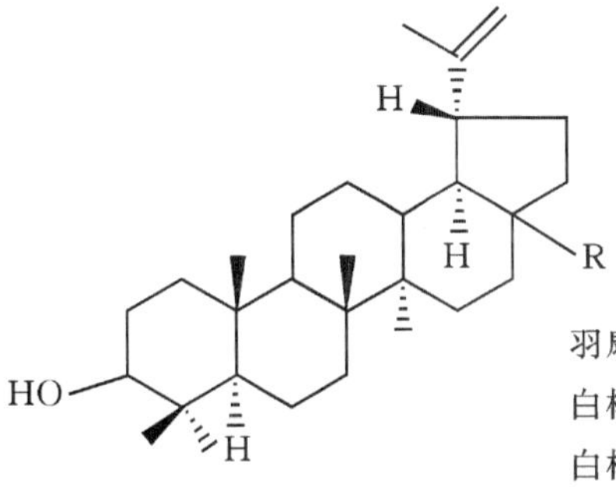

羽扇豆醇	$R=CH_3$
白桦醇	$R=CH_2OH$
白桦酸	$R=COOH$

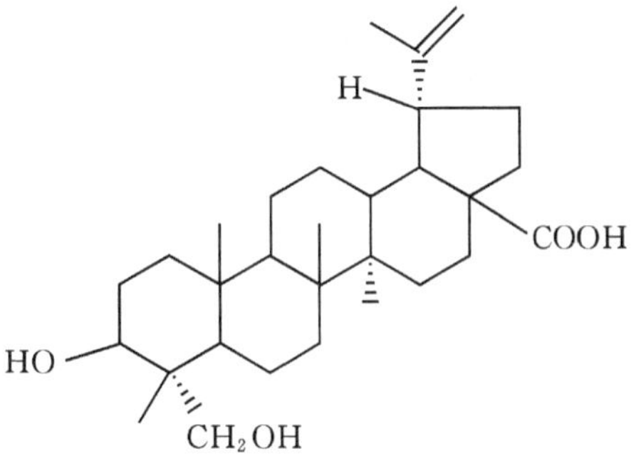

23-羟基白桦酸

4. 木栓烷型

木栓烷型三萜由齐墩果烯经甲基移位转变而来。与其他类型五环三萜皂苷相比,最明显的区别在于 4 位只有一个甲基。雷公藤为卫矛科植物,在我国民间用药历史悠久,近几年临床应用日趋广泛,特别是对类风湿疾病有独特疗效,引起国内外的广泛关注。从中已经分离出多种三萜,有一类为木栓烷三萜。如雷公藤酮是失去 25-CH₃ 的木栓烷型衍生物。

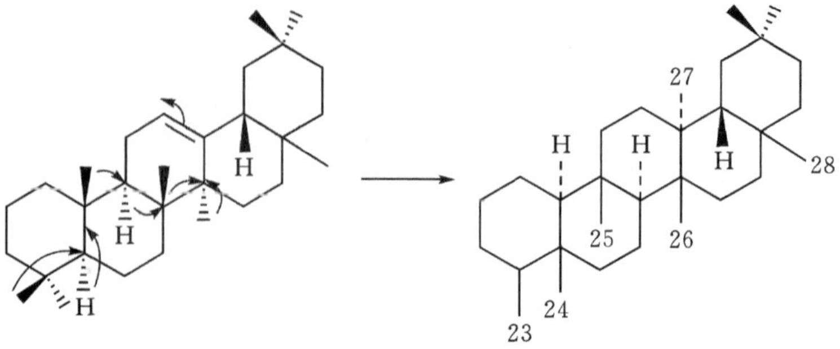

齐墩果烯 → 木栓烷

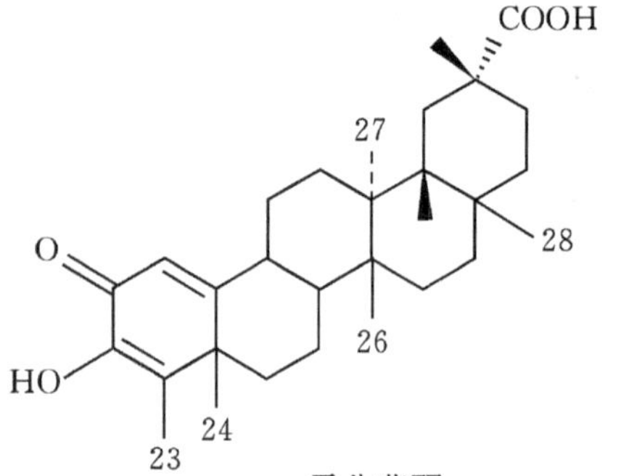

雷公藤酮

三、海洋生物中的皂苷

海洋环境的独特为在海洋生物中发现结构、生理活性独特的化合物提供了必要的条件和潜在的可能性,这引起了天然产物研究者的极大兴趣。来自海洋生物的皂苷类物质在某些结构方面显然与植物中的皂苷有较大区别,这也为人们寻找新的药物结构提供了全新的思考空间。

(一)海星皂苷

动物界所含皂苷只存在于海洋的棘皮动物门。海星又名海盘车,属棘皮动物门(Echinodermata),海星纲(Asteroidea),包括显带目(Phanerozonia)、有棘目(Spinulosa)、钳棘目(Forcipulata)等。海星为海生底栖动物,在世界各海域均有分布,我国沿海分布有 100 多种,黄、渤海常见种类有多棘海盘车、罗氏海盘车、陶氏太阳海星等。

海星的所有组织中都含有皂苷,其中胃中皂苷含量远高于其他组织;体壁、生殖腺和幽门盲囊中皂苷含量相近。海星中的皂苷属于甾体皂苷,可以分为三种结构类型,即硫酸酯甾体皂苷、环状甾体皂苷和多羟基甾体皂苷。大部分的海星皂苷与糖蛋白和脂蛋白结合,只有 3%左右是以游离状态存在。尽管体壁、胃和生殖腺中皂苷结构相似,但在不同组织中皂苷的种类也不同。例如,幽门盲囊所含皂苷中,木糖为主要糖成分,而其他组织的皂苷中则以异鼠李糖为主。海星皂苷含量随季节而变化,与海星的生殖有关。对红海盘车 Astreias rubens 的研究发现,在排卵时其皂苷浓度最高,而排卵后则非常低。排卵期罗氏海盘车总皂苷含量达 0.09%(甲醇提取法)和 0.11%(乙醇提取法);而砂海星为 0.12%(甲醇提取法)和 0.13%(乙醇提取法)。海星皂苷具有重要的生物和药理活性,大致可分为以下几方面。

1. 毒性及溶血作用

对海星皂苷的研究最初起因于海星对某些动物的毒性作用。此后发现,其毒性源于其中的毒性皂苷成分。从多棘海盘车 *Asterias amurensis* 中提取的皂苷,对鱼和蚯蚓的最小致死量分别为 45H. I. /50ml 和 100H. I. /50ml(H. I. 为溶血指数)。0.05% 浓度的皂苷可使家蝇蛆不能化蛹,并使其在 2 天内死亡。此外,在对人红细胞的溶血活性试验中,发现从海星 *Pycnopodia helianthoides*,*Patiria minita* 和 *Pisaster brevispinus* 中分离的皂苷,分别以 0.003mg/ml、0.001mg/ml 和 0.002mg/ml 的剂量引起完全溶血。

2. 调节生殖发育作用

多棘海盘车中的皂苷有抑制排卵的作用。研究认为皂苷的作用位点是卵巢的卵泡细胞,通过抑制卵泡细胞生成甲基腺嘌呤来抑制卵母细胞成熟。从海星 *Pisater ochraceous*,*P. brevispinus* 和 *A. forbesi* 中分离的皂苷,能使海胆 *A. punctulata* 的精子不游动、未受精卵细胞溶解和受精卵的发育改变。通过观察日本海星中获得的 17 种甾体皂苷对马粪海胆和海燕受精卵发育的影响发现,皂苷侧链的结构对其生理活性很重要。但是,对海星 *A. vulgaris*,*Mathasterias glaciallis* 和 *A. rubens* 的研究发现,在繁殖季节,这些海星生殖腺中皂苷含量很高,似乎并不具有抑制排卵的功能;然而皂苷随繁殖周期在生殖腺中含量的规律变化,提示它们似乎与配子发生有关。从多棘海盘车 *Asterias amurensis* 和海燕 *Asterias pectinifera* 中分离出三种甾醇皂苷(CoARIS I,II,III),它们能协同 ARIS(一种糖蛋白)诱导精子组蛋白降解及顶体反应。CoARIS 都含有一个硫酸酯甾醇和一个五糖链,CoARIS I,II 只在甾醇侧链上有所不同。研究表明,硫酸酯部分和甾醇侧链对 CoARIS 活性起重要作用。

3. 降血压作用

研究表明,海星皂苷有降血压作用。海星皂苷可直接作用于血管系统,而不受迷走神经分布的影响,与触角的传导和胆碱能作用无关,也并非组织胺释放的结果或对独立的 α 与 β 受体的作用。从福氏海盘车 *Asterias forbesi* 和多棘海盘车中都分离出具有降压作用的皂苷。在海星纲中具有类似作用的皂苷很多,为寻找降压药物提供了一种新途径。

4. 抗溃疡作用

从罗氏海盘车 *Asterias rollestoni* 中提取得到的总皂苷,对大鼠急性实验性胃溃疡,无论是应激性的还是幽门结扎性的均有较明显的作用。以海星为主的成药(海洋胃药)对胃溃疡、十二指肠溃疡、胃酸过多等症均具有良好疗效。

5. 抗病毒及抗菌作用

从福氏海盘车、长棘海星 *Acanthaster planci* 和海燕 *Asterias pectinifera* 中获得的几种皂苷,能抑制在雏鸡胚胎中培养的流感病毒的增殖。海星皂苷对伪狂犬病病毒(SHV-1)有抑制作用,其中多羟基皂苷效果较强。海星皂苷有抗真菌活性。在 0.02mg/ml 的浓度下,海星皂苷对革兰氏阳性菌 *S. aureus* 有抗菌活性,但对革兰氏阴性菌 *E. coli* 无作用。

6. 抗癌作用

海星皂苷在 0.1mg/ml 的浓度下,具有明显的细胞毒性;其中,环状甾体皂苷在 0.001mg/ml 浓度下就显示出细胞毒性。从海星 *Acanthaster planic*,*Pycnopodia helianthoides* 和 *P. miniata* 等分离出的海星皂苷物质对组织培养的人口腔癌(KB)细胞系有细胞毒性作用。从海星中提取的甾体皂苷,已被用作一种新的抗癌药物,以抑制癌细胞的增殖。

(二)海参皂苷

已经发现的海参皂苷多数为羊毛脂甾烷型三萜皂苷,寡糖链通过 β-O-糖苷键和苷元的 C_3 相连。寡糖链是由 4~6 个单糖组成的直链或支链,与 3β-羟基直接相连的单糖为木糖,组成寡糖链的单糖还有奎诺糖、葡萄糖、3-O-甲基葡萄糖和 3-O-甲基木糖,某些单糖上的羟基常被硫酸酯化。苷元一般为 18(20) 内酯环即海参烷型(holostane),偶 18(16) 位内酯环或无内酯环结构,称之为非海参烷型(nonholostane)。苷元环上为 7(8) 位或 9(11) 位双键,侧链上双键为 24(25) 或 25(26) 位。C_{16}、C_{17}、C_{12} 和侧链伴有不同程度的氧化。

1. 海参皂苷的结构

(1)海参烷型皂苷   大约有 70 余种已知海参皂苷属于这种类型,它们的特点是苷元上有 18(20) 内酯键(18(20)-lactone)。还有一种为海参烷 16 位有取代的皂苷,其苷元的 16 位有酮基或乙酰基取代。

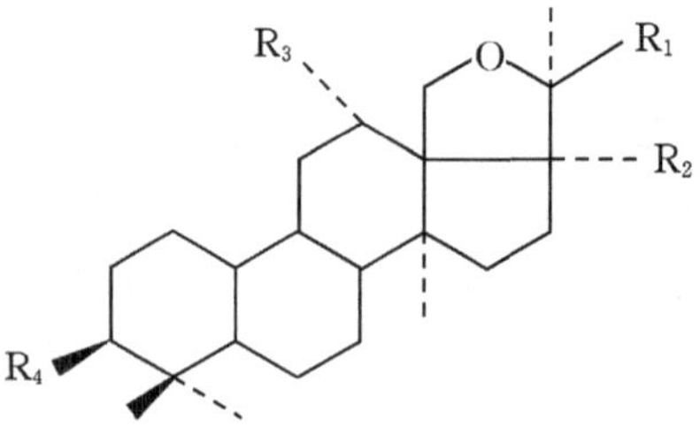

海参烷 16 位无取代基的皂苷

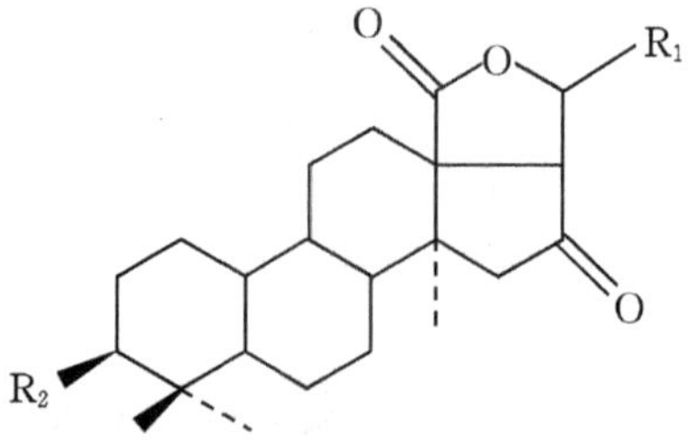

海参烷 16 位有取代基的皂苷
16 位酮基取代

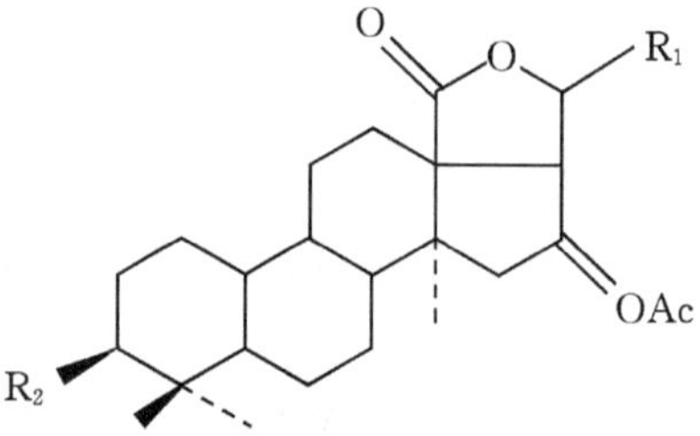

海参烷 16 位有取代基的皂苷
16 位乙酰基取代

表 8-1　海参烷 16 位无取代的皂苷

来　源	皂　苷
辐肛参属棘辐肛参 *Actinopygae-chinese* Jage	echinoside A
	echinoside B
刺参属绿刺参 *Stichopus chloronotus* Brant	stichloroside A1
	stichloroside A2
海参属玉足海参 *Holothuria leucospilota* Brant 和	echinoside B
辐肛参属阿氏辐肛参 *Actinopyga agassizi* Selenka	echinoside A

来　源	皂　苷
白尼参属二斑布氏参 *Bohadschia* Bivittata	bivittoside A
	bivittoside B
	bivittoside C
海参属的 *Holothuria foikalii*	holothurinoside D
	holothurinoside C
	desholorin A
	holothurinoside B
瓜参属 *Cucumaria frondosa* 和 *Cucumaria minita*	frondoside B
	cucumarioside A7 - 3
瓜参属 *Cucumaria echinata*	cucumechinoside C
	cucumechinoside F

(2)非海参烷型(nonholostane)海参皂苷　这一类型的海参皂苷苷元上无内酯键,目前发现的数量较少,主要有来自五角瓜参属 *Pentacta australis* 的 DS - penaustroside B(44),DS - penaustroside B(45),来自 *Cucumaria koraiensis* 的 koreoside A(46),来自 *Eupentacta fraudatrix* 的 cucumarioside G2(47)以及来自 *Pentamera calcigera* 的 calcigeroside B(48)和 calcigeroside C1(49)。

2. 海参皂苷的药理活性

海参皂苷的活性与其结构有关。Kalinin 等考察了海参皂苷的结构变化对大鼠红细胞溶血和 K^+ 流失的影响。研究结果表明:海参皂苷上与苷元相连的木糖 4 位磺酸化、支链五糖苷第三个单糖(葡萄糖)6 位磺酸化及末端为 3 - O -甲基葡萄糖时可促进 K^+ 的流失;第一个木糖 4 位磺酸化,可以提高海参皂苷的溶血作用;而第三个单糖 6 位磺酸化后,则可以使其溶血作用降低;海参皂苷末端的 3 - O -甲基葡萄糖 6 位磺酸化后可降低其溶血作用,并降低 K^+ 流失的速率;7(8)位双键的苷元 16 位氧化为酮后其活性明显降低。

(1)具有抗肿瘤、抗真菌和溶血作用。研究认为,海参皂苷能与生物膜上甾醇分子结合形成复合物,在膜上形成单一离子通道和大的水孔,导致生物膜溶解。因此,海参皂苷具有一系列活性,如对肿瘤细胞和海星胚胎的细胞毒作用、抗真菌作用及溶血活性。酵母和肿瘤细胞对三萜苷敏感,在皂苷的剂量达到 50mg/ml 时对革兰氏阳性菌和阴性菌作用仍不明显。

从 *Holothuria vagabunda* 中分离到的海参素(holothurin)能抑制 DNA 和 RNA 的合成,引起细胞有丝分裂过程异常(这些异常与肿瘤化疗药物阿霉素的效果相似),从而产生抗有丝分裂效应。

(2)可以增加平滑肌细胞膜 Ca^{2+} 的通透性。由于复合物的形成增加了平滑肌细胞膜 Ca^{2+} 的通透性,对平滑肌产生直接收缩作用,同时,对 $Na^+ - K^+ - ATP$ 酶的活性产生抑制。海参皂苷能不可逆地阻断胆碱能神经-肌肉的兴奋传导,并破坏神经节的兴奋性,海参毒素 A、B 均能直接兴奋肌肉引起骨骼肌挛缩,并能引起平滑肌的收缩作用。二色桌片参皂苷对中华大蟾蜍骨骼肌的挛缩无明显影响,而对小鼠的显著镇咳作用和对中华大蟾蜍离体心脏收缩力的强烈抑制作用,说明了二色桌片参皂苷对中枢神经系统有着明显的选择性作用,对横纹肌的作用较弱,而对平滑肌的挛缩作用却十分明显。

（3）其他药理学作用。海参皂苷具有抗放射性损伤、兴奋和恢复动物造血功能,以及兴奋白细胞游走和增强白细胞吞噬力的作用。二色桌片参皂苷对小鼠造血功能的影响实验结果证明其对动物的造血功能,尤其是对白细胞的影响是显著的。由于二色桌片参皂苷促进了机体的造血能力,提高了机体的机能,从而也达到了提高其抗应激的能力。

（三）海绵皂苷

在海绵中也分离到了一些皂苷,它们主要是三萜类皂苷,如在南太平洋新喀里多尼亚岛采集到的从未命名海绵 *Erylus sponge* 中提取的 eryloside C 和 eryloside D,在加勒比海采集到的从 *Erylus goffrilleri* 海绵中分离得到的 eryloside E 和 *Erylus formosus* 中分离得到的 eryloside F、formoside B 及其他 formoside,还有在韩国海域采集到的海绵 *Erylus nolbilis* 中分离出 erylosides G-L,在红海海洋采集到海绵 *Erylus lendenfeldi*（Geodiidae）中分离得到了三个甾体皂苷 eryloside A,eryloside K,eryloside L。

经研究发现 eryloside A 有抑菌和抗真菌活性,对 *E. coli*,*B. subtilis* 及 *C. albicans* 都有抑制作用。并发现其有抗肿瘤活性,对 P-388 细胞的 IC_{50} 为 $4.2\mu g/ml$,eryloside G-J 对人白细胞系的 K562 有轻微的细胞毒作用。目前还没有发现海绵皂苷对 JURKAT,THP-1 和 MM-1 细胞系的细胞毒作用。

海洋生物为我们提供了丰富的海洋天然产物资源,目前人类对海洋的探知还很少,因此发掘这个巨大的先导化合物筛选库,运用适当的降解和化学修饰等手段来产生高括性的海洋药物,是新药研究的一条可行且前景广阔的途径。

 知识链接

许多主要含皂苷的中成药早已上市,如地奥心血康胶囊、心脑舒通、冠心宁、宫血宁及金刚藤胶囊等。皂苷已成为药物研究开发的重要先导化合物。

地奥心血康胶囊系含8种由黄山药中提取的皂苷,总量在 90% 以上,用于治疗冠心病;心脑舒通系由蒺藜果实中提取的皂苷,用于心脑血管疾病的防治。盾叶冠心宁系从盾叶薯蓣中提取的水溶性皂苷,用于治疗血脂异常症、冠心病、心绞痛等。宫血宁系滇重楼提取物,经临床验证,其治疗妇科子宫出血症及产褥期产妇流血,止血效果较好。金刚藤及其制剂"金刚藤胶囊"在民间及临床中应用广泛,特别是在治疗妇科炎症方面,疗效确切,毒副作用少,为一优良的妇科药物。

第二节　理化性质

一、性状

1. 形态

皂苷的分子量较大,不易结晶,大多为白色或乳白色无定形粉末,仅少数为晶体,如常春藤皂苷为针状晶体,而皂苷元大多呈结晶状态。

2.熔点

皂苷多无明显的熔点,一般测得的是分解点。

3.气味

皂苷多数具有苦、辛辣味,其粉末对人体各部位的黏膜有较强的刺激性。

4.吸湿性

皂苷多具吸湿性,易吸潮,应干燥保存。

5.酸性

大多数甾体皂苷属于中性皂苷,而多数三萜皂苷属于酸性皂苷。

6.旋光性

甾体皂苷和三萜皂苷均具有旋光性。

二、溶解性

大多数皂苷极性较大,易溶于水、含水稀醇、热甲醇和乙醇,难溶于丙酮、乙醚。皂苷在含水丁醇或戊醇中有较大的溶解度。皂苷水解成次皂苷后,在水中的溶解度随之降低,易溶于中等极性的醇、丙酮、乙醚。皂苷完全水解后生成的皂苷元则不溶于水,而溶于石油醚、苯、乙醚、氯仿等低极性溶剂。

皂苷有一定的助溶性能,可促进其他成分在水中溶解。在含水丁醇或戊醇中溶解度较好,且又能与水分成两相,可利用此性质从水溶液中用正丁醇或戊醇提取皂苷,借以与亲水性的糖、蛋白质等分离。

三、表面活性(发泡性)

皂苷有降低水溶液表面张力的作用,多数皂苷的水溶液经强烈振摇能产生持久性的泡沫,且不因加热而消失。而含蛋白质和黏液质的水溶液虽也能产生泡沫,但不能持久,加热后很快消失。皂苷的表面活性与其分子内部亲水性、亲脂性结构的比例有关,只有二者比例适当,才有表面活性。

皂苷的表面活性,一是与分子中含有亲水性的多糖部分和亲脂性的苷元部分的比例相关,只有亲水性和亲脂性部分的比例适当,才能发挥出表面活性作用。故皂苷的结构不同,表面活性有差别,如甘草皂苷的水溶液振摇后,泡沫量较少;皂苷水解为皂苷元后,表面活性随之消失。二是与溶液的 pH 有关,皂苷水溶液只有在适宜的 pH 下,振摇后才能产生大量持久性泡沫。中性皂苷的水溶液在碱性条件下能形成较为稳定的泡沫,利用此性质可以区别甾体皂苷和三萜皂苷。

取两支试管,分别加入 0.1mol/L 的盐酸 5ml 和 0.1mol/L 的氢氧化钠 5ml,再各加皂苷水溶液 0.5ml,振摇 1min,如果两管所形成的泡沫高度相同或持续时间相同,则样品液中含三萜皂苷;若碱管的泡沫较酸管的泡沫高或持续时间长,则样品液中含甾体皂苷。

四、溶血性

1.溶血机制

皂苷的水溶液大多能破坏红细胞,产生溶血现象。溶血强度的大小可用溶血指数来衡量。皂苷的溶血作用是皂苷和红细胞壁上的胆甾醇结合,破坏血红细胞的正常渗透性,使细胞内压增加,而产生溶血。但不是所有的皂苷都有溶血作用。另外有些树脂、脂肪酸、挥发油也能产生溶血现象。皂苷静脉注射毒性极大,肌肉注射可引起组织坏死。皂苷在高等动物的消化道中不被吸收或经肠内细菌降解为苷元和糖,故口服无溶血活性。

2. 溶血指数

所谓溶血指数是指皂苷在一定条件下使血液中红细胞完全溶解的最低浓度。3 位有 β-羟基、16 位有 α-羟基或 C=O 的皂苷溶血指数高;28 位连有糖链或羟基的皂苷溶血作用消失。如薯蓣皂苷的溶血指数为 1:400 000,甘草皂苷为 1:4000,而人参皂苷无溶血现象,但经过分离,b 型和 c 型人参皂苷(苷元为人参三醇、齐墩果酸)具有显著溶血作用,而 a 型皂苷(苷元为人参二醇)则有抗溶血作用。

3. 溶血性与分子结构的关系

皂苷溶血作用的有无与皂苷元有关,溶血作用的强弱则与结合的糖有关。单糖链皂苷溶血作用一般较显著;双糖链皂苷,尤其是中性三萜类双糖链皂苷溶血作用较弱或没有溶血作用;酸性皂苷的溶血作用介于二者之间。

4. 应用

皂苷的溶血性可初步用于皂苷的定性,还可利用溶血指数粗略测定皂苷的含量。

例　中药穿山龙中含有薯蓣皂苷,已知薯蓣皂苷的溶血指数是 1:400 000,现测得穿山龙药液的溶血指数是 1:4000,请问此穿山龙药液中薯蓣皂苷的浓度是多少?

解:设药液中含薯蓣皂苷 x g/ml。

$$1:400\ 000 = x:4000$$
$$x = 0.01$$

答:此穿山龙药液中薯蓣皂苷的浓度是 0.01g/ml。

五、皂苷的水解

皂苷苷键的裂解,可采用酸催化水解、氧化开裂、酶解等。水解条件剧烈时,一些皂苷元往往会发生脱水、环合、双键移位、取代基位移、构型转化等,生成次生产物。若想得到真正的皂苷元,需选用温和的水解方法,如光分解法、Smith 氧化降解法、酶解法或土壤微生物淘汰培养法等。

六、甾体皂苷可与甾醇形成分子复合物

甾体皂苷的乙醇溶液可被甾醇(常用胆甾醇)沉淀。

除胆甾醇外,凡是含有 C_3 位 β-羟基的甾醇都可与皂苷结合生成难溶性分子复合物。若 C_3-羟基为 α 构型,或者是当 C_3-羟基被酰化或生成苷键,就不能与皂苷生成难溶性的分子复合物。

生成的分子复合物用乙醚回流提取时,胆甾醇可溶于醚,但皂苷不溶,从而达到纯化皂苷和检查是否有皂苷成分存在的目的。

第三节　提取与分离

一、提取

在植物体内皂苷与其水解酶共存,皂苷的水解酶可使皂苷酶解生成次生苷,尤其是羧基与糖结合的酯式苷键更易酶解断键,提取中应根据需要应用或抑制酶的活性。

1.皂苷的提取

皂苷的提取常采用醇提取浓缩-脱脂正丁醇萃取法。药材以乙醇或甲醇提取,然后回收溶剂,于水溶液中加入乙醚萃取,脂溶性杂质则转溶于乙醚溶剂中,与皂苷分离。然后,改用水饱和的正丁醇为溶剂继续对水溶液进行两相萃取,则皂苷转溶于正丁醇,一些亲水性强的杂质如糖类仍留于水中,与皂苷分离。收集正丁醇溶液,减压蒸干,得粗制的总皂苷。

也可以用石油醚或苯将药材进行脱脂处理,去除油脂、色素。脱脂后的药材再用乙醇或甲醇为溶剂加热提取,冷却提取液,由于多数皂苷难溶于冷乙醇或冷甲醇,就可能析出沉淀。或将醇提取液适当浓缩,再加入适量的丙酮或乙醚,皂苷就可以析出沉淀。根据某些酸性皂苷难溶于冷水,易溶于碱水溶液的性质,可采用先加碱水溶解皂苷,再加酸酸化使皂苷析出沉淀的方法。

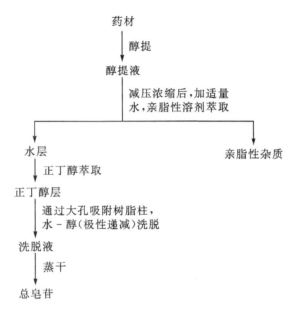

2.皂苷元的提取

皂苷元易溶于苯、氯仿、石油醚等弱极性有机溶剂而不溶或难溶于水。一般可将粗皂苷加酸水解后,再用弱极性有机溶剂萃取,也可直接将药材加酸水解,使皂苷生成皂苷元,再用有机溶剂萃取。

加酸水解皂苷时,要注意在剧烈的水解条件下,皂苷元可能发生变化。这时应降低反应条件或改用温和的水解方法以保证皂苷元结构不被破坏。另外先用酶解法再用酸水解,可以缩短酸水解的时间,还能提高皂苷元收得率。

二、精制与分离

(一)沉淀法

1.分段沉淀法(溶剂沉淀)

利用皂苷难溶于乙醚、丙酮的性质,将皂苷溶于甲醇或乙醇,滴加乙醚、丙酮或乙醚-丙酮(1:1)的混合液,边加边摇,皂苷即可析出。但本法不易得到纯品。

2. 胆甾醇沉淀法

利用胆甾醇能和皂苷生成复合物的性质进行精制和分离,但三萜皂苷与胆甾醇形成的复合物没有甾体皂苷与胆甾醇形成的复合物稳定。先将皂苷和胆甾醇充分反应,然后用水、醇、乙醚顺次洗涤沉淀,以除去糖类、色素、油脂及游离的胆甾醇,再将沉淀干燥,乙醚回流,除去胆甾醇,剩下的为较纯皂苷。

3. 重金属沉淀法

皂苷可与铅盐等重金属发生沉淀反应,常用的试剂是醋酸铅。向醇提取液中加入醋酸铅可使酸性皂苷沉淀析出,滤液沉淀后再向溶液中加入碱式醋酸铅,可使中性(甾体)皂苷沉淀析出。

(二)色谱分离法

1. 吸附柱色谱法

吸附剂为硅胶,流动相为不同比例的氯仿-甲醇混合液。

2. 分配柱色谱法

皂苷极性较大,用分配柱色谱分离效果较好。支持剂可用饱和的硅胶,固定相是3%草酸水溶液,流动相是含水混合有机溶剂。

3. 高效液相色谱法

高效液相色谱法目前最常用,一般选用反相柱,反相柱色谱的吸附剂为 Rp-18、Rp-8 或 Rp-2,流动相为甲醇-水,乙腈-水。

4. 凝胶色谱法

凝胶色谱法应用较多的是能在有机相使用的 Sephadex LH-20。

5. 大孔树脂吸附法

大孔树脂吸附法用于皂苷分离,可将植物先用甲醇提取,回收甲醇,残渣用水溶解;上树脂柱,先用水洗去糖类杂质,再用乙醇梯度洗脱,得到不同组分的皂苷混合物;初步分离后还需进一步用硅胶柱色谱或高效液相色谱分离得到皂苷单体。

第四节 鉴 定

一、理化性质鉴定

1. 发泡试验

泡沫试验是检查皂苷的经典方法。取天然药物粉末 1g,加水 10ml,煮沸 10min 后过滤,将滤液于试管中强烈振摇,如产生持久性泡沫(15min 以上)即为阳性反应,则推断该药物中可能含有皂苷。

2. 溶血试验

天然药物水浸液 1ml,加 1.8%氯化钠溶液 1ml 及 2%红细胞悬浮液 1ml,于 37℃振摇,摇匀后放置,数分钟后可见溶液变为透明红色,则推断该药物中可能有皂苷存在。此反应也可在显微镜下观察,可见细胞溶解情况。

3. 显色反应

甾体皂苷和三萜皂苷的鉴别反应,可以用甾体母核的颜色变化进行鉴别。该反应是利用皂苷在无水条件下,与各种酸试剂,如强酸(浓硫酸)、中强酸(三氯醋酸)或 Lewis 酸(三氯化锑或五氯化锑)呈现颜色变化或荧光现象而进行鉴别。

(1)醋酐-浓 H_2SO_4(Liebermann-Burchard)反应 样品溶于乙酐,加浓硫酸,呈黄-红-蓝-紫-绿等颜色变化,最后褪色。此反应可用以区别甾体皂苷和三萜皂苷,甾体皂苷最后呈蓝绿色,三萜皂苷颜色变化稍慢,最后呈红色或紫色。

(2)氯仿-浓硫酸(Salkowski)反应 样品溶于氯仿后加浓硫酸,在氯仿层呈现红色或蓝色,硫酸层有绿色的荧光。

(3)三氯醋酸(Rosen-Heimer)反应 将甾体皂苷样品的氯仿溶液滴在滤纸上,加三氯醋酸试剂,加热至 60℃,生成红色渐变为紫色。在同样条件下,三萜皂苷必须加热到 100℃才能显色。

(4)五氯化锑(Kahlenberg)反应 将样品溶于氯仿或醇后,点于滤纸上,喷以 20% 五氯化锑的氯仿溶液(不应含有乙醇和水),干燥后 60～70℃加热,显蓝色、灰蓝色或灰紫色斑点。

二、色谱鉴定

1. 薄层色谱法

由于皂苷类成分大多无明显的紫外吸收,故经薄层色谱分离后选用适当的显色剂显色观察,是皂苷定性鉴别中最常用的方法。吸附剂常用硅胶,也可采用氧化铝、硅藻土等;显色剂采用三氯醋酸、50% 和 10% 硫酸乙醇液、三氯化锑、磷钼酸、碘蒸气等,其中以不同浓度的硫酸乙醇液最为常用。

2. 紫外光谱

紫外光谱主要用于判断齐墩果烷三萜类化合物的双键类型。一个双键在 205～250nm 有微弱吸收;α,β-不饱和羰基(—C=C—C=O)最大吸收在 242～250nm;当 18 - H 为 β 构型时最大吸收在 248～249nm,18 - H 为 α 构型时最大吸收在 242～243nm;含有异环共轭双键时最大吸收在 240nm、250nm、260nm;含有同环共轭双键时最大吸收在 285nm 附近。

3. 红外光谱

(1)甾体皂苷 甾体皂苷元含有螺缩酮结构的侧链,在 IR 中几乎都能显示出 980cm^{-1}(A)、920cm^{-1}(B)、900cm^{-1}(C)、860cm^{-1}(D)附近的四个特征吸收带,且 A 带最强。在 25(S)型皂苷或皂苷元中,吸收强度 B 带＞C 带。在 25(R)型皂苷或皂苷元中吸收强度则是 B 带＜C 带。因此能借以区别 C$_{25}$ 位两种立体异构体。

甾体皂苷元的羟基其红外伸展频率约 3625cm^{-1},弯曲频率在 1080～1030cm^{-1},C$_3$ - OH 的红外与 A/B 环的构型有一定的关系。

甾体皂苷元中 C$_{11}$ 或 C$_{12}$ 位为羰基时(非共轭体系),有一个吸收峰在 1715～1705cm^{-1},C$_{11}$ 位羰基的频率偏高于 C$_{12}$ 位羰基。

(2)三萜皂苷 在 1392～1355cm^{-1}(A)和 1330～1245cm^{-1}(B)区域,由于齐墩果烷型、乌苏烷型和四环三萜三类成分的基本碳架不同而表现出来的吸收峰也不同,可以用于区别这三类成分。

4. NMR 谱

(1)^{1}H - NMR 谱 三萜类出现多个甲基单峰,一般甲基质子信号在 δ 0.60～1.50;甲基与双键相连,信号在 δ 1.63～1.80,呈宽单峰。高场区甲基信号数目及峰形有助于推断三萜类化合物的基本骨架。烯氢信号 δ 4.3～6.0,环内双键 δ 大于 5,环外双键 δ 小于 5;连接羟基的碳上质子信号在 δ 3.2～4.0;连接乙酰氧基的碳上质子信号在 δ 4.0～5.5。

(2)^{13}C-NMR 谱　三萜母核上的角甲基一般出现在 δ 8.9～33.7,其中 23、29 位甲基在 e 键时出现在较低场,δ 依次为 28.0、33.0。苷元中除与氧连接的碳和烯碳外,其他 δ 一般在 60.0 以下,苷元和糖上与氧相连的碳为 δ 60.0～90.0,烯碳在 δ 109.0～160.0,羰基碳为 δ 170.0～220.0。

^{13}C-NMR 谱较 ^{1}C-NMR 谱在皂苷的结构鉴定中有更多的优越性。利用全去偶、偏共振及弛豫时间的测定数据,可以解析出皂苷元分子中碳架、取代基的位置及糖的连接方式等信息。

第五节　皂苷的生物学性质

一、溶血作用

溶血是皂苷的特性之一,成为单体皂苷作为注射剂使用时的最大障碍。

人参总皂苷并没有明显的溶血作用,但经分离纯化后的单体皂苷却分别具有截然相反的溶血和抗溶血作用,而且其溶血和抗溶血作用的强弱和浓度之间存在着近似的曲线关系。

药用桔梗为桔梗科植物桔梗的干燥根,近代药理研究表明,桔梗具有祛痰、镇咳、抗炎、降血压、抗胃溃疡、抗病毒、抗癌等广泛的药理活性,其有效成分主要是桔梗皂苷,而桔梗皂苷具有较强的溶血作用。

二、抗肿瘤作用

芦笋 *Asparagus officinalis* L. 为天门冬科天门冬属植物,又名石刁柏。芦笋的活性成分主要有三类:皂苷类、多糖类和黄酮类化合物。芦笋总皂苷的抗肿瘤作用已被证实,研究表明芦笋提取物对肿瘤细胞的 DNA 和 RNA 的生物合成有显著的抑制作用。

研究发现人参中有效成分人参皂苷 Rh$_2$ 可通过调节免疫功能,抑制肿瘤的浸润和转移,诱导癌细胞凋亡及抑制肿瘤新生血管的形成;逆转肿瘤细胞的耐药性,增强抗癌药的药效;诱导癌细胞分化并抑制癌细胞生长;还具有拮抗致癌剂起化学防癌的作用。

从百合科植物中分离出的一种皂苷 OSW-1,此化合物对人的正常细胞几乎没有毒性,而对恶性肿瘤细胞具有强烈毒性。体外生理活性实验表明,它的抗癌活性比目前临床应用的顺铂、紫杉醇等高 100 倍,有望成为一类新的抗癌药物。

三、对心血管系统的作用

心血管疾病是临床常见的疾病之一,黄芪用于预防和治疗心血管疾病在我国历史悠久,现代研究表明,黄芪皂苷甲具有保护心肌细胞、保护血管内皮、改善血液流变学等多种作用。

现代药理学研究证实,人参皂苷对心血管系统的多种疾病如缺血性心脏病、心律失常、心力衰竭等方面均有临床意义。

西洋参茎叶皂苷具有抗心肌缺血、抗心律失常、抗休克、抗氧化、调血脂、预防动脉粥样硬化及保护心肌等多方面的心血管药理作用。

四、免疫调节作用

桔梗皂苷来自桔梗科植物桔梗的根,为齐墩果酸型五环三萜皂苷。桔梗皂苷可通过巨噬细胞发挥免疫调节作用,是一种潜在的巨噬细胞功能增强剂。

柴胡皂苷(saiko saponins,SS)来自伞形科植物柴胡 *Bupleurum chinense* DC. 和狭叶柴胡 *B. scozonerifolium* Willd. 的根,为齐墩果烷型五环三萜皂苷,是柴胡的指标成分和主要活性成分(SS 可分为 a、b、c 和 d 等),一般认为 SSa 和 SSd 为其主要有效成分。进一步研究发现,SSa 可引起 T 细胞线粒体膜电位显著下降,促使细胞色素 C 大量释放至胞质,表明 SSa 通过线粒体途径影响活化的 T 细胞周期,并诱导其凋亡,发挥免疫抑制作用。

三七皂苷是五加科人参属植物三七的主要有效成分。很多三七皂苷化合物具有显著的免疫佐剂活性,如三七皂苷 K、三七皂苷 R_1、三七皂苷 R_2、三七皂苷 U 等,均能显著增强卵白蛋白免疫小鼠的细胞免疫应答能力,提高特异性抗体水平。

五、抗骨质疏松作用

实验结果显示牛膝总皂苷能显著改善维甲酸所致骨质疏松大鼠的症状,增强动物活动能力,表明了牛膝总皂苷可促进骨骼的生长发育,具有防治骨质疏松的作用。在采用小鼠强迫游泳和小鼠悬尾实验中,表明酸枣仁总皂苷能够提高实验动物的情绪,增强活动而减少绝望不动时间,具有明显的抗抑郁作用。最近有研究表明,知母皂苷元还有抗衰老、提高记忆力及学习能力等药理活性。

续断为川续断科植物川续断的干燥根,具有补肝肾、强筋骨、续折伤、止崩漏、安胎等功效,是一味传统的伤科良药,其主要有效成分为三萜皂苷。续断中皂苷单体续断苷对成骨细胞的增殖和分化有一定作用。通过对骨密度和骨生物力学的测定发现,续断总皂苷与三七总皂苷按照一定的比例混合成的复方续断总皂苷,对去势造成的骨质疏松症有明显的防治作用,且效果好于两种成分单独给药。

桔梗在韩国作为药食兼用,桔梗的皂苷部位能上调 ALP 活性和 C_2 间质细胞干细胞系中对成骨细胞分化的主要基因 RUNX2 基因的表达。桔梗皂苷通过 RUNX2 活性刺激成骨细胞分化涉及 p38 MAPK 和 ERK 信号途径,对 RUNX2 基因活性的调节可作为桔梗治疗骨质疏松的一个重要靶点。

六、其他

金盏菊 *Calendula officinalis* L. 又名大金盏花,属于菊科金盏菊属。在我国早有记载,金盏菊全草均可入药,根能行气活血,花有凉血止血之功效。自 20 世纪 50 年代以来,国内外众多学者对金盏菊花的化学成分及药用成分进行了广泛地研究。结果表明,金盏菊含有类黄酮、三萜皂苷等活性物质,具有广泛地药理作用和生物活性,如抗氧化、调节血糖血脂、降低胆固醇等。

第六节 应用实例

一、穿山龙

穿山龙为薯蓣科植物穿龙薯蓣的根茎,具有祛风湿、止痛、舒筋活血、止咳平喘、祛痰的功效,用于风湿性关节炎、腰腿疼痛麻木、大骨节病、跌扑损伤、闪腰岔气、慢性支气管炎及咳嗽气喘。穿山龙为合成各种类型的避孕药和甾体激素药物的重要原料。其根茎含薯蓣皂素,由于其结构与甾体激素类药物相近,因此,是合成甾体激素类药物的重要起始原料。

1.结构与性质

薯蓣皂苷属于甾体皂苷,不溶于水、石油醚、苯,可溶于甲醇、乙醇、醋酸,微溶于丙酮、戊醇。

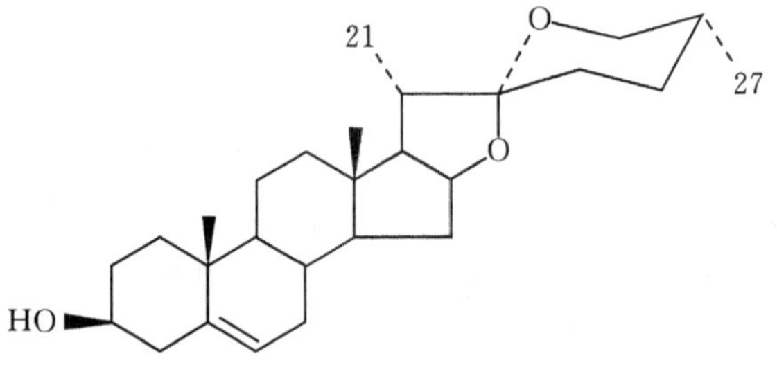

薯蓣皂苷元 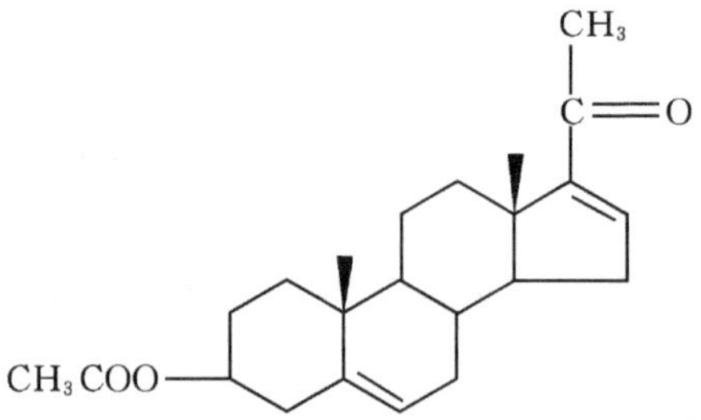　　　　　　　　　　　醋酸孕甾双烯醇酮

薯蓣皂苷元是生产甾体激素类药物的重要基础原料,侧链经酸、铬酐等试剂处理可以被降解、生成醋酸孕甾双烯醇酮(是合成各种甾体激素的中间体)。

2.提取分离

穿山龙药材切片

↓ 加水浸透后,加入 3.5 倍水,加入浓硫酸,即达到 3%的浓度,通蒸汽,加压,水解 8h

水解处理后的药材切片

↓ 水洗去酸液,晒干,使含水量不超过 6%,粉碎

干燥的药材粉末

↓ 加 6~8 倍量的石油醚,连续回流近 20h(加活性炭)

石油醚提取液

↓ 回收溶剂,浓缩至 1:40,室温放置,使皂苷元完全析出,离心甩干,干燥

粗制薯蓣皂苷元

↓ 用乙醇或丙酮重结晶,活性炭脱色

粗制薯蓣皂苷元的纯品

二、人参

在人参的多种化学成分中,国内外均证明人参皂苷是其主要活性成分,因此人参皂苷含量的多少是评价人参内在质量的重要指标。

1.结构和性质

人参含有人参皂苷、多糖、多肽、脂肪酸、氨基酸、挥发油及黄酮等多种成分,其中人参皂苷是其主要的活性成分之一。人参总皂苷大多为白色无定形粉末或无色结晶,味微甘苦,有吸湿性,易溶于水、甲醇、乙醇,在乙醚或石油醚中几乎不溶。

极性小的人参皂苷易溶于氯仿及乙酸乙酯中,而微溶于水。极性大的人参皂苷易溶于水、甲醇和乙醇,微溶于正丁醇、醋酸和乙酸乙酯,不溶于氯仿、乙醚和苯中。人参中分离得到的皂苷除 R_0 外都是四环三萜,除苷元外都含一个至五个不等的糖。人参皂苷按照苷元的结构不同可分为三类:达玛烷型(dammarene type)、齐墩果酸型(oleanolic acid type)和奥克梯隆型(ocotillol type)。达玛烷型人参皂苷又根据苷元上所连有羟基不同分为原人参二醇型和原人参三醇型。齐墩果酸型皂苷是五环三萜型皂苷,人参皂苷 R_0 是目前发现的唯一的该类皂苷,其结构特点为 C_3 位连接的糖链中连有 1-2 连接的双糖链,其中内糖为葡萄糖醛酸,外糖为葡萄糖,C_{28} 位为一羧酸葡萄糖酯。达玛烷型原人参二醇和三醇型人参皂苷都属于四环三萜,是达玛烯二醇的衍生物,结构特点为 C_8 位上有一甲基取代,C_{13} 位为 $\beta-H$,C_{20} 位的构型多为 S 型。两者的不同在于原人参二醇型甾体母核的 C_3 位、C_{12} 位有两个羟基取代,而原人参三醇型皂苷母核的 C_6 位比二醇型母核上多 1 个羟基,共 3 个羟基取代;原人参二醇型人参皂苷的成苷位置主要在 C_3 位和 C_{20} 位,糖多为葡萄糖、阿拉伯糖和木糖,而原人参三醇型皂苷成苷的位置主要在 C_6 位和 C_{20} 位,糖多为葡萄糖、鼠李糖和木糖。

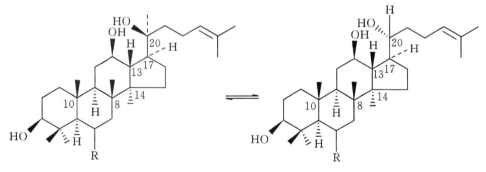

20(S)原人参二醇 R=H
20(S)原人参三醇 R=α-OH

人参中的人参皂苷(ginsenosides)

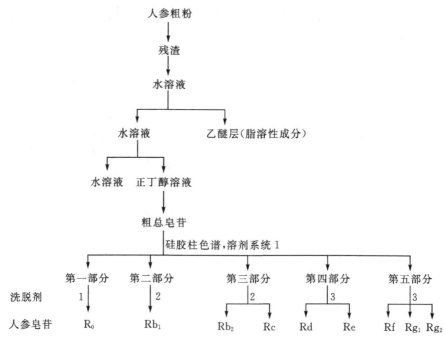

genoide	R
Ra$_1$	- glc $\frac{6}{}$ ara(p) $\frac{4}{}$ xyl
Ra$_2$	- glc $\frac{6}{}$ ara(f) $\frac{4}{}$ xyl
Rb$_1$	- glc $\frac{6}{}$ glc
Rb$_2$	glc $\frac{6}{}$ ara(p)
Rc	- glc $\frac{6}{}$ ara(f)
Rd	- glc
Rg$_3$	- H(20R)

由 20(S)-原人参二醇衍生的皂苷

Ginsenoside	R$_1$	R$_2$
Re	glc $\frac{2}{}$ rha	glc
Rf	glc $\frac{2}{}$ glc	H(20S)
Rg$_1$	glc	glc

由 20(S)原人参三醇衍生的皂苷

2.提取分离

人参总皂苷的提取按照皂苷提取通法,分离单体成分需要用硅胶柱色谱反复进行。

```
                        人参粗粉
                          │
                          ↓
                         残渣
                          │
                          ↓
                        水溶液
                          │
              ┌───────────┴───────────┐
              ↓                       ↓
            水溶液              乙醚层(脂溶性成分)
              │
        ┌─────┴─────┐
        ↓           ↓
      水溶液     正丁醇溶液
                    │
                    ↓
                  粗总皂苷
          硅胶柱色谱,溶剂系统 1
  ┌──────┬──────┬──────────┬──────────┬──────────┐
  ↓      ↓      ↓          ↓          ↓
第一部分 第二部分  第三部分    第四部分    第五部分
洗脱剂  1│    2│      2│         3│        3│
      ↓    ↓    ┌──┴──┐    ┌──┴──┐  ┌──┴──┐
人参皂苷 R₀   Rb₁  Rb₂  Rc   Rd   Re   Rf  Rg₁ Rg₂
```

注:溶剂系统
　　1.氯仿-甲醇-水(65∶3∶10,下层)　　2.正丁醇-醋酸乙酯-水(4∶1∶2,上层)
　　3.氯仿-甲醇-醋酸乙酯-水(2∶2∶4∶1,下层)

三、甘草

甘草是重要的常用中药,为豆科植物甘草属植物甘草 *Glycyrrhiza uralensis* Fisch. 。甘草中含有的化学成分有三萜类,如甘草甜素、甘草次酸(即甘草酸苷元)、24-羟基甘草次酸、光果甘草次酸等;黄酮类,如甘草苷、甘草苷元(即甘草素)、异甘草苷、异甘草苷元、新甘草苷、新异甘草苷、光果甘草苷;另含香豆素类、氨基酸类、生物碱、性激素、有机酸等。

1.结构性质

(1)皂苷类 甘草酸又称甘草皂苷或甘草甜素,为无色柱状结晶(冰醋酸),沸点170℃,220℃分解,易溶于热水,可溶于稀乙醇,几乎不溶于无水乙醇或乙醚。水溶液有微弱的发泡性和溶血性。甘草中的甘草皂苷以钾盐或钙盐形式存在,易溶于水,在酸性条件下产生游离的甘草皂苷,水溶性下降可析出沉淀,该沉淀易溶于稀氨水中。此性质可用于甘草皂苷的提取。甘草皂苷在5%硫酸溶液中,加压、110~120℃进行水解,产生一分子甘草皂苷元及两分子的葡萄糖醛酸。甘草的甜味成分已广泛用作矫味剂,也是甘草的抗炎有效成分之一。

甘草次酸为白色针状结晶,沸点296℃,易溶于乙醇和三氯甲烷。甘草酸和甘草次酸具有促肾上腺皮质激素样活性,临床用于治疗胃溃疡、肝炎等。

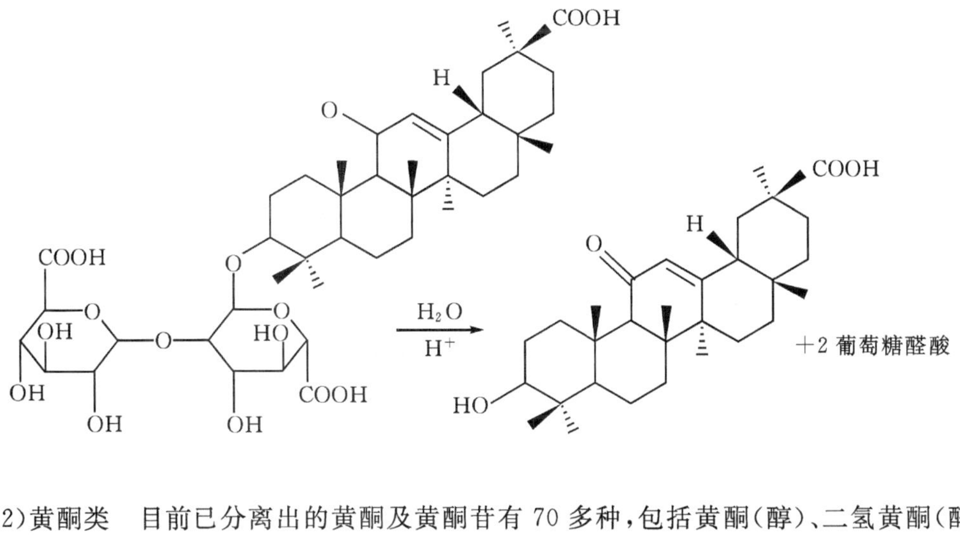

(2)黄酮类 目前已分离出的黄酮及黄酮苷有70多种,包括黄酮(醇)、二氢黄酮(醇)、查耳酮、异黄酮、二氢异黄酮、异黄烷等,甘草中的黄酮苷多为黄酮碳苷、二氢黄酮氧苷。

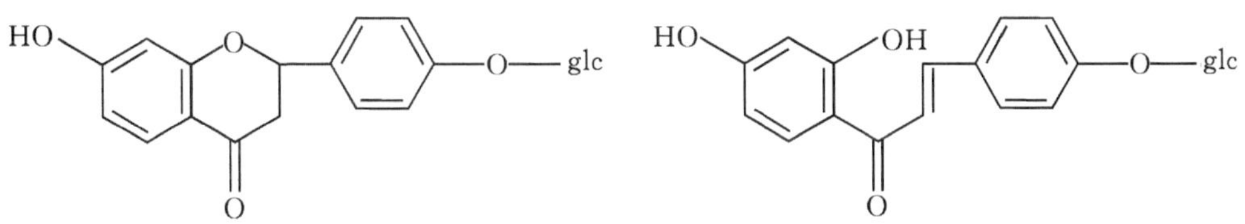

甘草苷(二氢黄酮苷)　　　　　　　异甘草苷(查耳酮苷)

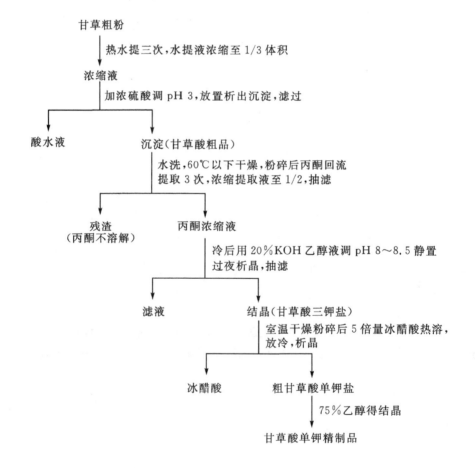

夏佛托苷(黄酮碳苷)　　　　　　芒柄花苷(异黄酮苷)

2.提取分离

(1)甘草酸单钾盐的制备　从甘草中提取的甘草酸不易精制,一般通过制成钾盐后,才能得到精制品。提取流程如下:

```
                        甘草粗粉
                          │ 热水提三次,水提液浓缩至1/3体积
                        浓缩液
                          │ 加浓硫酸调 pH 3,放置析出沉淀,滤过
            ┌─────────────┴─────────────┐
          酸水液                沉淀(甘草酸粗品)
                                  │ 水洗,60℃以下干燥,粉碎后丙酮回流
                                  │ 提取 3 次,浓缩提取液至1/2,抽滤
                    ┌─────────────┴─────────────┐
                  残渣                     丙酮浓缩液
               (丙酮不溶解)                     │ 冷后用20%KOH乙醇液调 pH 8～8.5静置
                                              │ 过夜析晶,抽滤
                              ┌───────────────┴───────────────┐
                            滤液                      结晶(甘草酸三钾盐)
                                                        │ 室温干燥粉碎后 5 倍量冰醋酸热溶,
                                                        │ 放冷,析晶
                                      ┌─────────────────┴─────────────────┐
                                    冰醋酸                        粗甘草酸单钾盐
                                                                    │ 75%乙醇得结晶
                                                                甘草酸单钾精制品
```

注:流程说明

甘草酸与氢氧化钾生成甘草酸三钾盐,在丙酮与乙醇混合溶剂中难溶而析晶。此盐溶于热冰醋酸后,生成甘草酸单钾盐,难溶于冷冰醋酸而析出结晶。

（2）甘草次酸的制备

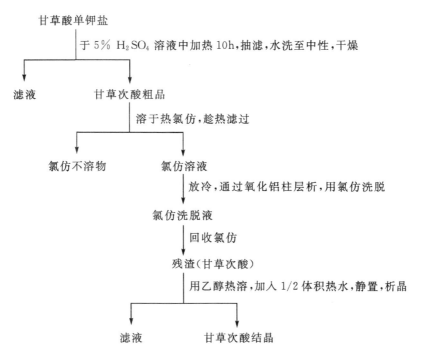

注：流程说明

甘草酸单钾盐在5%硫酸溶液中加热于110~120℃进行水解，产生一分子甘草次酸和两分子葡萄糖醛酸，甘草次酸易溶于乙醇、三氯甲烷等。

（3）黄酮类的分离

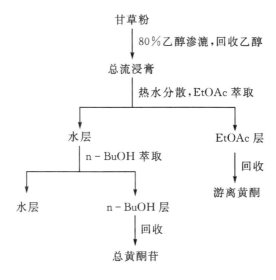

四、柴胡

柴胡为伞形科（Umberlliferae）植物柴胡 *Bupleurum chinese* DC.、狭叶柴胡 *Bupleurum scorzonerifolium* Willd. 或同属数种植物的干燥根。柴胡具有疏散退热、舒肝及升阳功效。临床上用于感冒发热、寒热往来、疟疾、胸胁胀痛、月经不调、子宫脱垂以及脱肛等病症。

柴胡中含有皂苷、挥发油、多糖类化合物。其中总皂苷是柴胡的主要成分，约占 1.6%～3.8%。

1.皂苷的结构类型

迄今为止，从柴胡及同属植物中已分离出近 50 个三萜皂苷，均为齐墩果烷型五环三萜皂苷。

原生苷有柴胡皂苷 a,c,d,e；水解产物为柴胡皂苷元 A,B,C,D。

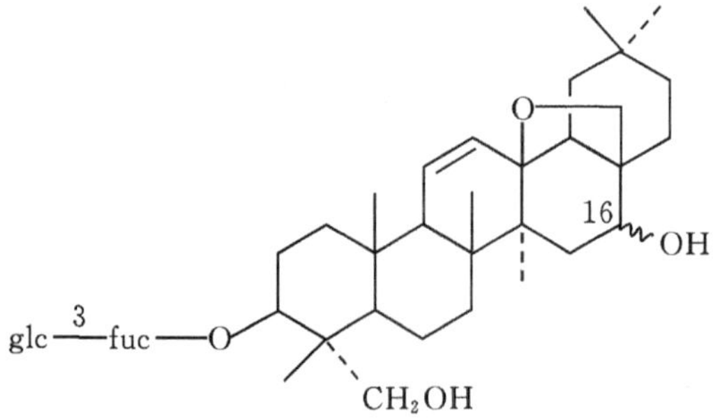

柴胡皂苷 a　16β—OH
柴胡皂苷 d　16α—OH

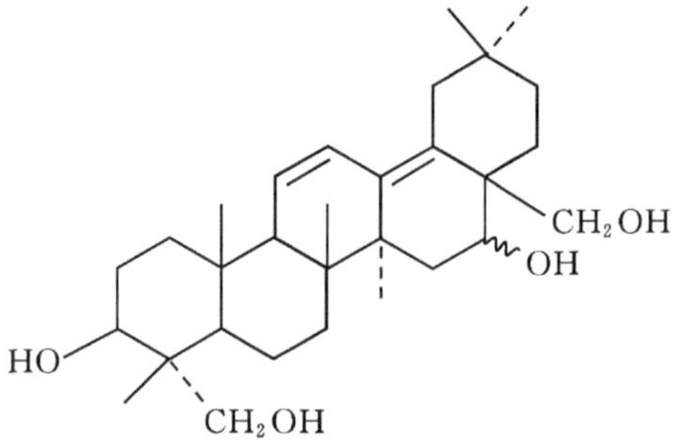

柴胡皂苷元 A　β—OH
柴胡皂苷元 D　α—OH

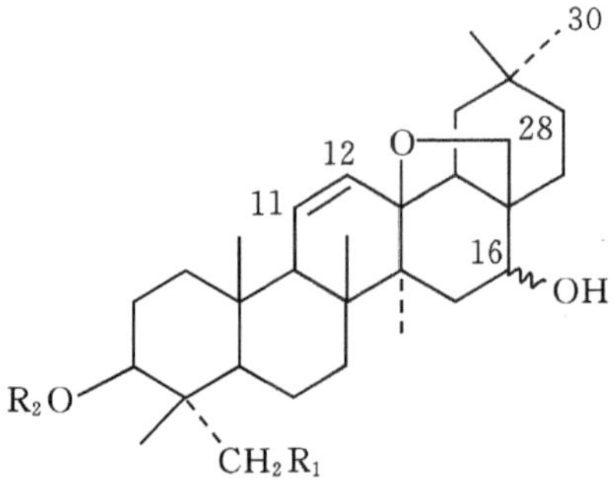

	R₁	R₂
柴胡皂苷 c	H	—fuc $\frac{3}{}$ glc $\frac{4}{}$ rha
柴胡皂苷 e	H	—fuc $\frac{3}{}$ glc

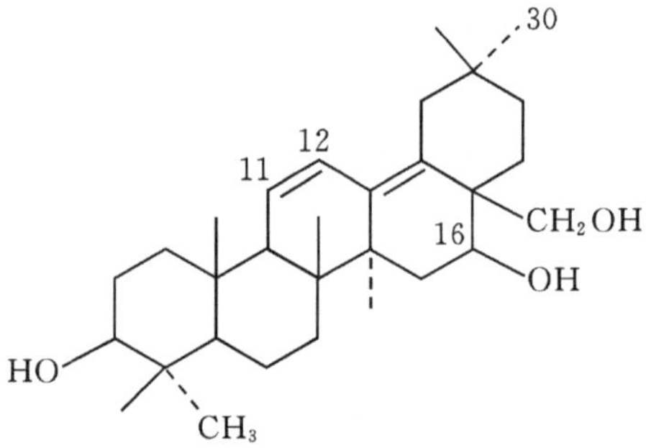

柴胡皂苷元 C

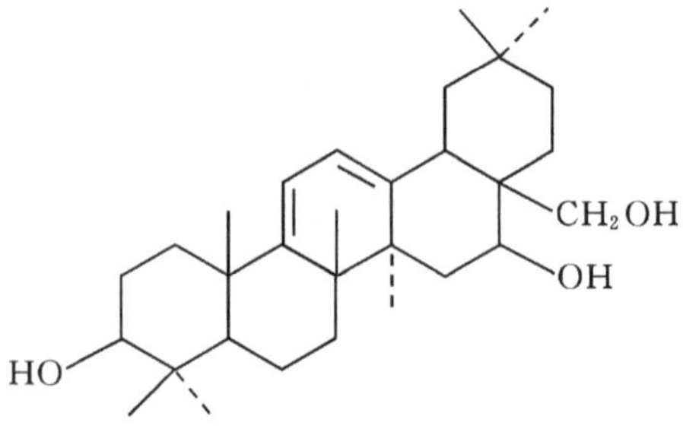

柴胡皂苷元 B(同环双键)

2. 柴胡总皂苷的提取

由于柴胡皂苷 d 的环氧醚键很不稳定,在酸性条件下很容易断裂生成柴胡皂苷 b 系列,因此通常情况下分离得到的是柴胡皂苷 a、b、c;如果提取时在甲醇中加入适量的吡啶,则可中和植物的酸性,防止柴胡皂苷 d 的环氧醚键断裂,从而得到柴胡皂苷 d。

柴胡总皂苷的提取,一般采用提取通法即可获得,提取流程如下

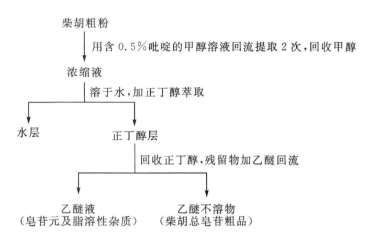

提取时,加入吡啶是为中和植物中的酸性成分,防止皂苷次生化;用甲醇提取可减少水溶性杂质的溶出。柴胡总皂苷粗品可用硅胶柱色谱,采用不同的溶剂系统,经多次反复分离,可得到各种柴胡皂苷。

五、黄芪

黄芪是常用中药,具有补气固表、托疮生肌的功能。黄芪中含有大量皂苷类物质,目前主要采用乙醇回流提取,但加热时间长、能耗高、效率低。微波提取技术具有快速、溶剂用量少、提取效率高、成本低等优点。

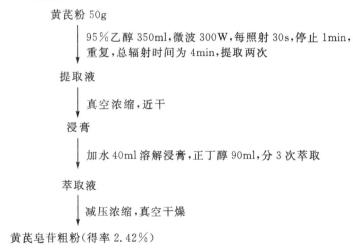

常规提取方法为:取黄芪粉 50g,用 95％乙醇 500ml 回流提取两次,每次 1.5h。提取液处理同微波提法,即可得黄芪皂苷粗品。

比较分析两种工艺的物料消耗、提取耗时及皂苷产率等数据,可得出新工艺是否可行的判断。

表 8-2 黄芪药材微波提取与直接加热提取结果比较

提取方式	液料质量比	提取时间(min)	皂苷产率(%)
微波提取	14:1	8	2.42
直接加热提取	20:1	180	1.65

 学习小结

本章主要学习内容如下:

1. 皂苷的含义、结构和分类

(1)含义　皂苷大多数是螺甾烷及其生源相似的甾族化合物的低聚糖苷或三萜类化合物的低聚糖苷。

(2)结构　苷元:27 个 C 组成,基本骨架为螺甾烷的衍生物,又称为中性皂苷。母核:含有六个环,甾体(A、B、C、D)及螺环(E、F)。

(3)分类　皂苷按苷元结构分为甾体皂苷、三萜皂苷。

2. 皂苷的理化性质

(1)一般性质;(2)溶解性;(3)表面活性;(4)溶血性。

3. 皂苷的鉴定

(1)发泡试验;(2)显色反应;(3)色谱鉴定(薄层色谱、纸色谱)。

 目标检测

一、名词解释

皂苷　酸性皂苷　溶血指数

二、简答题

1. 皂苷可分为哪些类型? 请举例说明。

2. 简述皂苷的理化性质。如何利用显色反应鉴定皂苷类成分?

3. 甾体皂苷和三萜皂苷的基本母核结构有何区别?

4. 简述皂苷的表面活性及产生的原因,该性质有何应用?

5. 皂苷有哪些特殊的性质? 某化合物的水溶液振摇后未产生泡沫,能否判断此化合物一定不是皂苷? 为什么含有皂苷的中药一般不能制成注射剂?

6. 人参的主要成分是什么? 为什么人参总皂苷没有溶血性?

7. 如何除去皂苷水溶液中的水溶性杂质,得到较高纯度的皂苷? 请用流程图表示。

第九章 强心苷

学习目标

【知识要求】

- 掌握强心苷的结构特点及分类、显色反应、水解特性及其在实践中的应用。
- 熟悉强心苷的溶解性及强心苷的提取与分离;强心苷的色谱鉴定与实例分析。
- 了解强心苷的命名、结构与强心作用、紫外光谱特征。

【能力要求】

- 学会利用强心苷的溶解性和水解性进行原生苷和次生苷的提取分离工作。
- 学会利用显色反应、纸色谱和薄层色谱鉴定强心苷类化合物。

第一节 概　述

强心苷类(cardiac glycosides)是自然界存在于植物中的一类对心脏有选择性作用,能加强心肌收缩力的甾体苷类化合物,主要用于治疗慢性心功能不全及节律障碍等心脏疾患。临床上应用的强心苷种类较多,主要品种有洋地黄毒苷(digitoxin)、地高辛(digoxin)、毒毛花苷 K(strophanthin K)以及铃兰毒苷(convallatoxin)等。此外,强心苷还能兴奋延髓催吐化学感受区而引起食欲不振、恶心、呕吐等胃肠道反应;视觉异常如黄视、绿视、视物模糊等中枢神经系统反应及各种类型心律失常的心脏反应。近年也发现某些强心苷对动物肿瘤(主要是细胞毒作用)有效。例如从多变小冠花 Coranilla varia L.种子中分离出的 hyrcanoside 和其次级苷 deglucohyrcanoside 对人鼻咽表皮癌(KB)细胞均有明显的抑制作用。

强心苷在自然界中分布广泛,主要存在于有毒的植物中。自 18 世纪末,英格兰医师、植物学家 W. Withering 著书论述洋地黄后,至今已在十几个科的一百多种植物中发现强心苷,尤以玄参科、夹竹桃科植物最普遍。其他如百合科、萝藦科、毛茛科、卫矛科、十字花科、桑科、菊科、蓼科、无患子科等分布亦较普遍。强心苷存在于植物体的果、叶、鳞茎、根、树皮及木部等不同部位。

在动物中至今尚未发现强心苷类,动物来源的蟾酥中含有甾体结构的强心成分为蟾毒配基(bufogenins)及其酯类(bufotoxins),属于蟾毒配基的脂肪酸酯类,但不属于苷类。

第二节 结构与分类

一、苷元部分

强心苷是由强心苷元和糖缩合而成的一类苷,属于甾类化合物,结构中都具有环戊烷骈多氢菲的甾体甾核。甾核的四个环以不同的方式稠合,天然存在的已知强心苷元 B/C 环都是反式,C/D 环都是顺式,A/B 环有顺、反式两种稠合方式,以顺式稠合为主。

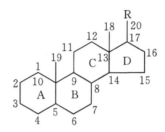

R＝五元或六元不饱和内酯环
强心苷元

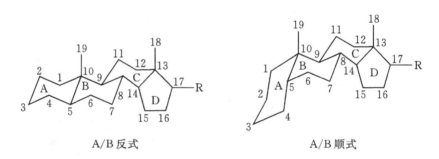

A/B 反式   A/B 顺式

在苷元母核的 C_3、C_{14} 位都有羟基取代,C_3 位上的羟基大多数是 β-构型,如洋地黄毒苷元;也有少数是 α-构型,命名时冠以表(epi)字,如乌沙苷元的 C_3 异构体,称为 3-表乌沙苷元。强心苷中糖均与 C_3-OH 结合成苷。由于 C/D 环是顺式,C_{14} 位上的羟基都是 β-构型。此外,苷元母核的其他位置上还可能有更多的羟基,如 C_1、C_2、C_5、C_{11}、C_{12}、C_{15}、C_{16} 及 C_{10} 位上连接的都是 β-构型,大多为 β-CH_3,或者是—CH_2OH,—CHO,—COOH。C_{13} 位均连接 β-CH_3。苷元母核上 C_{16} 位的 β-OH 还可能与不同的脂肪酸如醋酸、甲酸、异戊酸等成酯。另外,苷元母核其他位置也可能出现环氧基、羰基、羟基、双键等官能团。C_{17} 位上取代基为不饱和内酯环,大多为 β-构型,个别为 α-构型,根据不饱和内酯环不同,将强心苷元分为甲型与乙型两种。

1.甲型强心苷元

如果 C_{17} 位上取代基为五元不饱和内酯环,则称为甲型强心苷元,或强心甾烯类。基本母核称强心甾(cardenolide),碳原子数为 23,C_{17} 位上的五元不饱和内酯环多数是 β-构型,少数为 α-构型。如海芒果中含有的 17β-H-黄花夹竹桃次苷(17β-H-neriifolin)和洋地黄叶中含有的洋地黄毒苷元。在已知的强心苷元中,大多数属于此种类型。

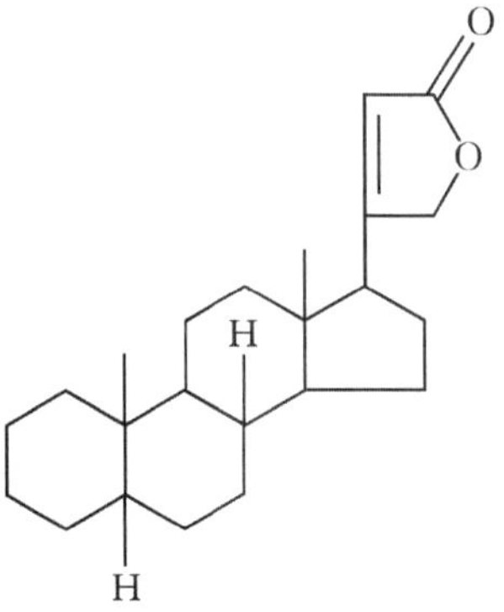

强心甾烯

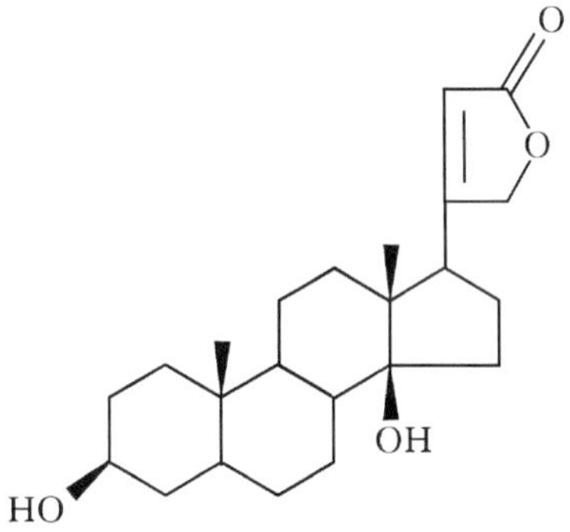

洋地黄毒苷元

甲型强心苷以洋地黄品种居多,主要有毛花洋地黄和紫花洋地黄。其中,供临床应用的毛地黄苷亲脂性较强,口服吸收完全,作用持久而缓慢,可注射或口服,口服用药多用于慢性疾病的治疗。羟基毛地黄毒苷亲脂性低,为便于吸收,可将其乙酰化。吸收过程中乙酰基脱去,脂溶性降低,体内蓄积少,治疗范围宽,利于控制,可注射用于急性疾病治疗。去乙酰毛花洋地黄苷 C(西地兰)亲水性强,适用于注射,且毒性小,安全范围大,为速效强心苷。G -毒毛旋花子苷(乌本苷)也为速效强心苷,多用作为强心苷生物效价的标准品。

2. 乙型强心苷元

如果 C_{17} 位上的取代基为六元不饱和内酯环,则称为乙型强心苷元或蟾酥甾二烯类或海葱甾二烯类,基本母核称为蟾酥甾或海葱甾,碳原子数为 24,C_{17} 位上的六元不饱和内酯环为 β -构型。自然界仅少数几种强心苷元属于此种类型。如海葱含有的海葱甾元,中药蟾酥中的强心成分蟾毒配基类。

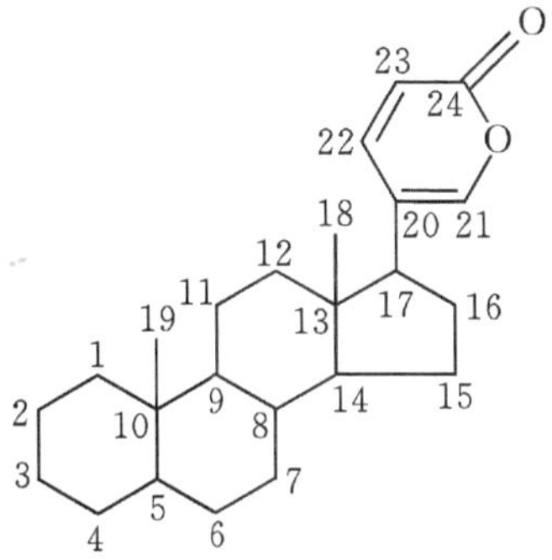

蟾酥甾二烯或海葱甾二烯

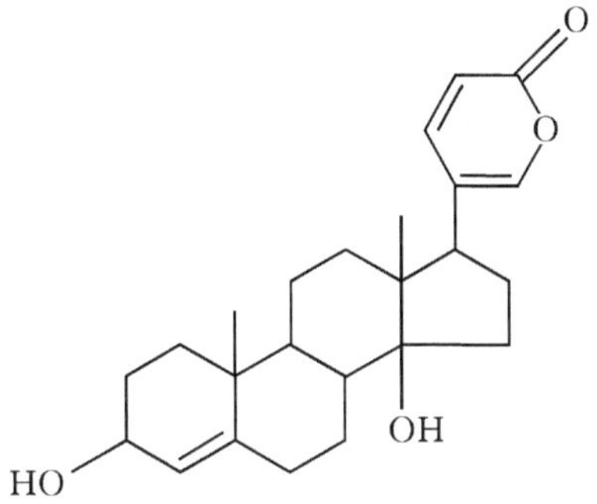

海葱苷元

已经发现的乙型强心苷有 100 多种,红海葱中的红海葱苷用作杀鼠剂。蟾酥中的毒性成分蟾毒配基及其酯类,药理试验证明具有强心利尿、升压抗炎、镇咳祛痰、抗癌、升高白细胞等多方面的活性,但临床证明毒性较大,一般用来作心力衰竭、呼吸抑制的急救药。

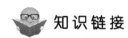 **知识链接**

强心苷的命名

甲型强心苷元以强心甾为母核命名,例如洋地黄毒苷元的化学名为 $3\beta,14\beta$ -二羟基- 5β -强心甾-20(22)-烯。乙型强心苷元以蟾酥甾或海葱甾为母核命名,例如海葱苷元的化学名为 $3\beta,14\beta$ -二羟基海葱甾-4,20,22-三烯,博伏苷元 A 的化学名为 $3\beta,14\beta$ -二羟基-19-醛基- 5α -海葱甾-20,22-二烯。

二、糖部分

与强心苷元成苷的糖有 20 多种,根据 C_2 位上有无羟基可以它们分为 α -羟基糖和 α -去氧糖两种,其中 α -去氧糖仅存在于强心苷中,是强心苷区别于其他苷类成分的重要特征之一。与强心苷元成苷的糖常见的有以下几种。

(1) α -羟基糖　除植物界广泛分布的 D -葡萄糖外,还有 6 -去氧糖,如 L -鼠李糖、D -鸡纳糖、D -弩箭子糖、D - 6 -去氧阿洛糖等;6 -去氧糖甲醚,如 L -黄花夹竹桃糖、D -洋地黄糖。

(2) α -去氧糖　2,6 -二去氧糖,如 D -洋地黄毒糖等;2,6 -二去氧糖甲醚,如 L -夹竹桃糖、D -加拿大麻糖、D -迪吉糖和 D -沙门糖等。

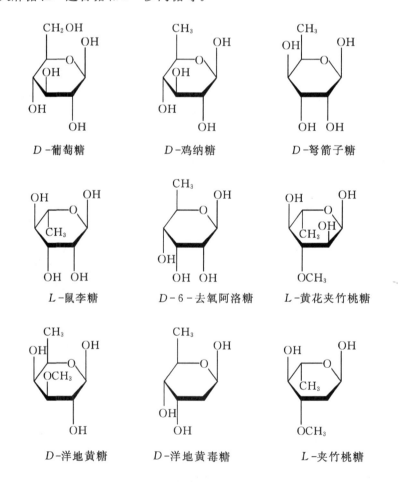

D -葡萄糖　　　　　D -鸡纳糖　　　　　D -弩箭子糖

L -鼠李糖　　　　D - 6 -去氧阿洛糖　　　L -黄花夹竹桃糖

D -洋地黄糖　　　　D -洋地黄毒糖　　　　L -夹竹桃糖

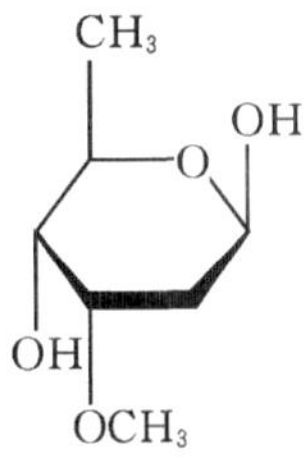

D-加拿大麻糖 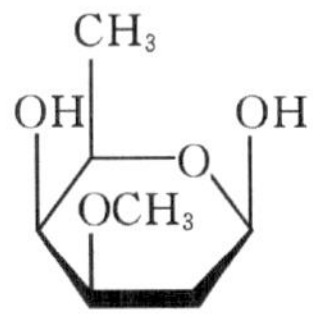　　　　D-迪芰糖 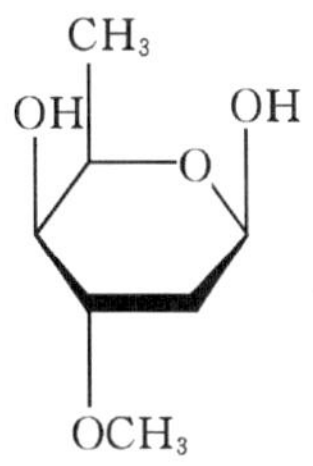　　　　D-沙门糖

三、糖链和苷元的连接方式

强心苷中的糖链多数是由几种糖结合成低聚糖,再以直链形式与强心苷元的 C_3 - OH 连接,每条糖链上的糖基最多可达五个。根据糖链和苷元的连接方式不同,可将强心苷分为以下三种类型。

Ⅰ 型:苷元-(2,6 -二去氧糖)x -(D-葡萄糖)y

Ⅱ 型:苷元-(6 -去氧糖)x -(D-葡萄糖)y

Ⅲ 型:苷元-(D-葡萄糖)y

　　　　　x＝1～3　y＝1～2

天然存在的强心苷种类很多,以 Ⅰ、Ⅱ 型较多,Ⅲ 型较少。例如紫花洋地黄苷 A[洋地黄毒苷元-(D-洋地黄毒糖)₃ - D-葡萄糖]、毛花洋地黄苷 A[洋地黄毒苷元-(D-洋地黄毒糖)₂ -乙酰洋地黄毒糖-D-葡萄糖]属于 Ⅰ 型强心苷。真地吉他林(羟基洋地黄毒苷元-D-洋地黄毒糖-D-葡萄糖),奥多诺苷 H(洋地黄毒苷元-D-洋地黄糖)属于 Ⅱ 型强心苷。绿海葱苷(乌沙苷元-D-葡萄糖),乌沙苷[乌沙苷元-(D-葡萄糖)₂]属于 Ⅲ 型强心苷。

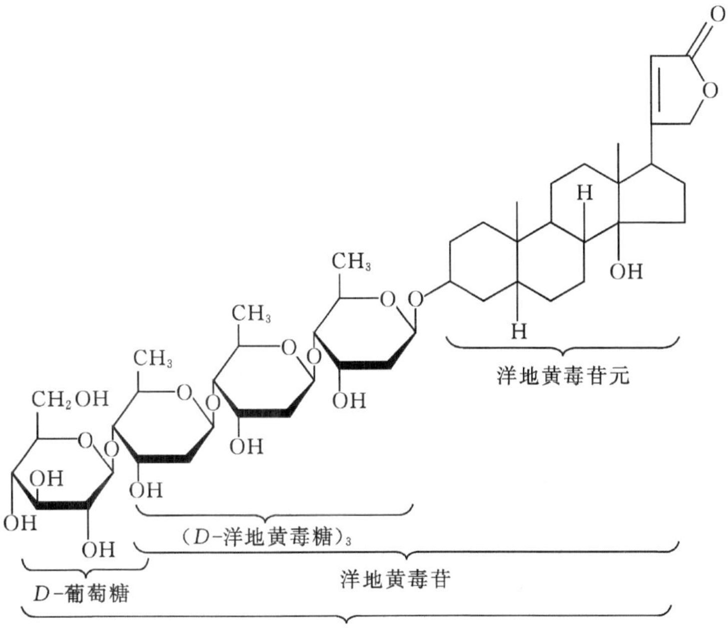

紫花洋地黄毒苷 A
Ⅰ 型强心苷

洋地黄毒苷元

D-洋地黄糖

D-葡萄糖   美丽毒毛旋花子苷

真地吉他林

Ⅱ型强心苷

绿海葱苷元

α-D-葡萄糖   绿海葱苷元

绿海葱苷

Ⅲ型强心苷

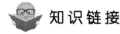 知识链接

强心苷的结构和强心作用的关系

强心苷的强心作用主要取决于苷元部分,糖部分随着种类和数量的不同,对强心苷的生理活性也有影响。

1.强心苷元部分与强心作用的关系

(1)甾体母核的立体结构　强心苷元甾体母核必须具有一定的构象,A/B环是顺式的甲型强心苷元,C_3-OH为β-构型才具有活性,α-构型无活性。例如洋地黄毒苷元有毒性而3-表洋地黄毒苷元无毒性。A/B环是反式的甲型强心苷元,C_3-OH无论为β-构型还是α-构型都具有活性。C/D环必须是顺式稠合,即C_{14}位上取代基只有是β-构型才有活性。C/D环若为反式,活性消失。

(2)不饱和内酯环　C_{17}位上必须连接一个β-构型的不饱和内酯环。若异构化为α-型或开环,强心作用很弱甚至消失;不饱和内酯环若被氢化或双键位移,均无毒性或毒性显著降低,但安全范围增大,有实用价值。

(3)C_{10}位取代基　C_{10}位上的甲基氧化成羟甲基或醛基或羧基后,可影响强心作用的强度或毒性,但不是关键因素。

(4)C_{14}位取代基　C_{14}-β-OH如与邻位的碳原子(如C_8,C_{15})上的氢脱水形成双键或与C_8脱氧成氧桥,均使强心作用减弱或消失。

(5)其他　在母核上引入羟基或双键,对强心作用影响不一致,引入5β、11α、12β-OH或$\Delta^{4(5)}$有增强活性的作用,而引入1β、6β、16β-OH或$\Delta^{16(17)}$则活性消失或显著下降。无论在苷元上还是糖基上引入乙酰基都有增强活性的作用。

2.糖部分与强心作用的关系

甲型、乙型强心苷元相比较,乙型强心苷元的毒性大于相应的甲型强心苷元。

（1）甲型强心苷元及其苷的毒性规律一般为：苷元＜单糖苷＞二糖苷＞三糖苷。

单糖苷对心肌细胞膜上类脂类的亲和力强于苷元，故毒性强于苷元。随着分子中糖基数目的增加，水溶性增大，亲脂能力降低，与心肌细胞膜上类脂类的亲和力减弱，强心作用减弱。

对于苷元相同的单糖苷，越是接近心肌正常代谢产物的糖类（如葡萄糖），毒性越强。单糖苷的毒性次序为：葡萄糖苷＞甲氧基糖苷＞6－去氧糖苷＞2,6－二去氧糖苷。

（2）乙型强心苷元及其苷的毒性规律一般为：苷元＞单糖苷＞二糖苷。

第三节　理化性质

一、性状

强心苷大多为无色晶体或无定形粉末，中性物质，有旋光性，对黏膜有刺激性。C_{17}位上的侧链为β-构型者味苦，而α-构型者味不苦，但无强心作用。

二、溶解性

强心苷一般可溶于水、甲醇、乙醇、丙酮等极性溶剂，略溶于乙酸乙酯、含醇氯仿，难溶于乙醚、苯、石油醚等非极性溶剂。强心苷的溶解性随着分子中所含糖基的数目、糖的种类以及苷元中所含的羟基多少和位置不同而异。许多原生苷由于分子中含糖基数目多，亲水性强，可溶于水等高极性溶剂。而其次生苷或苷元含糖基较少，故亲水性弱，易溶于低极性溶剂。

此外，还必须注意糖基和苷元上羟基的数目对极性的影响。例如乌本苷元-L-鼠李糖是单糖苷，但分子中却有 8 个羟基，水溶性很大（1：75），难溶于氯仿；洋地黄毒苷是三糖苷，但所连接的糖都为洋地黄毒糖，整个分子中只有 5 个羟基，易溶于氯仿（1：40），而难溶于水（1：100 000）。

强心苷中，苷元上的羟基与糖基上的羟基形成分子内氢键后水溶性减小，如毛花洋地黄苷乙和毛花洋地黄苷丙含有糖的种类和羟基个数都相同，仅位置不同，前者能形成分子内氢键，后者不能形成分子内氢键。所以毛花洋地黄苷丙在水中的溶解度（1：18 500）大于毛花洋地黄苷乙（水中几乎不溶），而在氯仿中的溶解度（1：1 750）小于毛花洋地黄苷乙（1：550）。

强心苷分子中有无更多的双键、羰基、甲氧基、酯键等也能影响强心苷的溶解度。

三、水解反应

强心苷分子中的苷键能被酸或酶催化水解，分子中的内酯环和其他酯键能被碱水解。水解反应可分为化学方法和生物方法。化学方法主要有酸水解、碱水解；生物方法有酶水解。强心苷的苷键水解难易程度与组成糖的种类有关，水解条件不同，所得到的水解产物亦不同，故常用于强心苷的结构研究。

（一）酸水解法

1．温和酸水解

用稀酸如 0.02～0.05mol/L 的盐酸或硫酸在含水醇中经短时间（半小时至数小时）加热回流，可使Ⅰ型强心苷水解成苷元和糖。

此法可水解苷元和α-去氧糖之间的苷键或α-去氧糖与α-去氧糖之间的糖苷键,对α-去氧糖与α-羟基糖、α-羟基糖与α-羟基糖之间的苷键不易断裂,对苷元的影响小,不致引起脱水反应,对不稳定的α-去氧糖亦不致分解,故常得到真正的苷元和双糖或叁糖。例如:

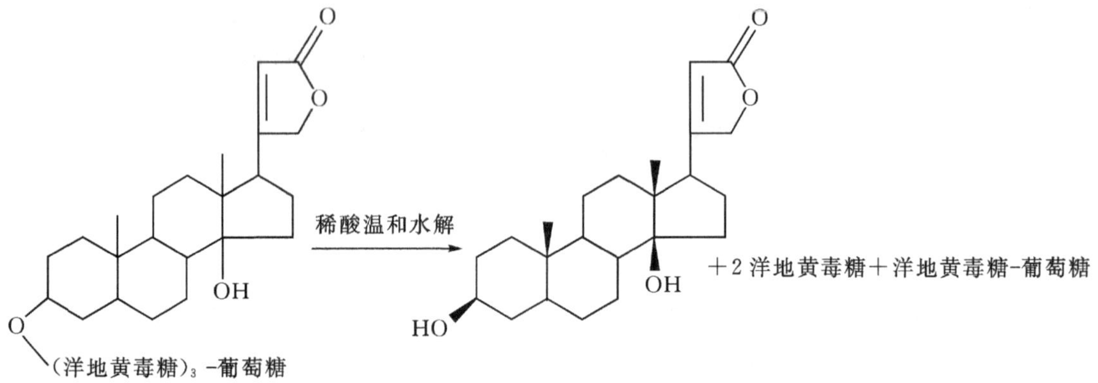

紫花洋地黄苷 A　　　　　洋地黄毒苷元

温和酸水解不适用于16位有甲酰基的洋地黄强心苷类。在此条件下,甲酰基很易水解,得不到原来的苷元,对此类苷的水解需用更弱的条件。

2. 强烈酸水解

Ⅱ型和Ⅲ型强心苷中的糖,均为α-羟基糖,由于α-羟基阻挠了苷原子的质子化,阻扰了水解反应的进行,水解较为困难,必须增加酸的浓度($1\sim1.3\text{mol/L}$)、延长作用时间或同时加压。在这种情况下,易引起苷元结构的改变,失去一分子或数分子水形成脱水苷元和单糖,得不到原来的苷元。比较容易脱水的羟基有:$C_{14}-OH$、$C_{16}-OH$、$5\beta-OH$ 等。强心苷元中的 $5\beta-OH$ 和 $14\beta-OH$ 均系叔羟基,酸水解时最易发生脱水反应。如果 C_{14}、C_{16} 位上同时有羟基,C_{16} 位上的羟基受 C_{17} 位侧链上双键的影响,也比较容易与 $C_{17}-H$ 脱水,产生脱水苷元。例如:

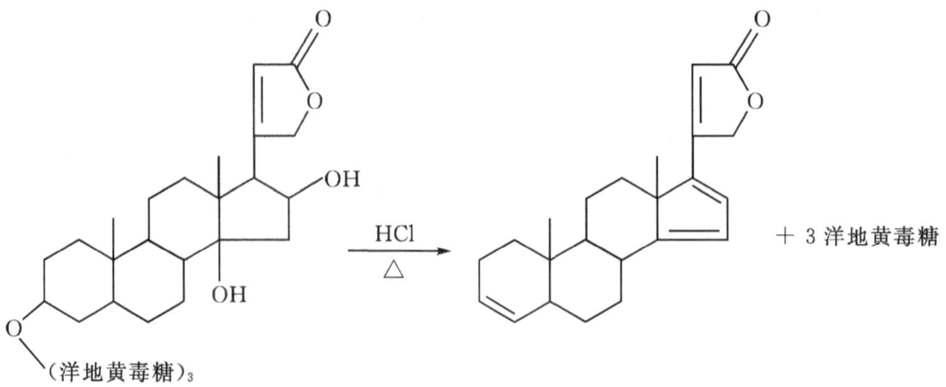

羟基洋地黄毒苷　　　　　脱水羟基洋地黄毒苷元

海葱苷 A   脱水海葱苷元 A

此外,常用冰乙酸-水-浓盐酸(35∶55∶10)混合液(Kiliani 混合液)来水解强心苷类,沸水浴上加热 1h 即能水解完全。

(二)酶水解法

与强心苷共存的植物中,只含有 β-葡萄糖苷酶,能水解糖链末端的葡萄糖而得到次生苷和 D-葡萄糖。酶水解有一定选择性,不同性质的酶作用于不同性质的苷键。紫花洋地黄叶中存在的酶,称紫花苷酶,只能水解紫花洋地黄苷 A 和 B。

$$紫花洋地黄苷 A \xrightarrow{\text{紫花苷酶}} 洋地黄毒苷 + D\text{-葡萄糖}$$

$$紫花洋地黄苷 B \xrightarrow{\text{紫花苷酶}} 羟基洋地黄毒苷 + D\text{-葡萄糖}$$

毒毛旋花种子中含有 β-葡萄糖苷酶和毒毛旋花子双糖酶,可将 K-毒毛旋花子苷水解成不同的苷元和个数不同的 D-葡萄糖。

$$K\text{-毒毛旋花子苷} \xrightarrow{\beta-D\text{-葡萄糖苷酶}} K\text{-毒毛旋花子次苷} + D\text{-葡萄糖}$$

$$K\text{-毒毛旋花子苷} \xrightarrow{\text{毒毛旋花子双糖苷酶}} 加拿大麻苷 + (D\text{-葡萄糖})_2$$

除了植物中的酶外,其他生物中的水解酶也能使某些强心苷水解,尤其是蜗牛酶(蜗牛肠管消化液处理得到的一种混合酶)几乎能水解所有的苷键,能将强心苷分子中的糖链逐步水解,直至获得苷元,常用来研究强心苷的结构。

糖及苷元的类型不同,被水解的难易程度也有区别。糖基上有乙酰基的强心苷对酶水解作用阻力大,如毛花洋地黄苷的水解速率小于紫花洋地黄苷。苷元类型不同,被酶水解的难易程度也不同,通常乙型强心苷较甲型强心苷易被水解。

(三)碱水解法

碱试剂不能水解苷键,只能使强心苷分子中的酰基水解、内酯环裂开、$\Delta^{20(22)}$ 转位及苷元异构化等。

1.酰基水解

常用来水解强心苷中酰基的碱有碳酸氢钠(钾)、氢氧化钙(钡),前者主要使 α-去氧糖上的酰基水解,而 α-羟基糖及苷元上的酰基往往不被水解;后者可以使 α-去氧糖、α-羟基糖及苷元上的酰基水解。氢氧化钠、氢氧化钾的碱性太强，不但能使糖基和苷元上的酰基全部水解，而且还使内酯环破裂，故不常用。甲酰基较乙酰基活泼易水解，提取分离用氢氧化钾处理时已有使甲酰基水解的危险。

2. 内酯环的水解

氢氧化钠或氢氧化钾水溶液可使强心苷内酯环开裂，酸化后又闭环，是可逆反应。但在强心苷的醇溶液中加氢氧化钠或氢氧化钾溶液，内酯环开裂并发生异构化，酸化后不再有可逆变化。甲型强心苷在醇性氢氧化钾溶液中，通过内酯环的双键转移和质子转移，双键由 20(22) 转移到 20(21)，生成 C_{22} 活性亚甲基，是许多颜色反应的基础。乙型强心苷则无此反应。

甲型强心苷在醇性氢氧化钾溶液中形成活性亚甲基后，C_{14} 羟基质子对 C_{20} 的亲电性加成作用生成内酯型异构化苷，再经皂化作用，开环生成开链型异构化苷。

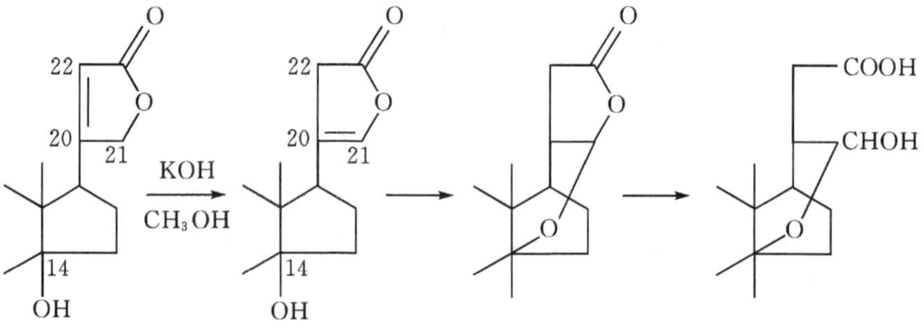

内酯型异构化物　　　开链型异构化物

乙型强心苷在醇性氢氧化钾溶液中，不发生双键和质子转移。

四、显色反应

根据颜色反应发生在分子的不同部位，可将显色反应分为以下几种。

(一)作用于甾体母核的反应

此类反应是甾体化合物共有的显色反应。在无水条件下，甾体化合物与强酸（如硫酸、磷酸、高氯酸）、中等强度的酸（如三氯乙酸）或 Lewis 酸（如三氯化锑、二氯化锌等）作用下，分子间缩合形成共轭双键系统，在浓酸溶液中会出现颜色变化或显荧光。常见的显色反应有：

1. 醋酐-浓硫酸反应（Liebermann-Burchard 反应）

取试样溶于冰醋酸，加浓硫酸-醋酐(1:20)混合液数滴，反应液呈黄→红→紫→蓝→绿等变化，最后褪色。试样中含有不饱和双键时作用很快，如海葱苷 A 呈深红色马上转变为蓝色，然后显蓝绿色。

2. Tschugaev 反应

取试样溶于冰醋酸，加无水氯化锌及乙酰氯后煮沸，或取试样溶于氯仿或二氯甲烷，加冰醋酸、乙酰氯和氯化锌煮沸，反应液呈紫→红→蓝→绿等变化，试样中 B 环有不饱和双键的作用更快。

3. 磷酸反应

取试样少许置于白瓷板，滴加 85% 的磷酸一滴，如有羟基洋地黄毒苷元存在，在可见光下呈黄色,紫外光下呈强蓝色荧光。

4. 氯仿-浓硫酸反应(Salkowski 反应)

将试样溶于氯仿,沿试管壁加入浓硫酸,静置,氯仿层呈血红色或青色,硫酸层有绿色荧光。

5. 三氯乙酸-氯胺 T 反应(Chloramine T 反应)

将试样醇溶液点在滤纸(或薄板)上,喷以三氯醋酸-氯胺 T 试剂(25％三氯醋酸乙醇溶液 4ml 加 3％氯胺 T 水溶液 1ml 混匀),待纸片干后,100℃加热数分钟,于紫外光下观察。洋地黄毒苷元衍生的苷类显黄色荧光;羟基洋地黄毒苷元衍生的苷类显亮蓝色荧光;异羟基洋地黄毒苷元衍生的苷类显灰蓝色荧光。该反应可初步区别洋地黄类强心苷的各种苷元。

6. 三氯化锑或五氯化锑反应

将试样醇溶液点在滤纸(或薄板)上,喷以 20％三氯化锑(或五氯化锑)氯仿溶液(不含乙醇和水),于 100℃加热 3～5min,在可见光或紫外光下观察斑点,不同的强心苷显示不同的颜色,如黄色、灰蓝色、灰紫色等。

(二)作用于 α、β-不饱和内酯环的反应

甲型强心苷由于在碱性醇溶液中生成 C_{22} 活性亚甲基,能与下列活性亚甲基试剂作用而显色,乙型强心苷因不能产生活性亚甲基,故无此类反应。此类反应既可以在试管内进行,也可以作为薄层层析和纸层析的显色剂。

1. 亚硝酰铁氰化钠反应(Legal 反应)

取样品乙醇提取液 2ml,挥干溶剂后用 1ml 吡啶溶解,加入 3％亚硝酰铁氰化钠溶液和 2mol/L NaOH 溶液各 2 滴,反应液呈深红色。

2. 间二硝基苯反应(Raymond 反应)

取样品乙醇提取液 1ml,挥干溶剂后以少量的 50％乙醇溶解,加入 1％间二硝基苯的乙醇溶液 2 滴和 20％的 NaOH 溶液 4 滴,反应液呈紫红色。

3. 3,5-二硝基苯甲酸反应(Kedde 反应)

取样品乙醇提取液 1ml 于试管中,滴入 3,5-二硝基苯甲酸试剂(2％ 3,5-二硝基苯甲酸醇溶液与 2mol/L 氢氧化钾溶液等量混合)4 滴,反应液呈红色或深红色。

4. 碱性苦味酸试剂(Baljet 反应)

取样品乙醇提取液 2ml 于试管中,加入碱性苦味酸试剂(1％苦味酸乙醇溶液、5％氢氧化钠水溶液等量混合)3～4 滴,放置 15min,反应液呈橙色或橙红色。此产物在 485nm 波长处有吸收峰,《中国药典》以此法测定强心苷类药物的含量。

(三)作用于 α-去氧糖的反应

1. 三氯化铁-冰醋酸反应(Keller-Kiliani)

取强心苷样品 1mg 溶于 5ml 冰醋酸中,加 1 滴 20％三氯化铁溶液,沿试管壁缓缓加入 5ml 浓硫酸,观察界面和醋酸层的颜色变化。如有 α-去氧糖存在,醋酸层(上层)逐渐呈蓝色或蓝绿色。界面的颜色随苷元的不同而异。

该反应为 α-去氧糖的特征性反应,含有游离的 α-去氧糖或在此条件下能水解产生游离

α-去氧糖的苷都能发生。但是α-去氧糖与苷元连接,再与葡萄糖或其他羟基糖连接形成二糖或三糖,在此条件下较难水解出含α-去氧糖,则不显色。所以,利用此反应不能证明强心苷分子中是否含α-去氧糖。

2.咕吨氢醇反应(xanthydrol反应)

取强心苷样品少许,加入咕吨氢醇试剂(咕吨氢醇10mg溶解于100ml冰醋酸中,加入1ml浓盐酸)1ml,置沸水浴中3min后呈红色。本反应非常灵敏,无论是游离的α-去氧糖还是与其他糖连接,只要分子中有α-去氧糖都能呈色。可用于含α-去氧糖化合物的定性、定量分析。

3.过碘酸-对硝基苯胺反应

取强心苷样品乙醇提取液滴在滤纸上,先喷过碘酸钠水溶液(过碘酸钠的饱和水溶液5ml加蒸馏水10ml稀释)将α-去氧糖氧化成丙二醛,室温放置10min,再喷对硝基苯胺试液(1%对硝基苯胺的乙醇溶液4ml加浓盐酸1ml),丙二醛与硝基苯胺试剂反应立刻在灰黄色背底上出现深黄色斑点,在紫外光下,棕色背底上出现黄色荧光斑点。如再喷以5% NaOH-MeOH溶液,斑点变为绿色。

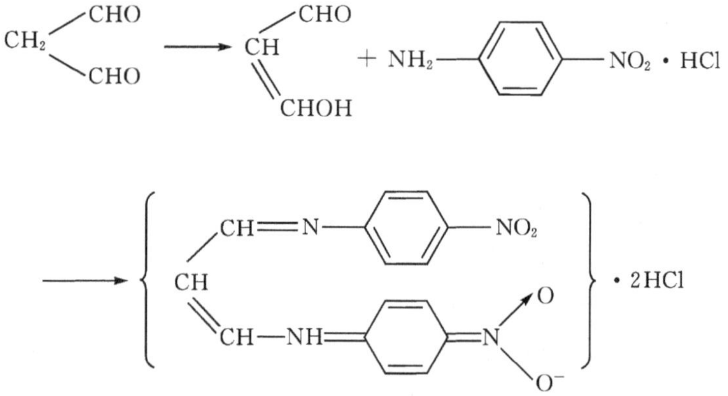

4.对硝基苯肼反应

取强心苷样品少许,加5%三氯乙酸水溶液0.5ml和0.25%对硝基苯肼的乙醇溶液(新配制)0.05ml后,于90~95℃加热20min,冷却后用乙酸丁酯(1ml)萃取2~3次,用吸管吸出水层约0.4ml移入试管中,再加入2mol/L NaOH溶液0.2ml,对分子中含有α-去氧糖的强心苷可显红色或紫红色。对Keller-Kiliani反应呈阴性的α-去氧糖的强心苷可用次反应进一步证实。

5.对二甲氨基苯甲醛反应

将强心苷样品的醇溶液滴在滤纸上,晾干后,喷以对二甲氨基苯甲醛试剂(1%对二甲氨基苯甲醛的醇溶液4ml加浓盐酸1ml),并于90℃加热,分子中含有α-去氧糖的强心苷可显灰红色斑点。

第四节 提取与分离

强心苷类化合物虽然在植物中分布广泛,但含量比较低,且同一植物中常含有几十个结构相近、性质相似的强心苷,同时植物中含有能水解强心苷的酶,可促使强心苷酶解产生一系列同一苷元的苷类。强心苷常与许多糖类、皂苷、色素、鞣质等杂质共存,这些杂质影响了强心苷在许多溶剂中的溶解度。在提取分离中,强心苷易受酸、碱的作用,发生水解、脱水、异构化等反应,使其生理活性降低。以上因素都给提取分离工作带来了困难。

一、提取

提取强心苷类成分时,根据实际需要,首先要明确提取的对象是原生苷还是次生苷。如提取原生苷,植物采集后要立刻低温干燥,存储期间要防潮;根据原生苷易溶于水,难溶于亲脂性溶剂的特点,常用 70%～80% 的甲醇或乙醇为提取溶剂,不仅提取效率高,而且能破坏酶的活性。也可加入硫酸铵等无机盐使酶变性,再选择适当的溶剂提取,提取过程中要避免酸碱的影响。提取次级苷,可利用酶的活性,将原料喷适量水润湿后,于 30～40℃进行酶解 6～12h,或采用其他方法降解。次级苷易溶于亲脂性溶剂,难溶于水,可采用乙酸乙酯或乙醇提取。

二、纯化

根据原料以及与强心苷共存杂质的特点,主要有三种纯化方法。

1.溶剂法

原料如果是种子或含油脂类杂质较多,可先采用压榨法或石油醚等亲脂性溶剂进行脱脂,再用醇溶液提取;也可先用醇溶液提取,回收醇溶液后的水提液,用石油醚萃取除去亲脂性杂质,再用氯仿或乙酸乙酯萃取,提出强心苷,亲水性杂质留在水层弃去,最后再用 $CHCl_3$ 和不同比例的 $CHCl_3 - MeOH$ 依次洗脱,将强心苷按极性大小分为几个部分,对洗脱得到的每一部分再继续分离。原料如为地上部分,所含叶绿素较多,可将醇提取液适当浓缩静置,叶绿素等脂溶性杂质以胶状沉淀除去。

2.铅盐法

与强心苷共存的鞣质、酚酸类物质、皂苷、水溶性色素等可与铅盐生成沉淀除去,但生成的沉淀能吸附溶液中的强心苷,导致强心苷的损失。这种吸附和溶液中醇的含量有关,溶液中醇含量越大,损失越低,但除杂的效果也随之下降。另外,过量的铅试剂能引起一些强心苷脱去酰基。

3.吸附法

强心苷醇提取液中的叶绿素等脂溶性杂质可用药用炭吸附法除去;鞣质、酚酸类物质、皂苷、水溶性色素等可通过聚酰胺吸附法或氧化铅吸附法除去,强心苷也亦因吸附而损失,吸附量与溶液中的含醇量有关。

分离精制强心苷,通常采用萃取法、逆流分溶法及色谱分离法等多种方法配合使用,反复分离才能得到单一成分。对于少数含量高的成分,可采用反复重结晶的方法得到单体。

三、分离

1.萃取法

萃取法是利用强心苷在两相溶剂间的分配系数不同而达到分离。例如,利用毛花洋地黄苷甲、苷乙、苷丙在氯仿中溶解度不同,采用甲醇-氯仿-水混合溶剂系统,可将苷丙与苷甲、苷乙分离。

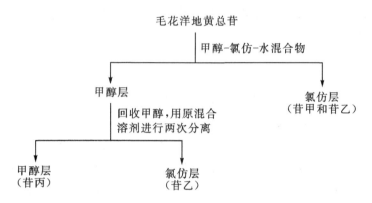

2.逆流分配法

逆流分配法也是利用强心苷在两相溶剂间分配系数的差异而达到分离。例如,黄花夹竹桃苷 A 和 B 的分离,用氯仿为流动相,水为固定相进行逆流分配,最后在氯仿层中得到黄花夹竹桃苷 B,黄花夹竹桃苷 A 在水层中获得。

3.吸附色谱法

吸附色谱法一般用于分离单糖苷或次生苷等亲脂性强心苷,常用中性氧化铝(或硅胶)作吸附剂,苯、苯-氯仿、氯仿、氯仿-甲醇作洗脱剂。但 C_{16} 位有酰氧基的强心苷不能用氧化铝色谱,会引起酰氧基消去反应,形成 $\Delta^{16(17)}$ 不饱和化合物。

弱亲脂性强心苷分离时常先进行乙酰化,将乙酰化强心苷的混合物进行氧化铝吸附色谱,获得乙酰化苷的单体,再以碳酸氢钾水解去乙酰基而得原苷。弱亲脂性强心苷如不进行乙酰化,可用分配色谱法分离,常用硅胶、硅藻土或纤维素为支持剂,以不同比例的氯仿-甲醇-水、乙酸乙酯-甲醇-水或水饱和的丁酮等为洗脱剂进行洗脱。

第五节 鉴 定

一、色谱鉴定

色谱法是分离鉴定强心苷的一种重要手段,常用的是纸色谱法和薄层色谱法。

1.纸色谱法

对于亲脂性较强的强心苷,一般将滤纸预先用甲酰胺或丙二醇处理作为固定相,用苯或甲苯等亲脂性有机溶剂作流动相即可分离;若强心苷的亲脂性比较弱,可以将移动相改为极性较大的溶剂,如二甲苯和丁酮的混合液,或氯仿、苯和乙醇的混合液等。分离亲水性较强的强心苷宜用水作为固定相,用含水有机溶剂系统作流动相,如丁酮-甲苯-水。色谱滤纸如不预先用固定相处理,也可用于强心苷的分离,常用的流动相为氯仿、乙酸乙酯、苯、甲苯等有机溶剂与水组成的混合溶剂,如分离极性稍大的强心苷,常在上述流动相中再加入适量乙醇。

2.薄层色谱法

强心苷的薄层色谱法有吸附薄层色谱法和分配薄层色谱法两种。

(1)吸附薄层色谱　吸附薄层常用的吸附剂有硅胶、反相硅胶、氧化铝、氧化镁、硅酸镁等。由于强心苷元上的极性取代基和糖上的羟基,一般强心苷极性较强,易被吸附性较强的吸附剂吸附,分离效果不好。

硅胶是分离强心苷最常用的吸附剂,分离效果较好的溶剂系统有二氯甲烷-甲醇-甲酰胺(80:19:1)、氯仿-甲醇-乙酸(85:13:2)、乙酸乙酯-甲醇-水(80:5:5);反相硅胶色谱可用甲醇-水合氯仿-甲醇-水等溶剂系统展开。为了减少拖尾现象,可向展开剂中加入少量的水或甲酰胺。

中性氧化铝只适用于分离苷元及一些单糖苷,对多糖分离效果不好,常用的展开剂有乙醚、二甲苯-丁酮(1:1)、氯仿-甲醇(99:1或95:5)、氯仿-二氧六环-正丁醇(70:20:5)等。

氧化镁、硅酸镁的分离效果最好,硅酸镁薄层上的展开剂有苯-乙醇(9:1.5),氧化镁薄层上的展开剂有苯-丁醇-丁酮(9:1:1)、丙酮-水-乙酸乙酯(4:0.6:5.4)。

(2)分配薄层色谱　分配薄层色谱分离强心苷的效果优于吸附薄层。常用的支持剂有硅藻土、纤维素、滑石粉等。最常用的固定相是甲酰胺,也可用二甲基甲酰胺、乙二醇等。展开系统均需以甲酰胺饱和,可适当加入少量甲醇或乙醇调节极性。较好的展开系统有氯仿、苯、氯仿-丙酮(4:1)等。强心苷的纸色谱或薄层色谱常用的显色剂有:活性亚甲基试剂或三氯乙酸-氯胺 T 试剂,使用时均需新鲜配制。

二、紫外光谱鉴定

甲型强心苷在紫外光谱中于 217～220nm 附近处有最大吸收,而乙型强心苷在 295～300nm 处有特征吸收,可用于区别两种强心苷。当双键 $\Delta^{16(17)}$ 与五元内酯环共轭,在 270nm 处还会出现吸收峰。具有 $\Delta^{14(15)}$ 与 $\Delta^{16(17)}$ 双键的强心苷,在约 300nm 处会出现强吸收。若引入的双键不共轭,则在紫外区无吸收。若只引入双键 $\Delta^{8(9)}$ 与 $\Delta^{14(15)}$,一般在 244nm 附近有吸收。

第六节　应用实例

玄参科毛花洋地黄是工业上提取异羟基洋地黄毒苷、毛花洋地黄毒苷的主要药材来源,用于治疗充血性心力衰竭等心肌疾病,现在已经从毛花洋地黄中分离出三十多种强心苷,由洋地黄毒苷元、羟基洋地黄毒苷元、异羟基洋地黄毒苷元、吉他洛苷元、双羟基洋地黄毒苷元与不同的糖所构成。

毛花洋地黄苷丙的提取流程如下所述。

1.提取总苷

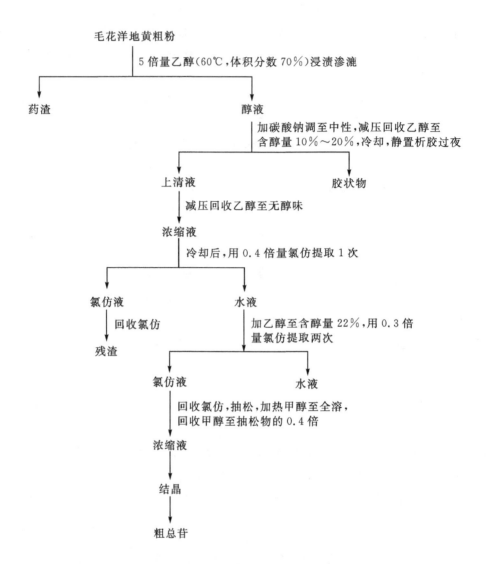

2.毛花洋地黄苷丙的分离

粗总苷主要含毛花洋地黄苷甲、乙、丙。由于毛花洋地黄苷甲、乙、丙的苷元所含羟基数目和位置不同,极性和溶解性也不同,极性小的(毛花洋地黄苷甲)在氯仿中溶解性大,极性大的(毛花洋地黄苷丙)在甲醇中溶解的量多,可据此加以分离。

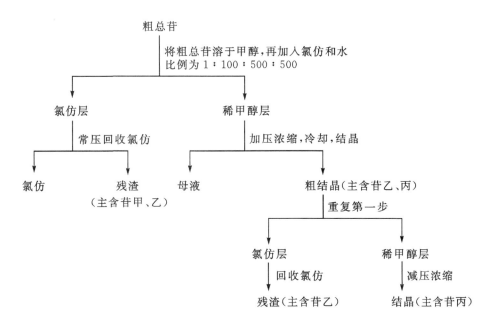

 学习小结

本章主要介绍了强心苷的结构与分类、理化性质、提取与分离方法等内容。对理化性质的学习,应注意重点掌握不同水解条件下的水解反应情况,以及针对强心苷结构不同部位进行的化学显色鉴别反应。

 目标检测

一、名词解释

强心苷 甲型强心苷 Ⅰ型强心苷

二、简答题

1. 强心苷的主要结构特征有哪些?如何用化学方法鉴别?

2. 简述强心苷进行酸水解的类型及水解产物。

3. 举例说明影响强心苷溶解性的因素有哪些?

4. 提取强心苷原生苷时应注意哪几方面因素?

第十章 萜类和挥发油

学习目标

【知识要求】

· 掌握萜的概念、单萜及倍半萜的主要代表化合物和生物活性;挥发油的概念和提取方法。

· 熟悉萜类化合物的典型代表物、理化性质及提取方分离方法,挥发油的化学组成、理化性质及鉴定方法;挥发油提取分离的典型应用实例。

· 了解分类和萜类化合物的重要理化性质,挥发油的分离方法和生物活性。

【能力要求】

· 能说出挥发油的正确保存方法。

· 能运用不同方法对挥发油进行定性鉴别。

· 能进行单向二次展开操作技术。

第一节 萜 类

一、概述

萜类化合物(terpenoids)是一类骨架庞杂、种类繁多、具有广泛生物活性的重要天然药物化学成分。

萜类化合物在自然界分布广泛,其结构复杂、性质各异,生物活性也是多种多样的,例如从黄花蒿中提取的倍半萜内酯青蒿素是抗疟疾萜类化合物的典型代表,对间日疟、恶性疟,尤其是抢救脑性疟均有良好的效果,是我国发现的第一个被国际公认的天然药物,因青蒿素类药物毒性低、抗疟性强,被 WTO 批准为世界范围内治疗脑型疟疾和恶性疟疾的首选药物。紫杉醇具有抗癌生物活性,临床上紫杉醇主要用于治疗卵巢癌、乳腺癌、肺癌等,其中以卵巢癌效果最好,有效率可达 30％;值得一提的是,它对于铂制剂产生抗药性的患者仍然有效。此外,紫杉醇还可以用于其他癌症的治疗,如食管癌、尿路转移上皮癌、头颈部鳞病、NHL 黑色素瘤等。穿心莲内酯是穿心莲清热解毒、消炎止痛的有效成分,研究表明其具有良好的抗菌消炎作用,目前穿心莲内酯及其衍生物穿琥宁均已应用于临床,治疗急性菌痢、胃肠炎、咽喉炎、上呼吸道感染等,疗效确切。许多新的三萜衍生物如冬凌草素、雷公藤内酯等作为抗肿瘤药物已越来越引起研究者的兴趣。

在天然药物化学成分的研究中,萜类成分的研究一直是较为活跃的领域,亦是寻找和发现天然药物生物活性成分的重要来源。萜类化合物的特点是分子结构复杂、手性碳原子多等,同时又是化学全合成及结构改造难度较大的一类化合物,加之它们多具有广泛而独特的生物活性,因而日益成为众多研究者关注的焦点。

二、生源学说

1. 经验异戊二烯法则

1887 年 Wallach 提出:自然界存在的萜类化合物是由异戊二烯(isoprene)衍生而成首尾相连的聚合体及其衍生物。这就是日后长期沿用的经验异戊二烯法则。

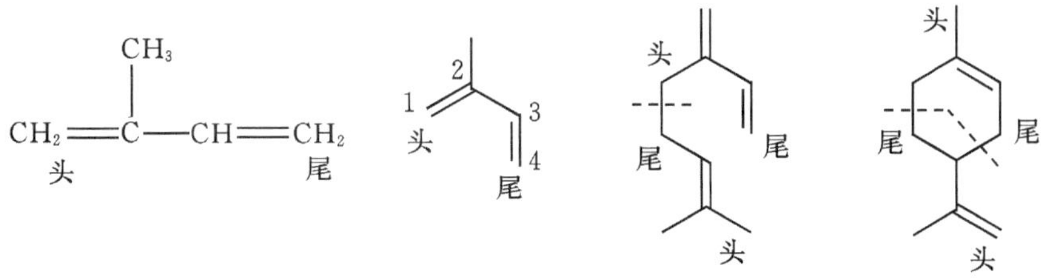

异戊二烯　　　　　　　　　　　月桂烯　　　柠檬烯

月桂烯是两分子异戊二烯头尾相连;而柠檬烯是两分子异戊二烯之间的 1,2 和 1,4 加成。(一分子异戊二烯用 3,4 位双键与另一分子异戊二烯进行 1,4 加成)。所以,异戊二烯规律在萜类成分的结构鉴定中具有很大应用价值。

2. 生源异戊二烯法则

后来很多学者对萜类化学深入研究的结果表明,很难在植物界发现游离的异戊二烯存在,而且有些萜类化合物也无法划分出异戊二烯的基本单元。于是德国学者 Ruzicka 于 1938 年提出了生源异戊二烯法则。

生源异戊二烯法则的基本理论是:在萜类化合物的生物合成过程中,首先通过植物体内的一次代谢,由葡萄糖代谢产生了乙酰辅酶 A,乙酰辅酶 A 通过甲戊二羟酸途径进行二次代谢,生成萜类化合物。在此生物合成途径中,乙酰辅酶 A 首先生成甲戊二羟酸(MVA),甲戊二羟酸进而变化生成了一对异构体,即焦磷酸二甲基烯丙酯(DMAPP)和焦磷酸异戊烯酯(IPP),它们是活性异戊二烯。DMAPP 和 IPP 均可转化为半萜,并且这一对异构体可以在酶的作用下,相互头-尾衔接合成焦磷酸香叶酯,衍生为单萜类化合物;也可以继续与 IPP 分子缩合衍生为其他萜类化合物。其生物合成途径如图 10-1 所示。

从生物合成的角度来说,萜类化合物是由甲戊二羟酸途径衍生的一类化合物,萜类化合物中基本碳架与异戊二烯法则不相符的化合物多因在生物合成过程中伴随发生的重排、异构化或降解等反应而引起。另外,在菌类中存在很多混源萜类化合物。

萜类化合物主要存在于裸子植物、被子植物及海洋生物中,藻类、菌类、地衣类、苔藓类和蕨类等植物中也有萜类成分存在。单萜以游离的形式广泛存在于高等植物的腺体、油室和树脂道等分泌组织中,如唇形科、伞形科、樟科及松科等植物,是植物挥发油的主要组成成分;在昆虫和微生物的代谢产物及海洋生物中也有单萜存在;它们的含氧衍生物多具有较强的生物活性,是重要的化妆品、食品及医药工业原料。倍半萜集中分布于木兰科、芸香科、山茱萸科及菊科等,它们大多以游离的形式存在,也有少数与糖结合成苷。二萜主要分布于五加科、马兜铃科、菊科、橄榄科、杜鹃花科、大戟科、豆科、唇形科及茜草科等,是形成树脂的主要物质。二倍半萜数量较少,主要分布于羊齿植物、菌类、地衣类、海洋生物及昆虫的分泌物中。三萜在自然界分布亦很广泛,结构母核相对固定,多与糖结合形成皂苷,主要分布于豆科、五加科、桔梗科、远志科、商陆科、茜草科、石竹科等植物中。

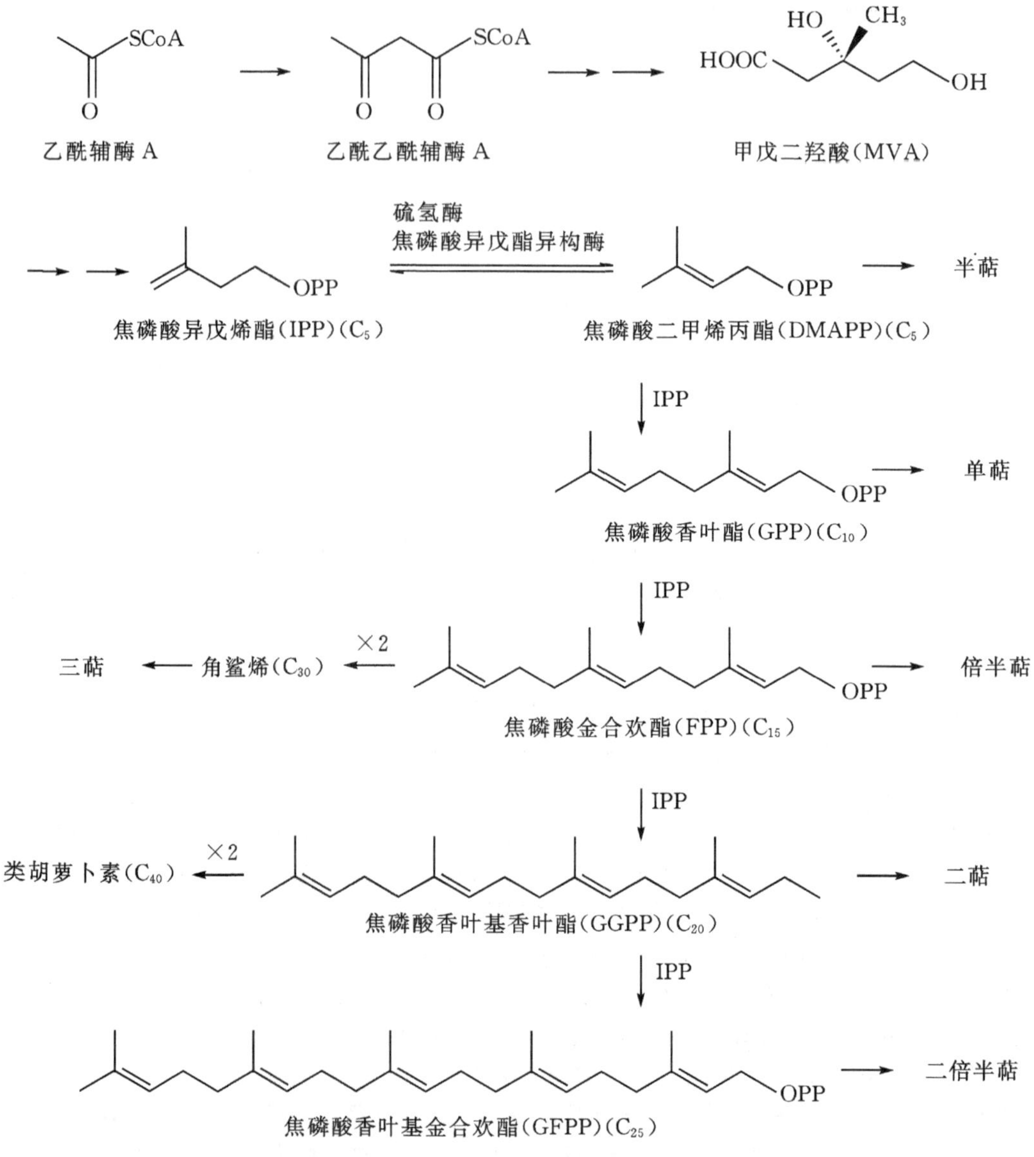

图 10-1 萜类化合物的生物合成途径

三、结构与分类

萜类化合物是异戊二烯结构单元的聚合体及其衍生物,其骨架一般以五个碳为基本单位,故萜类化合物常常根据分子结构中所包含的异戊二烯结构单元,即 C_5 单元的数目进行分类,如单萜、倍半萜、二萜、二倍半萜、三萜等,见表 10-1。同时,再根据各萜类分子结构中碳环的有无及数目,进一步分为链萜(无环萜)、单环萜、双环萜、三环萜、四环萜和五环萜等,如链状单萜、单环二萜、双环二萜、四环三萜、五环三萜等。萜类化合物多数是异戊二烯聚合物的含氧衍生物,所以萜类化合物又可分为醇、醛、酮、羧酸及酯类等。

表 10 - 1　萜类化合物的分类及分布

分类	碳原子数	异戊二烯单元数目	存在形式与分布
半萜	5	1	植物叶
单萜	10	2	挥发油
倍半萜	15	3	挥发油
二萜	20	4	树脂、苦味素、植物醇
二倍半萜	25	5	海绵、植物病菌、昆虫代谢物
三萜	30	6	皂苷、树脂、植物乳汁
四萜	40	8	植物胡萝卜素
多聚萜	>40	>8	橡胶

(一) 单萜

单萜类(monoterpenoids)是由两个异戊二烯单元构成、含 10 个碳原子的化合物类群,广泛分布于高等植物的腺体、油室和树脂道等分泌组织中,在昆虫激素及海洋生物中也有存在。它们的含氧衍生物多具有较强的生物活性和香气,是医药、化妆品和食品工业的重要原料。单萜以苷的形式存在时,不具有挥发性,不能随水蒸气蒸馏出来。

单萜类化合物可看成是由两个异戊二烯单元聚合而成的化合物及其衍生物,被分为链状单萜类、单环单萜类与双环单萜类。单萜多具有挥发性,是植物挥发油的主要成分,许多是香料。单萜烃的沸点一般为 140~180℃,其含氧衍生物的沸点则在 200~300℃之间。

1. 链状单萜

链状单萜是由两个异戊二烯单元连接构成的链状化合物,主要有两种——月桂烯和罗勒烯,其含氧衍生物如牻牛儿醇(香叶醇)、橙花醇、香茅醇及柠檬醛等,是香精油的主要成分。香叶醇与橙花醇是一对顺反异构体,香叶醇存在于多种香精油中,具有显著的玫瑰香气。橙花醇是它的顺型异构体,香气比较温和,更适合制造香料。

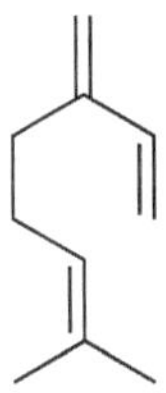

月桂烯 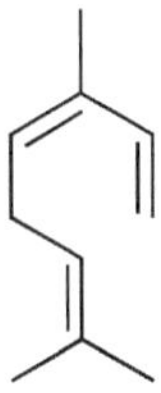　　　罗勒烯

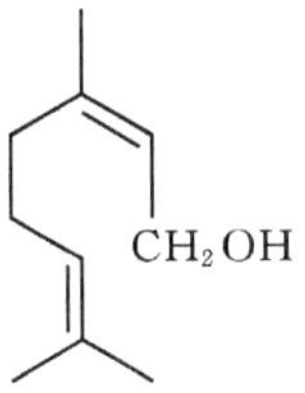

橙花醇 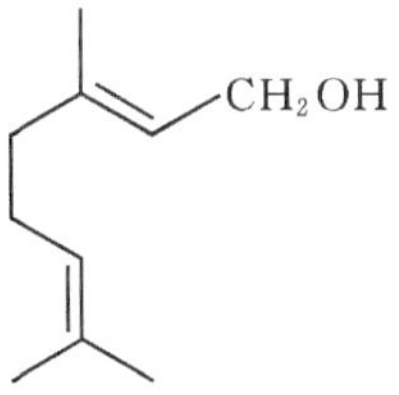　　　香叶醇 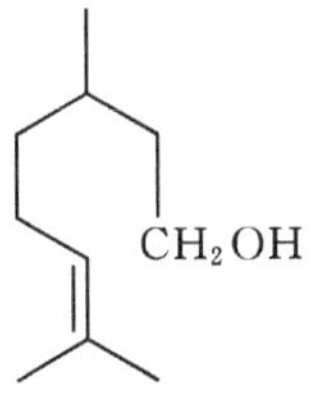　　　香茅醇　　　β-柠檬醛　　　α-柠檬醛

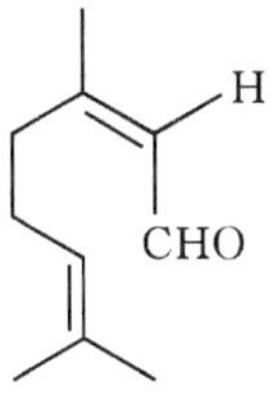

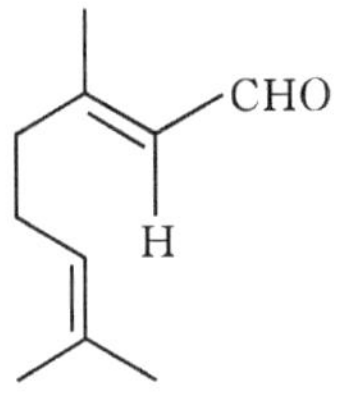

2.单环单萜类

单环单萜是由两个异戊二烯单位连接构成的具有一个六元环的化合物,主要有苧烯、薄荷醇等。

(1)苧烯(limonene) 又叫柠檬烯,从结构上看含有一个手性中心,有左旋苧烯、右旋苧烯光学异构体与一种外消旋体。常温下这两种异构体都为无色有强烈宜人香味的易燃液体,左旋苧烯闻起来有柠檬(松节油)味道,而右旋苧烯则有柠檬(橘子)味道。

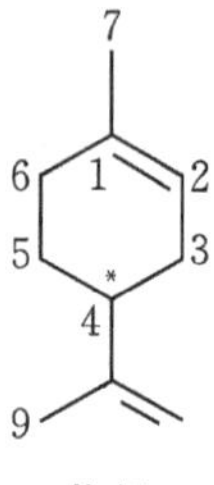

苧烯

(2)薄荷醇(menthol) 主要存在于薄荷挥发油中,将采集的薄荷茎叶进行水蒸气蒸馏,分离出的薄荷油经低温放置,析出的结晶即薄荷脑。其主要成分为(一)-薄荷醇。它分子中含有三个手性碳,故有四对旋光异构体。即为(±)-薄荷醇、(±)-异薄荷醇、(±)-新薄荷醇、(±)-新异薄荷醇。

这些对映体已全部合成出来并已拆开。天然产薄荷醇是左旋薄荷醇,其甲基、异丙基和羟基都位于平伏键,故能量较低。

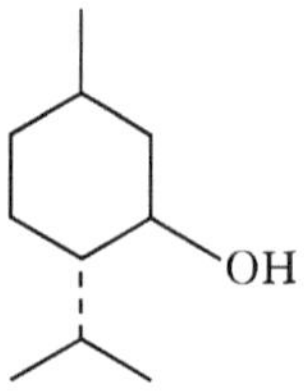

| (±)-薄荷醇 | (±)-异薄荷醇 | (±)-新薄荷醇 | (±)-新异薄荷醇 |

| (±)-薄荷醇 | (±)-异薄荷醇 | (±)-新薄荷醇 | (±)-新异薄荷醇 |

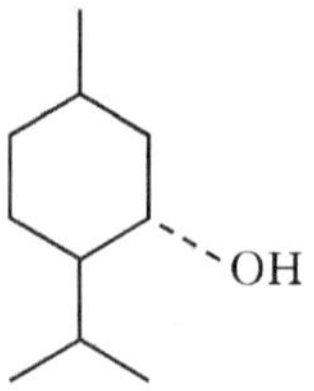

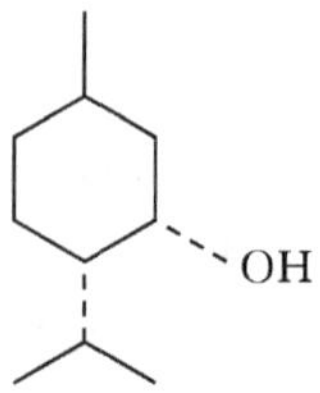

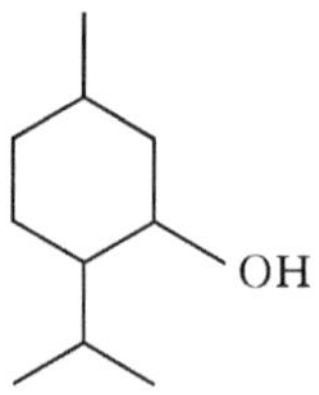

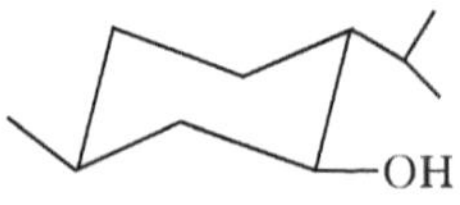

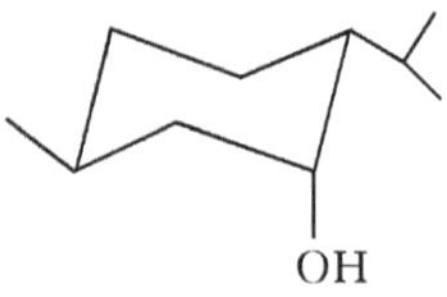

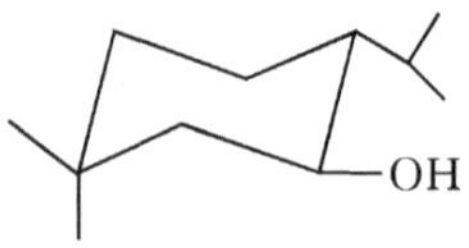

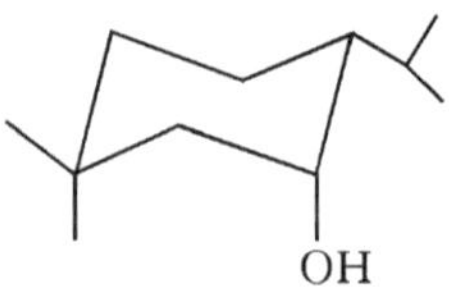

薄荷醇为无色针状或棱柱状结晶,熔点 42～44℃,沸点 211～213℃,有强烈穿透性芳香清凉气味,并有杀菌和防腐作用,可用于制造人丹、清凉油等中药和皮肤止痒擦剂,也可用于牙膏、糖果、饮料及化妆品中。

3.双环单萜类

双环单萜是由两个异戊二烯单位连接成的一个六元环并桥合而成三元环、四元环及五元环的桥环结构,它们的母体主要有苧、蒈、蒎、莰等几种。但自然界中较多的是蒎和莰两类化合物。由于桥原子的限制,它们分子中六元环的构象只能以船式存在。

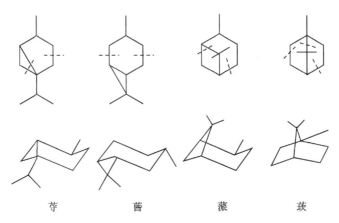

莰 蒈 蒎 莰

蒎族中重要的是蒎烯(pinene),蒎烯有 α 和 β 两种异构体,它们都存在于松节油中,其中 α-蒎烯是主要成分,含量约 70%～80%。α-蒎烯的沸点为 155～156℃,β-蒎烯的沸点为 162～163℃。蒎烯能以左旋体、右旋体和外消旋体存在。α-蒎烯的主要用途是作为合成樟脑、龙脑及紫丁香香料的原料。

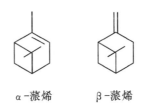

α-蒎烯 β-蒎烯

莰族中重要的是 2-莰醇(即龙脑)和 2-莰酮(即樟脑)。

(1)龙脑(borneol 或 camphol) 俗称"冰片",又称樟醇,为透明六角形片状结晶。是莰烷的含氧衍生物,其 C_2 差向异构体称为异龙脑。

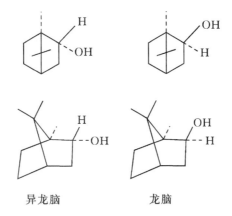

异龙脑 龙脑

龙脑(冰片)主要存在于热带植物龙脑香树的木部挥发油中,也存在于许多其他挥发油中,一般为右旋体。左旋龙脑是龙脑的对映体,它可以从菊科植物艾纳叶中得到,又称艾脑,在中草药中也作为冰片使用。冰片有清凉气味,具有开窍醒神,清热止痛的功效,其药理作用有发汗、兴奋、镇痛及抗缺氧等,是人丹、冰硼散、苏冰滴丸、速效救心丸等许多中成药的主要成分,也用于化妆品和配制香精等。由于天然龙脑来源有限,现在中药中多使用合成冰片,称为机制冰片,是其外消旋体。

（2）樟脑（camphor）　樟脑也是莰烷的含氧衍生物，化学名为2-莰酮，是无色透明结晶。其熔点179℃，沸点207℃，难溶于水易溶于乙醇、乙醚、氯仿等。樟脑分子中有两个手性碳原子，理论上应有四个旋光异构体，但实际上只存在具有顺式构型的一对对映体。这是由于桥环需要船式构象所决定的。

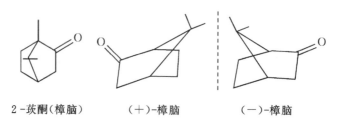

2-莰酮（樟脑）　　（＋）-樟脑　　（－）-樟脑

天然樟脑主要存在于樟树的挥发油中，主产地是我国的台湾、福建及江西等地。

樟脑能反射性兴奋呼吸中枢或循环系统，临床上用作强心剂，用于抢救呼吸功能或循环功能衰竭者。它还具有局部刺激和驱虫作用，因此也用于治疗神经痛及冻疮等，还作为衣物、书籍等的防蛀剂使用。樟脑也是重要的化工原料。

（二）环烯醚萜

环烯醚萜是含有环戊烷结构单元的环状单萜衍生物，是单萜类化合物中结构特殊的化合物。其在植物界分别较广泛，常见于双子叶植物，尤其是唇形科、茜草科、龙胆科等植物。常用中药地黄、玄参、栀子、龙胆、车前子、山茱萸、马钱子、肉苁蓉等都含有环烯醚萜类成分。

环烯醚萜的理化性质为：①均为白色结晶或无定性具引湿性的粉末，味苦，有旋光性。②此类成分（苷及苷元）偏于亲水性。大多数易溶于水和甲醇，可溶于乙醇、丙酮、正丁醇，难溶于氯仿、苯、石油醚等亲脂性有机溶剂。③环烯醚萜苷易于被酸水解，产生的苷元因具有半缩醛结构，性质活泼，容易聚合成大分子的各种不同颜色沉淀（黑色）。据此可用于该类成分的鉴别。这也是含该类成分中药（如玄参、地黄）加工炮制时容易变黑的主要原因。④游离苷元与氨基酸加热，产生深红至蓝色，最后生成蓝色沉淀（与皮肤接触染蓝色）。⑤苷元的冰醋酸溶液与少量铜离子加热显蓝色，可用于环烯醚萜类化合物的鉴别。

（三）倍半萜和二萜

1.倍半萜

倍半萜是含三个异戊二烯单位的萜类，一般通式为$C_{15}H_{24}$，大多数都符合异戊二烯规则。倍半萜多以含氧衍生物，如醇、酮、内酯等形式存在于挥发油中，是挥发油中高沸点部分的主要组成物，多有较强的香气和生物活性。其基本母核也分为链状、单环、双环、三环及四环等多种，分子中的环系可以是小环、普通环、中环以及大环，它们的化学结构近几十年来才逐渐为人们所认识。

（1）金合欢醇（farnesol）　金合欢醇是一种开链倍半萜，存在于香茅草、橙花、玫瑰等多种芳香植物的挥发油中，为无色油状液体，是一种名贵香料。它还有昆虫保幼激素活性。昆虫保幼激素过量，可抑制昆虫的变态和成熟。

（2）姜烯（zingiberene）　姜烯是姜科植物姜根茎挥发油的主要成分。有祛风止痛作用，可作调味剂。

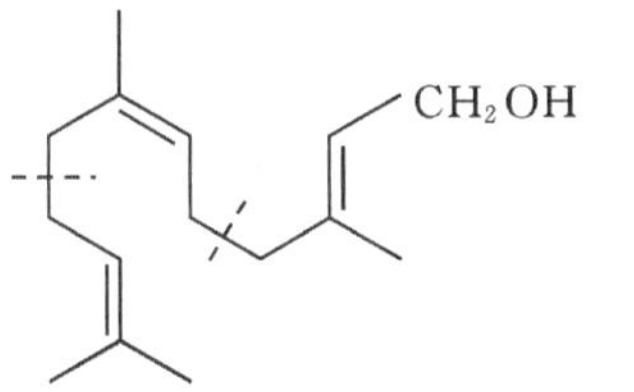

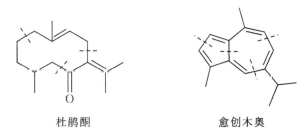

金合欢醇 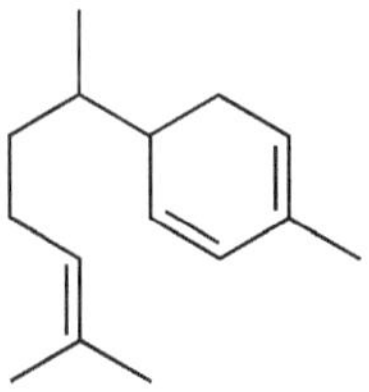   姜烯

(3)杜鹃酮(germacrone) 杜鹃酮又名大牻牛儿酮,存在于兴安杜鹃(满山红)叶的挥发油中,是一个十元环的单环倍半萜,熔点 56~57℃。具有止咳、祛痰、平喘作用,可用于治疗慢性支气管炎。

(4)愈创木薁(guaiazulene) 愈创木薁是存在于蒺藜科植物愈创木挥发油、老鹳草挥发油等中的一种倍半萜成分。它是蓝色针状结晶,熔点 31℃,有抗炎作用,能促进烫伤或灼伤创面的愈合,是国内烫伤膏的主要成分之一。

杜鹃酮   愈创木奥

知识链接

薁类衍生物

凡是由五元环与七元环骈合而成的薁芳环骨架都称为薁类化合物。其沸点较高,一般在250~300℃。在挥发油分溜时,高沸点馏分如见蓝色、紫色或绿色的现象时,表示可能有薁类化合物存在。

Sabety 反应:取挥发油 1 滴溶于 1ml 氯仿中,加入 5% 溴的氯仿溶液,若产生蓝紫色或绿色,表明有薁类化合物存在。

(5)青蒿素(arteannuin,artemisinin) 青蒿素为无色针状结晶,熔点 156℃,它是一种含过氧基的倍半萜内酯,其结构如下:

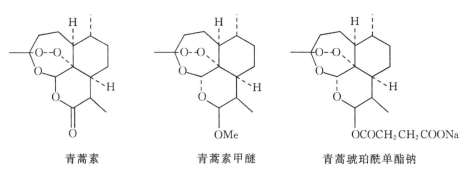

青蒿素   青蒿素甲醚   青蒿琥珀酰单酯钠

青蒿素是我国首先研制成功的一种新抗疟药,其作用方式与原有抗疟药不同,因此可用于对原有抗疟药已产生耐药性的患者,而且起效快、毒性低,是一种安全有效的抗疟药。由于青蒿素在水和油中均难溶,其临床应用受到一定限制,故经结构修饰将它制备成油溶性的蒿甲醚或水溶性的青蒿琥珀酰单酯钠等一系列衍生物,以其能快速有效地杀灭各种红细胞内疟原虫和低毒性而成为抗疟首选药。

(6)α-山道年(α-santonin)   α-山道年是山道年蒿花中提取出的无色晶体,不溶于水,易溶于有机溶剂,山道年是一种肠道驱虫药。可用于治疗肠道寄生虫病。其结构为:

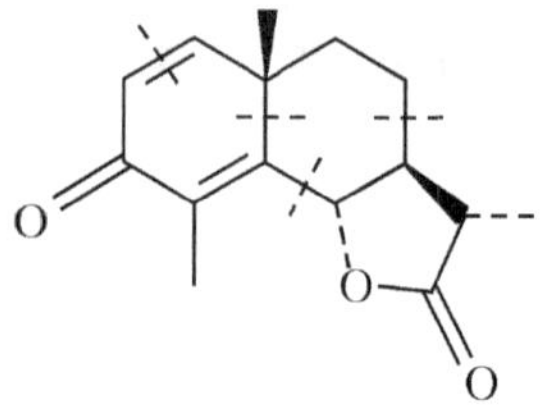

α-山道年

2.二萜

由四个异戊二烯单元构成的萜类化合物称为二萜。叶绿素水解产物植物醇是一个链状二萜。维生素 A 是单环二萜,在共轭体系中,五个双键均为反式构型。维生素 A 的制剂贮存过久,会因构型转化而影响活性,若转化为 13(Z)维生素 A,其活性降低到原来的 75%;若转化为 11(Z)维生素 A,则失去活性。

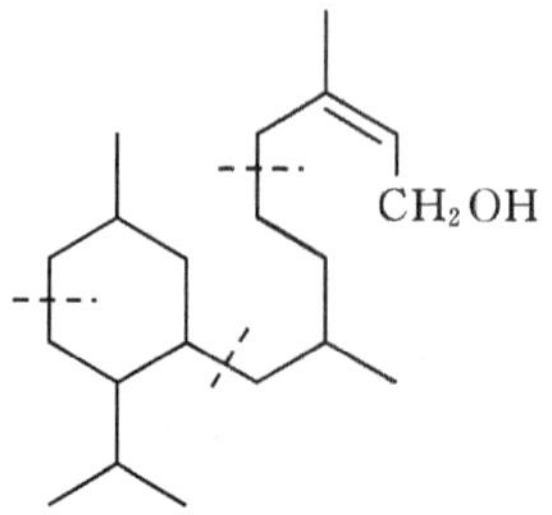

植物醇 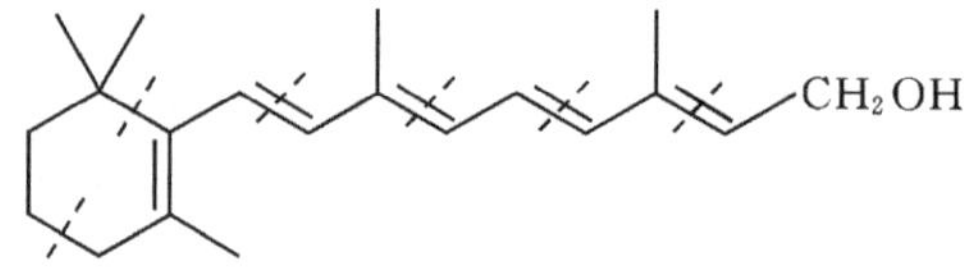   维生素 A

(四)三萜和四萜

1.三萜

三萜类化合物是由六个异戊二烯单元组成的物质。广泛存在于动植物体内,以游离状态或成酯、苷的形式存在。多数是含氧衍生物,为树脂的主要成分之一。例如甘草中的甘草酸苷称为甘草酸,因其味甜又称甘草甜素,在酸性条件下水解得到的苷元称为甘草次酸,可溶于乙醇和氯仿中,是一个五环三萜化合物。

角鲨烯是存在于鲨鱼的鱼肝油、橄榄油、菜籽油中的一个链状三萜,它是由一对三个异戊二烯单元头尾连接后的片段互相对称连接而成,具有降低血脂和软化血管等作用,被誉为血管清道夫。

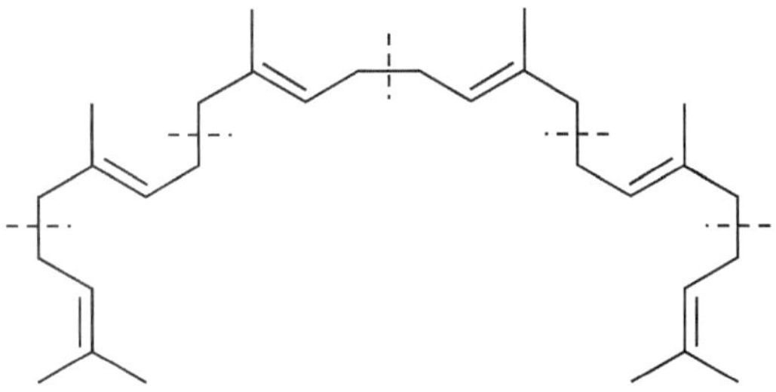

角鲨烯

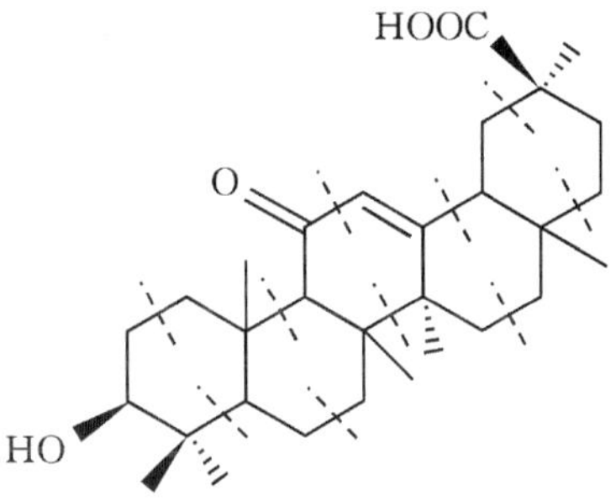

甘草次酸

2.四萜

四萜类化合物及其衍生物在植物中分布很广,大多数结构复杂。在植物色素中,四萜色素是含四十个碳的共轭烯烃或其含氧衍生物,分子中含有八个异戊二烯单元。例如胡萝卜素、番茄红素及叶黄素。

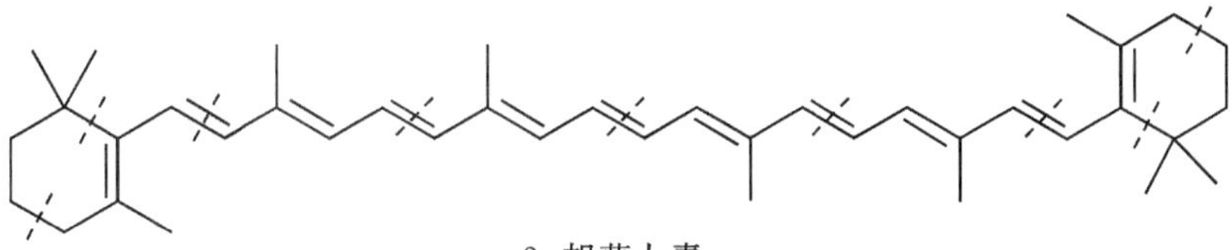

β-胡萝卜素

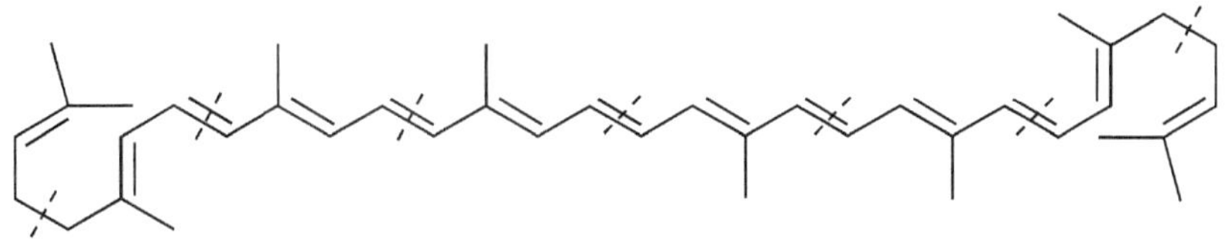

番茄红素

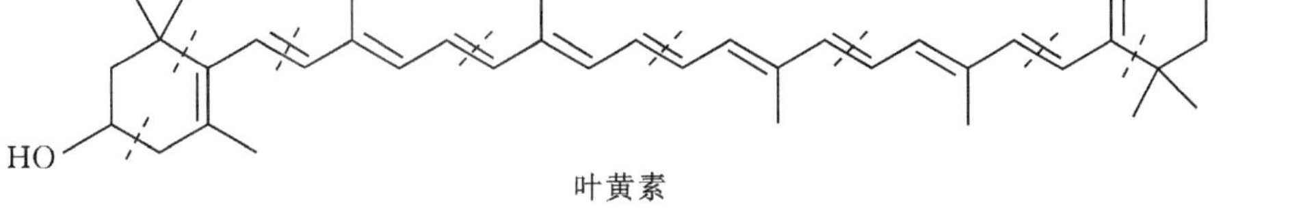

叶黄素

共轭多烯系统是分子中的发色团,所以又称多烯色素。广泛存在于胡萝卜等植物体内的β-胡萝卜素,熔点184℃,是黄色素,可用做食品色素,位于多烯碳链中间的烯键很容易断裂,在动物和人体内经酶催化可氧化裂解成两分子维生素A,所以称之为维生素A元(原)。

存在于番茄、西瓜、柿子等蔬果中的番茄红素,熔点168～169℃,是一种食用红色素。

四、理化性质

1. 性状

单萜和倍半萜多为具有特殊香气的油状液体,有挥发性,或为低熔点的固体。二萜多为结晶性固体。单萜的沸点比倍半萜低,并且单萜和倍半萜随分子量、双键及功能基团的增多,化合物的挥发性降低,熔点和沸点相应增高。

大多数萜类化合物结构中具有手性碳原子,有时候是多个手性碳原子,故萜类化合物多具有光学活性,且有时有异构体共存。

2. 溶解性

萜类化合物一般亲脂性较强,易溶于石油醚、苯、氯仿等亲脂性有机溶剂,难溶于水,但单萜和倍半萜类能随水蒸气蒸馏。少数萜类化合物由于含有极性官能团,则水溶性增强,可溶于甲醇、乙醇、丙酮等有机溶剂。具有内酯结构的萜类化合物能溶于碱水,酸化后,又自水中析出,此性质可用于具有内酯结构萜类的分离与纯化;萜类形成的苷具有一定的亲水性,能溶于热水,易溶于甲醇、乙醇溶液,不溶于亲脂性有机溶剂。

应注意,萜类化合物对高热、光和酸碱较为敏感,可引起氧化或重排,使结构发生改变。在提取分离或氧化铝柱色谱分离时,应慎重考虑。

3. 加成反应

分子中含有双键或羰基的萜类化合物,可与某些试剂发生相应的加成反应,其产物往往是结晶性的,这不但可供识别萜类化合物分子中是否存在不饱和键及数目的多少,还可借助加成产物完好的晶型用于萜类的分离与纯化。如:双键与卤化氢、溴等发生的加成反应,羰基与亚硫酸氢钠、硝基苯肼(羰基试剂)、吉拉德(Girard)试剂等发生的加成反应。

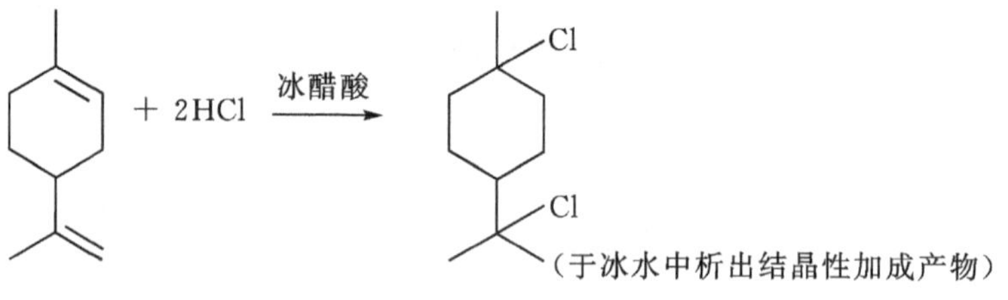

柠檬烯　　　　　　　　　柠檬烯二氢氯化物

(于冰水中析出结晶性加成产物)

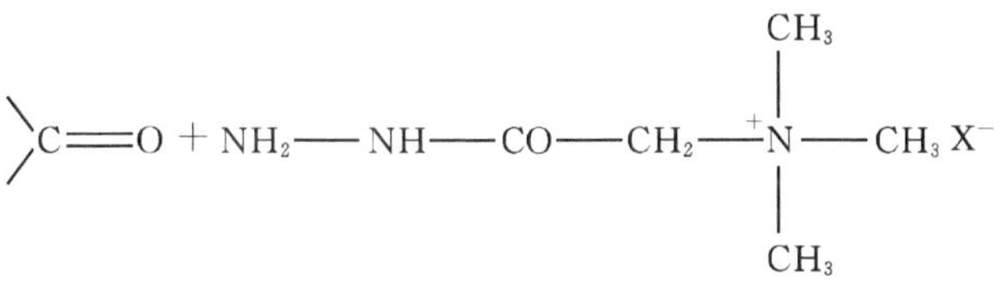

$$\rangle C{=}O + NH_2{-}NH{-}CO{-}CH_2{-}\overset{+}{N}(CH_3)_3\ X^-$$

吉拉德试剂 T

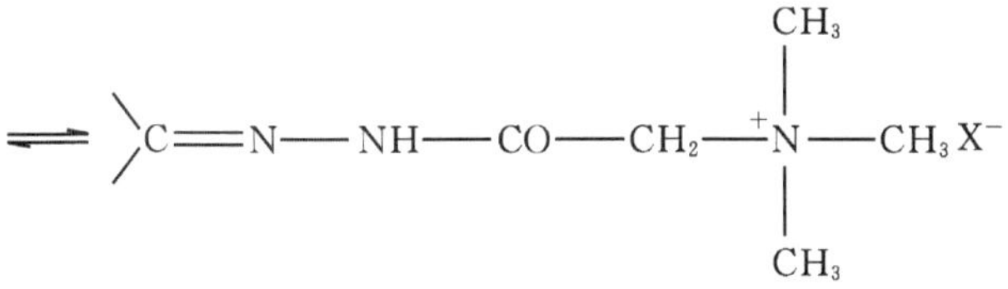

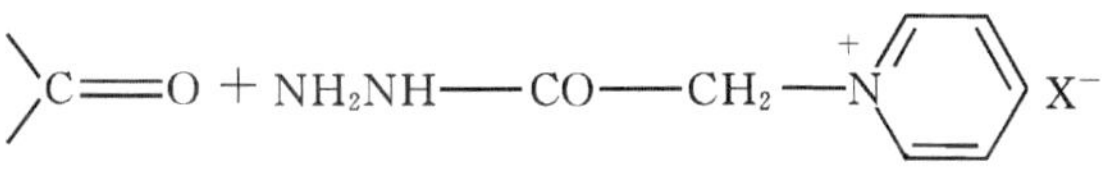

$$\rightleftharpoons\ \rangle C{=}N{-}NH{-}CO{-}CH_2{-}\overset{+}{N}(CH_3)_3\ X^-$$

$$\rangle C{=}O + NH_2NH{-}CO{-}CH_2{-}\overset{+}{N}C_5H_5\ X^-$$

吉拉德试剂 P

$$\rightleftharpoons\ \rangle C{=}NNH{-}CO{-}CH_2{-}\overset{+}{N}C_5H_5\ X^-$$

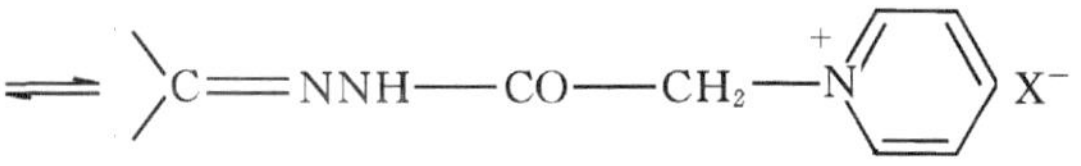

4. 氧化反应

萜类分子中的双键、羟基、羰基等官能团可被不同的氧化剂在适当的条件下氧化生成相应的氧化产物。常用的氧化剂有臭氧、铬酐(三氧化铬)、四醋酸铅、高锰酸钾和二氧化硒等,其中以臭氧的应用最为广泛。

五、提取与分离鉴定

(一)提取

1. 水蒸气蒸馏法

水蒸气蒸馏法适用于具有挥发性、能随水蒸气蒸馏的萜类。这部分萜类化合物通常是挥发油的组成部分。

2. 溶剂提取法

(1)苷类化合物的提取　在萜类化合物中,环烯醚萜以苷的形式存在较多见,而其他萜类则少见。苷类化合物用甲醇或乙醇进行提取,经减压浓缩后转溶于水中,滤除水不溶性杂质,继而用石油醚、环己烷或乙醚等萃取,除去残留的树脂类等脂溶性杂质,水溶液再用正丁醇萃取,即得粗总苷。单糖苷也可用乙酸乙酯萃取。

(2)非苷类化合物的提取　用甲醇或乙醇进行提取,经减压浓缩后转溶、或分散于水中,再用乙酸乙酯萃取,即得总萜类提取物;或依次用石油醚或环己烷、氯仿、乙酸乙酯等极性递增的有机溶剂分别萃取,得不同极性的萜类萃取物,再行分离。

3. 碱提取酸沉淀法

碱提取酸沉淀法是利用内酯化合物在碱性条件下开环成盐而溶于水中,酸化后又闭环,析出原内酯化合物的性质来提取倍半萜内酯化合物。但是在用酸、碱处理时,可能引起构型甚至其他结构的改变,应引起注意。

萜类化合物尤其是倍半萜内酯类化合物容易发生结构重排,二萜类易聚合而树脂化,引起结构的变化,所以宜选用新鲜药材或迅速晾干的药材,并尽可能避免酸、碱的处理。提取苷类成分时应事先破坏酶的活性。

(二)分离

1. 分馏法

分馏法适用于低沸点、小分子的萜类。这些萜通常存在于挥发油中。

2. 结晶法分离

有些萜类的萃取液浓缩至小体积时,往往有结晶析出,滤除结晶,再用适当的溶剂进行重结晶,即可得纯的萜类化合物。

3. 柱色谱分离

分离萜类化合物多用吸附柱色谱法,常用的吸附剂有硅胶、中性氧化铝等,常用的洗脱系统有石油醚-乙酸乙酯、苯-乙酸乙酯、苯-氯仿、氯仿-甲醇等溶剂系统。

此外,亦可采用硝酸银色谱法进行含有双键的萜类化合物的分离,不同的萜类化合物中的双键数目和位置不同,与硝酸银形成 π-络合物的难易程度和稳定性也有差别,从而在柱中被不同程度地保留,可借此达到分离目的。

4. 利用结构中特殊功能团进行分离

内酯可在碱性条件下开环而溶于水溶液,加酸后又环合而析出,借此可与非内酯类化合物分离。含双键、羰基的萜类可以用相应的试剂与其形成加成产物的结晶,而得以分离。

在植物体内皂苷与其水解酶共存,皂苷的水解酶可使皂苷酶解生成次生苷或苷元,尤其是羧基与糖结合的酯苷键更易酶解断裂,提取中应根据需要利用或抑制酶的活性。

(三)鉴定

1. 化学鉴定

环烯醚萜可用如下显色反应进行鉴定。

(1)Shear 反应　Shear 试剂(浓 HCl -苯 1:15)多能与吡喃衍生物产生特有的颜色。如车前草苷呈黄色,继而变为棕色,最后转为深绿色。

(2)氨基酸反应　环烯醚萜化合物可与氨基酸共热生成红色至蓝色,可用于鉴定。

(3)其他显色反应　环烯醚萜容易在酸、碱等试剂作用下与相应试剂发生分解、聚合、缩合、氧化等反应,形成有色物质。如京尼平苷与 2,4 -二硝基苯肼反应生成黄色。

2. 色谱鉴定

常用硅胶薄层色谱对萜类进行鉴定,展开剂可用石油醚或正己烷-乙酸乙酯、石油醚-丙酮等,常用的显色剂是香草醛-浓硫酸试剂(105℃加热),化合物不同所显的颜色也不同。

3. 光谱鉴定

(1)紫外光谱　萜类化合物结构中常有共轭双键或 α,β -不饱和羰基,另外,环烯醚萜 C_4 位常有羧基或形成酯 COOR,故分子中有 α,β -不饱和酸或酯结构,这些生色团在紫外光区会产生特征吸收(表 10 - 2),可用于鉴定。

表 10-2 萜类化合物的特征紫外吸收

萜类化合物中的官能团	λmax(nm)	吸收系数(ε)
孤立双键	205～250	900 左右
共轭双烯	215～270	2500～30000
	链状共轭双烯 217～228	15000～25000
	环内共轭双烯 256～265	2500～10000
	一个双键在环内 230～240	13000～20000
α,β-不饱和羰基	220～250	10000～17500
α,β-不饱和酸或酯	230～240	10000 左右

（2）红外光谱 萜类化合物常含有内酯结构，在 $1700～1800cm^{-1}$ 间有强的羰基特征吸收峰。六元环、五元环及四元环内酯羰基的吸收波长分别为 $1735cm^{-1}$、$1770cm^{-1}$ 和 $1840cm^{-1}$。

环烯醚萜 C_3 位的烯醚双键在 $1640cm^{-1}$ 左右有强吸收峰；C_4 位 COOR 的 α,β-不饱和酸或酯结构在 $1680cm^{-1}$ 左右有强吸收峰。

第二节 挥发油

一、概述

挥发油（volatile oils）又称精油，是一类具有芳香气味、在常温常压下能挥发的油状液体的总称。挥发油大多难溶于水，可随水蒸气蒸馏。

挥发油在植物界分布很广，其主要存在于种子植物，尤其是芳香植物中。在我国野生与栽培的芳香植物有 70 科，200 属，约 600～800 余种，供药用的有菊科（如菊花、青蒿、木香）、芸香科（如芸香、花椒）、唇形科（如薄荷、藿香）、伞形科（如小茴香、川芎）、木兰科（如五味子、厚朴、八角茴香）、樟科（如肉桂、乌药）、姜科（如姜、砂仁、豆蔻）、桃金娘科（如丁香）、禾本科（如芸香草）等。挥发油存在于植物的腺毛、油室、油管、分泌细胞或树脂道中，大多数成油滴状存在，也有些与树脂、液黏质共存。挥发油在植物体内的存在部位随植物品种不同而差异较大，有的植物全株中都含有，有的则在花、果、叶、根或根茎部分含量较多。

挥发油是具有广泛生物活性的一类成分，多具有祛痰、止咳、平喘、祛风、健胃、解热、镇痛、抗菌消炎等作用。其主要化学成分有些在临床上早已应用，例如樟脑有局部刺激作用，用于神经痛、炎症和跌打损伤等；冰片具有发汗、兴奋、解痉和防止虫蛀等作用，此外还具有显著的抗缺氧功能，与苏合香脂配合制成苏冰滴丸用于冠心病、心绞痛的治疗；薄荷脑对皮肤和黏膜有清凉和弱的麻醉作用，用于镇痛和止痒，亦有防腐和杀菌作用，还被作为牙膏和食品的香料；此外，丁香酚用于局部止痛和防腐，百里香草酚用于消毒抗菌。也有许多是以挥发油为整体进行药用，例如柠檬油对淋球菌、葡萄球菌、大肠杆菌和白喉菌有抑制作用；柴胡挥发油有良好的退热效果；八角茴香油用作芳香调味剂和健胃药；肉桂油用作祛风药和健胃药；芸香草油可平喘、松弛支气管平滑肌，用于慢性支气管炎；松节油用于肌肉、关节疼痛；桉油用于解热、镇痛、抗菌；土荆芥油有驱虫作用；薄荷油有清凉、驱风、消炎、局麻作用；茉莉花油具有兴奋作用等。

二、化学组成

挥发油是一种混合物,化学成分比较复杂,一种挥发油中常含有数十种至数百种成分。就算是同一植物的挥发油,由于采用部位、生长环境、采收季节、加工方法等不同,所含成分也会不一样。挥发油的化学组成及实例见表 10-3。

表 10-3 挥发油的化学组成及实例

化学组成	代表化合物	来源	生物活性
萜类化合物:是挥发油的主要组成部分,主要包括单萜、倍半萜及它们的含氧衍生物,其中含氧衍生物多是生物活性较强或具有芳香气味的主要成分	桉油精 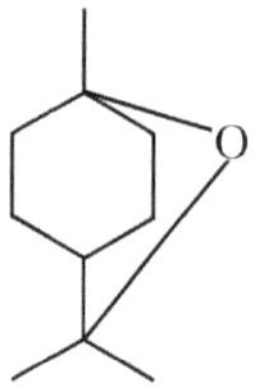	桃金娘科植物蓝桉 *Eucalyptus globulus* 的挥发油	解热、镇痛、抗菌
芳香族化合物:在挥发油中存在也相当广泛,仅次于萜类,包括萜源衍生物、苯丙素衍生物等,其结构多具有 C_6-C_3 骨架	丁香酚 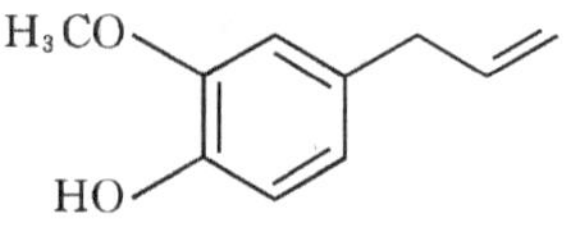 H_3CO ... HO ...	桃金娘科植物丁香 *Eugenia caryophyllata* 的挥发油	局部止痛、防腐
脂肪族化合物:主要是一些小分子脂肪族化合物,有些挥发油还含有小分子醇、醛及酸类化合物	甲基正壬酮 $H_3C-\overset{\underset{\|}{O}}{C}-(CH_2)_8CH_3$	鱼腥草、芸香及黄柏果实的挥发油	抗菌消炎、镇痛镇咳
其他类化合物:包括一些含硫、含氮化合物	大蒜辣素 $H_2C=CHCH_2-\overset{\underset{\|}{O}}{S}-S-CH_2CH=CH_2$	存在于大蒜中,由大蒜氨酸经酶水解后产生	抗菌、抗病毒

三、理化性质

1. 性状

(1)颜色和形态 挥发油在常温常压下多为无色或淡黄色的油状液体,少数为棕色、黄棕色,个别呈蓝色、蓝绿色或红色。有的挥发油在冷却时其主要成分可以析出结晶,这种析出物习称为"脑",如薄荷脑、樟脑等。滤除脑的挥发油称之为"脱脑油"。

(2)挥发性和气味 挥发油在常温下可自行挥发而不留任何痕迹,这是挥发油和脂肪油的本质区别。大多数挥发油具有强烈的香气或辛辣味,少数有其他特殊的气味。挥发油的气味往往是其品质优劣的重要标志。

2.溶解性

挥发油易溶于各种弱至中等极性有机溶剂中,如石油醚、苯、乙醚、氯仿和二硫化碳等。挥发油在乙醇中的溶解度随乙醇的浓度增高而增大,在高浓度的乙醇中能全部溶解,而在低浓度乙醇中只能溶解一定数量。挥发油不溶于水,但是其中的含氧化合物也能部分地溶于水中。医药上常用这一性质制备芳香水剂,如薄荷水等。

3.物理常数

挥发油虽由多种成分组成,但由于各种挥发油的化学组成基本稳定,所以其物理常数也稳定在一定范围内。挥发油多数比水轻,也有的比水重,如丁香油、桂皮油等,其比重在 $0.85\sim1.065$ 之间,习惯上把相对密度小于 1 的挥发油称为"轻油",相对密度大于 1 的称为"重油"。挥发油几乎均有光学活性,比旋度在 $+97°\sim+177°$ 范围内;具有强的折光性,折光率在 $1.43\sim1.61$ 之间,是检查挥发油的重要物理常数。挥发油的沸点在 $70\sim300℃$,具有随水蒸气蒸馏的特性。

4.稳定性

挥发油与空气及光线长期接触,常会被逐渐氧化变质,使之比重增加、颜色变深、失去原有香味,并能形成树脂样物质,也不再能随水蒸气蒸馏。因此,挥发油应贮于棕色瓶内,装满、密闭并在阴凉处低温保存。

四、鉴定

1.一般鉴定

通常将挥发油制成石油醚溶液或直接滴在滤纸上,如能自行挥发且不留任何痕迹,则可能是挥发油;如油斑不消失,则可能含油脂。

2.物理常数鉴定

常用于鉴定的物理常数有折光率、比旋度、相对密度等。几种挥发油的物理常数见表10-4。

表 10-4 几种挥发油的物理常数

挥发油名称	相对密度(25℃)	比旋度(25℃)	折光率(25℃)
橙皮油	$0.842\sim0.846$	$+94°\sim+99°$	$1.472\sim1.474$
薄荷油	$0.895\sim0.910$	$-18°\sim-32°$	$1.458\sim1.471$
丁香油	$1.038\sim1.060$	$-1°30''$以下	$1.530\sim1.535$
桉叶油	$0.905\sim0.925$	$-5°\sim+5°$	$1.458\sim1.470$
姜油	$0.872\sim0.895$	$-25°\sim+50°$	$1.480\sim1.499$
霍香油	$0.962\sim0.967$	$+5°\sim+6°$	$1.506\sim1.516$
八角茴香油	$0.978\sim0.988$	$-2°\sim+1°$	$1.533\sim1.560$
当归油	1.0403	$-0.58°$	1.559

3.化学常数鉴定

(1)酸值 酸值代表挥发油中游离羧酸和酚类成分的含量,以中和 1g 挥发油中含有的游离羧酸和酚类所需要的氢氧化钾毫克数来表示。

(2)酯值 酯值代表挥发油中酯类成分的含量,以水解 1g 挥发油所需的氢氧化钾毫克数来表示。

(3)皂化值　以皂化 1g 挥发油所需氢氧化钾的毫克数表示。事实上,皂化值等于酸值和酯值之和。

4.色谱鉴定

挥发油的色谱鉴定可用气相色谱和薄层色谱。气相色谱是研究挥发油最重要的手段之一,特别是气相色谱-质谱-微机数据处理系统(GC/MS/DS)联用仪的使用,使挥发油中的各类成分定性定量分析更加方便准确。薄层色谱操作简便,应用亦较为普遍。

薄层色谱中以硅胶或氧化铝为固定相,展开剂可用石油醚-乙酸乙酯、石油醚或正己烷、苯-甲醇(图 10-2),常用的显色剂见表 10-5。

表 10-5　挥发油薄层鉴定常用显色剂

显色剂	现象与结果
10％硫酸试剂(105℃加热)	成分不同时显不同颜色
香草醛-浓硫酸试剂(105℃加热)	成分不同时显不同颜色(多首选)
香草醛-浓盐酸试剂(105℃加热)	成分不同时显不同颜色
2％高锰酸钾试剂	如在粉红色背景下显黄色斑点,表明含不饱和化合物
2,4-二硝基苯肼试剂	如呈黄色斑点,表明含醛、酮化合物
异羟肟酸铁试剂	如呈淡红色斑点,表明酯或内酯
三氯化铁试剂	如呈绿或蓝色斑点,表明含酚性物质

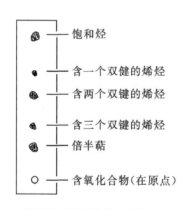
展开剂:石油醚或正己烷

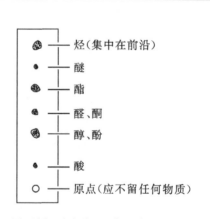
展开剂:石油醚-乙酸乙酯(85∶15)

图 10-2　挥发油的薄层色谱图

五、提取与分离

(一)挥发油的提取

1.水蒸气蒸馏法

挥发油与水不相混溶,当受热后,二者蒸气压之和与大气压相等时,溶液即开始沸腾,继续加热则挥发油可随着水蒸气被蒸馏出来。因此,天然药物中挥发油广泛采用水蒸气蒸馏法来提取(提取装置见图 10-3)。具体的操作方法有共水蒸馏和通入水蒸气蒸馏两种。共水蒸馏法是将药材原料放入蒸馏器中加水浸泡后,直接加热蒸馏,使挥发油与水蒸气一起蒸出。此法操作简单,但因受热温度过高,有可能使挥发油中的某些成分发生分解或使药材焦化,影响挥发油的质量。通入水蒸气蒸馏法是将容器底部盛水,将药材原料置于水上方的有孔网板隔层上,当底部的水受热产生蒸气通过原料时,则挥发油受热随水蒸气同时被蒸馏出来。此法可避免直火高温而影响挥发油的质量。

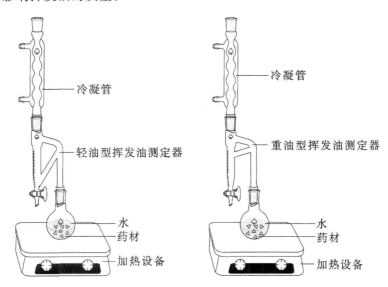

图 10-3　挥发油提取装置

　　实验室进行挥发油提取时,直接用挥发油测定器来收集和分离挥发油,挥发油测定器分轻油型和重油型两种,提取相对密度小于 1 的挥发油应选择轻油型挥发油测定器,提取相对密度大于 1 的挥发油则应选择重油型挥发油测定器提取。

　　采用水蒸气蒸馏法得到的馏出液中,大多数挥发油难溶于水而与水分层,如果挥发油在水中溶解度较大、不易分层,可采用盐析法,使挥发油自水中析出,或盐析后用低沸点亲脂性有机溶剂萃取,然后低温蒸去萃取溶剂即得挥发油。

2. 油脂吸收法

　　油脂类可以吸收挥发油,用于提取贵重的挥发油,如玫瑰花油、茉莉花油。常用无臭味的猪油 3 份与牛油两份的混合物,均匀地涂在玻璃板两面,并与平铺的鲜花瓣层相间叠放,吸收花瓣中的挥发油后,刮下油脂,即为"香脂",可直接用于香料工业,也可加入无水乙醇溶解,滤过后将溶液减压蒸去乙醇,即得挥发油。

3. 有机溶剂提取法

　　用石油醚(30~60℃)(多首选)、二硫化碳、四氯化碳、苯等有机溶剂浸取,浸取的方法可采用回流提取法或冷浸法,减压蒸去有机溶剂后即得浸膏。浸膏中往往含有原料中其他脂溶性成分如树脂、油脂、蜡类等杂质,可利用乙醇对植物蜡类等杂质的溶解度随温度的下降而降低的特性,先用热乙醇溶解浸膏,放置冷却,滤除杂质,回收乙醇即得挥发油;也可以将浸膏再次进行水蒸气蒸馏,得到较纯的挥发油。

4. 超临界流体萃取法

　　采用超临界 CO_2 流体萃取法提取芳香挥发油,具有防止氧化、热解及提高品质的优点,所得芳香挥发油的气味与原料相同,明显优于其他方法。但较之一般提取方法而言,其工艺技术要求高,设备费用投资大,应用还不够普遍。

5.冷压法

挥发油含量较高的新鲜药材,如鲜桔皮、柠檬皮等,可撕裂后直接进行压榨,将挥发油从植物组织中挤压出来,压出液常含有水分、黏液质及细胞组织等杂质,静置分层或离心后分出油层即得挥发油。此法在常温下进行,保持原有挥发油的新鲜香味,但所得的挥发油可能溶出原料中的不挥发性物质。例如柠檬油常溶出原料中的叶绿素,而使柠檬油呈绿色。

(二)挥发油成分的分离

1.冷冻法

将挥发油置于0℃以下,其中含量较高的成分即析出结晶,与挥发油中的其他成分分离,如无结晶可将温度继续降至−20℃放置。取出结晶再经重结晶可得纯品。此法优点是操作简单,但有时分离不完全,如析出薄荷醇后的挥发油中还含有50%的薄荷醇。

2.分馏法

此法利用挥发油中成分的沸点不同进行分离。由于挥发油的组成成分对热及空气中的氧较敏感,因此分馏时宜减压进行。由于挥发油中的有些成分沸点差异较小,故经分离得到的每一馏分,可能仍然是混合物,各馏分可进而采用色谱法等进一步分离。

3.化学法

根据挥发油中各成分的结构或官能团不同,可用相应的化学试剂处理,使各类成分达到分离的目的。一般可将挥发油分离为碱性成分、酸性成分、中性成分及含羰基的成分等不同类型的几部分。

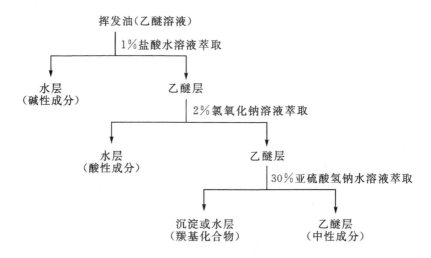

4.色谱法

色谱法中以硅胶和氧化铝吸附柱色谱应用最为广泛,以石油醚、己烷、乙酸乙酯等组成的混合溶剂为流动相进行洗脱。此外,还可采用硝酸银柱色谱进行分离,这是根据化合物中双键的多少和位置不同,与硝酸银形成 π-络合物的难易程度和稳定性的差别,而得到色谱分离。一般硝酸银浓度为2%～2.5%较为适宜。

由于挥发油的组成成分多而复杂,分离多采用分馏法与色谱法相结合,往往得到较好效果。

第三节　应用实例

一、萜类

1. 青蒿中青蒿素的提取分离

青蒿为菊科植物黄花蒿 *Artemisia annua* L. 的干燥地上部分。具有清热解暑、除蒸、截疟之功效。用于暑邪发热,阴虚发热,夜热早凉,骨蒸劳热,疟疾寒热,湿热黄疸等。青蒿素类药物以其能快速有效地杀灭各种红细胞内疟原虫和低毒性而成为抗疟首选药,是中国医药学对世界的重大贡献。

(1)青蒿素的结构与性质　青蒿素是一种含有过氧基和内酯环的新型倍半萜内酯,其中过氧基是青蒿素分子中抗疟疾的主要有效基团。青蒿素为无色针状结晶,熔点 156～157℃,易溶于氯仿、丙酮、乙酸乙酯等有机溶剂,可溶于乙醇、乙醚,微溶于冷石油醚及苯等有机溶剂,几乎不溶于水。青蒿素对热不稳定。

(2)青蒿素的提取分离实例解析　①利用青蒿素可溶于乙醇的性质对其进行提取分离。但由于青蒿素中含蜡质比较多,如乙醇浓度过高会使蜡状物一并提取出来,使精制困难,同时也影响产品的纯度和收率,故利用 70%乙醇进行提取。也可采用丙酮提取,收率高于乙醇提取,但成本较高。②由于青蒿素含有过氧基,故对热不稳定,长时间加热会造成分解,故提取时温度不宜过高,一般不宜超过 60℃,可采用浸渍法或渗漉法提取。③母液中尚含有青蒿素,可浓缩后调 pH 至 6～7,静置,即可得青蒿素粗品。

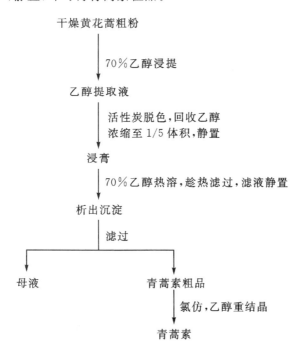

(3)提取、分离、鉴定技术在青蒿质量标准中的应用　青蒿素的薄层色谱鉴别:取该品粉末3g,加石油醚(60～90℃)50ml,加热回流 1h,滤过,滤液蒸干,残渣加正己烷 30ml 使溶解,用 20%乙腈溶液振摇提取 3 次,每次 10ml,合并乙腈液,蒸干,残渣加乙醇 0.5ml 使溶解,作为供试品溶

液。另取青蒿素对照品,加乙醇制成每 1ml 含 1mg 的溶液,作为对照品溶液。照薄层色谱法试验,吸取上述两种溶液各 5μl,分别点于同一硅胶 G 薄层板上,以石油醚(60~90℃)-乙醚(3:2)为展开剂,展开,取出,晾干,喷以 10％硫酸乙醇溶液,在 105℃加热至斑点显色清晰,置紫外光灯(365nm)下检视。供试品色谱中,在与对照品色谱相应的位置上,显相同颜色的荧光斑点。

2. 紫杉醇的提取分离

紫杉醇为白色或类白色粉末,熔点 213~216℃,可溶于氯仿、二氯甲烷、乙酸乙酯、乙醇等有机溶剂,几乎不溶于水。

 知识链接

紫杉醇是美国北卡罗莱纳州三角研究所的 Wall 博士和 Wani 博士于 1967 年提取出的。之后,他们又从太平洋红豆杉中分离出了这种化合物并发现它具有广泛而强大的抗恶性肿瘤作用。但是,由于紫杉醇在原植物中的含量很低(皮中含量最高,约 0.01％~0.04％),而其植物资源又极为有限,同时,紫杉醇的水溶性较差(溶解度约 20mg/L),故在随后的十几年内,紫杉醇并未能引起人们的足够重视。后来进一步的研究表明紫杉醇可通过阻止微管蛋白聚合成微管而发挥作用,另外,紫杉醇还能诱导形成特异的微管蛋白束,其独特的抗癌机制使人们重新燃起了对紫杉醇的研究热情,并最终将其研制开发为一类抗癌新药。紫杉醇类抗癌药的发展历史如下:

1958 年美国国家癌症研究所在全球植物中提取抗癌物质。

1971 年从红豆杉中分离出紫杉醇,并发现其独特的抗癌机制。

1992 年美国政府将专利转让给施贵宝,紫杉醇抗癌药物面世。

1994 年紫杉醇创世界抗癌药物全球销量冠军。

2000 年紫杉醇销量创百亿,达生产和销售的顶峰。后受原料供应限制未有进一步上升。

2002 年我国出台严禁砍伐野生红豆杉的文件,鼓励人工种植。

2004 年施贵宝专利保护到期,全球(包括中国)更多制药企业介入紫杉醇的生产。

2005 年我国再次提出保护野生红豆杉植物资源,进行全国资源普查,鼓励人工种植。

紫杉醇的提取分离步骤如下:

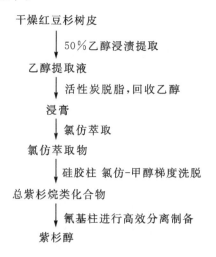

干燥红豆杉树皮
↓ 50％乙醇浸渍提取
乙醇提取液
↓ 活性炭脱脂,回收乙醇
浸膏
↓ 氯仿萃取
氯仿萃取物
↓ 硅胶柱 氯仿-甲醇梯度洗脱
总紫杉烷类化合物
↓ 氰基柱进行高效分离制备
紫杉醇

二、挥发油

1.薄荷挥发油的提取分离

薄荷为唇形科植物薄荷 *Mentha haplocalyx* Briq. 的地上全草,具有宣散风热、清利头目、透疹之功效,用于风热感冒、瘟病初引起的发热、无汗、头身痛等症。薄荷中的挥发油含量约为 1%～3%,可用作芳香药、祛风药及调味剂。薄荷油的化学组成比较复杂,主要是单萜及其含氧衍生物。其中薄荷醇占 77%～88%,薄荷酮约占有 10%,乙酰薄荷酯占 1%～6%,此外尚有柠檬烯、异薄荷酮、新薄荷酮、番薄荷酮、桉油精、樟烯等。

薄荷油为无色、淡黄色或黄绿色的油状液体,有强烈的薄荷香气,味辛辣清凉,可溶于乙醇、乙醚、氯仿等有机溶剂。沸点 204～210℃。其提取分离方法如下所示:

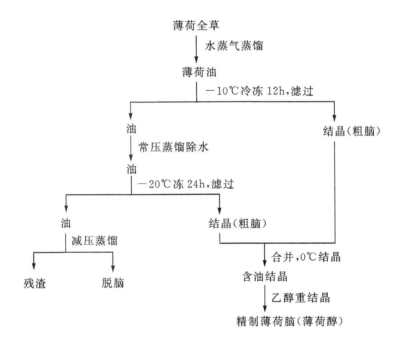

2.丁香挥发油的提取分离

丁香为桃金娘科植物丁香 *Eugenia caryophyllata* Thunb. 的干燥花蕾,具有芳香健脾、降气止痛之功效。丁香中挥发油的含量可达 14%～21%,丁香油在临床上用于止痛、抗菌消炎。丁香油为无色透明液体,沸点 225℃,油中的主要有效成分为丁香酚,药理实验表明丁香酚具有消炎、防腐等作用,2010 版《中国药典》规定丁香油中丁香酚的含量不得少于 65%(V/V)。丁香中挥发油除含有丁香酚外,还含有乙酰丁香酚和 β-丁香烯等。其提取分离流程如下所示

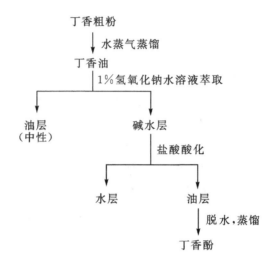

 学习小结

本章主要介绍了萜和挥发油的概念以及萜类和挥发油的结构与分类、理化性质、提取方法等内容。挥发油性质与提取分离的学习,应注意与实物相结合增强学习趣味性。

 目标检测

一、名词解释

挥发油 脑

二、简答题

1. 挥发油的组成是什么?

2. 如何鉴别挥发油?

3. 挥发油如何保存? 为什么?

4. 挥发油的提取方法有哪些?

第十一章　其他成分

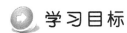

学习目标

【知识要求】

- 掌握去除鞣质的常用方法。
- 熟悉鞣质、有机酸等成分的理化性质及一般的鉴定方法。
- 了解其他各类成分的结构类型、存在状态及生物活性。

【能力要求】

- 能利用中药制剂有效成分的特性,除去其中所含的鞣质。
- 能根据氨基酸的等电点性质除去药液中的氨基酸。

　　天然药物中的有效成分除生物碱、糖苷类、挥发油、醌类等,还有鞣质、有机酸、氨基酸、蛋白质及酶等其他成分,他们在植物中普遍存在,但是对治疗疾病不起主要作用,常常不被重视。但是近年来研究发现,一些原本认为是无效成分的鞣质、蛋白质、多糖等,因为发现他们具有生物活性而成为了有效成分。可见,有效成分和无效成分是相对的。鞣质在多数天然药物中对治疗疾病不起主导作用,视为无效成分;而鞣质在地榆、五倍子等中药中因具有收敛、止血和抗菌消炎作用则被视为有效成分。随着科技的发展,人们认识的逐渐深入,天然药物的有效成分和无效成分是可以相互转化的。本章我们学习的其他成分包括鞣质、有机酸、蛋白质与酶、动物活性成分和矿物活性成分。

第一节　鞣　质

一、概述

　　鞣质(tannins),又称单宁,是存在于植物体内的一类结构比较复杂的多元酚类化合物,有涩味,为无定形粉末。鞣质能与蛋白质结合形成不溶于水的沉淀,故可用来鞣皮,即与兽皮中的蛋白质相结合,使皮成为致密、柔韧、难于透水且不易腐败的革,因此称为鞣质。鞣质可溶于水、乙醇、丙酮、乙酸乙酯,通常不溶于氯仿、苯或乙醚。

　　鞣质广泛存在于自然界中,约 70% 以上的天然药物含有鞣质类成分,特别在种子植物中分布很普遍。鞣质存在于植物的皮、茎、叶、根、果实等部位。如地榆、石榴皮、虎杖、四季青、侧柏、仙鹤草等药材中均有大量鞣质存在。鞣质含量一般随植物的年龄、存在部位、生长环境、生长季节等条件不同而异。一年生草本植物一般含鞣质较少;木本心材中鞣质含量随年龄增长而增加;果实中鞣质含量随其逐渐成熟而下降;植物向阳部位的鞣质含量较背阴部位高;温带植物较寒带植物的鞣质含量高。某些寄生于植物的昆虫所生的虫瘿中也常含有大量的鞣质,如五倍子,其鞣质含量可达 60%～70%。

鞣质具有收敛性,内服可用于治疗胃肠道出血、溃疡及水泻等症;外用于创伤、灼伤,可使创伤后渗出物中的蛋白质凝固,形成痂膜而防止感染,还能使创面的微血管收缩,有局部止血作用。鞣质能凝固微生物体内的原生质,故有抑菌作用;有些鞣质具抗病毒作用,如贯众能抑制多种流感病毒。鞣质可用作生物碱及某些重金属中毒时的解毒剂。鞣质具有较强的还原性,可清除生物体内的超氧自由基,延缓衰老。鞣质具有抗肿瘤的作用,如茶叶中 EGCG,月见草中的月见草素 B 等有显著的抗肿瘤促发作用。从含鞣质 6% 以上的植物水提液中所得的浓缩产品"栲胶",主要用于皮革工业的鞣皮剂,工业用作木材粘胶剂、墨水原料、染色剂、防垢除垢剂等。此外,鞣质还有抗变态反应、抗炎、驱虫、降血压等作用。

二、结构与分类

根据结构特征可将鞣质分成三类:可水解鞣质、缩合鞣质及复合鞣质。

(一)可水解鞣质

可水解鞣质由于分子中具有酯键和苷键,在酸、碱、酶(特别是鞣质酶或苦杏仁酶)的作用下,可水解成小分子酚酸类化合物和糖或多元醇。根据水解的主要产物(酚酸及其多元醇)不同又可分为:

1. 没食子酸鞣质

水解后能生成没食子酸和糖或多元醇。此类鞣质的糖或多元醇部分的羟基全部或部分地被酚酸或缩酚酸所酯化,结构中具有酯键或酯苷键。其中糖及多元醇部分最常见的为葡萄糖,此外还有 D-金缕梅糖、原栎醇、奎宁酸等。

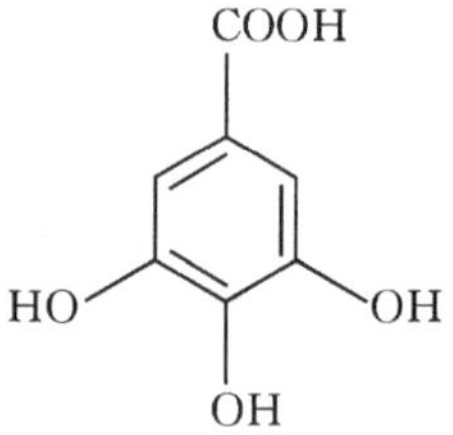

没食子酸

2. 逆没食子酸鞣质

逆没食子酸鞣质是六羟基联苯二甲酸或与其有生源关系的酚羧酸与多元醇(多数是葡萄糖)形成的酯。水解后可产生逆没食子酸和糖或同时有黄没食子酸或其他酸产生。

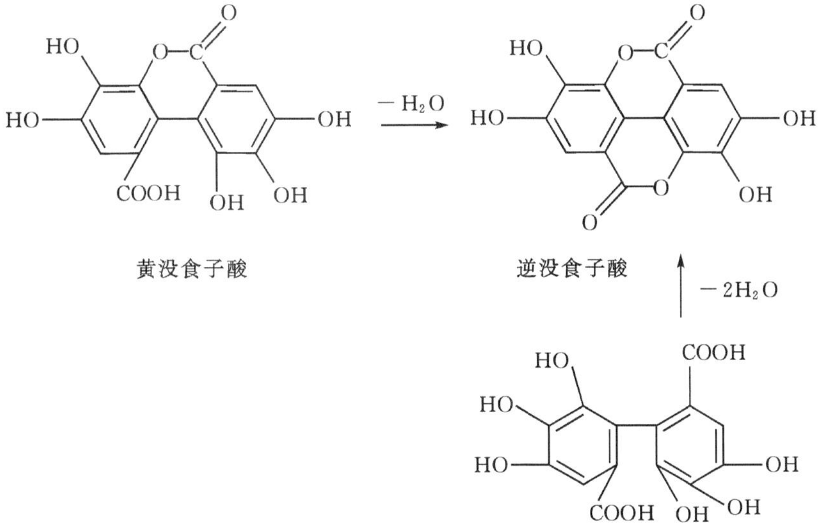

黄没食子酸 逆没食子酸

(二)缩合鞣质

缩合鞣质类用酸、碱、酶处理或久置均不能水解,但可缩合为高分子不溶于水的产物"鞣红"(亦称鞣酐),故又称为鞣红鞣质类。

缩合鞣质在天然药物中分布极广,天然鞣质大多属于这一类型,如钩藤、四季青、槟榔等所含的鞣质为缩合鞣质类,也有一些天然药物中所含的鞣质为缩合鞣质和可水解鞣质的混合物。

缩合鞣质的化学结构较为复杂,目前尚未完全了解,仅从一些假说及实际分离到的缩合鞣质推测,认为与羟基黄烷-3-醇和羟基黄烷-3,4-二醇有密切的关系,因此,这些羟基黄烷醇类很可能就是缩合鞣质的前体,羟基黄烷醇之间是以碳碳键缩合而成的鞣质,故不易为酸所水解。

缩合鞣质的数量远比可水解鞣质大,但研究得较多而且详细的却是可水解鞣质。近年来,我国学者对一些具有收敛性,能使烧伤部位产生痂膜的天然药物的毒性进行了研究,实验结果证明缩合鞣质的毒性较低,对肝脏无损害或只有轻度损害,但是可水解鞣质的毒性较高,对肝脏有严重的损害作用,这对我国进一步应用含鞣质的天然药物治疗烧伤等病症提供了一定的理论根据。

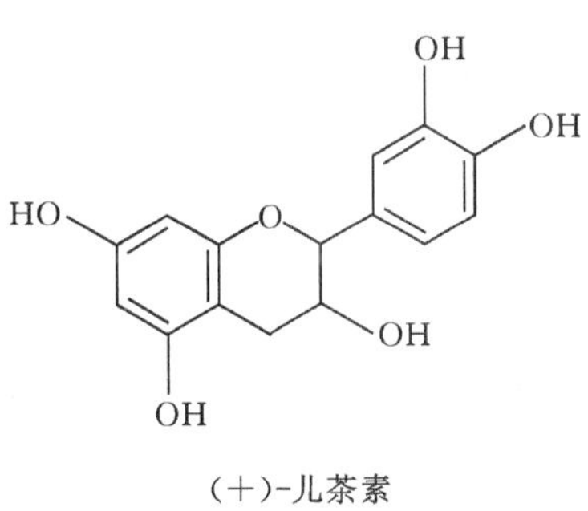

(+)-儿茶素 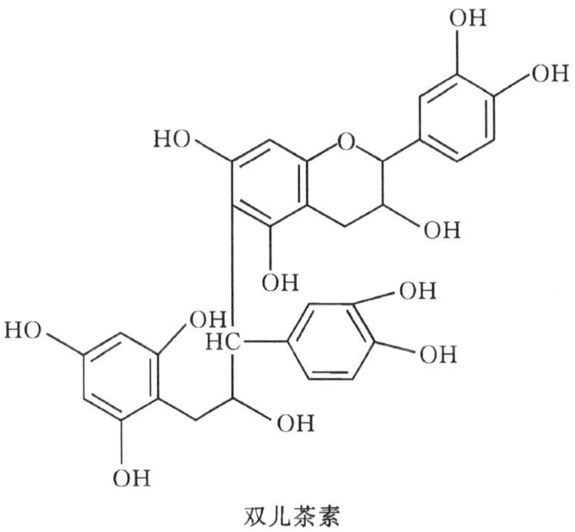 双儿茶素

(三)复合鞣质

近年来陆续从山茶及番石榴属中分离出含有黄烷醇的逆没食子鞣质。例如山茶素 B,山茶素 D 及番石榴素 A、C 等。它们的分子结构是由逆没食子鞣质部分与原花色素部分结合组成的,具有可水解鞣质与缩合鞣质的一切特征。因此,这类由可水解鞣质部分与黄烷醇缩合而成的鞣质,是属于上述两类鞣质以外的第三类鞣质,即复合鞣质。

三、性质与鉴定

1.物理性质

(1)性状　鞣质多为无定形粉末,具有吸湿性。

(2)溶解性　鞣质可溶于乙酸乙酯、丙酮和乙醇的混合液、乙醇及水中,不溶于石油醚、二硫化碳、四氯化碳、无水乙醚、氯仿等。

2.化学性质

(1)还原性　鞣质为强还原剂,能还原斐林试剂。

(2)与蛋白质的作用　鞣质与蛋白质能生成不溶的复合物而沉淀。实验室中一般使用明胶沉淀鞣质,可作为除去鞣质的一种方法。

(3)与重金属盐的作用　鞣质水溶液能与重金属盐,如乙酸铅、乙酸铜、氯化亚锡或碱土金属的氢氧化物溶液等作用,生成沉淀。

(4)与生物碱的作用　鞣质的水溶液可与生物碱生成难溶或不溶的沉淀,故可用作生物碱沉淀试剂。在提取分离及除去鞣质时亦常利用这一性质。

(5)与三氯化铁的作用　鞣质的水溶液与三氯化铁生成绿黑或蓝黑色溶液或沉淀。

(6)与铁氰化钾氨溶液的作用　鞣质与铁氰化钾氨溶液反应呈深红色,并很快变成棕色。

3.两类主要鞣质的区别

可水解鞣质与缩合鞣质可通过以下几种反应区别(表 11 - 1)。

表 11 - 1　两类鞣质的鉴别反应

试　剂	可水解鞣质	缩合鞣质
①稀酸(共沸)	无沉淀	暗红色鞣红沉淀
②溴水	无沉淀	黄色或橙红色沉淀
③三氯化铁	蓝或蓝黑色沉淀	绿或绿黑色沉淀
④石灰水	青灰色沉淀	棕或棕红色沉淀
⑤乙酸铅	沉淀	沉淀(可溶于稀乙酸)
⑥甲醛和盐酸	无沉淀	沉淀

以上与鞣质生成沉淀或颜色的试剂,均可用于鞣质的鉴定。

4.除去鞣质的方法

由于鞣质的性质不稳定,致使天然药物制剂易于变色、浑浊或沉淀,从而影响制剂的质量,因此在很多天然药物中,鞣质被视为杂质,可采用以下方法除去。

(1)冷热处理法　鞣质在水溶液中是一种胶体状态,高温可破坏胶体的稳定性,低温可使之沉淀。因此,可先将药液蒸煮,然后冷冻放置,滤过,即可除去大部分鞣质。

（2）石灰法　利用鞣质与钙离子结合生成水不溶性沉淀,故可在天然药物的水提液中加入氢氧化钙,使鞣质沉淀析出;或在天然药物原料中拌入石灰乳,使鞣质与钙离子结合生成水不溶物,选用适宜的溶剂提出有效成分,使鞣质留在药材残渣中,不被提出。

（3）铅盐法　在天然药物的水提取液中加入饱和的乙酸铅或碱式乙酸铅溶液,可使鞣质沉淀而被除去,然后按常规方法除去滤液中过剩的铅盐。

（4）明胶沉淀法　在天然药物的水提取液中,加入适量的 4％明胶溶液,使鞣质沉淀完全,滤除沉淀,滤液减压浓缩至小体积,加入 3～5 倍量的乙醇,以沉淀过剩的明胶。

（5）聚酰胺吸附法　将天然药物的水提液通过聚酰胺柱,鞣质与聚酰胺以氢键结合而牢牢吸附在聚酰胺柱上,80％乙醇亦难以洗脱,而天然药物中的其他成分大部分可被 80％乙醇洗脱下来,从而达到除去鞣质的目的。

（6）溶剂法　利用鞣质与碱成盐后难溶于醇的性质,在乙醇溶液中用 40％氢氧化钠调至 pH 9～10,可使鞣质沉淀,再滤过除去。

四、提取与分离

（一）提取

提取鞣质的天然药物原料最好用新鲜原料,且宜立即浸提,也可以用冷冻或浸泡在丙酮中的方法贮存。原料的干燥宜在尽可能短的时间内完成,以避免鞣质在水分、日光、氧气及酶的作用下变质。将药材粉碎,过筛,用 95％乙醇冷浸或渗漉提取,提取液或渗漉液减压浓缩成浸膏,然后加热水溶解,搅拌过滤,取上清液加 1.5％咖啡碱或明胶使之沉淀,取沉淀加少量甲醇溶解后,加水稀释,再用氯仿抽提,咖啡碱即进入氯仿层,水层用乙酸乙酯提取,将乙酸乙酯减压浓缩,即得鞣质粗品。

（二）分离

1. 溶剂法

通常将含鞣质的水液先用乙醚等极性小的溶剂萃取,除去极性小的杂质,然后用乙酸乙酯提取,可得到较纯的鞣质。亦可将鞣质粗品溶于少量乙醇和乙酸乙酯中,逐渐加入乙醚,鞣质可沉淀析出。

2. 沉淀法

向含鞣质的水液中分批加入明胶溶液,滤取沉淀,用丙酮回流,鞣质溶于丙酮,蛋白质不溶于丙酮而析出,滤过,将滤液中的丙酮加热回收即可得到较纯的鞣质。

3. 柱色谱法

柱色谱法中普遍采用的固定相是 Diaion HP-20、Toyopearl HW-40、Sephadex LH-20 及 MCI Gel CHP-20。以水-甲醇、水-乙醇、水-丙酮为流动相(洗脱剂)。

4. 高效液相色谱法

HPLC 法对鞣质不仅具有良好的分离效果,而且还可以用于判断鞣质分子的大小、各组分的纯度及 α、β-异构体等,具有简便、快速、准确、实用性强等优点。

五、应用实例

1.虎杖

虎杖别名斑根紫金龙、活血龙、阴阳莲。其来源为蓼科植物虎杖 *Polygonum cuspidatum* Sieb. et Zucc. 的根茎和根。药用根茎,具有活血散瘀、祛风解毒、消炎止痛、去湿热黄疸、治慢性气管炎、降低血脂等功效。

虎杖鞣质的分离方法如下:

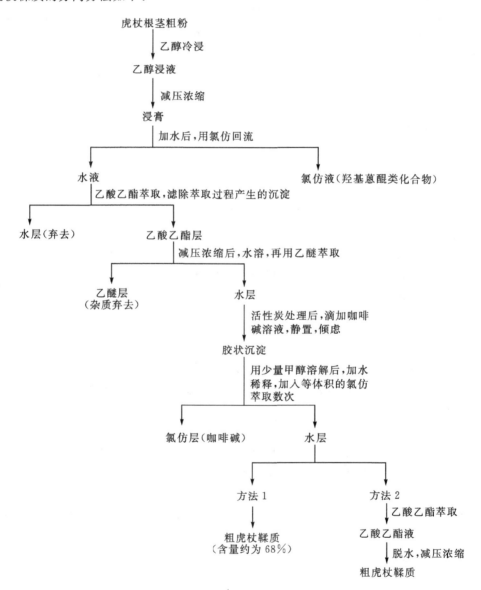

操作提示:①用乙醇冷浸是为了避免加热提取产生副反应。②氯仿萃取主要是分离游离蒽醌类成分。③乙酸乙酯萃取主要是除去水溶性大的杂质。④乙醚萃取主要是除去脂溶性杂质。⑤加咖啡碱溶液是为了沉淀鞣质。⑥第二次加氯仿萃取主要是分离咖啡碱。

2.儿茶素

儿茶素又称茶单宁,和咖啡因同属于茶叶中的两大重要有效成分,但是又以儿茶素为茶汤中最主要的成分。

从儿茶中提取分离鞣质类成分,是根据儿茶中的各种鞣质类成分的溶解特性选择合适的溶剂,逐步达到分离的目的。其提取方法如下:

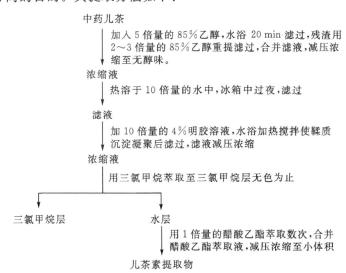

3.四季青

四季青具有清热解毒,凉血止血的功效。近代药理报道,四季青有广谱抗菌作用,由于含有大量的鞣质,也常用于烧伤的治疗。其提取方法如下:

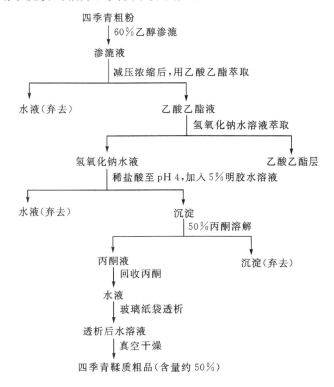

第二节 有机酸

有机酸是分子中具有羧基(不包括氨基酸)的一类酸性化合物。存在于植物的叶、花、茎、果实、种子、根等部分。多数有机酸与钾、钠、钙等金属离子或生物碱结合成盐的形式存在,也有结合成酯存在的,具有多种生物活性。

一、结构与分类

有机酸按其结构特点可分为芳香族、脂肪族和萜类有机酸三大类。

1. 芳香族有机酸

芳香族有机酸常见的有桂皮酸、原儿茶酸、咖啡酸等。

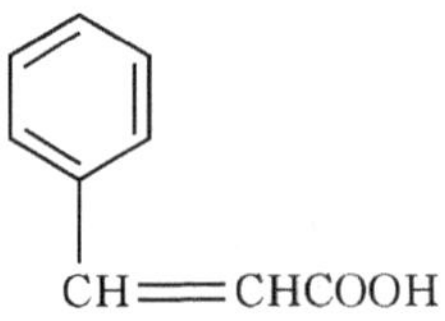

桂皮酸 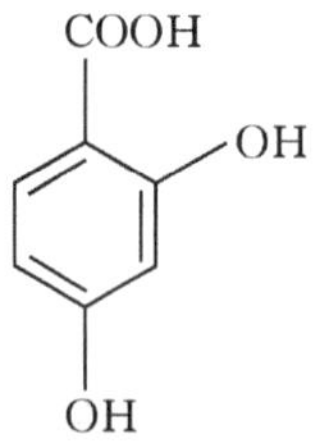　　　　　原儿茶酸 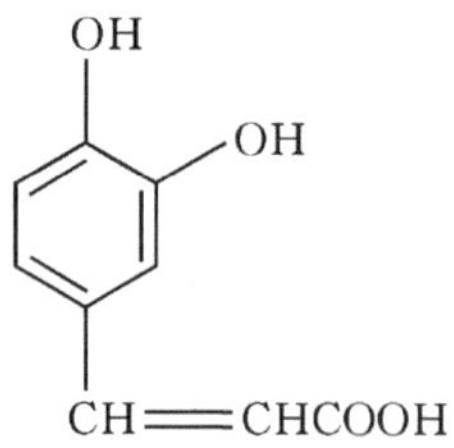　　　　　咖啡酸

2. 脂肪族有机酸

脂肪酸(fatty acid)是指一端含有一个羧基的长脂肪族碳氢链,在生物体内几乎均以酯的形式存在。

脂肪酸根据碳链长度的不同,又可将其分为短链脂肪酸,其碳链上的碳原子数小于 6;中链脂肪酸,其碳链上碳原子数为 6～12 的脂肪酸,主要成分是辛酸(C_8)和癸酸(C_{10});长链脂肪酸,其碳链上碳原子数大于 12。一般食物所含的脂肪酸大多是长链脂肪酸。脂肪酸根据碳氢链饱和程度的不同可分为三类,即:饱和脂肪酸,碳氢上没有不饱和键;单不饱和脂肪酸,其碳氢链上有一个不饱和键;多不饱和脂肪酸,其碳氢链上有两个或两个以上不饱和键。按结构中羧基的数目又可分为一元酸、二元酸及多元酸。天然药物中含有很多脂肪族有机酸,如当归酸、乌头酸、琥珀酸等。

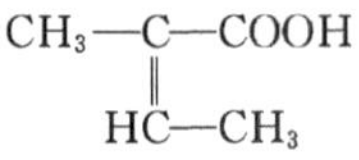

当归酸 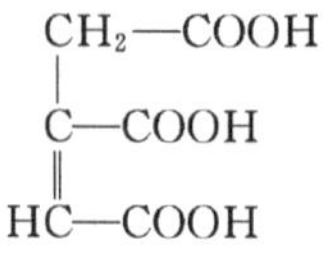　　　　　乌头酸 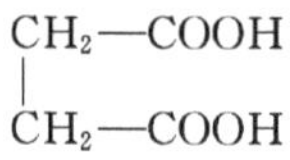　　　　　琥珀酸

3. 萜类有机酸

萜类有机酸属于萜类化合物,如甘草次酸、齐墩果酸等。

二、理化性质与鉴定

(一)理化性质

1.性状

低级脂肪酸和不饱和脂肪酸常温时大多为液体；高级脂肪酸、脂肪二羧酸、脂肪三羧酸及芳香酸大多为固体。

2.溶解性

低级脂肪酸多易溶于水或乙醇，随分子中所含碳原子数目的增多，在水中的溶解度迅速降低，难溶于亲脂性有机溶剂；高分子脂肪酸和芳香酸大多为亲脂性化合物，易溶于亲脂性有机溶剂而难溶于水。有机酸均能溶于碱水。多元酸比一元酸易溶于水，含羟基数目多的有机酸水溶性大；芳香酸较难溶于水，而易溶于乙醇和乙醚中，易升华。

3.酸性

分子中含有羧基而具有较强的酸性，能与碱金属、碱土金属结合成盐。其一价金属易溶于水，不溶于有机溶剂和高浓度的乙醇；二价、三价金属盐较难溶于水，如有机酸的铅盐、钙盐。可利用此性质提取和分离有机酸。

4.酸败

脂肪酸在空气中久置，受氧气、霉菌、水分影响会产生难闻的气味，这种变化叫酸败。

 知识链接

有机酸具有多种生物活性，如止咳平喘、扩冠、抗菌、抗癌等。尤其是脂肪酸对人体影响较大，饱和脂肪酸能促进人体对胆固醇的吸收，使血中胆固醇含量升高，是血管硬化的主要原因；不饱和脂肪酸如亚麻油，α-亚麻酸，二十二碳六烯酸(DHA)等，主要存在于动物脂肪中，在人体中易于乳化、传送和代谢，有良好的降血脂作用；其中DHA对提高记忆力，延缓大脑衰老有积极作用。人体不能合成亚油酸和α-亚麻酸，必须从食物或药物中摄取，这两种脂肪酸在人体内可转化或合成γ-亚麻酸或DHA等对人体代谢有重要作用的有机酸，因而亚油酸和α-亚麻酸被称为人体必需的脂肪酸。

(二)鉴定

1.pH试纸试验

将含有有机酸的提取液滴在pH试纸上，显色后和pH试纸的标准比色卡对比，颜色在酸性范围内。

2.溴酚蓝试验

将含有有机酸的提取液滴在滤纸上，再滴加0.1%的溴酚蓝试剂，立即在蓝色的背景上显现黄色斑点。

3.色谱鉴定

天然药物中的有机酸鉴定，常采用纸色谱(PC)或薄层色谱(TLC)。在色谱分离中，为避免有机酸部分呈解离状态而造成拖尾或斑点不集中的现象，可通过调节展开剂的pH值来改善分离效果，如在展开剂中加入甲酸或乙酸，可抑制有机酸的解离，使有机酸能以分子状态进行展开；或在展开剂中加入浓氨水，有机酸成铵盐的状态展开。

PC:可用正丁醇-冰醋酸-水(BAW 4:1:5上层)或正丁醇-吡啶-二氧六环-水(14:4:1:1)为展开剂。显色剂常采用0.05%溴酚蓝的乙醇溶液喷雾,于蓝色背景上显黄色斑点。

TLC:取聚酰胺膜,用95%乙醇、氯仿-甲醇(1:1)或苯-甲醇-乙酸(95:8:4)做展开剂。显色剂采用0.05%溴酚蓝水溶液。喷溴酚蓝显色剂之前必须先挥尽展开剂中的酸,否则干扰显色结果。

三、提取与分离

1.有机溶剂提取法

利用有机酸易溶于亲脂性有机溶剂而难溶于水,有机酸盐易溶于水而难溶于亲脂性有机溶剂的性质,一般先用稀酸水湿润药材,使有机酸游离,然后选用合适的有机溶剂进行提取。

2.离子交换树脂法

将天然药物的水提液直接通过强碱性阴离子交换树脂柱,使有机酸根离子交换到树脂柱上,碱性成分和中性成分则流出树脂柱被除去,然后用水洗净树脂,再用稀氨水洗脱树脂柱,从树脂柱上交换下来的有机酸以铵盐的形式存在于洗脱液中,将洗脱液减压蒸去过剩的氨水,加酸酸化,即可游离析出有机酸。

四、应用实例

金银花是忍冬科忍冬属植物,其花性寒味甘,具有清热解毒、消炎的作用,还有降血脂、抑制癌细胞扩散的作用。金银花中含绿原酸类、苷类、黄酮类、挥发油类成分。普遍认为绿原酸和异绿原酸是金银花的主要抗菌有效成分。现又证明,3,4-二咖啡酰奎宁酸、3,5-二咖啡酰奎宁酸及4,5-二咖啡酰奎宁酸的混合物也是金银花的抗菌有效成分。绿原酸为一分子咖啡酸与一分子奎宁酸结合而成的酯,即3-咖啡酰奎宁酸。

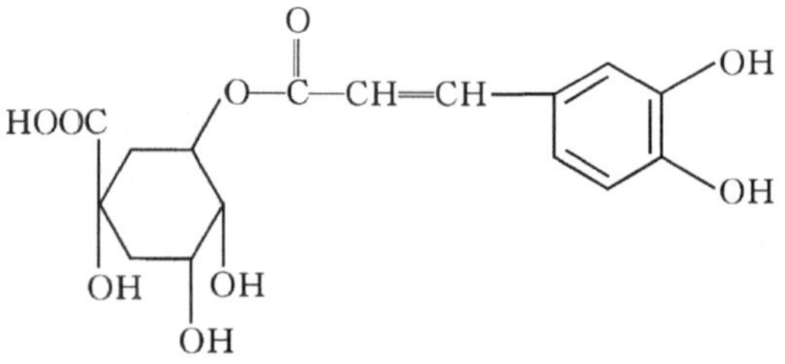

绿原酸

1.绿原酸的理化性质

(1)性状 为针状结晶。

(2)酸性 呈较强的酸性,能使石蕊试纸变红,可与碳酸氢钠形成有机酸盐。

(3)溶解性 可溶于水,易溶于热水、乙醇、丙酮等亲水性溶剂,微溶于乙酸乙酯,难溶于乙醚、氯仿、苯等有机溶剂。

(4)化学性质 分子结构中含酯键,在碱性水溶液中易被水解。在提取分离过程中应避免被碱分解。

2.绿原酸的提取分离

(1)提取 利用绿原酸极性较大的性质,通常采用水煎煮提取法、水提醇沉提取法、70%乙醇回流提取法从药材中提取绿原酸。

（2）分离　①离子交换法:利用绿原酸能够解离的特性,可采用强碱性阴离子树脂进行交换而达到分离纯化目的。②聚酰胺吸附法:将提取物溶于水,通过聚酰胺柱,依次用水、30%甲醇、50%甲醇及70%甲醇洗脱,收集70%甲醇洗脱液,浓缩得到粗品,再用重结晶法或其他色谱方法进一步分离。

金银花中绿原酸和异绿原酸的提取分离流程如下

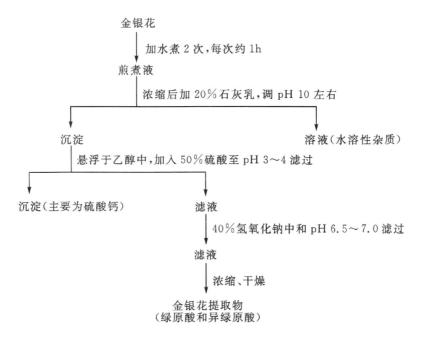

流程说明:①金银花的水煎液加石灰乳,使绿原酸和异绿原酸均生成钙盐,难溶于水产生沉淀而析出。②加50%硫酸是为了分解绿原酸钙盐,产生硫酸钙的沉淀,绿原酸及异绿原酸成为游离酸溶于水中。

第三节　氨基酸

氨基酸(amino acid)是含有氨基和羧基的一类有机化合物的通称,它是构成动物营养所需蛋白质的基本物质。氨基酸赋予蛋白质特定的分子结构形态,使其具有生化活性。

氨基酸广泛存在于动植物体内,按照其来源可分为两类。一类由构成生物有机体的蛋白质水解而来,都属于α-氨基酸,约20多种。这类氨基酸大部分已应用于临床疾病治疗中,如精氨酸用于治疗肝性脑病;组氨酸用于治疗胃、十二指肠及肝炎;赖氨酸可促进大脑发育,是肝及胆的组成成分,能促进脂肪代谢,调节松果腺、乳腺、黄体及卵巢,防止细胞退化。另一类是天然存在的游离氨基酸,称天然氨基酸,这类氨基酸目前发现的有300多种。有些天然药物的有效成分就是氨基酸,如使君子中的使君子氨基酸是驱蛔虫的有效成分;南瓜子中的南瓜子氨基酸有抑制血吸虫和丝虫的作用;天冬、棉根皮中提出的天门冬素(天门冬酰胺)有较好的镇咳作用;三七中的田七氨酸有止血活性;半夏、天南星和蔓荆子中的γ-氨基丁酸则有暂时的降血压作用。因此,氨基酸的研究是天然药物研究中不可忽视的内容之一。

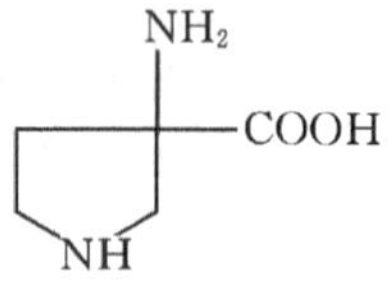

南瓜子氨酸

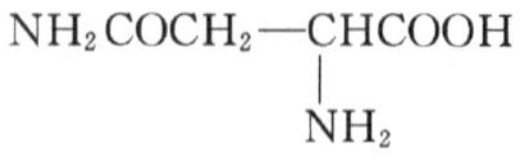

大门冬素

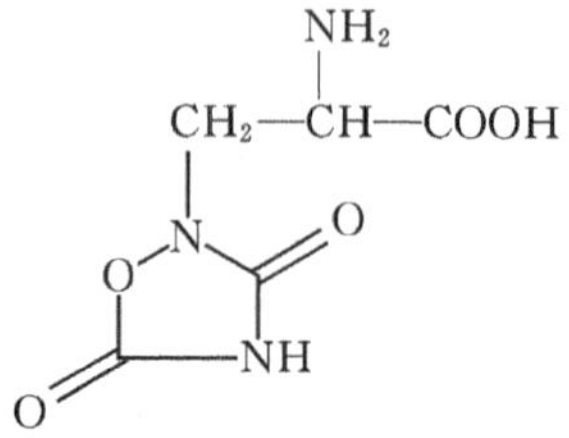

使君子氨酸

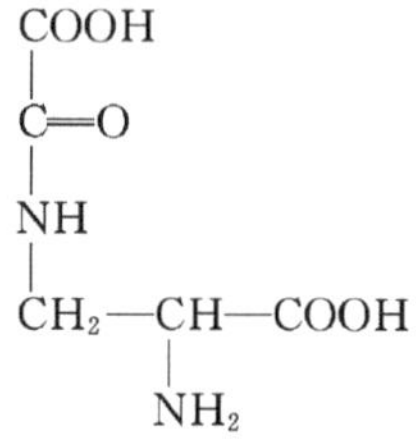

四七氨酸

一、氨基酸的性质

氨基酸为无色结晶,熔点较高。由于氨基酸分子中既有羧基又有氨基,呈两性反应,既溶于碱,又溶于酸,如若调节溶液的 pH 值达到氨基酸的等电点时,则对氨基酸的溶解度产生影响。常根据这种特性进行氨基酸的分离和精制,如目前常用的离子交换色谱法、纸电泳和凝胶电泳法等,其中凝胶电泳法中的等电点电泳更是氨基酸和蛋白质类化合物的特殊分离分析方法。

二、鉴定

1. 纸色谱

适用于氨基酸纸色谱的展开剂有:①甲醇-水-吡啶(80:20:4);②正丁醇-乙酸乙酯-乙醇-水(4:1:1:2);③水饱和苯酚。

2. 薄层色谱

在硅胶薄层上常用的展开剂有:①乙醇-氨水(4:1);②正丁醇-乙酸乙酯-水(65:15:20);③正丁醇-甲酸-水(75:15:10)。

三、显色反应

氨基酸的通用显色剂主要有下列三种。

1. 茚三酮试剂

喷洒茚三酮试剂后于 110℃ 加热至显出颜色,一般氨基酸呈紫色,个别氨基酸如脯氨酸等则显黄色。氨气亦有此反应,故用茚三酮试剂检查氨基酸时,应避免实验室中氨气的干扰。

2. 吲哚醌试剂

不同的氨基酸与吲哚醌试剂产生不同的颜色,且不受氨气的影响,但其灵敏度不及茚三酮试剂。

3. 1,2-萘醌-4-磺酸试剂

喷洒显色剂后在室温干燥,不同的氨基酸可产生不同的颜色。

四、提取与分离

氨基酸属于强极性物质,易溶于水,难溶于有机溶剂,通常以水或稀醇为提取溶剂。提取天然药物中的氨基酸时,可将天然药物粗粉用水浸泡,过滤,滤液减压浓缩至 1ml(相当于 1g 天然药物),加 2 倍量乙醇沉淀去除蛋白质、糖类等杂质,过滤,滤液浓缩至小体积,然后通过强酸性阳离子交换树脂,用 1mol/L 氢氧化钠溶液或 1~2mol/L 氨水洗脱,收集对茚三酮试剂呈阳性反应的部分,即为总氨基酸部分。

亦可用 70% 乙醇回流(或冷浸)提取,乙醇提取液经减压浓缩至小体积(应无乙醇),然后如上述通过离子交换树脂即得总氨基酸。

五、应用实例

1. 南瓜子

南瓜子为葫芦科植物南瓜的种子,从其中分离得到的南瓜子氨酸是一种碱性氨基酸,故可与过氯酸形成结晶性盐从稀乙醇中析出。其提取方法如下:

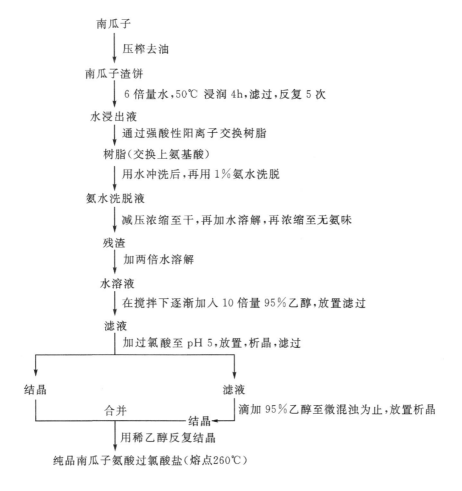

2. 使君子

使君子是使君科使君子的种子,从其中提出的氨基酸即使君子氨酸,其钾盐可驱蛔。其提取方法如下:

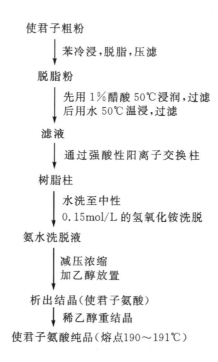

使君子粗粉
↓ 苯冷浸,脱脂,压滤
脱脂粉
↓ 先用 1% 醋酸 50℃浸润,过滤
↓ 后用水 50℃温浸,过滤
滤液
↓ 通过强酸性阳离子交换柱
树脂柱
↓ 水洗至中性
↓ 0.15mol/L 的氢氧化铵洗脱
氨水洗脱液
↓ 减压浓缩
↓ 加乙醇放置
析出结晶(使君子氨酸)
↓ 稀乙醇重结晶
使君子氨酸纯品(熔点190～191℃)

第四节　蛋白质和酶

蛋白质是以氨基酸为基本单位构成的生物大分子,是由 α-氨基酸通过肽键结合而成的一类高分子化合物,是生命体内各组织细胞的主要成分之一。而酶是活性蛋白中最重要的一类,具有催化能力。在天然药物中,蛋白质和酶是普遍存在的一类化合物,但已发现作为有效成分而存在的却为数不多。近年来,随着研究工作地不断深入,陆续开发了天然药物中具有不同活性的蛋白质。如凤梨中的凤梨酶,又称菠萝蛋白酶,经相关临床研究表明,菠萝蛋白酶能抑制肿瘤细胞的生长,同时能抑制血小板聚集引起的心脏病发作和中风,缓解心绞痛症状,缓和动脉收缩,加速纤维蛋白原的分解。得自番木瓜中的蛋白水解酶,可以驱除肠内寄生虫,称为木瓜酶。此外,多肽、低肽和糖肽也是目前正在展开的研究项目,如蜂毒素中的主要成分蜂毒肽(melitin),有强溶血作用和表面活性;蜂毒明肽(apamin)具有兴奋中枢神经的作用;天花粉蛋白有引产和抗病毒作用,对艾滋病病毒也有抑制作用;水蛭素(hiendin)能抗凝血;牛黄中的水溶性肽,具有收缩平滑肌和降低血压的作用;麝香中的水溶性低肽具有抗菌消炎作用。另外,随着肿瘤药物研究地深入开展,单克隆抗体的出现,为一些毒蛋白的应用开辟了新的领域。例如相思子毒蛋白(abrin)、蓖麻毒素(ricin)、商陆抗毒蛋白,其他如天花粉蛋白、肥皂草素、白树素等,可作为单克隆抗体的一部分与载体组合成导向药物。

　　酶是人体内新陈代谢的催化剂,只有酶存在,人体内才能进行各项生化反应。人类的疾病,许多都与酶缺乏或合成障碍有关。酶具有专一性,一种酶只能催化一种或一类底物,如蛋白酶只能催化蛋白质水解成多肽;脂肪酶只能水解脂肪成为脂肪酸和甘油。近年来,酶疗法已逐渐被人们所认识和重视,各种酶制剂在临床上的应用越来越普遍。如胰蛋白酶、糜蛋白酶等,能催化蛋白质分解,此原理已用于外科扩创,化脓伤口净化及胸、腹腔浆膜粘连的治疗等。在血栓性静脉炎、心肌梗死、肺梗死以及弥散性血管内凝血等病的治疗中,可应用纤溶酶、链激酶、尿激酶等,以溶解血块,防止血栓的形成等。

一、蛋白质和酶的性质

　　1.溶解性

　　多数蛋白质和酶不溶于有机溶剂,只有少数蛋白质能溶于稀乙醇中。多数蛋白质和酶可溶于水成胶体溶液(大分子溶液),有些则需要在弱酸或弱碱性溶液中才能溶解。蛋白质和酶溶于水形成的胶体溶液不能透过半透膜,据此可进行蛋白质与酶的提纯。

　　2.相对分子质量

　　蛋白质分子大小已经达到胶体分散系的范围($1\sim100\,nm$),它们在水溶液中,暴露在分子表面的许多亲水基团(如氨基、羧基、羟基及酰胺基等)都能与水分子起水化作用,形成的水化层将蛋白质分子互相隔开。同时,蛋白质分子内可解离的极性基团,在一定的 pH 值下其表面带有相同的电荷,与其周围电荷相反的离子形成稳定的双电层。蛋白质分子在水溶液中形成的水化层和双电层是蛋白质溶液作为稳定的胶体系统的主要因素,因此蛋白质溶液具有胶体的通性,如丁铎尔现象、布朗运动及不能透过半透膜等性质。

　　3.具有两性

　　蛋白质分子中存在着氨基和羧基,因此它与氨基酸一样,具有两性。在一定氢离子浓度时,蛋白质分子的酸性解离与碱性解离相等,成为中性颗粒,所带正负电荷相等,净电荷为零,此时溶液的 pH 值称为该蛋白质的等电点(pI)。在等电点时蛋白质分子在电场中既不向阴极移动,也不向阳极移动。若某种蛋白质溶液的 pH 大于其 pI,该蛋白质带负电荷;溶液的 pH 小于其 pI,则蛋白质带正电荷。另外,蛋白质在等电点时的溶液中溶解度最小。

　　蛋白质的带电性质与溶液的 pH 有关。利用蛋白质的两性解离可以通过电泳法分离纯化蛋白质。

　　4.盐析

　　向蛋白质溶液中加入大量中性盐溶液,能够破坏蛋白质溶液的胶体结构而降低蛋白质的溶解性,使蛋白质变为沉淀而析出,称为盐析。而稀的无机盐溶液可增大蛋白质的溶解度。常用的中性盐有硫酸铵、氯化钠、硫酸钠等。盐析时,溶液的 pH 在蛋白质的等电点处效果最好。析出的蛋白质仍具有原来的活性,加水后仍能溶解,所以说盐析是个可逆的过程,是物理变化。常用这一性质提纯有活性的蛋白质。

　　蛋白质亦可发生化学变化凝聚成固体物质而析出。如在加热、紫外线、X 射线、强酸、强碱、重金属盐,以及一些有机化合物如甲醛、酒精等的作用下,均能使蛋白质发生变性,变性是个不可逆的过程,属于化学变化。蛋白质变性后失去了原来的可溶性,同时也失去了生理活性。变性后的特点是:溶解度降低、生物活性丧失、易被酶水解。在提取中用乙醇沉淀法除去蛋白质类杂质,即是利用蛋白质变性的原理。

二、蛋白质的鉴定

(一)沉淀反应

蛋白质可与酸(鞣质、苦味酸、硅钨酸)及多种金属盐类(硫酸铜、氯化高汞)产生沉淀。

(二)显色反应

1.双缩脲反应

双缩脲是由两分子尿素缩合而成的化合物。双缩脲在碱性溶液中能与硫酸铜反应产生红紫色络合物,此反应称为双缩脲反应。蛋白质分子中含有许多和双缩脲结构相似的肽键,因此也能起双缩脲反应。通常,可用此反应来定性鉴定蛋白质,也可根据反应产物的颜色深浅,在540nm处进行蛋白质的定量测定。

2.乙醛酸反应

在蛋白质溶液中先加入乙醛酸,然后加入浓硫酸,使溶液分层,在分界处出现红色、绿色或紫色环,摇匀后全部混合产生紫色(乙醛酸和色氨酸的缩合物颜色)。

3.水合茚三酮反应

与氨基酸相似,蛋白质溶液中加入水合茚三酮并加热至沸可显蓝色。除脯氨酸、羟脯氨酸与茚三酮反应产生黄色物质外,所有 α-氨基酸及一切蛋白质都能和茚三酮反应生成蓝紫色物质。

4.黄色反应

在蛋白质分子中,具有芳香环的氨基酸(如酪氨酸、色氨酸等)残基上的苯环经硝酸作用,可生成黄色的硝基化合物,在碱性条件下生成物可转变为深橙色的硝醌衍生物。多数蛋白质分子含有带苯环的氨基酸,所以都会产生黄色反应。苯丙氨酸不易硝化,需加少量浓硫酸后才能产生黄色反应。

5.考马斯亮蓝反应

考马斯亮蓝 G250 具有红色和蓝色两种色调。在酸性溶液中,其以游离态存在呈棕红色,当它与蛋白质通过疏水作用结合后即变成蓝色。

6.酚试剂(Folin-酚试剂)反应

蛋白质分子中一般都含有酪氨酸,而酪氨酸中的酚基能将 Folin-酚试剂中的磷钼酸及磷钨酸还原成蓝色化合物(即钼蓝和钨蓝的混合物)。这一反应常用来定量测定蛋白质的含量。

7.硫的反应

如果蛋白质分子中含有半胱氨酸或蛋氨酸等含硫氨基酸时,与碱及醋酸铅共热会产生黑色硫化铅沉淀。

8.坂口(Sakaguchi)反应

蛋白质分子中含有精氨酸时,在中性或微碱性的水溶液中加 α -萘酚的稀氢氧化钠溶液,混匀后滴加 1% 次氯酸钠溶液数滴(避免过量),出现红色阳性反应。

三、提取与分离

(一)蛋白质分离、纯化的过程和一般原则

(1)前处理(pretreatment)　细胞破碎,蛋白质从原来的组织或细胞中以溶解的状态释放出来。

(2)粗分级(rough fractionation)　当获得蛋白质混合物的提取液后,可选用一套适当的分离纯化方法,使目的蛋白与大量的杂蛋白分离开。

(3)细分级(fine fractionation)　细分级是将样品进一步提纯的过程。样品经粗-细分级以后,一般体积较小的蛋白质和杂蛋白质已经大部分被除去。

(4)结晶(crystal)　由于结晶中从未发现过变性蛋白质,因此蛋白质的结晶不仅是纯度的一个标志,也是断定制品处于天然状态的有力指标。蛋白质纯度愈高,溶液愈浓就愈容易结晶。

(二)提取分离的具体操作

大部分蛋白质都可溶于水、稀盐、稀酸或碱溶液,少数与脂类结合的蛋白质则溶于乙醇、丙酮、丁醇等有机溶剂,因此,可采用不同溶剂提取分离、纯化蛋白质和酶。

1.水溶液提取法

稀盐和缓冲系统的水溶液对蛋白质稳定性好、溶解度大,是提取蛋白质最常用的溶剂。通常用量是原材料体积的 $1\sim5$ 倍,提取时需要均匀地搅拌,以利于蛋白质的溶解。提取的温度要视有效性质而定。一方面,多数蛋白质的溶解度随着温度的升高而增大,因此,温度高利于溶解,可缩短提取时间。但另一方面,温度升高会使蛋白质变性失活,因此,基于这一点考虑,提取蛋白质和酶时一般采用低温(5℃以下)操作。为了避免蛋白质提取过程中的降解,可加入蛋白水解酶抑制剂(如二异丙基氟磷酸、碘乙酸等)。

2.有机溶剂提取法

一些和脂质结合比较牢固或分子中非极性侧链较多的蛋白质和酶,不溶于水、稀盐溶液、稀酸或稀碱中,乙醇、丙酮和丁醇等有机溶剂是提取脂蛋白的理想溶剂,但必须在低温下操作。丁醇提取法对提取一些与脂质结合紧密的蛋白质和酶特别优越,一是因为丁醇亲脂性强,特别是溶解磷脂的能力强;二是丁醇兼具亲水性,在溶解度范围内不会引起酶的变性失活。另外,丁醇提取法的 pH 及温度选择范围较广,也适用于动植物及微生物材料。

四、应用实例

1.天花粉

天花粉是葫芦科植物栝楼的根,有生津止渴、除火润燥、排脓消肿等功效。天花粉蛋白是栝楼根中的一种有效成分,主要用于中期妊娠引产,并用以治疗恶性葡萄胎和绒癌。临床用粗制天花粉蛋白的提取分离方法如下:

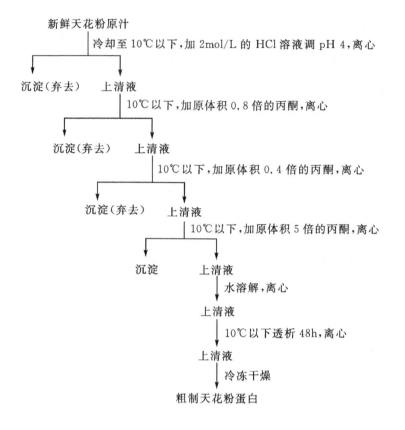

2. 雷丸

中药雷丸是多孔菌科植物雷丸菌的干燥菌核，主要用于虫积腹痛，用以治疗绦虫和钩虫病，以驱绦虫为主。其有效成分为雷丸素，是一种蛋白酶，可溶于水，不溶于甲醇、乙醇、氯仿、乙醚等，易受热破坏，在碱性环境中药性最强，酸性环境中则失效，故宜制成肠溶片。其提取方法如下

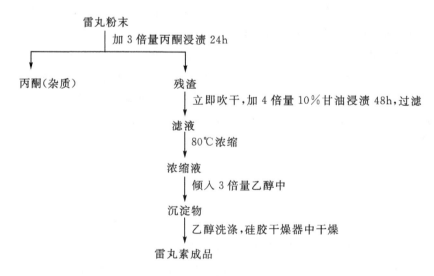

第五节　动物药活性成分

我国传统医药学应用动物药防治疾病的历史悠久,远在几千年前就开始利用动物的各种器官、组织及代谢产物进行防病治病。动物药在我国有悠久的使用历史,远在战国时期《山海经》(公元前 400～公元前 250 年)中,已有关于药用动物麝、鹿、犀、熊、牛等的记载。历代本草收载的动物药达 500 余种,《中国药典》(2010 年版)收载的约 40 余种。

从 20 世纪 20 年代开始,对动物各种脏器的有效成分已有所了解,如甲状腺素及胰岛素等,40～50 年代,相继发现了肾上腺皮质激素和脑垂体激素等对机体的重要作用,使这类药物的品种日益增加。60 年代以来,从生物体分离和提纯酶的技术日趋成熟,开始了酶制剂在医药上的应用。至 70 年代这类药物已增至 140 种,并日益增多。由于现代生化技术的发展,动物来源的药物大多数已能进行分离和提纯,故"脏器制剂"这一名称已被"脏器生化药物"所代替,也可称为"动物生化药物"。这类药物许多为高分子物质,现在多数尚不能用合成的方法生产。天然药物中的动物药也是"动物生化药物"研究的重要内容,因为为数众多的动物药早已用于人体防治疾病,从中寻找有效成分,进行分离提纯是一个很好的捷径。

动物药尤其是一些来源于高等动物的药材,所含化学成分常与人体中某些物质相似,因而可直接用以改善和调节人体的生理功能。常用的重要动物药,如牛黄、鹿茸、全蝎、蟾酥、麝香、斑蝥、阿胶等一直被广泛使用。

一、斑蝥

斑蝥来源于节肢动物门芫青科昆虫南方斑蝥 *Mylabris phalerata* Pallas 或黄黑小斑蝥 *M. cichorii* L. de 的干燥体。于夏、秋季在露水未干时捕捉,放入容器内闷死、烫死或蒸死后晒干。斑蝥属剧毒药,如果滥用、超量应用、与酒蒜同用、生用(或炮制不当)、外用面积过大及冲服等均会引起中毒。在体内蓄积或肝、肾功能不全者使用也会引起中毒。

斑蝥有抗癌作用。斑蝥的水浸剂(1:4)对堇色毛藓菌等皮肤致病真菌有抑制作用。斑蝥有强烈的刺激性,但对组织的穿透力较小,故刺激皮肤生成的泡很快痊愈,不留疤痕。口服斑蝥可引起胃肠炎和肾炎。此外,斑蝥尚有抗病毒、升高白细胞、促进雄性激素样作用。

1. 斑蝥的化学成分和性质

斑蝥中含斑蝥素(1%～2%)、羟基斑蝥素、脂肪(12%)、甲酸、色素及树脂等。斑蝥素有抗癌作用,但毒性大,临床用其半合成品羟基斑蝥胺(hydroxycantharidin),疗效类似而毒性只有斑蝥素的 1/500。斑蝥素是斑蝥类昆虫受外敌(他种)侵扰时,为保卫自己而释放出来的有毒化学物质。这样的化学物质称为他感作用物质(allelochemics)。

斑蝥素　　　　　　　　　　　　羟基斑蝥胺

据报道,已对斑蝥素进行化学结构改造,研制出甲基斑蝥胺,并对其药理作用、生产工艺、质量标准进行了系统研究。临床使用结果证明,甲基斑蝥胺治疗原发性肝癌疗效肯定,未见一般抗癌药物的毒性反应,可以较长期服用。

2. 理化鉴定

斑蝥素有升华作用,取样品粉末约 0.15g,用微量升华法得白色升华物,在显微镜下为柱形、棱形结晶。①升华物用石油醚洗 2～3 次,加硫酸(比重 1.77)2～3 滴,微热,溶解后转入试管内,再继续用小火加热至发生气泡,立即离火,滴入对-二甲氨基苯甲醛硫酸溶液 1 滴,溶液即显樱红色或紫红色(检查斑蝥素)。②将升华物加硫酸(比重 1.77)2～3 滴,微热,溶解后转入试管内,加入间苯二酚粉末少许,小火加热至沸,溶液变红色,在紫外光灯下观察,显绿色荧光。

3. 斑蝥素的提取

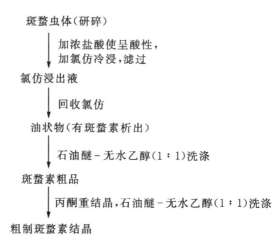

斑蝥虫体(研碎)

↓ 加浓盐酸使呈酸性,
　加氯仿冷浸,滤过

氯仿浸出液

↓ 回收氯仿

油状物(有斑蝥素析出)

↓ 石油醚－无水乙醇(1∶1)洗涤

斑蝥素粗品

↓ 丙酮重结晶,石油醚－无水乙醇(1∶1)洗涤

粗制斑蝥素结晶

流程说明:①斑蝥加浓盐酸,可使斑蝥中所含部分斑蝥酸盐形成游离状态而被氯仿提出。②斑蝥素在丙酮、氯仿中溶解度较大,故可用丙酮或氯仿提取出来。斑蝥素不溶于石油醚与无水乙醇的等量混合液中,故可用此液洗去脂溶性成分,主要是脂肪、树脂、色素及挥发性物质。

二、蟾酥

蟾酥为脊索动物门两栖纲蟾蜍动物中华大蟾蜍 *Bufo bufo gargarizans* Cantor 或黑眶蟾蜍 *Bufo melanostictus* Schneider 耳后腺及皮肤腺的干燥分泌物。

蟾酥通常呈扁圆形团块,棕褐色,质坚,不宜折断,断面角质状,微有光泽;片蟾酥呈不规则片状,红棕色,半透明。气微腥、味初甜而后有持久的麻辣感,粉末嗅之作嚏。

蟾酥性温、味辛,有毒。具有解毒、止痛、开窍醒神的功效。可用于痈疽疔疮、咽喉肿痛、中暑吐泻、腹痛神昏、手术麻醉,用量为 0.015～0.03g。多入丸散用;外用适量。常用制剂有六神丸、蟾酥丸等。

蟾酥油具有强心、利尿、促进胆汁分泌、抑制胃液分泌及抗炎的作用;脂蟾毒配基有强心、升压、呼吸兴奋作用,其制剂已用于临床,商品名为"Respigon"。

(一)主要化学成分及结构

1. 强心甾类化合物

蟾酥中的强心甾类化合物主要有:①蟾毒配基类(bufogenins),主要含脂蟾毒配基

（resibufogenin）3.4％,华蟾毒配基（cinobufagin）5.0％,蟾毒灵（bufalin）1.8％,蟾毒素（bufotalin）1.5％等。②蟾毒类（bufotoxins）,为上述蟾毒配基类 C_3 – OH 与辛二酰精氨酸（suberoylarginie）、庚二酰精氨酸（pimeloylarginine）或丁二酰精氨酸（succinoylarginine）等结合而成的酯类,多存在于新鲜的蟾蜍分泌物中。

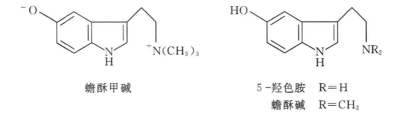

| 脂蟾毒配基 | R=H | 蟾毒灵 | R=H |
| 华蟾毒配基 | R=OAc | 蟾毒素 | R=OAc |

2. 吲哚类生物碱

吲哚类生物碱主要有蟾酥碱（bufotenine）、5 -羟色胺（serotenin）、去氢蟾酥碱（dehydrobufotenie）及蟾酥甲碱（bufotenidine）等。

蟾酥甲碱

5 -羟色胺   R=H
蟾酥碱   R=CH₃

(二)理化鉴别

(1)取本品粉末 0.1g,加氯仿 5ml,浸泡 1h,滤过,滤液蒸干,残渣加醋酐少量使溶解,滴加硫酸,初显蓝紫色,渐变蓝绿色(甾类化合物的反应)。

(2)取本品粉末 0.1g,加甲醇 5ml,浸泡 1h,滤过,滤液加对-二甲氨基苯甲醛固体少量,滴加硫酸数滴,即显蓝紫色(吲哚类化合物的反应)。

三、熊胆

熊胆为脊索动物门熊科动物黑熊 *Selenardos thibetanus* G. Cuvier 或棕熊 *Ursus aretos* L. 的干燥胆。割取胆囊胆,将口扎紧,剥去附着的脂肪后,悬挂通风处阴干或晾 8～10 天后用竹片夹起,边晾边收紧夹板,使之扁平,直至全干。

熊胆性寒,味苦。具有清热、平肝、明目的功效。熊胆有解痉和促进胆汁分泌的作用,用于小儿惊痫、咽喉肿痛及胆囊炎等的治疗。用量为 0.15～0.3g,多入丸散。

(一)主要化学成分及结构

熊胆中主要化学成分是胆酸、去氧胆酸、熊去氧胆酸、鹅去氧胆酸、石胆酸等。

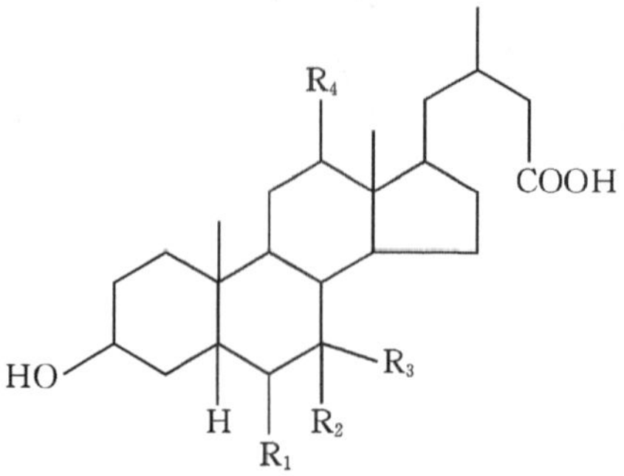

	R₁	R₂	R₃	R₄

胆酸　　　　H　H　OH　OH
鹅去氧胆酸　H　H　OH　H
熊去氧胆酸　H　H　H　H
去氧胆酸　　H　H　H　OH

(二)理化鉴别

1. 性状

胆酸呈结晶形,去氧胆酸、鹅去氧胆酸等一般为非结晶粉末,味苦。

2. 溶解性

胆酸类多溶解于甲醇、乙醇等极性有机溶剂,也能溶于氯仿、乙醚等有机溶剂。不溶于水,但其盐类能溶于水。

3. 颜色反应

取该品粉末 0.1g,加盐酸 lml 及氯仿 10ml 充分振摇,混匀,氯仿层呈黄褐色,分取氯仿层,加氢氧化钡试液 5ml,振摇,即产生黄褐色沉淀(胆红素反应),分离除去水层和沉淀,取氯仿层约 lml,加醋酐 lml 硫酸 2 滴,摇匀,放置,溶液呈绿色(检查胆固醇)。

因胆酸类具有甾体母核结构,所以能与三氯醋酸试剂呈现红至紫色。与浓硫酸-醋酐试剂呈现黄-红-蓝-紫-绿一系列颜色变化。

4. 薄层色谱

硅胶薄层色谱广泛用于动物胆汁酸的分离和鉴定。110℃活化的硅胶 G 板,展开剂:异辛烷-醋酸乙酯-醋酸(5:5:1)。显色剂:喷 30％硫酸乙醇溶液,于 105℃加热 10min。检测结果:可检出游离及结合的胆酸(黄色)、猪去氧胆酸(绿褐色)、熊去氧胆酸(绿褐色)、鹅去氧胆酸(绿褐色)、去氧胆酸(黄棕色)及石胆酸(紫色)。

若以异辛烷-醋酸乙酯-醋酸-正丁醇(10:5:1.5:1.5)为展开剂,显色剂如表11-2所示。

表 11-2　胆酸类颜色反应

试剂	胆酸	鹅去氧胆酸	去氧胆酸	石胆酸
10％磷钼酸乙醇溶液	绿蓝	蓝黑	蓝	蓝
茴香醛试剂	紫红	蓝	棕	蓝绿
三氯化锑试剂	黄绿	绿黄	黄	粉红紫
醋酐-硫酸试剂	黄	灰绿	黄棕	紫红
三氯化铁试剂	绿黑	紫红黑	棕	紫红黑

四、牛黄

来源为脊索动物牛科动物牛 *Bos taurus domesticus* Gmelin 的干燥胆结石。于宰牛时检查胆囊、胆管,如发现有硬块即滤去胆汁,将牛黄取出,除去外部薄膜,用棉花包好,阴干。

牛黄性凉,味甘。具有清心、豁痰、开窍、凉肝、息风、解毒的功效。牛黄有促进胆汁分泌、镇痉、镇静、强心、解热、抗炎症等作用,用于热病神昏、中风痰迷、惊痫发狂、咽喉肿痛、口舌生疮等的治疗。用量为0.15~0.35g。

（一）化学成分

主要含胆红素(bilirubin)、钙盐、胆酸、去氧胆酸、鹅去氧胆酸及其盐类;另含甾醇类牛黄酸等氨基酸及多肽类等成分。牛黄中化学成分的分析结果如下:胆红素72%~76.5%,胆汁酸4.3%~6.1%,胆酸0.8%~1.8%,去氧胆酸3.33%~4.3%,胆汁酸盐3.3%~3.96%,其他还有铁、钾、钠、镁等离子。

胆汁酸的主要成分是胆酸和去氧胆酸,较易溶于丙酮与乙醇中,其钠盐易溶于水。胆红素不溶于水,溶于苯、氯仿、二硫化碳及碱液中,微溶于乙醇、乙醚。其钠盐易溶于水,在碱液中或遇Fe^{3+}后极不稳定,很快被氧化。

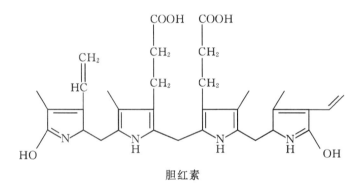
胆红素

（二）理化鉴别

(1)取本品少量,用水合氯醛试液装片,置显微镜下观察,可见多数黄棕色或红棕色小块集成不规则团块,与水合氯醛液色素迅速溶解呈金黄色(胆红素),久置后变绿色(胆绿素)。

(2)取本品粉末0.1g,加稀盐酸1ml及氯仿10ml,充分振摇,混匀,氯仿层呈黄褐色,分取氯仿层,加氢氧化钡试液5ml,振摇,即生成黄褐色沉淀,取氯仿层约1ml,加醋酐1ml,硫酸两滴,摇匀,放置,溶液呈绿色。

（三）牛黄替代品

1. 人工牛黄

人工牛黄系参照天然牛黄的已知成分配制而成。其中胆红素0.7%,牛羊胆酸12.5%,猪胆酸15%,胆甾醇2%,无机盐5%,淀粉加至100%。本品为土黄色疏松粉末,也有成不规则球形或块状者,质轻,味微甜而苦,块状者断面无明显的层纹;气微清香,略有腥气,入口无清凉感;水溶液也能染指甲。人工牛黄与天然牛黄类同,可做天然牛黄的替代品。

2. 人工培植牛黄

根据天然牛黄形成的原理,通过手术的方法在活牛的胆囊内植入精制的"小网"(致黄因子),经一定时间的培育,在小网表面形成牛黄样物质,刮取而得。人工培植牛黄与天然牛黄的化学成分、药理作用基本相同,可代替天然牛黄。

五、麝香

麝香来源为脊索动物门鹿科动物林麝 *M. sifanicus* Przewalski 或原麝 *M. moschiferus* L. 成熟雄体香囊中的干燥分泌物。

麝香对中枢神经系统的作用为双向性,小剂量兴奋,大剂量则抑制,据此可解释中医用麝香治中风不省,又治惊痫的矛盾现象。麝香能增强异丙肾上腺素对心肌的收缩作用及支气管平滑肌的松弛作用。同时麝香有抗炎作用和雄性激素样作用。

1. 主要化学成分及结构

天然麝香中的化学成分极为复杂。主要有麝香酮等大环化合物、甾族化合物、胆固醇、脂和蜡、蛋白质、肽、氨基酸、无机盐,以及尿囊素、胆酸和胆红素样物质等其他成分。麝香酮 $C_{16}H_{30}O$ 是麝香的有效成分之一,在天然麝香中的含量约为 $0.5\%\sim2.0\%$;麝香吡啶 $C_{16}H_{26}N$ 是一种生物碱,含量约 0.37%。

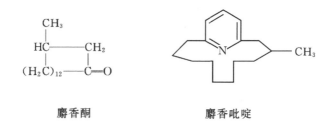

麝香酮　　　　　　　　麝香吡啶

2. 性质及鉴定

(1)性状　微黄色油状液体,有强烈的麝香香气。沸点为 328℃。

(2)溶解性　极微溶于水,能与乙醇混溶。

(3)麝香酮的薄层色谱鉴定　①试样:麝香的乙醚提取液。②吸附剂:硅胶 GF_{254}(110℃活化 1h)。③展开剂:苯-乙醚(1:9);苯-乙醇(9:1)。④显色剂:60%硫酸溶液,喷后于 115~120℃加热,比移值见表 11-3。

表 11-3　麝香酮的薄层色谱比移值(R_f)

苯	苯-乙醚(9:1)	苯-乙醇(9:1)
0.35	0.79	0.69

第六节　矿物药

中医使用矿物作为药物有着悠久的历史。公元前 2 世纪就有从丹砂中制炼水银的记载;北宋年间(11 世纪),已能从人尿中提取制造"秋石",在生产过程中采用了皂苷沉淀甾体等特异的化学反应,以及过滤、升华等一系列近代还在使用的方法。《神农本草经》中载有玉石类药物 41 种。《名医别录》增载矿物药 32 种,并将"玉石"类药单独立卷,放在首位。《新修本草》增载矿物药 14 种。《本草拾遗》增载矿物药 17 种。在唐代,矿物药种类有 104 种之多。宋代《证类本草》等书中的矿物药已达 139 种。《本草纲目》把矿物药分别记述在土部、金石部,特别在金石部,记述比较完整,分为金、玉、石、卤四类,共 161 种。《本草纲目拾遗》又增载矿物药 38

种。矿物药的数量虽较植物、动物类药少,但从医疗价值来说,是十分重要的。如以石膏为主药的"白虎汤",用于急性传染病,如"流脑"、"乙脑"等的高热和惊厥,有显著的疗效;硫黄为中医外科的常用药物,又可内服,治疗命门火衰、阳痿、尿频及脾肾虚寒、腹痛腹泻等症,如"半硫丸"、"来复丸"等中成药。

一、矿物类药物的分类

矿物类药物的分类是以矿物中所含主要的或含量最多的某种化合物为根据进行分类。

矿物学上的分类,通常是根据其阴离子的种类进行分类,例如硫化物类的雄黄、朱砂;氧化物类的磁石、赭石;卤化物类的轻粉;碳酸盐类的炉甘石;硫酸盐类的石膏、芒硝等。

从药学观点来看,是以阳离子为依据进行分类,因为阳离子通常对药效起重要的作用。如汞化合物类的朱砂、轻粉、红粉等;铁化合物类的自然铜、赭石、磁石等;铅化合物类的密陀僧、铅丹等;铜化合物类的胆矾、铜绿等;铝化合物类的白矾、赤石脂等;砷化合物类的雄黄、雌黄、信石等;硅化合物类的白石英、浮石、青礞石等;镁化合物类的滑石等;钙化合物类的石膏、寒水石、龙骨等;钠化合物类的芒硝、硼砂、大青盐等及其他类的炉甘石、硫黄、硝石等。按主含元素分类如表 11-5 所示。

表 11-5　矿物类药物分类

分类	主含元素	代表药物
1	汞	朱砂、灵砂、轻粉、红粉、白降丹
2	铅	红丹、铅粉、密陀僧、铅霜
3	铜	胆矾、铜绿、绿盐、扁青、空青
4	铁	赭石、磁石、皂矾、针砂、黄矾
5	钙	石膏、钟乳石、紫石英、寒水石
6	硅	滑石、白石英、阳起石、云母石、麦饭石
7	硫	芒硝、朴硝、玄明粉、硫黄
8	氯	大青盐、秋石、紫脑砂、白脑砂
9	砷	雄黄、信石、砒霜
10	其他	白矾、炉甘石、硼砂、硝石、琥珀

二、应用实例

矿物类天然药物除少部分为单质外,大部分为化合物,且大多数为固体,少数为液体(如水银)或气态(如 H_2S),它们一般具有特定的化学组成和相关的理化性质和外形特征。

(一)朱砂

朱砂为硫化合物类矿物辰砂族辰砂,呈大小不一的块片状、颗粒状或粉末状。鲜红色或暗红色,有光泽。体重,质脆,条痕红色。无臭无味。主要成分为 HgS。

1. 理化性质

(1)颜色反应　取本品细粉,用盐酸湿润,置光洁的铜片上擦之,铜片表面呈银白色光泽,加热烘烤，银白色即消失。

（2）盐酸-硝酸反应　取本品粉末 2g，加盐酸-硝酸（3:1）的混合溶液 2ml 使溶解，蒸干，加水 2ml 使溶解，滤过，取滤液加适量氢氧化钠试液，有黄色沉淀；或取滤液的中性溶液，加碘化钾试液，生成猩红色沉淀，能在过量的碘化钾液中溶解；再以氢氧化钠试液碱化，加铵盐即生成红棕色沉淀。

（3）硫酸盐反应　加氯化钡试液于滤液中，有白色沉淀，沉淀不溶于盐酸或硝酸；或在滤液中加醋酸铅试液，生成白色沉淀，沉淀溶于醋酸铵或氢氧化钠。

（4）铁盐检查　取本品 1g，加稀盐酸 20ml，加热煮沸 10min，放冷，滤过，滤液置 250ml 量瓶中，加氢氧化钠试剂中和后，加水至刻度。取 10ml，照《中国药典》铁盐检查法检查，如显色，与标准铁溶液 4ml 制成的对照液比较，不得更深（0.1%）。

（5）可溶性汞盐检查　取朱砂粉 1g，加水 10ml，搅匀，滤过，静置，照《中国药典》可溶性汞盐检查法测定，滤液不得显汞盐的反应。

2. 药理作用

朱砂能镇定心神，适用于各种神志不安的病症，外用具有解毒功能。

（二）雄黄

该品为硫化物类雄黄族雄黄。呈不规则的块状或粉末，大小不一。全体呈深红色或橙红色。块状者表面常覆有橙黄色粉末，以手触之易被染成橙黄色。晶体为柱状，具金刚光泽，质脆易碎，断面具树脂光泽或暗红色。条痕橙黄色。微有特异臭气，味淡，燃之易熔融成红紫色液体，并产生黄白色烟，有强烈蒜臭气味。主要成分为硫化砷（AsS）。

1. 理化性质

（1）取本品 0.01g，加水湿润后，加氯化钾饱和的硝酸溶液 2ml，溶解后，加入氯化钡试液，产生大量的白色沉淀，放置后，倾出上层酸液，再加水 2ml，振摇，沉淀不溶解（检查硫的反应）。

（2）取本品 0.2g 置坩埚内，加热溶解，继续加热产生白色或黄白色火焰，并伴有白色浓烟。取载玻片覆盖后，有白色冷凝物，刮取少许，置试管内加水煮沸使溶解，必要时过滤，滤液加硫化氢试液数滴，即显黄色，加稀盐酸后产生黄色絮状沉淀，再加碳酸铵试液后，沉淀复溶解（砷盐检查）。

2. 药理作用

（1）抗菌作用　雄黄水浸剂（1:2）在试管内对多种皮肤真菌有不同程度的抑制作用，其 1% 的浓度于黄豆固体培养基上试验，对人型、牛型结核杆菌及耻垢分枝杆菌有抑制生长的作用。用菖蒲、艾叶、雄黄合剂烟熏 2~4h 以上，对金黄色葡萄球菌、变形杆菌、绿脓杆菌均有杀菌作用。

（2）抗血吸虫作用　感染日本血吸虫尾蚴的小鼠，于感染前 3 天开始给雄黄、槟榔、阿魏、肉桂合剂 0.2ml/20g，感染后继续给药 12 天，成虫减少率达 75.27%，动物无虫率达 14.29%，无雌虫率达 42.86%。雄黄有杀菌作用。雄黄 1:2 的水浸液在试管内对堇色毛癣菌等皮肤真菌有抑制作用。

（三）炉甘石

该品为碳酸盐类矿物方解石族菱锌矿。呈不规则块状，表面灰白色、淡红色或黄褐色，凹凸不平，多孔，似蜂窝状，显粉状。体轻，质松，易碎。断面灰白色或淡棕色，颗粒状，并有细小孔。有吸湿性。无臭，味微涩。主要成分为碳酸锌（ZnCO$_3$），并含少量铁、钴、锰等碳酸盐及微量镉、铟等离子。煅烧后碳酸锌分解成氧化锌，为治疗目疾的有效成分。

1. 理化性质

（1）本品粗粉 1g，加稀盐酸 10ml，即泡沸。将此气体通入氢氧化钙试液中，即生成白色沉淀。

（2）本品粗粉 1g，加稀盐酸 10ml 使溶解，滤过，滤液加亚铁氰化钾试液，即生成白色沉淀，或杂有微量的蓝色沉淀。

2. 药理作用

炉甘石广泛用于皮肤科，作为中度的防腐、收敛、保护剂治疗皮肤炎症或表面创伤。一般用 5%～10% 的水混悬液（洗剂），亦有用油膏者。外用可抑制局部葡萄球菌的生长。还能部分吸收创面分泌液，有收敛、保护皮肤的作用。

三、矿物药的研究与发展

矿物药包括原矿物药、矿物制品药及矿物药制剂。其研究涉及各单味药的理化性质，质量标准，炮制方法及炮制后的性状变化，功能主治，入药应用配伍与剂型，包括在不同的剂型、用法下其可溶性的变化，以及不同的加工炮制对溶出的影响，乃至对疗效的影响等，其中最基础的研究，在于对矿物药治病物质基础的理论研究。

矿物药中除了主要成分之外，还存在多种微量成分，其中一些微量元素的生理作用已引起医药界广泛的重视。同一味药，产自不同成因类型的样品，其所含微量成分也不同，同一成因类型而不同产地的样品，因形成时、甚至形成后所处地区微量元素的地球化学背景值不同，地质作用演化不同，微量元素的种类和量比都有不同。它们存在于不同矿物晶体中，或分散在吸附它们的黏土颗粒之间。如存在于滑石中的 Sr、Pb 与黏土质滑石中的 Sr、Pb 相比，无论从存在量和溶出率上看，在入汤剂时都以黏土质滑石为多，而铅锌矿区风化壳上产出的黏土质滑石，较之灰岩风化壳中的黏土质滑石含 Sr 量少且含 Pb 量大。具体处方中应使用何种滑石，应通过药理研究和临床实践方可确定。

至于有害成分的避除，除沿用历代有效的炮制方法加以解决外，研讨新的炮制方向、方法，以及明确提出矿物药（或矿物制品药及制剂的原料矿物）的质量、品级要求，供地质找矿及药检、经营部门参考是当务之急。对比研究不同产地的市售品及发掘可能的药用矿物资源，是这一研究的基础工作。

 学习小结

本章主要学习了鞣质、有机酸、蛋白质、酶的化学成分，介绍了其结构类型、理化性质、化学鉴定等内容；还学习了动物药和矿物药的活性成分以及药理作用。

我国天然药物中的化学成分是发挥药效的物质基础，它的深入研究是天然药物现代化的关键和核心，它既有利于揭示中药的作用机制、方剂理论、配伍规律，也对保证药材质量、优化制剂工艺、制定质量控制标准、实现天然药物现代化并走向国际市场有着重要意义。

目标检测

一、名词解释

鞣质　有机酸　氨基酸　蛋白质　酶

二、简答题

1.鞣质的分离纯化方法有哪些?

2.去除鞣质的方法有哪些?

3.什么是氨基酸的等电点?氨基酸在等电点时有什么性质?

4.有机酸的分离和提取分离方法是什么?

5.简述蛋白质的提取方法与注意事项。

6.常见的动物药和矿物药有哪些?请举例。

第十二章 天然药物活性成分的研究途径及方法

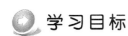 学习目标

【知识要求】

• 熟悉如何对天然活性成分进行研究；天然药物化学成分的预试验及天然药物的活性筛选。

• 了解创新药物的途径。

【能力要求】

• 能对未知药材进行简单的提取分离，并了解如何对未知药材进行系统预试。

21 世纪，世界各国越来越重视天然药物化学的研究，这是因为：一方面，人类的生活条件、生存环境已发生变化，回归自然成为全人类的共同呼声。天然药物由于其毒副作用小，对疑难病、慢性病、老年病有特殊疗效，从而受到了人们青睐。另一方面由于研制创新药物需要新结构、新活性的化合物，否则就成了无源之水、无本之木。中药有数千年的用药历史，在临床应用等许多方面有丰富的经验积累，药材中的化学成分种类繁多、结构新颖，是创新药物及其先导化合物（有一定的生物活性，但因其活性不够显著或毒副作用较大，不能直接成为新药的，但具有潜在药用价值的化合物）的重要源泉和化学物质基础。通过天然药物化学的研究可以缩短研制创新药物的时间，提高成功率。

 知识链接

2011 年 9 月 23 日，中国中医科学院研究员屠呦呦摘取了有着诺贝尔奖风向标之美誉的拉斯克临床医学研究奖，获奖理由是"因为发现青蒿素——一种用于治疗疟疾的药物，挽救了全球特别是发展中国家的数百万人的生命"。这也是迄今为止，中国生物医学界获得的世界级最高大奖。

青蒿素是如何发现的呢？20 世纪 70 年代，北京中医研究院根据东晋葛洪著《肘后备急方》中记载"青蒿一握，水二升渍，绞取汁，尽服之，治寒热诸疟"的提示，成功将青蒿的抗疟成分——青蒿素分离出来。然后，科研人员以青蒿素为先导化合物，进行结构改造制备出了蒿甲醚和青蒿琥珀酸单酯。这些药物在治疗疟疾时，治愈率高、退热时间短、疟原虫转阴快、复染率低、副作用小。

青蒿素的发现是一个成功的例子。如果我们遇到了医学典籍上记载或民间经验应用的一些其他药物，希望进行深入研究，应该采取哪些方法呢？

第一节　天然药物的研究途径

　　根据我国新药审批办法,天然药物或中药开发形成的新药主要有五种类型。不同的新药类型,研究方法多种多样;在创制过程中,要具体情况具体分析,不可能采用一个固定的模式。但无论采用何种方法和途径,开发新药都要大体经过以下三个阶段,即①临床前研究,②临床研究,③试生产。这里概括介绍从中药材中提取有效成分及其制剂的研究途径。

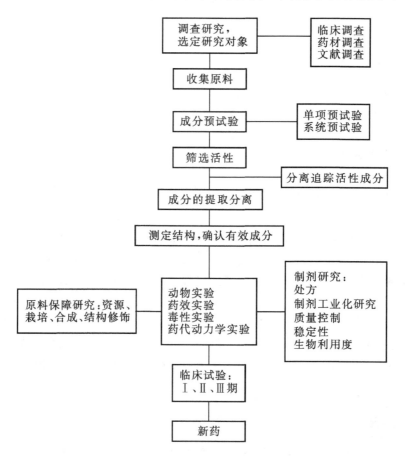

　　工业生产中并不局限于从天然药物中提取,通过对材料来源、经济效益、环境保护等综合因素的考虑,可以在直接从天然药物中提取、半合成或全合成三种方法中任选取一种。

第二节　天然药物活性成分的研究方法

　　活性成分是指各种天然药物中存在的,经过不同程度药效试验或生物活性试验,包括体外及体内试验,证明对机体具有一定生理活性的成分。它们并不一定是代表天然药物临床疗效的有效成分。

　　从天然药物或中药中开发创新药物是一个复杂的系统工程,涉及化学、药理、制剂、临床医学、毒理等多学科领域。在这项工作中,关键的问题是能否从天然药物或中药中分离得到有药用价值或潜在药用价值的活性成分,为此,必须进行活性成分的研究。可经过文献资料、民间用药的调研或通过现代药理学的筛选研究(含体内、体外等研究),发现活性成分。由于我国对活性成分的研究多建立在临床或民间使用的基础上,因此研究的一般途径是:首先要从调查情况入手,选择临床有效的中药作为研究课题,然后进行化学分析和活性成分的筛选工作。

一、调查研究搜集信息

在开展某一天然药物的活性成分研究前,必须进行充分地调查研究,以了解药物临床应用及研究概况,这其中包括临床调查,药材调查和文献查阅三个方面。

1. 临床调查

天然药物活性成分研究一般以寻找活性成分为研究目的,只有在临床疗效确切可靠的情况下,才有必要对某中药进行活性成分的研究。研究内容包括临床疗效的考察和实际应用效果临床调查,如疾病的症状与所确定的病名是否相符;症状体征与疗效的关系;药物的剂型、剂量、给药途径与疗效的关系;毒副作用等。

2. 药材调查

已经被临床证明具有疗效的中药,还必须对药材资源进行调查了解,调查了解的第一步就是确定品种类别,即根据药材原植物的形态特征,弄清植物的科、属、种,确定其拉丁学名。这是因为,在我国由于历史原因造成了大量的同名异物或同物异名的混淆现象。如果品种没有鉴别准确,实验结果就不能重现,直接关系到相应活性成分是否能被提出;可能使研究人员所进行的研究工作失之毫厘,谬以千里,使后面的工作失去意义。

此外,还要考察其生态环境,采收季节,加工与炮制方法,栽培与野生的不同等,这些因素都会影响药物的疗效。同时,这些因素的考察,还会为研究有效成分的提取、分离方法提供参考。

研究天然药物还应该进行资源调查,植物的生长环境、资源分布、品种的多少都是研究天然药物要考虑的因素。对于资源少的植物药材,还要考虑到如何解决资源缺乏的问题。

 知识链接

早在 1883 年荷兰人开始研究常山,据说用的是植物常山,研究表明含有小檗碱。若干年后人们却发现常山无法提取小檗碱,直到 1928 年日本人研究常山时才知道真正的常山是属虎耳草科植物,荷兰人研究的是一种小檗科植物而不是常山。这个例子说明了对植物准确的分类鉴定是很重要的,盲目的分析只会花费大量的人力、物力和财力。

3. 文献查阅

文献资料的查阅是天然药物化学研究工作中的一项重要内容。通过对文献资料的查阅、整理、分析,可以吸取前人的经验教训,避免走弯路,也可以了解目前的研究水平,从中获取有益的启示,为制订研究方案提供依据,避免不必要的重复。

查阅文献资料时应尽量全面,不但要查阅国内的,也要查阅国外的;不只是查阅近期的,同时也要查阅中远期的;经典的著作要查,常见的书刊也要查。随着电子技术的普及和发展,通过计算机网络获取信息是现代研究工作的重要途径。总之,要充分积累资料,多一份资料就多一份根据,就多一份把握。

查阅文献资料,首先查阅内容集中且全面的有关参考书,然后根据研究目的选定检索工具,如目录、索引等。最后查找原始文献。最好采用倒时查法,即按时间先近后远的顺序查阅,特别注意查阅近期的有关综述性文章。从近期文献资料中不仅能获取比较新的信息,而且能利用其所附的文献,节省查阅文献的时间。如果进行研究的天然药物没有资料可查,可从植物的化学成分与植物的亲缘关系上入手,即查阅相同科属的有关化学成分、药理或临床应用等方面的参考资料,获取有益的启示。

天然药物有效成分研究工作中常用的文献类型有:

(1)原始文献　如期刊、会议记录、论文集、专题报告、电子出版物等。主要的中文期刊有《药学学报》、《中国中药杂志》、《中草药》、《中成药》、《中药材》、《中国医药工业杂志》、《中华中医药杂志》、《英国医学杂志(中文版)》、《中国天然药物》、《中国新药与临床杂志》、《中国药学杂志》、《华西药学杂志》、《国际药学研究杂志》、《中国海洋药物》、《药学进展》等;各高校学报也有很重要的学术参考价值,如《沈阳药科大学学报》、《中国药科大学学报》、《广东药学院学报》等。

(2)文摘　以摘要的形式汇集文献定期出版的刊物或图书。与天然药物化学关系密切的有《中药研究文献摘要》、《中国药学文摘》、美国的《化学文摘》(CA)、《国外医学中医中药分册》、《国外医学药学分册》、《国外医学植物药分册》。其中美国的《化学文摘》是一个大型文摘数据库,它创刊于1907年,历史悠久,收录的文献资料范围广,报道速度快,索引系统完整可靠,是世界上影响较大的文摘期刊。它收录了150多个国家的9000多种刊物,其中2304种核心期刊;收录了50个专利机构的专利;收录文献的语言为50种;文献类型有期刊、专利、会议记录、论文、技术报告、书籍等。涵盖化学、生化、化学工程以及相关学科。

(3)文献索引　是按学科将最新的文献题目汇集,定期出版的一种刊物。它能使查找者了解目前与自己工作相关的论文题目。常用的有《中文科技资料目录——中草药分册》、《报刊索引》、《默克索引》。

(4)参考书　包括工具书、综合性著作、各种专著及教科书等。其中天然药物化学常用的工具书有《中华本草》、《中药大辞典》、《全国中草药汇编》(上、下两册)、《中国药典》2010年版、《海氏有机化合物辞典》、《植物化学》等。

(5)网络　可以通过清华同方(CNKI)知识总库、万方医药信息数据库、维普期刊全文数据库等查阅中文期刊,也可通过PubMed-MEDLINE数据库、Springer Link数据库、American Chemical Society等数据库检索英文文献。

二、天然药物化学成分预试验

在研究植物有效成分时,为了设计化合物提取与分离的合适方法,需要对样品中所含化学成分及其特性、存在状态与数量有一个初步的或者尽可能全面地了解。植物药材的外观、色、嗅、味有时可以提供初步的、有价值的化学成分的信息,如植物显黄色可能含有黄酮;红色可能含有蒽醌;有香气可能含有挥发油;涩味可能含有鞣质;酸味可能含有有机酸。研究过程中应注意某些药物是有毒的。当然,在大多数的情况下,需要进行预试验工作。

1.预试验的概念和分类

天然药物化学成分预试验是通过比较简单的提取和定性实验的方法,初步了解天然药物中所含成分的大致情况。

预试验的方法通常分为单项预试验和系统预试验两种。一是系统预试验,即用简便、快速的方法,对天然药物中各类化学成分进行比较全面地定性检查,系统了解该药材所含化学成分的类型。二是单项预试验,即根据研究工作的需要,有目的地检查某一类或某一种成分。如用生物碱的沉淀反应检查生物碱的存在;用发泡实验和溶血实验检查皂苷的存在。

预试验的基本步骤是首先制备供试液,然后通过试管反应或点滴反应,观察反应结果,加以综合分析,得出初步结论。

2. 预试验供试液的制备

(1)单项预试验供试液的制备　单项预试验在供试液的制备过程中,一般是根据预试验的目的,利用待查成分的溶解性能或某些特性,采用适宜的方法制备供试液。如用稀盐酸提取生物碱,用升华法提取具有升华性的成分,用蒸馏法提取挥发性成分。具体方法在前述各章中均有详细叙述。

(2)系统预试验供试液的制备　系统预试验的目的是尽可能详尽而全面地检查植物中存在的成分。系统预试验供试液制备的方法很多,通常是根据各类成分亲脂性的强弱,即利用各类成分的极性大小不同,用极性由小到大的各种有机溶剂连续提取,顺次把极性不同的成分一一提出。常用的溶剂梯度顺序是:石油醚、苯、乙醚、氯仿、乙酸乙酯、正丁醇、丙酮、乙醇、水。在实际工作中,往往采用水、95%乙醇、石油醚为溶剂,分别对供试品进行提取。一般认为,采用此法即可对各类成分进行系统分析,达到预试验的目的。系统预试供试液的制备过程见下述流程图:

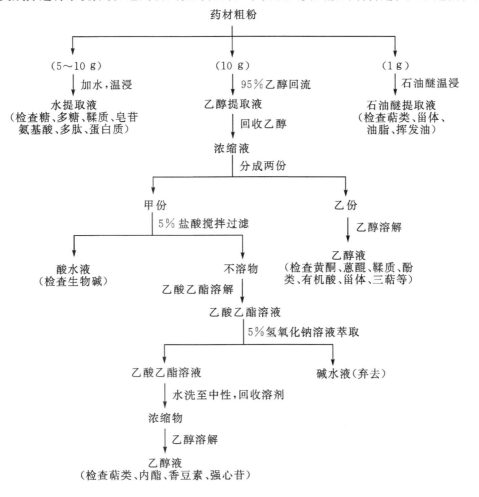

由于乙醇的溶解范围广,95％乙醇提取液所含成分复杂,各成分之间容易相互干扰,所以,应再使用酸、碱液处理,使成分按酸、碱、中性的不同而初步分离。

3.供试液中化学成分的鉴定

预试液制备后,应及时对所含成分进行鉴定。试验的方法,通常采用试管反应直接观察反应结果,此外还可以进行纸片或薄层点滴反应。下表列出了常用的化学成分的定性反应试剂、现象和指示检出的化合物类别,这些化学鉴定及其操作过程在前面各章中均有详细叙述。

表 12-1　常见化学成分的定性反应

试剂	反应现象	指示可能含有的成分
α-萘酚(Molish)	紫(红)色环	糖类、苷类
斐林(Fehling)	砖红色沉淀(少数黄红色沉淀)	还原糖
三氯化铁-冰醋酸(Keller-Kiliani)	上层蓝绿色　交界面不同颜色环	α-去氧糖
醋酐-浓硫酸(Libermann-Burchard)	黄→红→紫→蓝→绿　最后褪色	甾体和三萜类(皂苷、强心苷)
氯仿-浓硫酸(Salkowski)	氯仿层血红色　硫酸层绿色荧光	甾体和三萜类(皂苷、强心苷)
三氯化铝	黄色　有荧光	邻二羟基、或 3-羟基、5-羟基黄酮
盐酸-镁粉	紫红色	黄酮类
碱液	红色	羟基蒽醌类
醋酸镁	橙红色或紫红色	羟基蒽醌类
开环、闭环	澄清-浑浊-澄清	内酯(香豆素)
异羟肟酸铁	红色	内酯(香豆素)
碱性苦味酸(Baljet)	橙红色	活性次甲基(强心苷)
碱性 3,5-二硝基苯甲酸(Kedde)	紫红色	活性次甲基(强心苷)
碱性亚硝酰铁氰化钠(Legal)	红色(逐渐褪去)	活性次甲基(强心苷)
碘化铋钾(Dragendorff)	红棕色沉淀	生物碱
碘化汞钾(Mayer)	类白色沉淀	生物碱
硅钨酸(Betrand)	淡黄色沉淀	生物碱
溴酚蓝	蓝色背景黄色斑点	有机酸
三氯化铁	绿、蓝、绿黑、蓝黑色	酚类、鞣质
明胶-氯化钠	白色沉淀	鞣质
茚三酮(Ninhydrin)	蓝紫色	氨基酸、多肽、蛋白质
双缩脲反应(Biuret)	紫红色	多肽、蛋白质
香草醛-浓硫酸	不同的颜色变化	挥发油
油斑	无油斑	挥发油
	有油斑	油脂

4.预试验的结果判断

根据定性反应的结果,初步判断该药材可能含有的化学成分类型,但是,这种初步判断只能供作参考,不可作为结论。这是因为:①在预试验中所使用的定性反应,往往不是专属性很强的,如碘化铋钾试剂,除可与生物碱成分产生沉淀之外,对香豆素、萜类内酯等中性化合物也可以发生沉淀反应;相反,如麻黄碱,虽属生物碱成分,但其对碘化铋钾试剂并不十分敏感。醋酐-浓硫酸、氯仿-浓硫酸与皂苷、强心苷等属于甾体或三萜类的化合物都能发生反应。②某些试剂本身灵敏度较差。③成分在植物体内含量有高有低、存在形式也不相同,如酸性成分多与钾、钠、钙、镁等离子结合成盐的形式存在于植物体内,不能因为其水提取液不显酸性,轻易否定有机酸的存在。④杂质的干扰,甚至提取液的颜色较深等因素,都可给预试验的定性检查带来直接妨碍。

为了尽量克服上述影响因素,提高预试的准确性,可从以下几个方面考虑:

(1)尽可能采用专属性强的检出试剂,也可选用几种不同的试剂进行检查,根据反应结果综合分析。如蒽醌类采用碱液反应;强心苷首选三氯化铁-冰醋酸反应,再配合碱性亚硝酰铁氰化钠反应和醋酐-浓硫酸反应等。

(2)制备供试液时,尽量使各类型成分分离,以减少成分间的相互干扰,提高灵敏度和准确性。如对于可与碘化铋钾发生反应的化合物,可利用生物碱成分能溶于酸水,而中性内酯成分不溶的性质首先进行分离。必要时配合薄层色谱鉴定或纸色谱鉴定可提高检出的准确度。

(3)对于供试液本身颜色的干扰,最好同时与已知物作相同条件的对照试验或作空白试验。如反应液颜色太深,可将反应液点在滤纸上观察。

(4)成分的含量太低时,可配合生物测定的方法进行鉴定。

5. 色谱预试法

预试验通常都是在试管中或滤纸上进行,由于植物中普遍存在色素,经常会掩盖反应所产生的沉淀,影响颜色的准确判定。可以用色谱预试法先将提取液进行初步分离,再喷洒各种显色剂,这样不仅能减少成分间的相互干扰,增大预试的准确性,并且快速简便。还能根据所用溶剂系统和各成分的移行情况,推断物质极性的大小。

色谱预试法常使用薄层色谱或纸色谱,可根据供试液的来源选择,水提取液及极性大的成分可用纸色谱;石油醚提取液和中等极性、极性较小的成分,可用薄层色谱。

色谱预试法一般所有供试液都用乙醇溶解,用通用展开剂展开,显色时选择各类成分的显色剂分区进行,从而一次可以鉴定多种成分,有利于综合分析。

三、天然药物活性成分的筛选

经过对天然药物的预试验,可以了解药物中所含成分的大致情况,根据成分的种类可以设计成分的提取分离方案,得到单一成分,然后将提取分离得到的各种单一成分进行生物活性的筛选,从而得到天然活性成分。这种方法筛选活性成分比较简单,工作容易进行。一些不具有原来天然药物的活性或活性很弱的成分丢失的可能性极大,一些微量活性成分很容易"漏检"。所以,现代天然药物活性成分的提取分离,基本上都是在调研的基础上,首先建立活性测试模型或指标,然后在药理活性指标的指导下,将提取分离得到的各个组分进行活性部位的筛选,不断追踪,按药理指标进行取舍,最终分离得到活性成分。用这种方法对活性成分进行筛选,就像"眼睛"一样监视各个分离组分,如果选择的方法适当,一般在最终阶段总能得到某种目的活性化合物。如果出了问题也能迅速查明原因,并可采取相应的措施进行补救。

活性测试方法选择的正确与否,是进行天然药物活性成分筛选的关键,常用的活性测试方法有整体动物、动物器官、组织、酶、受体以及药物对体内某些生物活性物质的抑制或促进等。一个理想的活性测试体系,应该能够反映临床治疗特点且效果与之平行,还应该简易、灵敏、快速、可靠。

(一)活性追踪分离实例

1.仙鹤草芽驱绦虫活性成分的研究

临床上服用天然药物仙鹤草芽干粉可治疗绦虫病,疗效显著;所以就选用与临床驱绦虫基本一致的体外灭囊虫试验,作为提取、分离、筛选仙鹤草芽中具有驱绦虫活性成分的测试方法。其筛选流程如下

<pre>
                        仙鹤草芽粉
                           │
                        石油醚提取
              ┌────────────┴────────────┐
           芽粉残渣   石油醚提取液(+)
              │
       挥去石油醚,氯仿提取
         ┌────┴────────────┐
      芽粉残渣   氯仿提取液(一)
         │
    挥去氯仿,乙醇提取
      ┌───┴────────┐
  芽粉残渣(一)   乙醇提取液(一)
</pre>

（＋）表示有体外灭囊虫作用；（一）表示无体外灭囊虫作用

上述筛选试验说明,仙鹤草芽驱绦虫的活性成分存在于石油醚中,现已提取并全合成了鹤草酚。

某些天然成分属于前体药物(即本身并无活性,在体内代谢后其代谢产物具有活性),故在活性测试时最好采用体内测试的方法。

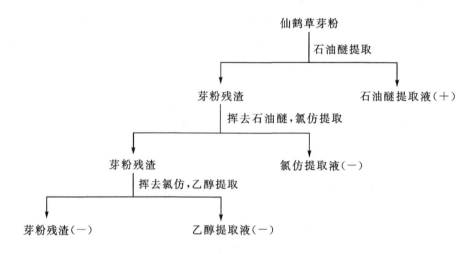

鹤草酚

2.大黄泻下活性成分的研究

大黄是蓼科植物,生大黄在临床上泻下作用疗效确切,对大白鼠喂食一定量的大黄粉末,泻下作用明显。为提取其泻下的活性成分,选用了大白鼠口服后观察其致泻作用作为活性筛选指标。提取分离流程如下

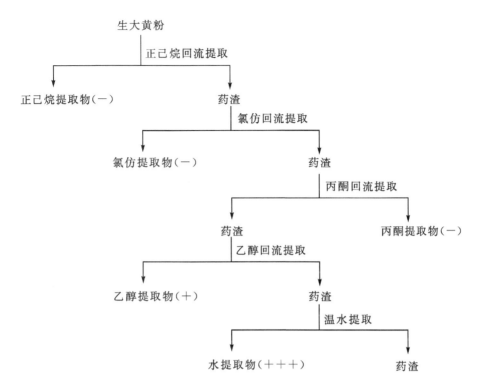

（＋）表示对大白鼠有泻下作用；（＋＋＋）表示作用强；（－）表示对大白鼠无泻下作用

上述筛选试验说明，大黄的活性成分主要为水提取物，对水提取物继续进行活性筛选，从中得到番泻苷 A，用色谱法还可检出番泻苷 B 和 C。

四、天然药物化学成分的提取与分离

有了活性测试方法，就可以根据预试验结构中所含成分的性质，开始对天然药物进行提取分离。其方法多种多样，一般分为三个阶段，即部位分离、组分分离和单体分离。每一阶段粗分是否成功可通过对所得组分进行活性定量评估，并与母体进行比较来判断：如果每部分均有活性，但活性均不强，则说明粗分失败，需要改用其他方法进行粗分，直到找到其中某一部分或几部分活性强、剩余部分无活性或活性很弱为止。这样不断分离，对于无效的组分常弃去，只研究那些有活性的组分，直到追踪到活性成分。

分离筛选过程中，如果某个组分活性显著增强（与母体相比），则说明在分离过程中可能除去了某种具有拮抗作用的物质；如果所得各组分活性均明显减弱，即使将其合并，其活性与母体相比也大大减弱，则提示活性成分可能发生分解、破坏或产生了不可逆吸附；如果所得各组分分别测试其活性虽然明显降低，但合并后其活性与母体相当，则提示是活性成分被分散或该药中的成分存在明显的协同作用（相加或相乘），故分离后反而导致活性的减弱或消失。

下面介绍两种常用的不同阶段筛选活性成分的分离方法。

1. 部位分离

部位分离的方法有许多种,如 Dragendorff 提出的七步法、刘米达夫提出的四部位法、Stahl 提出的五部位法。它们的基本药理都是利用极性不同的有机溶剂依次提取药材并分成不同极性的部位。

近年来,部位分离更多的地采用石油醚(或苯)-氯仿(或乙醚)-乙酸乙酯-正丁醇-水的五部位法。流程如下

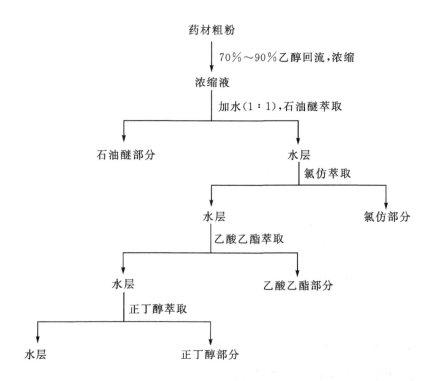

所得五个部分大体的成分为:石油醚部分,是强亲脂性部位,成分可为油脂、叶绿素、亲脂性苷元、甾醇等;氯仿部分,是亲脂性部位,成分可为生物碱、多数苷元、脂肪酸等;乙酸乙酯部分,中等偏低极性部位,成分可为亲脂性单糖苷、酚性成分、极性大的苷元等;正丁醇部分,中等极性部位,成分可为大多数苷类、水溶性生物碱等;水部分,强极性部位,成分可为糖、氨基酸、可水解鞣质等。

日本学者山口一孝所提供的研究杀虫成分的系统分离法,至今仍作为一般活性成分筛选分离的参考。流程如下

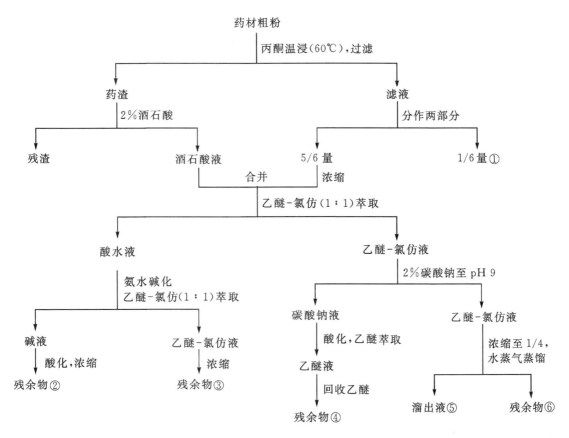

该法的原理是利用天然药物中成分的极性、酸碱性和挥发性的不同而分离,所得的几部分是:①总提取物;②糖类、氨基酸、苷类、鞣质、季铵碱、水溶性生物碱及其他各种高分子水溶性物质;③亲脂性生物碱和其他胺类;④有机酸、酸性较强的酚类;⑤挥发性成分;⑥不挥发的成分,包括油脂、蜡、高分子萜、中性苷元、低极性中性苷、酸性较弱的酚类。

2.组分分离和单体分离

组分分离是在部位分离的基础上,再用适当的方法进一步细分的过程。如果组分分离得到的是单一成分,则可称为单体分离。随着各组分的不断细分,每一组所含有的成分性质越来越相近,分离的难度加大,这种情况下,目前常用的方法是色谱法结合溶剂结晶法。此外,根据被分离成分的不同也常用离子交换法、凝胶滤过、大孔树脂吸附法等方法进行分离。

五、天然药物化学成分的鉴定和结构测定

分离得到的活性成分,接着就要对成分及其衍生物进行物理常数(熔点、沸点、相对密度、折光率、比旋度等)、化学常数以及光谱鉴定(紫外光谱、红外光谱、质谱、核磁共振谱),以确定是否为已知化合物。目前天然化合物大多为已知的,若为已知化合物,则可通过详细查阅有关文献,了解该化合物的研究概况;若为新化合物,则需进一步测定结构。此外,还要进行系统的药理、制剂、药代动力学以及临床方面的研究,有时还需对其结构进行修饰或改造,以寻求比较

理想的活性成分,并开发成为新药。

 ## 学习小结

本章主要介绍了天然药物活性成分的研究方法。学习时应重点注意如何对未知药材进行系统预试。

 ## 目标检测

一、名词解释

活性成分　预试验　系统预试验　单项预试验

二、简答题

1.今有一种民间治疗某一疾病有效的植物,欲对其进行研究,应如何着手进行,请简要回答。

2.如何对待预试验的结果? 提高预试验准确性的方法有哪些?

3.对活性成分进行提取分离为什么要建立活性测试指标?

下 篇

实验指导

天然药物化学实验须知

一、实验规则

(1)实验前认真预习,明确实验目的,了解实验的方法、步骤和基本原理。实验开始前应清点并检查仪器与装置的安全性和有效性,经检查合格后方可开始实验。

(2)实验过程中要正确操作,仔细观察,认真记录和深入思考。不准做与实验无关的事情,不得擅自离开实验操作岗位。

(3)严格遵守实验室各项制度,注意安全,爱护仪器,节约药品,保持实验室的秩序。遇到不明了的问题应及时向老师请教。

(4)遵从教师指导。实验完毕,应把实验桌整理干净。根据实验记录,认真处理数据,分析问题,写出实验报告按时呈交指导老师,并提交实验所得产品(标明产品名称、重量、实验组号及日期)。

二、实验室一般安全规则

(1)实验前应做好预习工作,熟悉每步具体操作中的安全注意事项。并须熟悉实验室及其周围的环境和水的开关、电闸及灭火器的位置。

(2)使用电器设备及各种分析仪器时,要弄清电路及操作规程,不要用湿的手、物接触电插销,谨防触电。实验后,应把连接电源的插销拔下。

(3)实验完毕后,应检查水、电源、天然气是否关严。值日生和最后离开实验室的工作人员都应负责再检查一遍,并把水和天然气的总开关关闭,关闭电闸。

三、易燃、腐蚀性和有毒药品或溶剂的使用规则

(1)有机溶剂(如乙醚、乙醇、苯、丙酮等)易燃,使用时要远离火源,用后要盖紧瓶塞,置于阴凉处。加热回流提取或回收溶剂时,必须在水浴或电热套上进行,切不可用直火加热。

(2)回收溶剂时,应在加热前投入1~2粒沸石,每添加一次溶剂,应重新添加沸石,加热中途不得加入沸石,严防溶液发生爆沸而发生爆炸。

(3)强酸、强碱(如硫酸、盐酸、氢氧化钠等)具有强腐蚀性,勿洒在皮肤或衣物上,以免造成化学灼伤,强酸烟雾刺激呼吸道,使用时应倍加小心。

(4)绝不允许各种化学药品任意混合,也切勿把任何试剂或溶剂倒回储瓶,以免发生意外事故。残渣废物丢入废物缸内,用过的易燃有机溶剂不得倒入下水道,否则有燃烧爆炸的危险。

四、实验室灭火常识

实验室一旦发生火灾,首先要立即断绝火源(电源、天然气等),并速将附近的可燃物移开,

防止火势扩展。应保持镇静,不要慌乱,立即采取相应灭火措施。

(1)锥形瓶内溶剂着火,只需用石棉网或湿布盖熄。溶剂泼倒后着火,可用石棉布、沙土、麻袋或灭火器扑灭。不可用水冲,以免因水流而扩大燃烧面。

(2)衣服着火,切勿奔跑,赶快脱下衣服或用厚的外衣、麻袋裹灭,或赶快卧倒在地上滚灭,或打开幕附近的自来水开关用水冲淋熄灭。

(3)火势较大时,应根据具体情况采用灭火器灭火,常用的有以下三种。①泡沫灭火器:使用时将灭火器颠倒(碳酸氢钠和硫酸铝溶液作用,产生氢氧化铝和大量的二氧化碳泡沫),喷射起火处,泡沫就把燃烧的物体包住与空气隔绝,而使火焰熄灭,此法不运用于电火花引起的火灾。②四氯化碳灭火器:使用时连续抽动唧筒,四氯化碳即会喷出。其遇热迅速气化,成为很重的气体包住燃烧物体,使之与空气隔绝,而将火焰熄灭,此法最适合于扑灭电火花引起的火灾。③二氧化碳灭火器:是实验室最常用的灭火器(其侧筒内装有压缩的液态二氧化碳),使用时打开开关即可灭火。

五、实验室一般伤害的救护

(1)创伤　在伤口上用双氧水消毒或涂抹红汞。

(2)烫伤或烧伤　在伤口上涂抹烫伤药,或涂抹甘油、硼酸凡士林。

(3)酸碱腐伤　先用水冲洗伤处。若为酸腐伤,再用5%的碳酸氢钠溶液或稀氨水洗;若为碱腐伤,再用1%醋酸溶液洗,最后均用水冲洗。

若是酸或碱液溅入眼内,应立即用水冲洗。若为酸液,再用1%碳酸氢钠溶液冲洗;若为碱液,则用1%硼酸溶液冲洗,最后均应用水冲洗。

(4)毒物进入口内　将5～10ml稀硫酸铜溶液加入一杯温开水中,内服,或用手指伸入咽喉部促使呕吐。

(5)上述各种伤害伤势较重者经急救后,应速送医院检查和治疗。

实验一 色谱练习

学习目标

- 掌握氧化铝薄层软板与硅胶硬板的制备方法。
- 熟练掌握薄层色谱和纸色谱的基本操作。
- 学会吸附剂的活度测定法。

一、实验原理

1.薄层色谱

薄层色谱一般应用吸附色谱原理,利用吸附剂对化合物吸附能力的不同而达到分离。吸附剂吸附能力的大小与化合物极性的大小有关。化合物极性大,被吸附剂吸附较牢固,R_f 小;反之化合物极性小,R_f 大。一个化合物在某种已选定的吸附剂所表现的 R_f 大小,主要取决于展开剂的极性大小,即所使用的展开剂极性大,所得的 R_f 大;展开剂极性小,所得的 R_f 也小。

根据制备薄层色谱板时是否加入黏合剂,将制备的薄层板分为硬板和软板两种。加入黏合剂的为硬板,不加黏合剂的多为软板(也有为硬板的,如纤维素薄层板)。黏合剂常用的有羧甲基纤维素钠(CMC-Na)或煅石膏(G)。加羧甲基纤维素钠制成的薄层板,机械强度好,但对一些需要加热的腐蚀性显色剂不适用。加石膏制备的薄层板机械强度差,但适合于使用需要加热的腐蚀性显色剂。

2.纸色谱

纸色谱是一种分配色谱,利用化合物在展开剂和水中分配系数的不同而达到分离。一般展开剂中分配系数大的化合物,其 R_f 要比在展开剂中分配系数小的化合物的 R_f 为大。

二、实验步骤

(一)薄层板的制备

1.不加黏合剂的薄层软板的制备

氧化铝薄层软板的制备:将吸附剂置于薄层涂铺器中,调节涂铺器的高度,在一玻璃板上向前推动,即得均匀薄层。如果没有涂铺器可用下述简易操作涂铺薄层:取待铺薄层的干净玻璃板,放在一张长和宽大于玻璃板的白纸上;另取表面光滑,直径均一的玻璃棒,依据所制备薄层的宽度和厚度要求,在玻璃棒两端套上厚度为 0.4～1mm 的乳胶管或塑料管的套圈;操作时将适量氧化铝粉倒在玻璃板上,用带有套圈的玻璃棒压在玻璃板上,双手均匀用力,将吸附剂自一端推向另一端,铺成均匀的薄层即可。推动玻璃棒时,不宜太快,也不应停顿,否则薄层厚度不均匀。

2.加黏合剂的薄层硬板的制备

(1)硅胶 G 薄层 取硅胶 G 1 份,置乳钵中加水约 5 份研磨均匀,随即用角匙取一定量,倒在一定大小的玻璃板上或倒入涂铺器中,均匀涂铺成 0.25~0.5mm 厚度,轻轻振动玻璃板,使薄层表面平整均匀,然后在水平位置放置,晾至薄层发白近干,于烘箱中 110℃活化 1~2h,冷却后贮于干燥器内备用。

(2)硅胶 G-CMC-Na 薄层　称取羧甲基纤维素钠 0.2g,加水 25ml,在水浴上加热搅拌使完全溶解,放冷,倒入乳钵中,加 10~40μm 的硅胶 G 细粉 6~8g,研磨成稀糊状,按照硅胶 G 薄层涂铺法制备薄层。

(二)氧化铝的活度测定

氧化铝的吸附能力与自身含水量有关,含水越多,吸附活性越小,吸附能力越小。通常,根据氧化铝的含水量将它的活性(活度)分为五级,Ⅰ级含水量最少,吸附力最强,Ⅴ级含水量最多,吸附力最弱,见表实验 1-1。

表实验 1-1　硅胶、氧化铝含水量与活性级别的关系

活性级别	硅胶含水量(%)	氧化铝含水量(%)
Ⅰ	0	0
Ⅱ	5	3
Ⅲ	15	6
Ⅳ	25	10
Ⅴ	38	15

1.染料试剂的配制

取偶氮苯 60mg,对甲氧基偶氮苯、苏丹黄、苏丹红、对氨基偶氮苯各 40mg 分别溶于 100ml 重蒸的四氯化碳中。

2.测定氧化铝的活度

取制备好的氧化铝软板,用毛细管分别吸取约 0.2ml 上述 5 种染料试剂,分别点于薄层板一端 2~3cm 处作为原点,每点间隔 1cm 左右。将点好样的薄层板置于密闭容器中,以四氯化碳为展开剂展开,展层时薄层板与展开容器底部交角为 10~30°。展层后测定出各色斑的 R_f,从表实验 1-2 确定被测氧化铝的活度(一般高活性氧化铝使用本法时,R_f 往往偏低)。

另取氧化铝薄层板 1 块,置于水蒸气饱和的容器中 2~3h 后取出,按上述方法测定活度,观察有无变化。

表实验 1-2　氧化铝活度与偶氮染料 R_f 的关系

偶氮染料	氧化铝活度级别(R_f)			
	Ⅱ级	Ⅲ级	Ⅳ级	Ⅴ级
偶氮苯	0.59	0.74	0.85	0.95
对甲氧基偶氮苯	0.16	0.49	0.69	0.89
苏丹黄	0.01	0.25	0.57	0.78
苏丹红	0	0.1	0.33	0.56
对氨基偶氮苯	0	0.03	0.08	0.19

(三)硅胶薄层色谱法检查糖类

1. 色谱条件

薄层板:硅胶 G-CMC-Na 板

供试品溶液:自制苹果的可溶性糖提取液

对照品溶液:5%木糖、葡萄糖、果糖、蔗糖标准溶液

展开剂:氯仿-冰醋酸-水(30∶35∶5)

显色剂:苯胺-二苯胺-磷酸显色剂

2. 操作

取硅胶 G-CMC-Na 薄层板 1 块,在距底边 1.5～2cm 处用铅笔绘一条起始线,分别用毛细管吸取适量的供试品溶液、对照品溶液点于起始线上,待溶剂挥发后,迅速将薄层板置于盛有氯仿-冰醋酸-水(30∶35∶5)展开剂的容器内,密闭展层液面不得超过点样线,色谱缸密闭,自下向上展开,当展开剂到达距薄层顶端约 1cm 处时取出薄层板,前沿用铅笔或小针作一记号。60℃烘箱内烘干或晾干。将苯胺-二苯胺-磷酸显色剂均匀喷雾在薄层上,置 85℃烘箱内加热至层析斑点显现,各种糖显现不同的颜色。根据各显色斑点的颜色相对位置,测算 R_f 值。

(四)纸色谱法鉴定氨基酸

1. 色谱条件

支持剂:层析滤纸

供试品溶液:板蓝根的 5%乙醇溶液

对照品溶液:精氨酸、脯氨酸和亮氨酸的 5%乙醇溶液

展开剂:正丁醇-冰醋酸-水(4∶1∶1或 4∶1∶5上层)

显色剂:0.2%茚三酮乙醇溶液

2. 操作

取色谱用滤纸条,在距底边 2～3cm 处用铅笔画一直线,并做 4 个等分点,分别用毛细管点上适量供试品溶液和对照品溶液,待溶剂挥干后(可用电吹风吹干),将滤纸用线悬吊在盛有展开剂的层析缸中,使滤纸下端与展开剂接触,上行法展开,至展开剂前沿离起始线 15cm 左右取出,并用铅笔画下前沿位置。吹热风挥去展开剂后,喷显色剂,再加热到 100℃左右显色。计算精氨酸、脯氨酸和亮氨酸的 R_f。

三、实验注意事项

(1)羧甲基纤维素钠溶液常用的浓度为 0.5%～1%。一般预先配制,静置后取其上层澄清液应用,所制得的薄层表面较为细腻光滑。

(2)因制备软板时,吸附剂中不加黏合剂,故软板易散,操作应避风进行,以防被风吹散吸附剂。

(3)点样量应适宜,展开剂不要浸没原点,展开容器应密闭,否则得不到好的色谱结果。

(4)样品的溶剂最好使用挥发性的有机溶液(如乙醇,氯仿等),不宜用水溶液。

(5)展层必须在密闭的器皿中进行,器皿应先进行饱和。

四、实验考核

项目	技能测试标准	分值	备注
实验准备	实验前预习	5	
	实验仪器准备	10	
	实验人员衣着	5	
	实验信息的查询	5	
实验操作	实验设计	10	
	实验设计验证	10	
	仪器正确选用、使用	5	
	实验操作规范、严谨	15	
	实验安排和步骤	10	
实验结果	实验结果讨论	5	
	实验记录全面、真实	10	
	仪器使用记录填写完整	5	
	工作环境整洁	5	

评价：_____ 得分：_____

 目标检测

1. 如何制得薄层表面均匀、平整、细腻光滑的硅胶硬板？

2. 硅胶薄层色谱法检查糖时，应注意什么问题？

3. 制备氧化铝软板时，应注意什么问题？

4. 如何克服色谱斑点的拖尾现象？

实验二　三颗针中小檗碱的提取、分离与鉴定

学习目标

- 掌握小檗碱的性质及提取、分离、鉴定的原理。
- 熟练运用渗漉法、浸渍法提取三颗针中的小檗碱。
- 学会并掌握小檗碱的鉴定技术。

一、实验原理

三颗针为小檗科小檗属植物豪猪刺 *Berberis soulieana* Schneid.、刺黄连 *B. Wilsonae* Hemsl、细叶小檗 *B. Poiretii* Schneid. 或匙叶小檗 *B. Vernae* Schneid. 的根。三颗针性寒味苦，具有清热燥湿，泻火解毒的功效。药理实验表明，其主要成分小檗碱有明显的抗菌、抗病毒作用，主要对痢疾杆菌、葡萄球菌和链球菌有显著的抑制作用。

小檗碱在自然界分布很广，如毛茛科的黄连属和唐松草属、防己科的古山龙属、芸香科的黄柏属、小檗科的小檗属和十大功劳属中都有存在。我国有 50 多种植物含有小檗碱，小檗碱有多种制剂用于临床。

三颗针主要含小檗碱（berberine）、巴马汀（掌叶防己碱，palmatine）、小檗胺（berbamine）、药根碱（jatrorrhizine），此外尚含有非洲防己碱（咖伦明，columbamine）、尖刺碱（氧化爵床碱，oxyacanthine）、异汉防己碱（isotetrandine）、木兰花碱（magnoflorine）等。《中国药典》规定，以干燥品计算含盐酸小檗碱不得少于 0.60%。

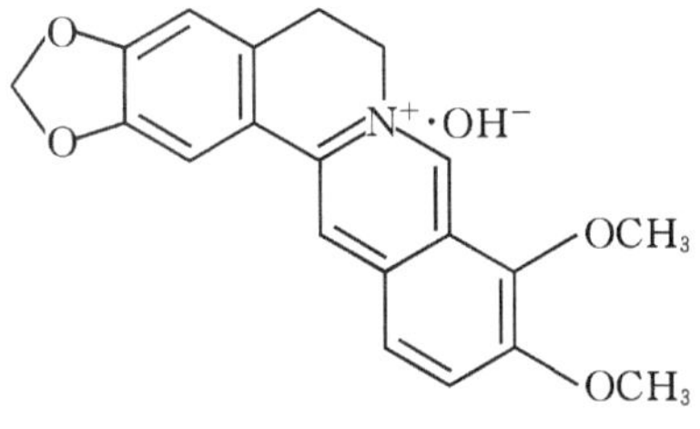

小檗碱

互变异构：小檗碱主要以季铵碱的形式存在。在季铵式小檗碱的水溶液中加入过量的碱则生成醇式（叔胺）和醛式（仲胺）小檗碱的沉淀。这些现象的产生是由于小檗碱具有 α-羟胺结构，能表现为季铵式、醇式、醛式三种互变异构体。其中季铵式结构可离子化而呈强碱性，溶液为红棕色。在溶液中加入过量碱之后，抑制了季铵式结构的解离，离解平衡向生成醇式和醛式结构转变，部分季铵式结构转变成醇式或醛式结构，溶液颜色转变为棕色或黄色。

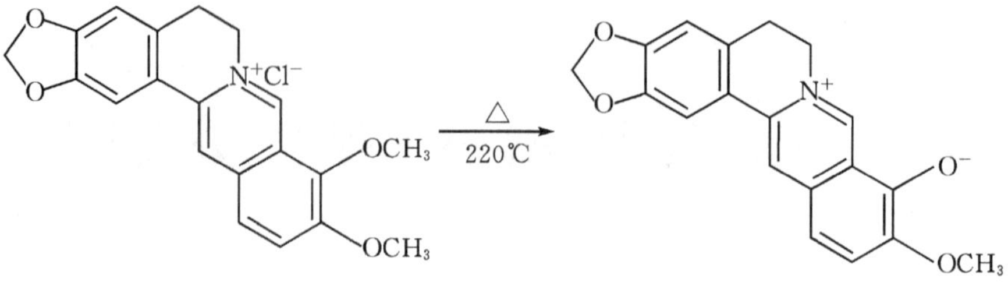

盐酸小檗碱   小檗红碱

碱性:小檗碱属于季铵型生物碱,可离子化而呈强碱性,其 pKa 值为 11.50。

溶解度:游离的季铵式小檗碱能缓缓溶解于冷水中(1:20),在冷乙醇中的溶解度为1:100,易溶于热水(1:8)或热乙醇(1:12),难溶于苯、氯仿、丙酮等有机溶剂。醇式或醛式结构的小檗碱为叔胺和仲胺小檗碱,亲脂性强,难溶于水,易溶于有机溶剂。小檗碱的盐酸盐在冷水中溶解度小(1:500),可溶于沸水,几乎不溶于乙醇,小檗碱的硫酸盐、磷酸盐在水中溶解度较大,分别为(1:30)和(1:15)。小檗碱的大分子有机酸盐在水中的溶解度较小。

二、实验步骤

(一)提取方法

选择的提取溶剂	提取方法及步骤	理由阐述	所遇问题

评价:＿＿＿＿＿＿＿＿＿＿＿＿＿＿＿＿ 修改＿＿＿＿＿＿＿＿＿＿＿＿＿＿＿＿

(二)分离方法

需分离杂质及其性质	分离方法及步骤	理由阐述	所遇问题

评价:＿＿＿＿＿＿＿＿＿＿＿＿＿＿＿＿ 修改＿＿＿＿＿＿＿＿＿＿＿＿＿＿＿＿

(三)盐酸小檗碱的提取分离参考

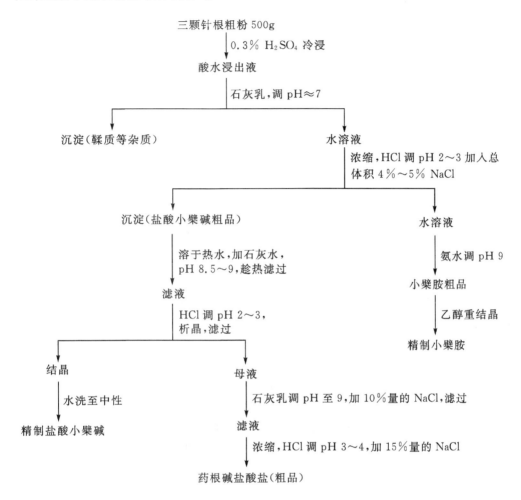

(四)鉴定

小檗碱除了能与一般生物碱沉淀试剂产生沉淀反应外,还具有两个特征性鉴定反应。

1. 丙酮加成反应

在小檗碱盐酸盐水溶液中,加入氢氧化钠使呈强碱性,然后滴加丙酮数滴,即生成黄色结晶性的小檗碱丙酮加成物,有一定熔点,可供鉴别。

2. 漂白粉显色反应

在小檗碱的酸性水溶液中加入适量的漂白粉(或通入氯气),小檗碱水溶液即由黄色转变为樱红色。

3. 薄层色谱鉴定

薄层板:中性氧化铝(软板)

试样:自制盐酸小檗碱乙醇溶液

对照品:盐酸小檗碱对照品乙醇溶液

展开剂:氯仿-甲醇(9:1)

显色:自然光下观察黄色斑点或紫外灯下观察荧光

4.纸色谱鉴定

支持剂:新华层析滤纸(中速,20cm×7cm)

试样:自制盐酸小檗碱乙醇溶液

对照品:盐酸小檗碱对照品乙醇溶液

展开剂:正丁醇-醋酸-水(4:1:1)

显色:紫外灯下观察荧光

(五)实验结果

鉴定项目	现象	结论
丙酮加成反应		
漂白粉显色反应		
氧化铝薄层纸色谱		

三、实验注意事项

(1)浸泡三颗针粗粉的硫酸水溶液,一般以 0.2%~0.3% 为宜。若硫酸水溶液浓度过高,小檗碱可成为重硫酸小檗碱,其溶解度(1:150)明显较硫酸小檗碱(1:30)小,从而影响提取效果。

(2)进行盐析时,加入氯化钠的量,以提取液量的 10%(g/v)计算,即可达到析出盐酸小檗碱的目的。氯化钠的用量不可过多,否则溶液的相对密度增大,造成析出的盐酸小檗碱结晶呈悬浮状态难以下沉。

(3)在精制盐酸小檗碱过程中,因盐酸小檗碱放冷极易析出结晶,所以加热煮沸后,应迅速抽滤或保温滤过,防止溶液在滤过过程中冷却,析出盐酸小檗碱结晶阻塞滤材,造成滤过困难,减低提取率。

四、实验考核

项目	技能测试标准	分值	备注
实验准备	实验前预习	5	
	实验仪器准备	10	
	实验人员衣着	5	
	实验信息的查询	5	
实验操作	实验设计	10	
	实验设计验证	10	
	仪器正确选用、使用	5	
	实验操作规范、严谨	15	
	实验安排和步骤	10	

项目	技能测试标准	分值	备注
实验结果	实验结果讨论	5	
	实验记录全面、真实	10	
	仪器使用记录填写完整	5	
	工作环境整洁	5	

评价：_____　　得分：_____

目标检测

1. 试查找含有盐酸小檗碱的制剂及其提取分离流程，比较各种方法的特点。

2. 试分析盐酸小檗碱的薄层色谱和纸色谱的 R_f 值与分子结构的关系，并解释选用氧化铝为吸附剂的原因。

实验三　苦参生物碱的提取、分离与鉴定

学习目标

- 掌握苦参碱的性质及提取、分离、鉴定的原理。
- 熟练运用渗漉法、浸渍法提取苦参中的苦参碱。
- 学会并掌握苦参碱的鉴定方法。

一、实验原理

苦参为豆科植物苦参 *Sophora flavescens* Ait. 的根。我国各省区均有分布。苦参性味苦、寒,有小毒,具有清热燥湿、杀虫利尿的功效,用于治疗湿热泻痢、湿热黄疸、热痢、便血、黄疸尿闭、赤白带下等,外治滴虫性阴道炎。

苦参的醚提取物及 70％醇提取物具有较强的抑菌作用;苦参碱对小鼠体内外艾氏腹水瘤及肉瘤-180 具有抑制作用;苦参总碱具有良好的升白作用;苦参碱具有抗炎作用;苦参碱能抵抗乌头碱诱发的大鼠心率失常及毒毛花苷 G(哇巴因)诱发的豚鼠室性纤颤。

苦参中含有多种生物碱(1％～2.5％),以苦参碱及氧化苦参碱为主,还有少量的羟基苦参碱、槐果碱、N-氧化槐果碱、槐定碱、N-氧化苦参碱、槐醇、异苦参碱、N-氧化槐醇等。

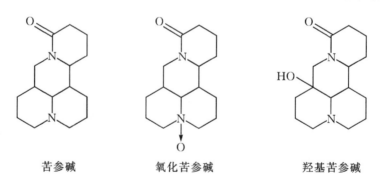

苦参碱　　　　　氧化苦参碱　　　　　羟基苦参碱

苦参碱有 α-、β-、γ-、δ-四种形态,常见的是 α-苦参碱,为针状或棱柱状结晶。氧化苦参碱为无色正方体状结晶(丙酮)。

苦参碱既可溶于水,又能溶于氯仿、乙醚、苯、二硫化碳等亲脂性溶剂。氧化苦参碱易溶于水,可溶于氯仿,但难溶于乙醚。苦参中生物碱的极性大小顺序为:氧化苦参碱＞羟基苦参碱＞苦参碱。

苦参碱、氧化苦参碱和羟基苦参碱具有内酰胺结构,可水解生成羧酸衍生物,酸化后又脱水环合为内酰胺结构。在植物体内,70％以上的苦参碱以氧化苦参碱状态存在。

苦参中所有生物碱均有两个氮原子,其中 N_1 为叔胺,碱性较强。N_{16} 为内酰胺,几乎不显碱性。

二、实验步骤

(一)提取方法

选择的提取溶剂	提取方法及步骤	理由阐述	所遇问题

评价：＿＿＿＿＿＿＿＿＿＿＿＿　　修改＿＿＿＿＿＿＿＿＿＿＿＿

(二)分离方法

需分离杂质及其性质	分离方法及步骤	理由阐述	所遇问题

评价：＿＿＿＿＿＿＿＿＿＿＿＿　　修改＿＿＿＿＿＿＿＿＿＿＿＿

(三)苦参的提取分离参考

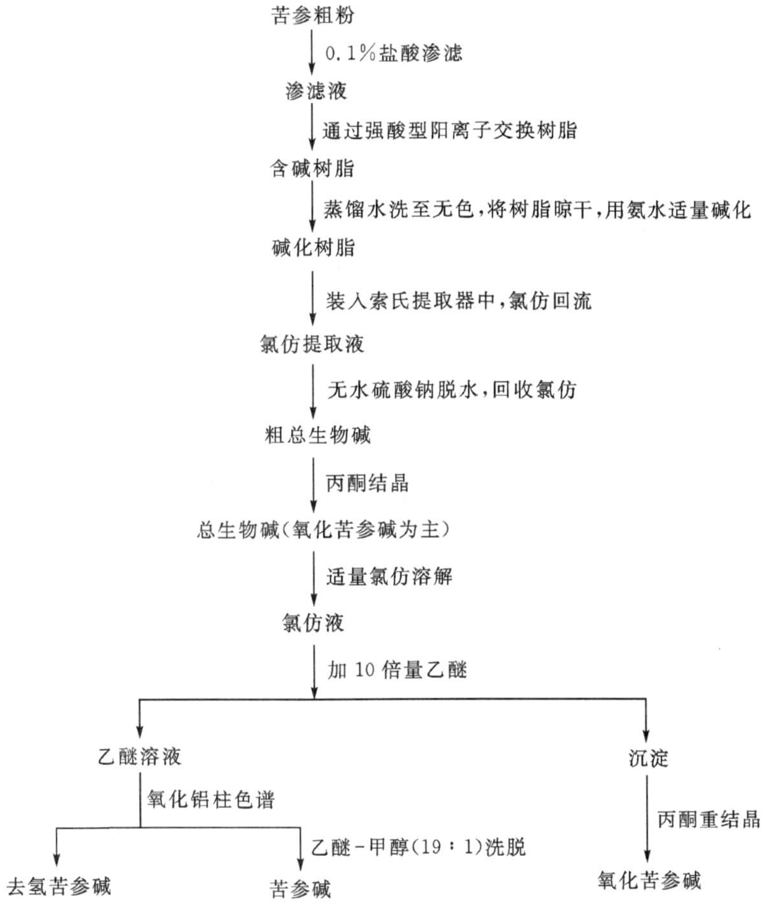

苦参粗粉
↓ 0.1%盐酸渗滤
渗滤液
↓ 通过强酸型阳离子交换树脂
含碱树脂
↓ 蒸馏水洗至无色,将树脂晾干,用氨水适量碱化
碱化树脂
↓ 装入索氏提取器中,氯仿回流
氯仿提取液
↓ 无水硫酸钠脱水,回收氯仿
粗总生物碱
↓ 丙酮结晶
总生物碱(氧化苦参碱为主)
↓ 适量氯仿溶解
氯仿液
↓ 加 10 倍量乙醚

乙醚溶液　　　　　　　　　　　　　　　　　沉淀
↓ 氧化铝柱色谱　　　　　　　　　　　　　　↓ 丙酮重结晶
　　乙醚－甲醇(19:1)洗脱　　　　　　　　氧化苦参碱

去氢苦参碱　　　苦参碱

(四)鉴定

1.**生物碱沉淀反应**

苦参碱和氧化苦参碱均能与生物碱沉淀试剂反应产生沉淀。

2.**色谱鉴定**

(1)氧化铝薄层

展开剂:苯-丙酮-乙醇(70∶16∶1)

显色剂:改良碘化铋钾

(2)硅胶 G 薄层

展开剂:氯仿-甲醇-浓氨水(5∶0.6∶0.3)

显色剂:改良碘化铋钾

(五)实验结果

鉴定项目	现象	结论
生物碱沉淀试剂		
氧化铝薄层		
硅胶 G 薄层		

三、实验注意事项

(1)采用盐酸水溶液提取苦参生物碱,盐酸的浓度不易过高,提取苦参生物碱时应尽量避免采用具有氧化性的提取溶剂。

(2)采用阳离子交换树脂收集生物碱后,需要用足量的氨水碱化,是为了使苦参碱能够尽可能多的游离,但要注意碱性不能过高,防止苦参碱结构改变。

四、实验考核

项目	技能测试标准	分值	备注
实验准备	实验前预习	5	
	实验仪器准备	10	
	实验人员衣着	5	
	实验信息的查询	5	
实验操作	实验设计	10	
	实验设计验证	10	
	仪器正确选用、使用	5	
	实验操作规范、严谨	15	
	实验安排和步骤	10	

续表

项目	技能测试标准	分值	备注
实验结果	实验结果讨论	5	
	实验记录全面、真实	10	
	仪器使用记录填写完整	5	
	工作环境整洁	5	

评价：_____　得分：_____

目标检测

1. 试查找苦参总生物碱的其他提取分离方法，并比较各种方法的特点。

2. 试分析苦参碱和氧化苦参碱在色谱分析中的色谱现象，并解释其原理。

实验四　大黄中蒽醌类化学成分的提取、分离与鉴定

学习目标

- 掌握连续回流提取的方法。
- 能用 pH 梯度萃取法分离不同酸性的羟基蒽醌类化合物；能用化学法、色谱法鉴定蒽醌类化合物。
- 学会用柱色谱法分离蒽醌类成分的基本操作。

一、实验原理

大黄系蓼科多年生草本植物掌叶大黄 *Rheum palmatum* L.、唐古特大黄 *R. tanguticum* Maxinex Balf. 或药用大黄 *R. officinale* Baill 的干燥根及根茎。大黄性寒、味苦,功效泻实热、破积滞、行淤血。主治实热便秘、食积停滞、腹痛、急性阑尾炎、急性传染性肝炎、血瘀经闭等,外用治烧烫伤、化脓性皮肤病、痈肿疮疡。

大黄主要成分为蒽醌类化合物,总含量约 2%～5%,主要为大黄酚、大黄素、芦荟大黄素、大黄素甲醚和大黄酸等,还有少量的番泻苷 A、B、C、D,其中游离的羟基蒽醌类化合物仅占 1/10～1/5,大多与葡萄糖以单、双糖形式结合成苷。大黄中除了上述成分外,还含有 10%～30% 的鞣质类多元酚化合物有止泻作用,与番泻苷作用正好相反。

		R₁	R₂
大黄酸(rhein)		—H	—COOH
大黄素(emodin)		—OH	—CH₃
芦荟大黄素(aloe-emodin)		—H	—CH₂OH
大黄素甲醚(physcion)		—OCH₃	—CH₃
大黄酚(chrsophanol)		—H	—CH₃

大黄中游离的蒽醌多为黄色～橙黄色,有升华性(蒽醌苷与二蒽酮无升华性);易溶于沸乙醇及碱性溶剂,溶于三氯甲烷、苯、乙醚、乙酸乙酯(提取时需反复多次提取才能提取完全),不溶于水;大黄中蒽醌苷类溶于热水、甲醇、乙醇及碱水,在亲脂有机溶剂中溶解度较小。大黄中游离蒽醌类成分的物理性质见表实验 4-1。

表实验 4-1　大黄中游离蒽醌类成分物理性质

	分子式	分子量	结晶	溶解度
大黄酸	$C_{15}H_8O_6$	284.21	黄色针状	溶于碱水、吡啶,溶于有机溶剂,不溶于水
大黄素	$C_{15}H_{10}O_5$	270.23	橙色针状	易溶乙醇、碱水,微溶乙醚、苯,不溶于水
芦荟大黄素	$C_{16}H_{10}O_5$	282.23	橙色针状	易溶热乙醇、碱水,可溶乙醚、苯,不溶于水

	分子式	分子量	结晶	溶解度
大黄酚	$C_{15}H_{10}O_4$	254.23	橙黄色六方形或单斜结晶	易溶沸乙醇,可溶丙酮、氯仿、乙醚,石油醚、冷乙醇,不溶于水
大黄素甲醚	$C_{16}H_{12}O_5$	284.26	砖红色单斜针状	溶于苯、氯仿、吡啶,不溶甲醇、乙醇、乙醚和丙酮。

二、实验步骤

(一)提取方法

选择的提取溶剂	提取方法及步骤	理由阐述	所遇问题

评价:＿＿＿＿＿＿＿＿＿＿＿＿＿＿＿＿＿　修改＿＿＿＿＿＿＿＿＿＿＿＿＿＿

(二)分离方法

需分离杂质及其性质	分离方法及步骤	理由阐述	所遇问题

评价:＿＿＿＿＿＿＿＿＿＿＿＿＿＿＿＿＿　修改＿＿＿＿＿＿＿＿＿＿＿＿＿＿

(三)大黄中蒽醌类化学成分的提取分离参考

1.双相酸水解

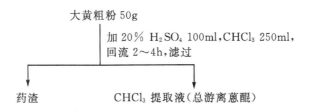

2.pH 梯度萃取法

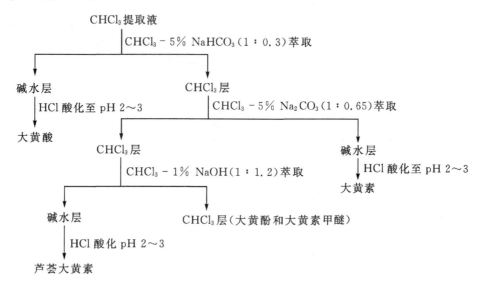

(四)鉴定

鉴定方法见表实验 4-2。

表实验 4-2　大黄中羟基蒽醌类成分结构特点与对应的颜色反应

蒽醌酚羟基	蒽醌 α-酚羟基	蒽醌苷
碱液试验	醋酸镁试验	Molish 反应

1.碱液试验

取各大黄提取物结晶少许,置试管中,加 1ml 乙醇使溶解,加数滴 10% 氢氧化钠试剂,羟基蒽醌应显红色。

2.醋酸镁试验

取各大黄提取物结晶少许,置试管中,加 1ml 乙醇使溶解,加数滴 0.5% 醋酸镁乙醇试剂,羟基蒽醌应显橙、红、紫等颜色。

3.Molish 反应

取水解液用 20% 氢氧化钠中和为 pH 7,分置于试管中,加 10%α-萘酚乙醇溶液 1ml,振摇后倾斜试管 45°,沿管壁滴加 2ml 浓硫酸,勿振摇,观察两液面交界处颜色变化。同时可用大黄酚和大黄素甲醚等做对照。

4.薄层色谱鉴定

吸附剂:硅胶 CMC-Na 板(10cm×20cm),100℃活化 1h 后使用

试液:分别自制大黄酸、大黄素、芦荟大黄素的乙醇溶液(每 1ml 含 1mg)

对照品:以上各成分对照品乙醇混合溶液(每 1ml 各含 1mg)

展开剂:石油醚(30~60℃)-乙酸乙酯-甲酸(15:5:1)上层溶液

显色剂:在可见光下观察,记录黄色斑点出现的位置,然后再用浓氨水熏蒸或喷雾 5% 醋酸镁甲醇溶液,斑点应显红色;供试品色谱中,在与对照品色谱相应的位置上,显相同颜色的斑点。

（五）实验结果

鉴定项目	现象	结论
碱液反应		
醋酸镁反应		
Molish 反应		
薄层色谱		

三、实验注意事项

（1）配制好的缓冲液要测 pH 值。一般萃取大黄酸用 pH 7～8 范围的缓冲液，萃取大黄素用 pH 9.5～11 范围的缓冲液。

（2）萃取振摇时注意放气，每次萃取振摇不宜强烈。

（3）湿法装柱，必须均匀，无气泡，暗沟，柱内吸附剂上端留有液层，不能干涸。

（4）大黄中蒽醌类化合物的含量与大黄的品种、采集季节、炮制方法及贮藏时间均有关系，实验用药材应注意。

三、实验考核

项目	技能测试标准	分值	备注
实验准备	实验前预习	5	
	实验仪器准备	10	
	实验人员衣着	5	
	实验信息的查询	5	
实验操作	实验设计	10	
	实验设计验证	10	
	仪器正确选用、使用	5	
	实验操作规范、严谨	15	
	实验安排和步骤	10	
实验结果	实验结果讨论	5	
	实验记录全面、真实	10	
	仪器使用记录填写完整	5	
	工作环境整洁	5	

评价：_____ 得分：_____

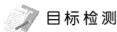 **目标检测**

1. pH 梯度萃取法的原理是什么？适用于哪些天然药物成分的分离？

2.大黄中羟基蒽醌化合物的极性、酸性与结构的关系如何？排列顺序如何？

3.大黄中羟基蒽醌化合物及其苷的薄层鉴别常用什么作吸附剂、展开剂和显色剂？R_f 值顺序如何？

4.湿法装柱应注意哪些问题？

5.羟基蒽醌常用的鉴别试剂有哪些？如何进行这些鉴别试验？结果如何？

实验五 槐米中芸香苷的提取及槲皮素的制备与鉴定

学习目标

- 熟练掌握煎煮法和碱溶酸沉法提取黄酮类化合物。
- 能用化学法、色谱法鉴定黄酮苷(元)及糖的部分。
- 学会由芸香苷水解制取槲皮素的方法。

一、实验原理

槐花为豆科植物槐 *Sophora japonica* L. 的干燥花及花蕾,花蕾又称槐米。槐花被历代医家视为"凉血要药",性味苦、微寒,归肝、大肠经,功能凉血止血、清肝明目。

槐花的主要有效成分为芸香苷(芦丁,rutin),其次含有槲皮素,槐米甲、乙、丙素以及皂苷、鞣质、黏液质、树脂等。槐米中芸香苷含量可达 23.5%,槐花含量约 13.0%。《中国药典》规定含芸香苷不得少于 20.0%。芸香苷广泛分布在植物界,有 70 多种植物含有芸香苷,如荞麦叶、烟叶和蒲公英中都含量较高,也可作为提取原料。芸香苷水解生成槲皮素、葡萄糖及鼠李糖。

芦丁和槲皮素具有抗炎、抗氧化、抗肿瘤、抗血小板聚集作用,对糖尿病引起的肾脏、胃肠黏膜、器官缺血损伤具有保护作用;同时还有抗忧郁、抗心肌肥大、降压等作用。

芸香苷,淡黄色针状结晶,熔点 177~178℃,难溶于冷水(1∶8000),略溶于热水(1∶200),溶于热甲醇(1∶7)、冷甲醇(1∶100)、热乙醇(1∶60)、冷乙醇(1∶650)、乙酸乙酯、丙酮,不溶于苯、三氯甲烷、乙醚、石油醚等,易溶于吡啶及稀碱液中。

槲皮素,黄色结晶,熔点 314℃(分解)。溶于热乙醇(1∶23)、冷乙醇(1∶300),可溶于甲醇、丙酮、乙酸乙酯、冰醋酸、吡啶等溶剂,不溶于石油醚、苯、乙醚、三氯甲烷中,几乎不溶于水。

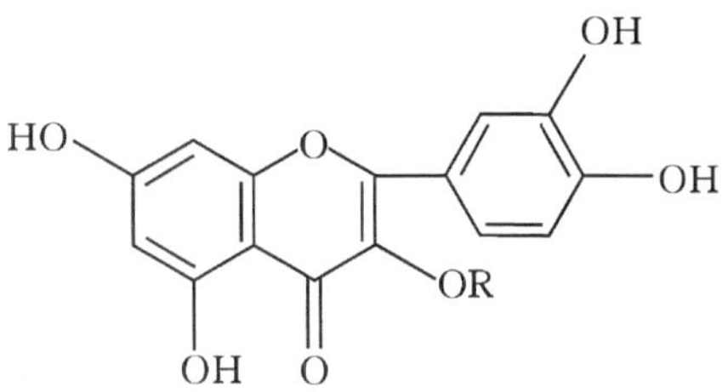

芸香苷 R＝－glc－rham
槲皮素 R＝H

二、实验步骤

(一)提取方法

选择的提取溶剂	提取方法及步骤	理由阐述	所遇问题

评价:_____ 修改_____

(二)分离方法

需分离杂质及其性质	分离方法及步骤	理由阐述	所遇问题

评价:_____ 修改_____

(三)芸香苷及槲皮素的提取分离参考

1. 芸香苷的提取

方法 I:水提取法

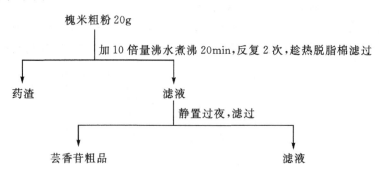

方法Ⅱ：碱溶酸沉法

芸香苷粗品 2g
↓ 加 0.4%硼砂水 200ml，石灰乳调 pH 8～9 煮沸 20min，4 层纱布滤过，反复 2 次
滤液　　残渣
滤液 ↓ 放冷至 60～70℃，浓盐酸调 pH 3～4，冰箱中析晶，滤过
滤液　　沉淀
沉淀 ↓ 室温下晾干
芸香苷粗品

2. 芸香苷的分离精制

芸香苷粗品 2g
↓ 加蒸馏水 400ml，煮沸溶解 10min，趁热抽滤
滤液　　残渣
滤液 ↓ 静置析晶，抽滤
滤液　　结晶
结晶 ↓ 室温下晾干
精制芸香苷

3. 芸香苷的水解

精制芸香苷
↓ 加 2%硫酸 100ml，加热回流 30min，至沉淀不再增加为止，放冷抽滤
沉淀　　滤液
沉淀 ↓ 用少量水洗去余酸，晾干
槲皮素粗品
↓ 95%乙醇重结晶
槲皮素精制品
滤液 ↓ 加氢氧化钡中和至中性，滤过
硫酸钡沉淀　　滤液
滤液 ↓ 浓缩至干，加 2～3ml 乙醇溶解
糖供试液

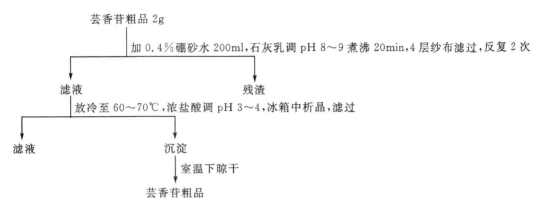

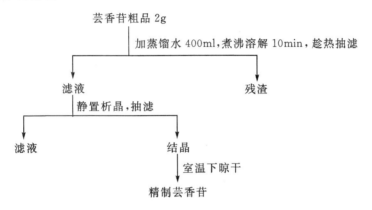

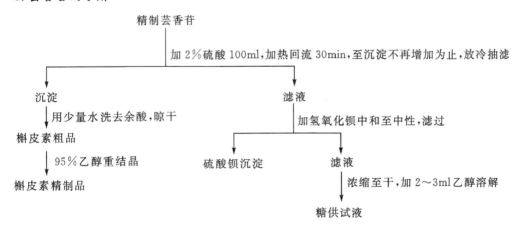

(四)鉴定

鉴定方法见表实验 5－1。

表实验 5－1　芦丁及槲皮素分子结构特点与对应的颜色反应

芦丁	含有芸香糖	黄酮母核	C_5-羟基
槲皮素	无	黄酮母核	C_3,C_5羟基
反应	Molish 反应	盐酸-镁粉	醋酸镁、三氯化铝、锆-柠檬酸

取芸香苷、槲皮素少许,分别用 8ml 乙醇溶解,制成试样溶液,按下列方法进行试验,比较苷和苷元的反应情况。

1. Molish 反应

取试样溶液各 2ml,分置于两支试管中,加 10％ α-萘酚乙醇溶液 1ml,振摇后倾斜试管 45°,沿管壁滴加 1ml 浓硫酸,静置,观察并记录两液面交界处的颜色变化。

2. 盐酸-镁粉反应

取试样溶液各 2ml,分别置于两支试管中,各加入镁粉少许,再加入盐酸数滴,观察并记录颜色变化。

3. 醋酸镁反应

取两张滤纸条,分别滴加试样溶液后,加 1％醋酸镁甲醇溶液 2 滴,于紫外灯下观察荧光变化,并记录现象。

4. 三氯化铝反应

取两张滤纸条,分别滴加试样溶液后,加 1％三氯化铝乙醇溶液 2 滴,于紫外灯下观察荧光变化,并记录现象。

5. 锆-柠檬酸反应

取试样溶液各 2ml,分别置于两支试管中,各加 2％二氯氧锆甲醇溶液 3～4 滴,观察颜色,然后加入 2％柠檬酸甲醇溶液 3～4 滴,观察并记录颜色变化。

6. 纸色谱鉴定

支持剂:新华层析滤纸(中速,20cm×7cm)

试　样:自制芸香苷乙醇溶液

　　　　自制槲皮素乙醇溶液

对照品:芸香苷对照品乙醇溶液

　　　　槲皮素对照品乙醇溶液

展开剂:正丁醇-醋酸-水(4:1:5,上层)或 15％醋酸溶液

显色剂:(1)在可见光下观察斑点颜色,再在紫外灯(365nm)下观察斑点颜色

　　　　(2)喷雾三氯化铝试剂,置日光下及紫外灯(365nm)下观察并记录斑点的颜色变化

7. 薄层色谱鉴定

薄层板:硅胶 G-CMC-Na

试　样:自制 1％芸香苷乙醇溶液

　　　　自制 1％槲皮素乙醇溶液

对照品:1％芸香苷对照品乙醇溶液

　　　　1％槲皮素对照品乙醇溶液

展开剂:三氯甲烷-甲醇-甲酸(15:5:1)

显色剂:喷雾 1% 三氯化铁和 1% 铁氰化钾水溶液,临用时等体积混合

8.糖的纸色谱鉴定

取糖的供试液做径向纸色谱,和已知糖液作对照,可得到与葡萄糖、鼠李糖相同 R_f 值的斑点。

支持剂:新华层析滤纸(圆形)

试　样:糖的供试液

对照品:1% 葡萄糖对照品水溶液

　　　　1% 鼠李糖对照品水溶液

展开剂:正丁醇-醋酸-水(4:1:5,上层)

显色剂:喷雾苯胺-邻苯二甲酸试剂,于 105℃ 加热 10min 或红外灯下加热 10~15min,显棕色或棕红色斑点

(五)实验结果

鉴定项目	现象	结论
Molish 反应		
盐酸-镁粉反应		
醋酸镁反应		
三氯化铝反应		
锆-柠檬酸反应		
纸色谱		
薄层色谱		
糖的纸色谱		

三、实验注意事项

(1)在提取前应将槐花米略捣碎,使芸香苷易于溶出。

(2)方法Ⅰ是利用芸香苷在热水中溶解度大、冷水中溶解度小且存在显著差异的性质进行提取精制:煮沸法提取,水提液放冷即可析出芸香苷结晶。方法Ⅱ是利用芸香苷分子中具有酚羟基,呈酸性,可溶于碱液中,加酸酸化后又可沉淀析出来得到芸香苷。

(3)实验中直接用沸水由槐花米中提取芸香苷,收得率稳定,且操作简便。如用碱溶酸沉法提取,加入石灰乳可以达到碱性溶解的目的,又可除去槐花米中的大量黏液质,但应严格控制其碱性在 pH 8~9,不可超过 pH 10。如 pH 值过高,加热提取过程中芸香苷可被水解破坏,降低收得率。加酸沉淀时,控制 pH 3~4,不宜过低,否则芸香苷可生成𫐐盐而溶于水,也降低收得率。

(4)在提取过程中,加入硼砂的目的是使其与芸香苷分子中的邻二酚羟基发生络合,既保护了邻二酚羟基不被氧化破坏,又避免了邻二酚羟基与钙离子络合(芸香苷的钙络合物不溶于水),使芸香苷不受损失,提高收得率。

四、实验考核

项目	技能测试标准	分值	备注
实验准备	实验前预习	5	
	实验仪器准备	10	
	实验人员衣着	5	
	实验信息的查询	5	
实验操作	实验设计	10	
	实验设计验证	10	
	仪器正确选用、使用	5	
	实验操作规范、严谨	15	
	实验安排和步骤	10	
实验结果	实验结果讨论	5	
	实验记录全面、真实	10	
	仪器使用记录填写完整	5	
	工作环境整洁	5	

评价：_____ 得分：_____

 目标检测

1. 芸香苷的提取还可用什么方法？

2. 简述水提取法、碱溶酸沉法提取芸香苷时每步操作的原理和注意事项。

3. 酸水解常用什么酸？为什么选用硫酸而不选用盐酸进行酸水解？

4. 本试验中各种色谱法的原理是什么？解释化合物结构与 R_f 值的关系。

5. 试讨论苷类成分的定性鉴别方法。

实验六　黄芩中黄酮类成分的提取、分离与鉴定

学习目标

- 熟练掌握水提酸沉法和碱溶酸沉法提取分离黄芩苷的方法。
- 能用化学方法鉴定黄芩苷及黄芩素。
- 学会色谱法鉴定黄芩苷、黄芩素的方法和操作注意事项。

一、实验原理

黄芩是唇形科黄芩属植物黄芩 *Scutellaria baicalensis* Georqi 的根。黄芩是我国著名的传统中药,最早收载于《神农本草经》,列为草根药的上品。黄芩具有清热燥湿、泻火解毒、止血、安胎的功效。

黄芩中主含黄酮类成分,其中黄芩素、黄芩苷、汉黄芩素(wogonin)及其苷和黄芩新素为黄芩的特征化学成分。此外还含有千层纸素 A(oroxylin A)及其苷,以及氨基酸、挥发油、糖、甾醇类等成分。黄芩苷(5,6-二羟基黄酮-7-O-葡萄糖醛酸苷)是黄芩中主要有效成分,《中国药典》规定,黄芩干燥品中含黄酮以黄芩苷计不得少于 9.0%。

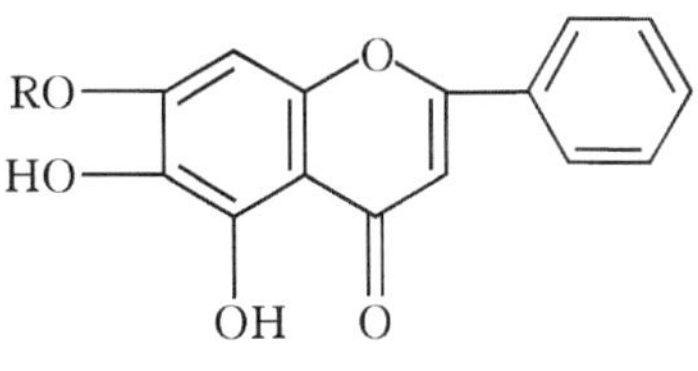

黄芩素　R=H
黄芩苷　R=葡萄糖醛酸

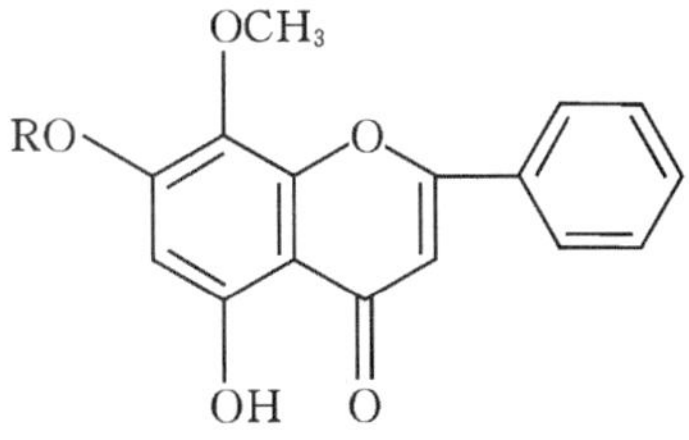

汉黄芩素　R=H
汉黄芩苷　R=葡萄糖醛酸

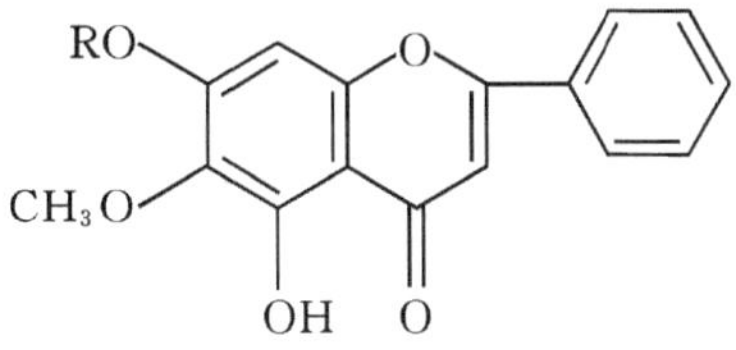

千层纸素 A　R=H
千层纸素苷　R=葡萄糖醛酸

黄芩苷为淡黄色针晶(甲醇),熔点 223℃,几乎不溶于水,难溶于甲醇、乙醇、丙酮等有机溶剂,黄芩苷有羧基,呈酸性,易溶于二甲基甲酰胺、吡啶及碱性溶剂中。黄芩苷在稀酸条件下较稳定,如在 2‰硫酸水溶液中不能发生水解,但酸的浓度加大、温度升高至 110℃时,则可水解。一定温度与湿度下易酶解生成苷元黄芩素与葡萄糖醛酸。

黄芩苷、汉黄芩苷及千层纸素苷都是 C_7-羟基与葡萄糖醛酸结合成的苷,分子中有羧基,在植物体内多以镁盐的形式存在。

二、实验步骤

1.提取方法

选择的提取溶剂	提取方法及步骤	理由阐述	所遇问题

评价：_____ 修改_____

2.分离方法

需分离杂质及其性质	分离方法及步骤	理由阐述	所遇问题

评价：_____ 修改_____

3.黄芩苷的提取分离参考

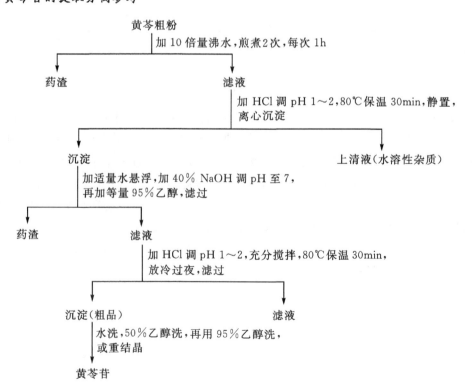

4.鉴定

鉴定方法见表实验 6-1。

表实验 6-1　黄芩苷分子结构特点与对应的颜色反应

黄酮母核	邻二酚羟基	酚羟基	黄酮母核酚羟基
盐酸-镁粉	中性醋酸铅	三氯化铁	碱水、氨水

(1)与三氯化铁试剂反应显绿色。

(2)溶于碱水或氨水初显黄色,后变为黑棕色。

(3)遇醋酸铅生成橙红色沉淀。

(4)色谱鉴定

样品溶液:上述黄芩苷提取物加甲醇制成 1mg/ml 溶液

对照溶液:取黄芩苷对照品、黄芩素对照品加甲醇每 1mg/ml 溶液

固定相:新华层析滤纸(中速,20cm×7cm)

流动相:正丁醇-醋酸-水(12:3:5)

显色方法:紫外光(365nm)下样品与对照品在相应的位置上,显相同颜色的斑点

5.实验结果

鉴定项目	现象	结论
三氯化铁反应		
碱液呈色反应		
醋酸铅反应		
纸色谱		

三、实验注意事项

(1)黄芩苷在植物体内以镁盐形式存在,水溶性大,为防止酶解,用水加热提取或沸水提取,但水溶性杂质较多。

(2)黄芩苷酸性强,具有碱溶酸沉的性质,故提取液酸化,使黄芩苷盐变成有游离羧基的黄芩苷,在酸水中沉淀析出,初步与杂质分离。酸化时需加热至 80℃ 半小时,使析出沉淀的细粒能合并成大颗粒下沉,易于滤过。碱化时要严格控制 pH,不可大于 7,否则黄芩苷钠盐在 50% 乙醇中的溶解度降低,以冻胶状物析出,降低黄芩苷的收得率。

(3)碱液中加 95% 乙醇,使含醇量控制在 50% 左右,可降低水溶性杂质的溶解度,与黄芩苷钠盐分离。

(4)黄芩素分子中有连三酚羟基,易氧化成醌式结构呈绿色而失效,故黄芩变绿后,有效成分被破坏,质量降低。因此在贮藏、炮制或提取过程中应注意防止酶解发生。反应过程如下

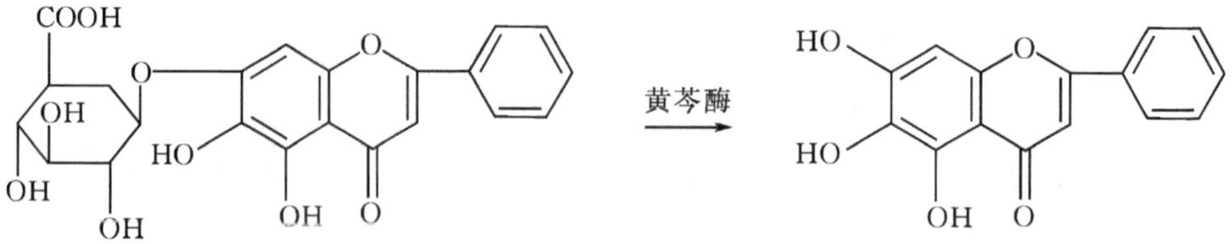

黄芩苷   黄芩素(黄色)

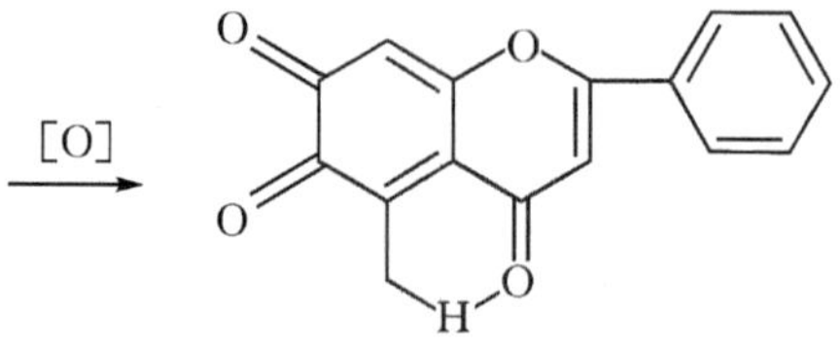

(绿色)

四、实验考核

项目	技能测试标准	分值	备注
实验准备	实验前预习	5	
	实验仪器准备	10	
	实验人员衣着	5	
	实验信息的查询	5	
实验操作	实验设计	10	
	实验设计验证	10	
	仪器正确选用、使用	5	
	实验操作规范、严谨	15	
	实验安排和步骤	10	
实验结果	实验结果讨论	5	
	实验记录全面、真实	10	
	仪器使用记录填写完整	5	
	工作环境整洁	5	

评价：_____ 得分：_____

目标检测

1.试查找含黄芩苷或黄芩素的制剂，了解其在临床中的运用。

2.试分析黄芩苷、黄芩素、汉黄芩素的纸色谱行为。

3.如何防止黄芩药材(饮片)氧化变质？

4.试了解黄芩大生产的提取分离工艺。

实验七　八角茴香中挥发油的提取、分离与鉴定

学习目标

- 掌握挥发油中化学成分的薄层色谱法鉴定技术。
- 能够运用挥发油提取器测定挥发油含量。
- 学会单向二次薄层色谱鉴定方法。

一、实验原理

八角茴香为木兰科植物八角茴香 *Illicium verum* Hook. f. 的干燥成熟果实。分布于福建、广东、广西、贵州、云南等省区。含挥发油 $4\%\sim9\%$，一般约 5%（果皮中较多），含脂肪油约 22%（主要存在于种子中）及蛋白质、树胶、树脂等。挥发油中主要成分是茴香醚，约为总挥发油的 $80\%\sim90\%$，冷时常自油中析出，故称茴香脑。此外，尚含莽草酸及少量甲基胡椒酚、茴香醛、茴香酸等。

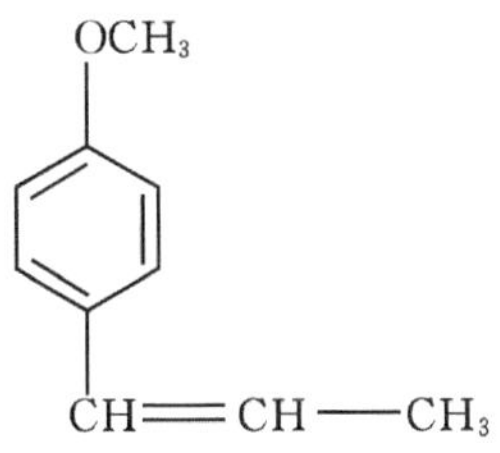

茴香醚（脑） 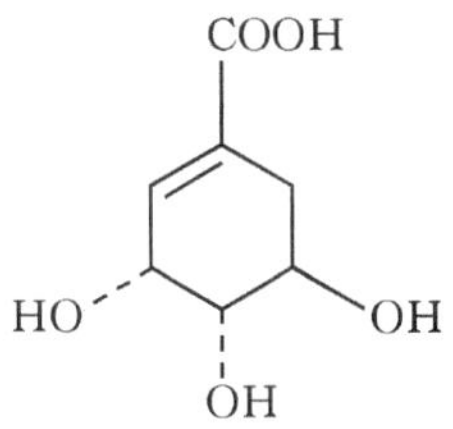　　　莽草酸 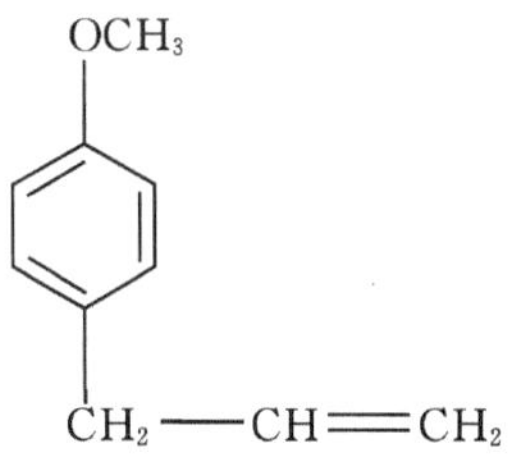　　　甲基胡椒酚 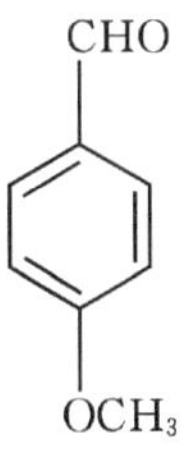　　　茴香醛 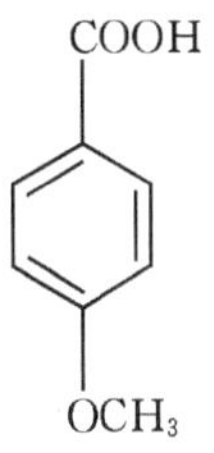　　茴香酸

茴香脑（anethole）又称大茴香醚、茴香烯、茴香醚。分子式 $C_{10}H_{12}O$，分子量 148.21。为白色结晶，熔点 $21.4℃$，沸点 $235℃$。与乙醚、三氯甲烷混溶，溶于苯、乙酸乙酯、丙酮、二硫化碳及石油醚，几不溶于水。

莽草酸（shikimic acid）又称毒八角酸。分子式 $C_7H_{10}O_5$，分子量 174.15。无色针状结晶（甲醇-醋酸乙酯），熔点 $190\sim191℃$。在 100ml 水中可溶解 18g，10ml 无水乙醇中可溶解 2.5g，几乎不溶于氯仿、苯、石油醚。

甲基胡椒酚（methylchavicol）分子式 $C_{10}H_{12}O$，为无色液体，沸点 $215\sim216℃$。

茴香醛（anisaldehyde）分子式 $C_8H_8O_2$，有两种状态：棱晶，熔点 $36.3℃$，沸点 $236℃$；液体，熔点 $0℃$，沸点 $248℃$。

茴香酸（anisic acid）分子式 $C_8H_8O_3$，为针状结晶，熔点 $184℃$，沸点 $275\sim280℃$。

二、实验步骤

(一)提取分离方法

根据挥发油的挥发性和能随水蒸气一同蒸出的性质，可采用挥发油常用的提取分离方

法——水蒸气蒸馏法,也可采用挥发油测定器蒸馏,见图实验 7-1。茴香醚为八角茴香挥发油中的脑,所以其分离方法可采用冷冻法。

最终确定:

评价:＿＿＿＿＿＿＿＿＿＿＿＿＿＿＿ 修改＿＿＿＿＿＿＿＿＿＿＿＿＿

(二)水蒸气蒸馏法操作参考

取八角茴香 50.0g 捣碎,置蒸馏瓶中,加 10 倍量的水与玻璃珠数粒,连接挥发油含量测定器和回流冷凝管。自冷凝管上端加水,使充满挥发油测定器的刻度部分,并溢流入蒸馏瓶时为止。用电炉或其他方法缓缓加热至沸腾,并保持微沸约 5h 或规定时间,至测定器中油量不再增加,停止加热,放置片刻,开启测定器下端的活塞,将水缓缓放出,至油层上端到达刻度零线上面 5mm 处为止。放置 1h 以上,再开启活塞,使油层降至上端恰与刻度零线平齐,读取挥发油量,并计算供试品中挥发油的含量(ml/g)。

将所得的八角茴香油置冰箱中冷却 1h,即有白色结晶析出,趁冷滤过,用滤纸压干。结晶为茴香脑,滤液为析出茴香脑后的八角茴香油。

(三)鉴定

八角茴香挥发油的组成成分较复杂,常含有烷烃、烯烃、醇、酚、醛、酮、酸、醚等官能团。因此可以用一些检出试剂在薄层板上进行点滴试验,从而了解组成挥发油的成分类型。

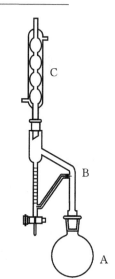

图 7-1 挥发油测定器
A. 硬质圆底烧瓶
B. 挥发油测定器
C. 冷凝管

也可采用薄层色谱了解组成挥发油的成分类型,挥发油中各类成分的极性互不相同。一般不含氧的烃类和萜类化合物极性较小,在薄层色谱板上可被石油醚较好地展开;而含氧的烃类和萜类化合物极性较大,可被石油醚与乙酸乙酯的混合溶剂较好地展开。为了使挥发油中各成分能在一块薄层色谱板上进行分离,常采用单向二次色谱法展开。

1. 油斑试验

取八角茴香油适量,滴于滤纸片上,常温下(或加热烘烤),观察油斑是否消失。

2. 薄层色谱板点滴反应

取硅胶 G 薄层色谱板 1 块,用铅笔按表实验 7-1 画线。将挥发油试样用 5～10 倍量乙醇稀释后,用毛细管分别滴加于每排小方格中,再将各种鉴定试剂用滴管分别滴于各挥发油试样斑点上,观察颜色变化。初步推测每种挥发油中可能含有化学成分的类型。

表实验 7-1　挥发油薄层板点滴反应

试样 ＼ 试剂	1	2	3	4	5
八角茴香油					
柠檬油					
丁香油					
薄荷油					
樟脑油					
桉叶油					
松节油					
空白对照					

试剂

1. 三氯化铁试剂
2. 2,4-二硝基苯肼试剂
3. 碱性高锰酸钾试剂
4. 香草醛-浓硫酸试剂
5. 0.05％溴酚蓝试剂

3. 挥发油薄层色谱单向二次展开鉴定

取硅胶 G-CMC-Na 薄层板(6cm×15cm)一块,在距底边 1.5cm 及 8cm 处分别用铅笔画起始线和中线。将八角茴香油溶于丙酮,用毛细管点于起始线上呈一长条形,先用石油醚(30～60℃)-乙酸乙酯(85:15)为展开剂展开至薄层板中线处取出,挥去展开剂,再放入石油醚(30～60℃)中展开至接近薄层板顶端时取出,挥去展开剂后,分别用下列几种显色剂喷雾显色:

(1)1％香草醛-硫酸试剂,可与挥发油产生紫色、红色等。

(2)荧光素-溴试剂,如产生黄色斑点,表明含有不饱和化合物。

(3)2,4-二硝基苯肼试剂,如产生黄色斑点,表明含有醛或酮类化合物。

(4)0.05％溴酚蓝试剂,如产生黄色斑点,表明含有酸性化合物。

观察斑点的数量、位置及颜色,推测每种挥发油中可能含有化学成分的种类及数量。

(四)实验结果

鉴定项目	现象	结论
油斑试验		
三氯化铁反应		
2,4-二硝基苯肼		
碱性高锰酸钾		
香草醛-浓硫酸		
0.05％溴酚蓝		
薄层色谱		

三、实验注意事项

(1)通过观察馏出液的浑浊程度来判断挥发油是否提取完全。最初的馏出液中含油量较多,明显浑浊,随着馏出液中油量的减少,浑浊度也随着降低,至馏出液变为澄清甚至无挥发油气味时,停止蒸馏。

(2)蒸出的挥发油冷却后可与水分层,如果挥发油在水中溶解度稍大或挥发油含量低则不易分层,可采用盐析法,促使挥发油从水中析出,或盐析后用亲脂性有机溶剂萃取。

(3)进行单向二次展开时,先用极性较大的展开剂展开至中线,然后再用极性较小的展开剂展开。在第一次展开后,应将展开剂完全挥干,再进行第二次展开,否则将影响第二次展开剂的极性,从而影响分离效果。

(4)挥发油易挥发逸失,因此进行层析鉴定时,操作应迅速及时,不宜久放。

(5)喷洒香草醛-浓硫酸显色剂时,应于通风橱内进行;用溴甲酚绿试剂显色时,应避免在酸性条件下进行。

四、实验考核

项目	技能测试标准	分值	备注
实验准备	实验前预习	5	
	实验仪器准备	10	
	实验人员衣着	5	
	实验信息的查询	5	
实验操作	实验设计	10	
	实验设计验证	10	
	仪器正确选用、使用	5	
	实验操作规范、严谨	15	
	实验安排和步骤	10	
实验结果	实验结果讨论	5	
	实验记录全面、真实	10	
	仪器使用记录填写完整	5	
	工作环境整洁	5	

评价:＿＿＿＿＿＿＿＿＿＿＿＿＿＿＿＿＿＿＿＿＿＿＿ 得分:＿＿＿＿＿＿

 目标检测

1.从八角茴香中提取分离茴香脑的原理是什么?

2.试查找工厂车间大量提取挥发油的仪器装置,并了解其分离原理。

3.利用点滴反应鉴定挥发油所含的官能团,其优点是什么? 通过点滴反应可以得出挥发油含有哪些结构?

4.单向两次展开薄层色谱有什么优点? 为什么通常第一次展开所用的展开剂极性大于第二次展开所用展开剂的极性?

实验八 丁香中挥发油的提取、分离与鉴定

学习目标

- 掌握挥发油的一般化学鉴定及薄层色谱鉴定方法。
- 熟悉挥发油中酸性成分的分离方法。
- 学会应用挥发油含量测定器提取药材中的挥发油及含量测定的操作方法。

一、实验原理

丁香,别名公丁香(花蕾)、母丁香(果实)。为桃金娘科植物丁香 *Eugenia caryophyllata* Thunb. 的干燥花蕾。原产于非洲摩洛哥,现我国广东亦有种植。丁香性味辛温,功能温脾胃、降逆气,主治胃寒呕吐、吐泻、脘腹作痛。

丁香花蕾含挥发油(即丁香油)14%~20%,具有止痛、抗菌消炎作用。油中主要成分丁香酚约 78%~95%,乙酰丁香酚约 3% 及少量的丁香烯、甲基正戊酮、甲基正庚酮、香草醛等。另含齐墩果酸、鞣质、脂肪油及蜡。果实含丁香油 2%~9%。

丁香酚(eugenol)分子式 $C_{10}H_{12}O_2$,分子量 164.20,无色或苍黄色液体,沸点 225℃。几乎不溶于水,与乙醇、乙醚、氯仿可溶。

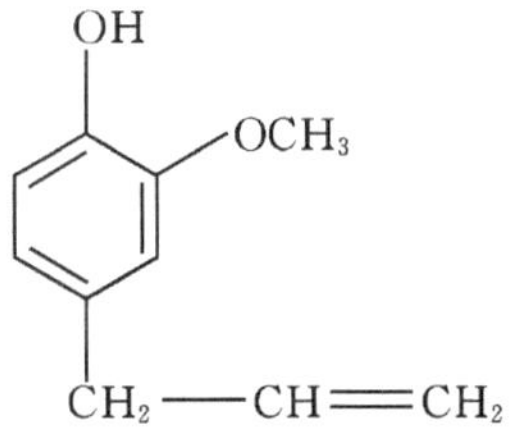

丁香酚

二、实验步骤

(一)提取方法的确定

根据挥发油的挥发性,能随水蒸气一同蒸出的性质,可采用挥发油常用的提取分离方法——水蒸气蒸馏法,也可采用挥发油测定器蒸馏。

最终确定:

评价:＿＿＿＿＿＿＿＿＿＿＿＿＿＿＿＿＿＿修改＿＿＿＿＿＿＿＿＿＿＿＿＿＿

(二)分离方法的确定

丁香酚具有酚羟基,具有酸性,遇到氢氧化钠水溶液即转为钠盐而溶解,酸化时又可游离,所以可选择的分离方法有碱溶酸沉法和冷冻法。

最终确定：

评价：＿＿＿＿＿＿＿＿＿＿＿＿＿＿＿＿＿＿＿＿　修改＿＿＿＿＿＿＿＿＿＿＿＿＿＿＿＿＿＿

(三)提取分离方法参考

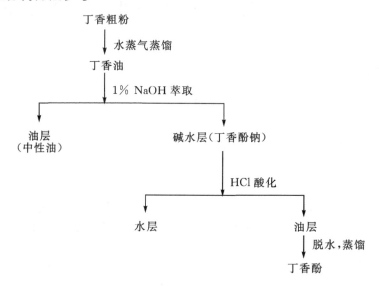

(四)鉴定

丁香酚分子中具有酚羟基结构,所以可采用的鉴定方法为三氯化铁试剂。

1.三氯化铁反应

取少量丁香酚置于试管中,加 1ml 乙醇溶解,加 2～3 滴三氯化铁试剂,显蓝色。

2.薄层色谱鉴定

固定相:硅胶 G 薄层板(活化后)

展开剂:石油醚(60～90℃)-乙酸乙酯(9:1)

样品溶液:提取得到的丁香油用乙醚溶解制成 0.02ml/1ml 溶液

对照品:取丁香酚对照品,同样品溶液制备方法制备

显色方法:喷 5%香草醛硫酸溶液,于 105℃加热烘干。在供试品色谱与对照品色谱相应的位置上,显相同颜色的斑点。

(五)实验结果

鉴定项目	现象	结论
三氯化铁反应		
薄层色谱		

三、实验注意事项

(1)采用挥发油含量测定器提取挥发油,可以初步了解该药材中挥发油的含量,但所用的药材量应使蒸出的挥发油量不少于 0.5ml 为宜。

(2)挥发油含量测定装置一般分为两种:一种适用于相对密度小于 1.0 的挥发油测定,另

一种适用于测定相对密度大于 1.0 的挥发油。《中国药典》规定,测定相对密度大于 1.0 的挥发油,也在相对密度小于 1.0 的测定器中进行,其方法是在加热前,预先加入 1ml 二甲苯于测定器内,然后进行水蒸气蒸馏,使蒸出的相对密度大于 1.0 的挥发油溶于二甲苯中。由于二甲苯的相对密度为 0.8969,一般能使挥发油与二甲苯的混合溶液浮于水面。由测定器刻度部分读取油层的量时,扣除加入二甲苯的体积即为挥发油的量。

四、实验考核

项目	技能测试标准	分值	备注
实验准备	实验前预习	5	
	实验仪器准备	10	
	实验人员衣着	5	
	实验信息的查询	5	
实验操作	实验设计	10	
	实验设计验证	10	
	仪器正确选用、使用	5	
	实验操作规范、严谨	15	
	实验安排和步骤	10	
实验结果	实验结果讨论	5	
	实验记录全面、真实	10	
	仪器使用记录填写完整	5	
	工作环境整洁	5	

评价:_____ 得分:_____

 目标检测

1. 试查找关于相对密度大于 1.0 的挥发油的相关资料,了解其提取分离方法。

2. 试解释丁香酚的分离原理。

3. 比较丁香挥发油和八角茴香挥发油之间的异同。

4. 试分析用三氯化铁鉴定丁香酚的方法原理是什么? 可否用于其他挥发油的鉴定。

附　录

附录一　天然药物化学常用鉴定试剂的配制及使用

一、生物碱沉淀试剂

1. **碘化铋钾（Dragendoff）试剂**

取次硝酸铋 8g 溶于 30％硝酸（比重 1.18)17ml 中，在搅拌下慢慢加碘化钾浓水溶液（27g 碘化钾溶于 20ml 水），静置一夜，取上层清液，加蒸馏水稀释至 100ml 并贮备于深色容器中。

2. **改良的碘化铋钾试剂**

甲液：0.85g 次硝酸铋溶于 10ml 冰醋酸，加水 40ml。

乙液：8g 碘化钾溶于 20ml 水中。

溶液甲和乙等量混合，于棕色瓶中可以保存较长时间，可作沉淀试剂用。如作层析显色剂用，则取上述混合液 1ml 与醋酸 2ml，混合即得。

目前市场上碘化铋钾试剂可直接供配制：7.3g 碘化铋钾，冰醋酸 10ml，加蒸馏水 60ml。

3. **碘化汞钾（Mayer）试剂**

氯化汞 1.36g 和碘化钾 5g 各溶于 20ml 水中，混合后加水稀释至 100ml。

4. **碘-碘化钾（Wagner）试剂**

1g 碘和 10g 碘化钾液于 50ml，加热，加 2ml 醋酸，再用水稀释至 100ml。

5. **硅钨酸试剂**

5g 硅钨酸溶于 100ml 水中，加盐酸少量至 pH 2 左右。

6. **苦味酸试剂**

1g 苦味酸溶于 100ml 水中。

7. **鞣酸试剂**

鞣酸 1g，加乙醇 1ml 溶解后再加水至 10ml。

8. **碱酸铈-硫酸试剂**

0.1g 硫酸铈混悬于 4ml 水中，加入 1g 三氯醋酸，加热至沸，逐滴加入浓硫酸至澄清。

9. **雷氏铵盐试剂**

即 2％硫氰酸铬铵溶液（临用时配制）。

二、苷类检出试剂

(一)糖的检出试剂

1. **碱性酒石酸铜（Fehling）试剂**

甲液：结晶硫酸铜 6.93g，加水至 100ml。

乙液:酒石酸钾钠 34.6g,氢氧化钠 10g,加水至 100ml。

临用时取等体积混合。

2. α-萘酚(Molisch)试剂

甲液:α-萘酚 1g,加 75%乙醇至 10ml。

乙液:浓硫酸。

3. 氨性硝酸银试剂

硝酸银 1g,加水 20ml 溶解,注意滴加适量的氨水,随加随搅拌,至开始产生的沉淀将近全溶为止,过滤。在棕色瓶中,暗处保存。

4. 苯胺-邻苯二甲酸试剂

将 0.93g 苯胺和 1.66g 邻苯二甲酸溶解在 100ml 水饱和的正丁醇中即得。喷雾后于 105℃加热 10min。在紫外灯下观察荧光更清楚,该试剂受杂质干扰影响较少,对还原糖的检出灵敏度高。

5. 茴香醛-硫酸试剂

加浓硫酸 1ml 到含茴香醛 0.5ml 的 50ml 乙醇溶液中(临用前鲜配)即可。喷雾后 100～105℃加热。

6. 三氯化铁冰醋酸(Keller-Kiliani)试剂

甲液:1%三氯化铁溶液 0.5ml,加冰醋酸至 100ml。

乙液:浓硫酸。

7. 呫吨氢醇冰醋酸(Xanthydrol)试剂

10g 呫吨氢醇溶于 100ml 冰醋酸(含 1%的盐酸中)。

(二)酚类

1. 三氯化铁试剂

1%～5%三氯化铁的水溶液或醇溶液。

2. 三氯化铁-铁氰化钾试剂

甲液:2%三氯化铁溶液。

乙液:1%铁氰化钾水溶液。

应用时甲液、乙液等体积混合或分别滴加。

3. 4-氨基安替比林-铁氰化钾(Emerson)试剂

甲液:2% 4-氨基安替比林乙醇溶液。

乙液:8%铁氰化钾水溶液。

或用 0.9% 4-氨基安替比林和 5.4%铁氰化钾水溶液。

4. 重氮化(Pauly)试剂

本试剂系由对硝基苯胺和亚硝酸钠在强酸下经重氮化作用而成,因为重氮盐不稳定很易分解,所以本试剂应临用时配制。

甲液:对硝基苯胺 0.35g,溶于浓盐酸 5ml,加水至 50ml。

乙液:亚硝酸钠 5g,加水至 50ml。

应用时取甲、乙液等量在冰水浴中混合后,方可使用。

5. Gibbs 试剂

甲液:0.5% 2,6-二氯苯醌-4-氯亚胺的乙醇溶液。

乙液:硼酸-氯化钾—氢氧化钾缓冲液(pH 9.4)。

(三)内酯、香豆素类

1.异羟肟酸铁试剂

甲液:新鲜配制的1mol/L羟胺盐酸盐(M＝69.5)的甲醇溶液。

乙液:1.1N 氢氧化钾(M＝56.1)的甲醇溶液。

丙液:三氯化铁溶于1％盐酸中的浓度为1％的溶液。

应用时甲、乙、丙三液体按次序滴加,或甲、乙两液混合滴加后再加丙液。

2.4-氨基安替比林-铁氰化钾(Emerson)试剂

同前。

3.重氮化试剂

同前。

4.开环-闭环试剂

甲液:1％氢氧化钠溶液。

乙液:2％盐酸溶液。

(四)黄酮类

1.盐酸-镁粉(锌粉)试剂

甲液:浓盐酸。

试剂乙:镁粉(或锌粉)。

使用时分别加入两者。

2.三氯化铝试剂

1％～5％三氯化铝乙醇或甲醇溶液或5％三氯化铝溶液。

3.醋酸镁试剂

1％醋酸镁甲醇溶液。

4.碱式醋酸铅试剂

饱和碱式醋酸铅(或饱和醋酸铅)溶液。

5.氯氧化锆试剂

10％氯氧化锆甲醇溶液。

6.锆-柠檬酸试剂

甲液:2％二氯氧化锆甲醇溶液。

乙液:2％柠檬酸甲醇溶液。

使用时分别加入甲液和乙液。

7.四氢硼钠(钾)试剂

甲液:2％四氢硼钠甲醇溶液。

乙液:1％盐酸。

使用时依次滴加。

(五)蒽醌类

1.氢氧化钾试剂

10％氢氧化钾溶液。

2.醋酸镁试剂

5%醋酸镁甲醇溶液。

3.对亚硝基二甲基苯胺试剂

0.1%对亚硝基二甲基苯胺的吡啶溶液。

4.无色亚甲蓝试剂

将亚甲蓝100mg溶于乙醇100ml中,再加入冰醋酸1ml及锌粉1g,缓缓振摇至蓝色消失后备用。

5.Bornträger试剂

2%～5%氢氧化钠或碳酸钠溶液。

(六)强心苷类

1.碱性3,5-二硝基苯甲酸(Kedde)试剂

甲液:2% 3,5-二硝基苯甲酸甲醇溶液。

乙液:1mol/L氢氧化钾甲醇溶液。

应用前甲、乙两液等量混合。

2.碱性苦味酸(Baljet)试剂

甲液:1%苦味酸水溶液。

乙液:10%氢氧化钠溶液。应用前甲、乙两液以9:1混合。

3.碱性亚硝基铁氰化钠(Legal)试剂

甲液:吡啶。

乙液:0.5%亚硝基铁氰化钠溶液。

丙液:10%氢氧化钠溶液。

(七)皂苷类

1.溶血试验

2%血球生理盐水混悬液:新鲜兔血(由心脏或耳静脉取血)适量,用洁净小毛刷迅速搅拌,除去纤维蛋白并用生理盐水反复离心洗涤至上清液无色后,量取沉降的红细胞,用生理盐水配成2%混悬液,贮冰箱内备用(贮存期2～3天)。

2.醋酐-浓硫酸(Liebermann)试剂

甲液:醋酐。

乙液:浓硫酸。

(八)含氰苷类

1.苦味酸钠试纸

适当大小的滤纸条,浸入苦味酸饱和水溶液,浸透后取出晾干,再浸入10%碳酸钠水溶液内,迅速取出,晾干即得。

2.亚铁氰化铁(普鲁士蓝)试剂

甲液:10%氢氧化钠溶液。

乙液:10%硫酸亚铁水溶液,用前配制。

丙液:10%盐酸。

丁液:5%三氯化铁溶液。

三、萜类、甾体类检出试剂

1. 香草醛-浓硫酸试剂

5％香草醛浓硫酸液[或 0.5g 香草醛溶于 100ml 硫酸-乙醇(4∶1)中]。

2. 三氯化锑(Carr-Price)试剂

25g 三氯化锑溶于 15g 氯仿中(亦可用氯仿或四氯化碳的饱和溶液)。

3. 五氯化锑试剂

五氯化锑-氯仿(或四氯化碳)1∶4,用前新鲜配制。

4. 醋酐-浓硫酸试剂

同前。

5. 氯仿-浓硫酸试剂

甲液:氯仿(溶解样品)。

乙液:浓硫酸。

6. 间二硝基苯试剂

甲液:2％间二硝基苯乙醇溶液。

乙液:14％氢氧化钾甲醇溶液。

临用前甲、乙两液等体积混合。

7. 三氯醋酸试剂

3.3g 三氯醋酸溶于 10ml 氯仿,加入 1～2 滴过氧化氢。

四、鞣质类检出试剂

1. 三氯化铁试剂

同前。

2. 三氯化铁-铁氰化钾试剂

同前。

3. 4 -氨基安替比林-铁氰化钾试剂

同前。

4. 明胶试剂

10g 氯化钠,1g 明胶,加水至 100ml,新鲜配制。

5. 醋酸铅试剂

饱和醋酸铅溶液。

6. 对甲基苯磺酸试剂

20％对甲基苯磺酸氯仿溶液。

7. 铁铵明矾试剂

硫酸铁铵结晶($FeNH_4SO_4 \cdot 12H_2O$)lg,加水至 100ml。

8. 咖啡碱试剂

0.1％咖啡碱水溶液。

五、氨基酸、多肽、蛋白质检出试剂

1. **双缩脲(Biuret)试剂**

甲液:1%硫酸铜溶液。

乙液:40%氢氧化钠液。

应用前等量混合。

2. **茚三酮试剂**

0.3g 茚三酮溶于正丁醇 100ml 中,加冰醋酸 3ml(或 0.2g 茚三酮溶于 100ml 乙醇或丙酮中)。

3. **吲哚醌试剂**

在 1%吲哚醌乙醇液 10ml 中加冰醋酸 1ml。

4. **1,2-萘醌-4-磺酸钠试剂**

0.02g 1,2-萘醌-4-磺酸钠加 5%碳酸氢钠溶液至 100ml。

5. **酸性蒽醌紫试剂**

0.05%蒽醌紫溶液 100ml,加硫酸 0.5ml。

6. **邻苯二醛试剂**

取 0.1g 邻苯二醛加入 100ml 77%的乙醇中。

六、有机酸检出试剂

1. **溴酚蓝试剂**

取溴酚蓝 0.1g 加 0.05mol/L 氢氧化钠溶液 3.0ml,再加水稀释至 20ml。作薄层或纸色谱显色可用 0.1%溴酚蓝乙醇液。

2. **溴甲酚绿试剂**

在 80%甲醇溶液中加 30%氢氧化钠 8 滴作为溶剂,配成 0.3%的溴甲酚绿溶液。

3. **溴甲酚紫试剂**

取溴甲酚紫试剂 0.1g,加入 0.02mol/L 氢氧化钠 20ml 使溶解,加水稀释至 100ml。

七、通用及其他检出试剂

1. **荧光素-溴试剂**

甲液:0.1%荧光素乙醇液。

乙液:5%溴的四氯化碳溶液。

喷洒甲液后,用乙液熏。

2. **碘蒸气**

将色谱板放入底部有少许结晶碘片的密闭容器中,微热此容器(可在广口瓶内于水浴上进行)碘则迅速升华,碘蒸气充满容器空间,能使许多化合物在淡黄色的背景上产生棕色斑点。

3. **磷钼酸、硅钨酸或钨酸试剂**

3%~10%磷钼酸或钨酸乙醇液。

4. **碱性高锰酸钾试剂**

甲液:1%高锰酸钾溶液。

乙液:0.5%碳酸钠溶液。

甲液和乙液等体积混合,喷雾,还原性物质在淡红色背景上显蓝色。

5.2,4-二硝基苯肼试剂

取 2,4-二硝基苯肼配成 0.2％ 2mol/L 盐酸溶液或 0.1mol/L 2％盐酸乙醇液。

6.碘溶液

0.5％碘的氯仿溶液,对很多化合物显黄棕色。

试剂配制法中应注意:①水是指蒸馏水;②不指出溶剂的即为水溶液;③醇指 95％;④试剂配制后应澄清,如不澄清可过滤。

附录二　常用有机溶剂的性能

下面介绍天然药物化学实验中常用的有机溶剂及其物理性能。根据天然药物化学试验的需要,除介绍一般特性外,还介绍了溶剂的介电常数,知道溶剂的介电常数,可了解溶剂的极性大小,并可判断在吸附色谱中溶剂的洗脱能力(介电常数高,洗脱能力强)与毒性等,还介绍了试剂的用途。

1. **甲醇 methanol;分子式**:CH_4O

无色易挥发、易燃、有刺激性气味的液体,沸点 64.7℃;相对密度(水=1):0.79,介电常数 32.7;与水和多种有机溶剂如醇类、乙醚、苯等混溶;燃烧时生成蓝色火焰;为一级燃品;易被氧化或脱氧成甲醛。

注意:甲醇毒性较强,可经吸收造成蓄积性的神经中毒。口服甲醛 1g/kg 或低于此值时,即可引起晕厥、抽搐,神经损害以及视力障碍和失明,甚至死亡。

2. **无水乙醇 ethanol;分子式**:C_2H_6O

无色易挥发易燃烧液体,沸点 78℃;相对密度(水=1):0.79,介电常数 24.6;溶于水及各种醇、乙醚、苯、氯仿、石油醚等有机溶剂;有吸湿性;一级易燃品;乙醇对很多化合物溶解度较好。

3. **丙酮 acetone;分子式**:C_3H_6O

无色易挥发易燃烧液体,沸点 56℃;相对密度(水=1):0.80,介电常数 20.7;能与水、甲醇、乙醇、乙醚、氯仿、吡啶等混溶;为一级燃品;丙酮对有机化合物溶解度较好,为常用溶剂。

注意:能溶解塑料、橡胶、人造丝等,使用时要特别注意不要接触这类材料的衣物、用具等。室温下有较高的蒸汽压,因此存放时应远离热源,存放场所要通风良好。急性中毒主要表现为对中枢神经系统的麻醉作用,出现乏力、恶心、头痛、头晕、易激动。重者发生呕吐、气急、痉挛,甚至昏迷。对眼、鼻、喉有刺激性。口服后,口唇、咽喉有烧灼感,然后出现口干、呕吐、昏迷、酸中毒和酮症。

4. **三氯甲烷 trichloromethane,别名氯仿 chloroform;分子式**:$CHCl_3$

无色易挥发液体,沸点 61℃;有特殊气味,稍有甜味,具有强折光性;易挥发而不易燃烧;微溶于水,密度比水大,相对密度(水=1):1.50,介电常数 4.8;能与乙醇、乙醚、苯、石油醚等有机溶剂任意混溶。在光的作用下,能在空气中被氧氧化成氯化氢和剧毒的光气。氯仿-水-乙醇共沸物含有 3.5%水和 4%乙醇,在 56℃沸腾。

注意:氯仿不能与钠接触,有爆炸的危险。吸入或经皮肤吸收可引起急性中毒。初期有头痛、头晕、恶心、呕吐、兴奋、皮肤湿热和黏膜刺激症状。长期接触氯仿可引起肝脏、肾脏损害。液态可致皮炎、湿疹,甚至皮肤灼伤。应密封、避光贮存于阴凉通风处并远离热源。

5. **乙酸乙酯 ethyl acetate,别名醋酸乙酯;分子式**:$C_4H_8O_2$

无色易挥发液体,沸点 77.2℃;相对密度(水=1):0.90,介电常数 6.1;有水果香气,易燃,微溶于水,溶于乙醇、氯仿、乙醚和苯等。

注意:对硝化纤维素、喷漆、人造丝、塑料等有较好的溶解性能,因属于酯类,故遇碱加温即水解。对眼、鼻、咽喉有刺激作用。高浓度吸入可引起进行性麻醉作用,急性肺水肿,肝、肾损害。持续大量吸入,可致呼吸麻痹。误服者可产生恶心、呕吐、腹痛、腹泻等。有致敏作用,因血管神经障碍而致牙龈出血;可致湿疹样皮炎。长期接触本品有时可致角膜浑浊、继发性贫血、白细胞增多等。

6. **乙醚 ethyl ether,ether;分子式**:$C_4H_{10}O$

无色易挥发液体,沸点 34.5℃;相对密度(水＝1):0.71,介电常数 4.3;有特殊气味,微溶于水,与乙醇、石油醚、氯仿等有机溶剂能以任意比例相溶;为一级燃品。

注意:极易挥发和易燃。空气中乙醚浓度达到 3.6％～6.5％(体积)时,能使人失去知觉,超过 10％时能致死。长期低浓度吸入,有头痛、头晕、疲倦、嗜睡、蛋白尿、红细胞增多症。长期皮肤接触,可发生皮肤干燥、皲裂。本品应隔离火源、在阴凉处密封贮存。

7. **苯 benzene;分子式**:C_6H_6

无色易挥发,有强烈芳香气味液体,沸点 80.1℃;相对密度(水＝1):0.88,介电常数 2.3;不溶于水,溶于乙醇、乙醚、氯仿等有机溶剂,有毒,为一级燃品。

注意:苯损害造血系统,早期中毒表现为白细胞、血小板减少,重者出现障碍性贫血;少数病例在慢性中毒后可发生白血病(以急性粒细胞性为多见)。皮肤损害有脱脂、干燥、皲裂、皮炎。可致月经量增多和经期延长。主要通过吸入苯蒸气中毒,经皮肤渗透也能吸入少量的苯。

8. **石油醚 petroleum ether**

轻质石油产品的一种,是低分子量的烃类(主要是戊烷和己烷)的混合物,和汽油相同,只是比汽油所含杂质少,组分较简单,因此在提取亲脂性天然药物成分时可用廉价的溶剂汽油代替石油醚。无色透明易挥发液体,不溶于水,溶于大多数有机溶剂。实验室使用石油醚沸点范围分为 30～60℃、60～90℃、90～120℃。

注意:容易挥发和着火,严禁近处明火。石油醚蒸气或雾对眼睛、黏膜和呼吸道有刺激性。中毒表现可有烧灼感、咳嗽、喘息、喉炎、气短、头痛、恶心和呕吐。本品可引起周围神经炎。对皮肤有强烈刺激性。

9. **正丁醇 n-butanol;分子式**:$C_4H_{10}O$

无色液体,有挥发性,易燃,沸点 117.7℃;相对密度(水＝1):0.81,介电常数 17.5;微溶于水,溶于乙醇和乙醚。

10. **正己烷 n-hexane;分子式**:C_6H_{14};**环己烷 cyclohexane;分子式**:C_6H_{12}

两者均是无色易挥发、有微弱特殊气味的液体;正己烷沸点是 68.7℃,环己烷沸点是 80.7℃;正己烷相对密度(水＝1):0.66,环己烷相对密度(水＝1):0.78;均为一级易燃品;两者都不溶于水,都能与乙醇、氯仿、丙醇和乙醚相混溶。

注意:正己烷慢性中毒表现为长期接触出现头痛、头晕、乏力、胃纳减退;其后四肢远端逐渐发展感觉异常,麻木、触、痛、震动和位置等感觉减退,尤以下肢为甚,上肢较少受累;进一步发展为下肢无力,肌肉疼痛,肌肉萎缩及运动障碍;神经-肌电图检查示感觉神经及运动神经传导速度减慢;而环己烷的危险性表现为对眼和上呼吸道有轻度刺激作用;持续吸入可引起头晕、恶心、嗜睡和其他一些麻醉症状;液体污染皮肤可引起痒感。

11. **二氯甲烷 dichloromethane;分子式**:CH_2Cl_2

无色易挥发液体,沸点 39.8℃;相对密度(水＝1):1.33,介电常数 8.9;微溶于水,能与醇、醚等有机溶剂相混溶。主要代替易燃的石油醚、乙醚。

注意:吸入时有毒,并损害神经系统。长期接触主要有头痛、乏力、眩晕、食欲减退、动作迟钝、嗜睡等。应远离热源,密封贮存于阴凉通风处。

12. **甲苯 toluene；分子式：C_7H_8**

无色易挥发液体，沸点 110.6℃；相对密度（水＝1）：0.87，介电常数 2.4；不溶于水中，溶于乙醇、乙醚和丙酮；为一级燃品。

注意：毒性同苯，但对皮肤刺激性和对中枢神经作用都甚于苯，长期接触可发生神经衰弱综合征，肝大，女性月经异常等。

13. **冰乙酸 acetic acid；分子式：$C_2H_4O_2$**

又名冰醋酸，无色易挥发液体，沸点 118℃，介电常数 6.2；有刺激性气味，溶于水、乙醇和乙醚。冰乙酸在 16℃时呈固体冰块状。普通的乙酸含量为 36%。

注意：冰乙酸具有强腐蚀性，碰到皮肤产生水泡。

14. **甲酸 formic acid；分子式：CH_2O_2**

俗称蚁酸，无色挥发性液体，沸点 100.8℃，介电常数 58.5；呈强酸性，溶于水、乙醇、乙醚和甘油；有还原性，易被氧化成水和二氧化碳。

注意：甲酸有强烈的腐蚀性，能刺激皮肤起泡，并伴有剧烈疼痛。甲酸蒸气对眼睛和黏膜有强烈的刺激性。

15. **丁酮 butanone；分子式：C_4H_8O**

无色易挥发易燃液体，沸点 80℃；溶于水、乙醇和乙醚，可与油类混溶。

注意：对眼睛和鼻黏膜有强烈刺激性。

16. **吡啶 pyridine；分子式：C_5H_5N**

无色液体，有特殊气味，相对密度（水＝1）：0.98，介电常数 12.4；溶于水、乙醇、乙醚、苯、石油乙醚和动植物油；为一级燃品；有吸湿性和碱性；与有机、无机酸作用生成盐。

注意：可引起湿疹样的皮肤损害。吸入吡啶蒸气可出现头晕、恶心和肝脏损害，大量吸入能麻痹中枢神经系统。应远离热源，密封保存。

17. **四氯化碳 carbon tetrachloride；分子式：CCl_4**

无色透明液体，沸点 76.5℃；相对密度（水＝1）：1.59，介电常数 2.2；不溶于水，与乙醇、乙醚可以任意比例混合；不燃烧。与水（4.3%）和乙醇（9.2%）形成三元共沸物，在 61.8℃沸腾。

注意：四氯化碳有毒，能引起咳嗽、头痛、呕吐，而后呈现麻醉作用，甚至失去知觉致死。慢性中毒能对肝、肾引起严重的损害，引起视力浑浊、倦怠、无力等。使用四氯化碳时，由于酒类能促进吸收，加强毒性，因此操作者绝对避免饮酒。密封保存。

18. **二硫化碳 carbon disulfide；分子式：CS_2**

纯品为无色易燃液体，沸点 46.2℃；相对密度（水＝1）：1.26，介电常数 2.6；纯品具有乙醚味，工业品因含杂质，一般呈黄色，并有恶臭味。几乎不溶于水，能与无水乙醇、醚、苯、氯仿、四氯化碳以任意比例混合。

注意：与皮肤接触或吸入都能导致中毒。浓度低时，长期接触能引起神经系统疾病，使反应迟钝、记忆力减退；急性中毒会失去知觉，以至死亡。非常易着火，热蒸汽或沸水就能引起着火，燃烧时并产生有毒的光气，因此使用时要特别注意，除了近处不能有明火外，在水浴上加热也应严格控制，为避免火灾，使用量不能太大，应放于阴凉处，以单独存放为宜。

19. **乙腈 acetonitrile；分子式：C_2H_3N**

无色易挥发液体，相对密度（水＝1）：0.78，介电常数 37.5；能与水、乙醇及乙醚以任意比例混溶。水溶液不稳定，易水解为乙酸和氨。

注意：乙腈有毒，常含有相当多的游离氢氰酸，并刺激皮肤，催泪。易燃，应远离热源密封贮存。

20. **正丙醇** *n*-propanol、**异丙醇** isopropanol；**分子式**：C_3H_8O

异丙醇是正丙醇的同分异构体，两者均有下列性质：无色易挥发液体，正丙醇沸点 97℃，异丙醇沸点 82℃，溶于水、乙醇和乙醚。易燃。可用作溶剂。注意：正丙醇蒸气与空气形成驳杂性混合物，爆炸极限为 2.5%～8.7%（体积分数）。异丙醇健康危害表现为接触高浓度蒸气可出现头痛、嗜睡、共济失调以及眼、鼻、喉刺激症状；口服可致恶心、呕吐、腹痛、腹泻、嗜睡、昏迷甚至死亡；长期皮肤接触可致皮肤干燥、皲裂。

21. **四氢呋喃** tetrahydrofuran；**分子式**：C_4H_8O

无色易挥发液体，沸点 66℃；相对密度（水＝1）：0.89，介电常数 7.6；有与乙醚类似的气味；溶于水和多数有机溶剂。

注意：易燃烧，在空气中能形成爆炸性过氧化物。四氢呋喃蒸气能刺激皮肤、眼睛和黏膜，高浓度蒸气有麻痹作用。

急救措施：①皮肤接触，脱去被污染的衣着，用肥皂水和清水彻底冲洗皮肤。②眼睛接触，提起眼睑，用流动清水或生理盐水冲洗；就医。③吸入，迅速脱离现场至空气新鲜处，保持呼吸道通畅；如呼吸困难，给输氧；如呼吸停止，立即进行人工呼吸；就医。④食入，饮足量温水，催吐；用清水或 1% 硫代硫酸钠溶液洗胃，就医。

附录三　常用溶剂的物理常数

溶剂	熔点 (℃)	沸点 (℃)	相对密度 (水=1,20℃)	分子量	介电常数	溶解度 (g/100g 水)
甲醇	−98	64.7	0.791	32	32.7	∞
乙醇	−114	78	0.789	46	24.6	∞
丙酮	−95	56	0.788	58	20.7	∞
氯仿	−64	61	1.489	119	4.81	0.82
乙酸乙酯	−84	77.2	0.901	88	6.1	8.1
乙醚	−116	34.5	0.713	74	4.33	6.0
苯	5.5	80.1	0.879	78	2.27	0.18
石油醚		30～60 60～90 90～120	0.63～0.67		1～2	不溶
正丁醇	−89	117.7	0.81	74	17.5	7.45
己烷	−95	68.7	0.66	86	1.9	不溶
二氯甲烷	−95	39.8	1.33	85	8.9	1.30
甲苯	−95	110.6	0.867	92	2.38	0.15
乙酸	17	118	1.049	60	6.15	∞
甲酸	8	100.8	1.22	46	58.5	∞
丁酮		80	0.80	72		
吡啶	−42	115	0.983	79	12.4	∞
四氯化碳	−23	76.5	1.594	154	2.24	0.08
二硫化碳	−111	46.2	1.274	76	2.6	0.29(20℃)
甲酰胺	3	210.5	1.133	45	1.1	∞
二甲基甲酰胺	−60	153	0.945	73	3.67	∞
乙腈	−44	82	0.782	41	37.5	∞
醋酐	−73	140	1.08	102	20.7	反应
二甲基亚砜	18	189	1.096	78	46.7	25.3
丙醇	−126	97	0.80	60	20.3	∞
异丙醇	−88	82	0.79	60	19.9	∞
环己烷	6.5	80.7	0.87	84	2.02	0.01
四氢呋喃	−109	66	0.888	72	7.58	∞
甘油	18	290	1.26	92	4.25	∞

参考文献

[1] 杨其蔓.天然药物化学[M].北京:中国医药科技出版社,1996.

[2] 肖崇厚,杨松松,洪筱坤.中药化学[M].上海:上海科学技术出版社,1997.

[3] 吴寿金,赵泰,秦永祺.现代中草药成分化学[M].北京:中国医药科技出版社,2002.

[4] 吴剑锋主编.天然药物化学[M].3版.北京:人民卫生出版社,2003.

[5] 姚新生,吴立军.天然药物化学[M].4版.北京:人民卫生出版社,2003.

[6] 匡海学.中药化学[M].北京:中国中医药出版社,2003.

[7] 李淑惠.天然药物化学[M].北京:高等教育出版社,2005.

[8] 吴剑锋,周晶.天然药物化学[M].北京:高等教育出版社,2006.

[9] 刘新,张须学.天然药物化学[M].西安:第四军医大学出版社,2007.

[10] 杨宏健.天然药物化学[M].北京:科学出版社,2009.

[11] 季宇彬.中药有效成分药理与应用[M].北京:人民卫生出版社,2011.

[12] 吴立军,娄红祥,周晶.天然药物化学[M].6版.北京:人民卫生出版社,2011.

[13] 宋小妹,唐志书.中药化学成分提取分离与制备[M].北京:人民卫生出版社,2004.